循证医学

常用证据综合方法与应用

——中医药研究实例讲析

主　审　王永炎

主　编　刘建平　廖　星

副主编　孙　凤　田金徽　胡　晶　李　博　孔玉科

人民卫生出版社

·北　京·

图书在版编目（CIP）数据

循证医学常用证据综合方法与应用 ：中医药研究实例讲析 / 刘建平，廖星主编 . -- 北京 ：人民卫生出版社，2025. 11. -- ISBN 978-7-117-38204-5

Ⅰ. R2

中国国家版本馆 CIP 数据核字第 20250LD969 号

人卫智网	www.ipmph.com	医学教育、学术、考试、健康，购书智慧智能综合服务平台
人卫官网	www.pmph.com	人卫官方资讯发布平台

循证医学常用证据综合方法与应用
——中医药研究实例讲析
Xunzheng Yixue Changyong Zhengju Zonghe Fangfa yu Yingyong
——Zhongyiyao Yanjiu Shili Jiangxi

主　　编：刘建平　廖　星
出版发行：人民卫生出版社（中继线 010-59780011）
地　　址：北京市朝阳区潘家园南里 19 号
邮　　编：100021
E - mail：pmph @ pmph.com
购书热线：010-59787592　010-59787584　010-65264830
印　　刷：河北环京美印刷有限公司
经　　销：新华书店
开　　本：787 × 1092　1/16　　印张：23
字　　数：436 千字
版　　次：2025 年 11 月第 1 版
印　　次：2025 年 12 月第 1 次印刷
标准书号：ISBN 978-7-117-38204-5
定　　价：79.00 元
打击盗版举报电话：010-59787491　E-mail：WQ @ pmph.com
质量问题联系电话：010-59787234　E-mail：zhiliang @ pmph.com
数字融合服务电话：4001118166　E-mail：zengzhi @ pmph.com

编者（以姓氏笔画为序）

马　彬　兰州大学基础医学院
王文雅　中国中医科学院中医临床基础医学研究所
尹学珺　南昌大学公共卫生学院
孔玉科　兰州大学第二医院
龙囿霖　四川大学华西医院医工结合创新转化中心
田金徽　兰州大学基础医学院
刘兆兰　北京中医药大学循证医学中心
刘建平　北京中医药大学循证医学中心
孙　凤　北京大学公共卫生学院
杜　亮　四川大学华西医院医工结合创新转化中心
李　博　首都医科大学附属北京中医医院
李文强　北京大学第三医院临床流行病学研究中心
李苗苗　中国中医科学院中医临床基础医学研究所
张　乐　中国中医科学院中医临床基础医学研究所
陈耀龙　兰州大学基础医学院
胡　晶　首都医科大学附属北京中医医院
柴小雲　中国人民解放军南部战区海军第二医院
徐志杰　浙江大学医学院附属第二医院
葛　龙　兰州大学公共卫生学院
韩　梅　北京中医药大学循证医学中心
曾宪涛　武汉大学中南医院循证与转化医学中心
褚红玲　北京大学第三医院临床流行病学研究中心
廖　星　中国中医科学院中医临床基础医学研究所

序　言

循证医学，以最佳研究证据指导临床决策，已成为现代医学发展的基石。中医药学，作为具有数千年实践智慧的独特体系，作为全球唯一全面系统继承，从未断裂的健康医学，其传承精华、守正创新的关键路径，应是科学构建符合自身规律的高质量证据链，迎接大科学高概念数字化科技转型的机遇期，实现从经验传承向循证实践的跨越。然中医药理论体系的整体观、辨证论治的个性化特点、非线性干预手段的复杂性，为其循证研究尤其是证据综合方法的规范应用带来了特殊挑战。为此，科学遴选、规范应用证据综合方法，并以此引导高质量证据生产，实为当务之急。

欣闻《循证医学常用证据综合方法与应用——中医药研究实例讲析》一书即将付梓。阅读之后，深感此书之出版，恰逢其时，意义深远。著者团队以深厚的学养和务实的探索精神，将国际视野与本土实践相结合，完成了两项任务：其一，针对研究者"不知如何选、不知如何用"的困境，本书精要梳理并系统整合循证医学领域繁复的证据综合方法谱系——基于严格标准，遴选出 11 种常用方法及 2 种评价工具，构建清晰的应用导航图，明晰其适用边界、优势局限及在中医药语境下的适配策略，为方法选择提供可依据决策框架；其二，聚焦中医药复杂干预特性，逐法精解其原理、适用情境、操作规范与报告要点，并辅以丰富的中医药研究实例，实现"手把手"的指导，提升了方法使用过程中的可理解性和可复制性，是弥合理论与实践的关键桥梁。

本书旨在引导证据生态优化，提升中医药研究的科学性和证据的说服力。本书不仅授人以"渔"（方法），更旨在通过规范证据综合方法的应用，产出高质量的证据，促进资源优化配置与研究范式优化，进而支撑中医药临床诊疗指南的制定、中医药优势病种的疗效评价、卫生政策的优化以及中医药的现代化与国际化传播，最终惠及患者，服务健康中国。值此国家全力推动中医药高质量发展之际，对科学、规范、高效的证据生产与整合需求空前迫切。它是首部聚焦中医药证据综合方法规范化应用的实用手册，可为中医药科研人员、临床医师、政策制定者及研究生提供案头工具。

冀望此书广为传播，启迪同仁精研方法、严谨求实。期许其推动中医药证据综合研究走向深入，产出更多经得起检验的高质量证据，让古老智慧在循证科学的辉映下焕发新生，为健康中国建设与全球卫生治理贡献独特力量。

虽在病中，不敢懈怠，自当为学科、事业、产业建设尽心竭力，乐观厥成，是为序。

王永炎

中国科学技术协会荣誉委员、中国工程院院士

中央文史研究馆馆员

时维 八十六岁 乙巳年 芒种

前　言

循证医学是审慎、准确、明智地利用当前可得的最佳研究证据，同时结合医师个人的专业技能和临床经验，以及充分尊重患者的价值观和意愿，将三者完美结合而做出的医疗决策。中医药循证医学不仅仅是循证医学的一门分支，更是根植于中医药学、服务于中医药发展的学科产物。无论是循证医学还是中医药循证医学，其核心要素是证据，关键是证据的获取和评价，目的是为科学决策提供依据，促进证据向政策和实践的转化。

2001 年，美国纽约州立大学医学中心（Medical Center of State University of New York）提出证据金字塔（the evidence pyramid），其根据证据可靠性的高低将不同证据进行分级排列，形成了由系统评价、随机对照试验、队列研究、病例对照试验、病例分析、病例报告、专家意见、动物实验和离体试验这 9 类证据类型所组成的循证医学证据评价体系，为医疗领域中循证理念的发展奠定了理论基础。2009 年成立的 MAGIC（making GRADE the irresistible choice）组织，提出了证据生态系统（evidence ecosystem）的理论框架，致力于应对证据生产和临床实践的脱节，消除研究者之间的壁垒，促进证据的流动和更新，该系统认为从基础研究的开展到证据的综合、传播和利用，再到证据的评价与改进这一过程，如同生态系统一样，应实现无缝连接与转化，从而减少证据资源的浪费。

当前，各类已发表的文献是证据的主要来源，近年来中医药领域各类研究证据的数量呈快速增长趋势。这为决策者和研究人员遴选证据带来了困惑，而证据合成的方法使用不当又会导致证据合成的结果不够准确、全面和可靠，甚至有可能影响决策的质量和效果。同时，研究质量参差不齐，研究主题较为单一，需要在对证据进行选择的同时引导证据的生产方向。虽然系统评价作为高质量证据的来源，能够为卫生服务提供者、利用者以及决策者提供重要信息，但中医药领域中的系统评价方法学质量和报告质量均存在不足。中医药领域中的证据生态较为薄弱，尤其需要探索更为系统的证据综合方法，以促进研究资源的合理配置，推动科学的中医药临床实践和管理决策。

证据综合 / 合成（evidence synthesis）这一概念于 1990 年首次出现。证据综合即使用系统、明确的方法对现有研究进行合成，其能够提高研究结论的可靠性和准确性，为临床实践指南、患者辅助决策及管理决策提供证据基础。为满足不同研究者和决策者的需求，证据综合方法已衍生出多种遵循系统评价方法学和命名原则的证据综合方法。证据综合方法种类繁多、适用范围非常广泛。随着证据合成方法的种类逐渐增多，越来越多的证据合成研究不断发表，证据合成方法在不同学科和领域的应用也逐渐得以重视。国内外学者对各类证据综合方法的应用进行了不断探索，其中有学者分别对 14 种证据综合方法的定义、使用方法及其优缺点进行了汇总；还有学者将证据综合方法分为 7 大类，其下共包括 48 种类型。常见的证据综合方法如：系统评价（systematic review）、定性研究系统评价（qualitative evidence synthesis）、混合方法研究系统评价（mixed methods systematic reviews）、快速证据综合（rapid evidence synthesis）、证据图谱（evidence map）、系统评价再评价（overview）、范围综述（scoping review）、Meta 流行病学研究（Meta epidemiology）、动态系统评价（living systematic review）以及动物实验系统评价和分子流行病学研究系统评价等等。

伴随着证据综合方法的不断发展，其相关机构组织和期刊陆续被创建。如 Cochrane 协作网（Cochrane Collaboration）、国际卫生技术评估机构协作网（International Network of Agencies for Health Technology Assessment，INAHTA）、Campbell 协作网（Campbell Collaboration）、国际指南协作网（Guidelines International Network，GIN）、研究合成方法协会（Society for Research Synthesis Methodology，SRSM）和证据合成国际网络（Evidence Synthesis International，ESI）等组织。证据综合的专业期刊如 *Research Synthesis Methods* 和 *JBI Evidence Synthesis*，致力于发表证据综合相关研究。

当前，在循证实践过程中，证据综合 / 合成已然成为不可或缺的一个重要环节。所有临床研究的开展应建立在对现有可获得的一切相关证据的综合基础之上，这是始动因素，也是所有医学研究者在开展一项研究之前的必备功课。面对如此之多的证据综合方法，研究者如何去选择？选择后，怎么样去规范操作和报告？这都是应用层面亟需解决的问题。由于目前证据合成方法的分类形式多种多样，暂无统一的分类方法，本书遴选并整理了 11 种常用证据综合方法以及 2 种用于证据综合过程中的评价方法，特别邀请了国内外知名的循证医学方法专家，进行了详细的介绍，并结合实例进行展示，以方便医疗卫生领域的学生、研究者、临床医生参考学习。

本书作为一本实用性很强的工具书，可以作为使用者案头常备书。本书不仅可以帮助使用者快速理解和掌握常用证据综合方法，更重要的是将方法和案例结合起来，帮助使用者更准确、更深刻地理解各类证据综合方法的用武之地。但由于时间和人力方面的局限性，书中不免会有瑕疵，我们真诚希望读者在使用本书的过程中提出宝贵意见和建议，以便再版时予以修正和完善。

衷心感谢本书特别邀请到中国中医科学院王永炎院士为本书写序，更要感谢编写团队中所有编者的倾力所为。

最后还要感谢人民卫生出版社的支持以及责任编辑严雪梅、本书秘书中国中医科学院景城阳博士对本书排版、审校付出的辛勤劳动。

本书受到以下课题的资助：北京中医药大学“2024年双一流”专著出版基金项目、中国中医药循证医学中心“业务研究室主任专项”(2020YJSZX-2)、中国中医科学院科技创新工程项目(CI2021B003；CI2021A00701)。

刘建平　廖　星

2024年5月

目 录

绪 论

证据综合(evidence synthesis),又称为证据合成,是运用规范、明确、严谨的方法将现有研究结果、知识和/或背景信息汇集合并,综合相关研究问题的已知内容,阐明尚待开发的部分,为临床实践、个人决策和政策制定提供证据支撑。当前是飞速发展的信息时代,各研究领域涌现出海量的数据和信息。面对繁杂多元、质量参差不齐的信息证据,决策者难以直接进行筛选、分析和判断,因此对于高质量、多元化的证据综合需求不断增多,大量证据综合方法及研究报告应运而生。然而,日新月异的证据综合方法以及各方法之间存在的相似性或共同特征,令研究者容易混淆不同方法的适用情况。尤其给初学者选择恰当的证据综合方法造成困惑,从而产生重复、冗余和低质量的综合证据。因此需要进一步的指导来帮助研究者选择合适、恰当的证据综合方法,以提供更加准确、可靠的证据支持。为此,本书梳理和总结证据综合方法的发展概况、类型及其辅助决策工具,比较医学领域实际应用中具有代表性的证据综合方法以及目前已有的决策工具,阐明其优势与缺陷,并绘制新的适用的证据综合选择路径,同时每种证据综合方法辅以应用实例,旨在为研究人员选择适宜证据综合方法提供参考。

证据综合的理念在两百年前已经产生,综述是证据综合的重要方法手段,然而囿于方法学与信息资源的限制,早期传统综述的证据综合通常不系统,缺乏科学的综合方法,难以从现有信息中得出真实、可靠的结论。为了改变这一现状,证据综合及其方法的研究与开发日益受到重视。研究者在开展原始研究之前,对现有知识证据进行综合与评价,能够帮助研究者发现研究空白、提高研究质量和效率。近三十年来,证据综合方法及应用快速发展,系统评价(systematic review,SR),或称为“系统综述”,是最早发展也是至今最重要的系统性证据综合方法之一,它的出现令证据综合有了跨越式的进步,其概念是在20世纪80年代由Archie Cochrane首次正式提出的。系统评价通过全面、系统检索某一主题所有相关研究,按照纳入排除标准进行筛选,经过客观评价、科学分析纳入的研究,得出的结论更加可靠。随着大量、多元化信息证据的涌现,不同条件场景下所需要综合证据的侧重点各有不同,单一的系统评价已难以满足人们对证据综合的需求。快速评价、概况性综述、系统评价再评价、动态系统评价等证据综合方法层出不穷。1997 年 Best 等人首次描述了一种快速证据综合方法,并用于开展卫生技术评估项目,2008 年快速评价或称"快速综述"(rapid review,RR)的概念被正式提出。随着系统评价的增多,其质量与内容的参差不齐也引发了关于系统评价综合、评价工作的衍生开展,2000 年系统评价再评价(overview)的概念被正式提出,并首次对精神分裂症的药物治疗、普通感冒相关预防措施以及与戒烟有关的系统评价进行了再评价。2005 年,Arksey 首次提出范围综述(scoping review)的概念并制定了其基本研究框架,弥补了系统评价在研究广度方面的不足。2014 年 Elliott 提出动态系统评价(living systematic review,LSR)的概念,不同于传统系统评价的一次性完成,LSR 是定期对原始研究进行更新检索和分析,以反映新出现的证据,可促进该领域研究数据的即时整合分析。

目前,证据综合研究仍处于高速发展阶段,以医学领域广泛使用的 SR 为例,2019 年在 PubMed 中检索到的 SR 发表数量为平均每天约 80 篇,相比 2010 年增长了 5.8 倍,较 2000 年增长了 20 倍。证据综合方法及研究应用的不断发展,推动了相关组织的建立与杂志的创办。1993 年,Cochrane 协作网(Cochrane Collaboration)在英国牛津正式成立,旨在为临床医疗实践和医疗卫生决策提供综合证据支持。自此,国际上先后建立了 Campbell 协作网(Campbell Collaboration)、研究综合方法协会(Society for Research Synthesis Methodology,SRSM)等组织,这些组织致力于综合不同主题领域的研究证据,为多元决策提供有力的证据支撑。此外,在 SRSM 的支持下,2010 年 *Research Synthesis Methods* 杂志创立,旨在促进有关证据综合方法的开发、设计、应用与传播。2020 年 *JBI Evidence Synthesis* 创刊,聚焦于医疗卫生领域证据综合方法的创新和应用。此外,国际上针对系统评价也创立了专门的数据库和期刊,在医学领域如 *Cochrane Database of Systematic Reviews* 以及 *Systematic Review* 等,推动了高质量系统评价的注册、实施、报告与发表。

随着证据综合方法的发展,其相应的实施、报告质量和方法学质量评价工具也在持续更新完善。例如,为了提高随机对照试验系统评价的报告质量,2009 年 Moher 等在多个国际重要医学期刊上同步发布了 PRISMA(preferred reporting items for systematic reviews and meta-analyses)声明,目前国际上 Cochrane 协作网、科学编辑委员会(Council of Science Editors)等组织机构和近二百家期刊签约使用 PRISMA 声明。该声明仍在不断更新拓展,例如 2022 年发布的中医药领域动物实验系统评价报告规范 PRISMA-ATCM。此外,还有 MOOSE 声明(meta-analysis of observational studies in epidemiology),该声明是由 MOOSE 小组讨论并制定的流行病学观察性研究的 Meta 分析报告规范,旨在为观察性 Meta 分析研究的作者、审稿人、编辑和读者提供规范参考。关于系统评价的方法学质量评价工具有 AMSTAR(a measurement tool to assess systematic reviews)、OQAQ(oxman-guyatt overview quality assessment questionnaire)和 SQAC(sack's quality assessment checklist）等，其中最为广泛使用的是 AMSTAR。AMSTAR 于 2007 年发布，2017 年进行了更新调整，用于评估系统评价的方法学质量。还有当前国际最常用的证据质量和推荐强度分级标准之一：推荐分级的评估、制订与评价（grading of recommendations，assessment，development and evaluations，GRADE）。GRADE 是基于不同研究类型证据体给予不同的起始证据等级，再进行证据的升降级。在系统评价中应用 GRADE 时可以在结论部分明确注明证据质量级别，并在结果总结表和证据概要表里面明确列出升降级的原因，有助于系统评价的使用者准确理解和正确应用证据。不仅是系统评价的评价工具受到关注，其他证据综合方法亦是如此。例如 2010 年 Danielle Levac 等人提出了概况性综述的实施规范，2018 年 Andrea C. Tricco 等人制定了概况性综述的报告规范，即 PRISMA 概况性综述扩展声明（PRISMA extension for scoping reviews，PRISMA-ScR）。EQUATOR（enhancing the quality and transparency of health research）网站上整理收录了诸多证据综合方法的报告规范，研究者开展证据综合时可在该网站进行查询获取。遵循报告规范能够提高证据综合的质量与透明度，增强结论的可信度，一些证据综合方法的实施、报告规范仍待研发，例如证据图谱的报告规范目前还在制作中。

多种证据综合方法的涌现，促进了研究者对“证据综合”这一概念的进一步诠释与理解。2018 年，英国皇家学会（Royal Society）和医学科学院（Academy of Medical Sciences）定义“证据综合”为：将来自各种来源和学科的信息汇集在一起为有关特定问题的辩论和决策提供证据支持的过程，并提出包容、严谨、透明、可访问的证据综合原则。2020 年，证据综合国际网（Evidence Synthesis International，ESI）发布了立场声明，将“证据综合”定义为使用系统和明确的方法综合现有研究中的已知内容以阐明当前证据基础，并提出了开展证据综合工作的 5 个主要目标与 9 项核心原则，强调了严谨、透明的研究范式与科学的证据综合方法等内容的重要性。康奈尔大学图书馆于 2016 年推出的系统评价服务，也随着证据综合方法的发展在 2020 年初更名为证据综合服务，增添了快速评价、系统评价再评价、概况性综述、证据图谱等证据综合方法。

医学领域代表性的证据综合方法丰富多样，如系统评价、Cochrane 系统评价、网状 Meta 分析、范围综述、快速综述、证据图谱、系统评价再评价、动态系统评价、定性研究系统评价、混合方法研究系统评价、Meta 流行病学研究、分子流行病学系统评价、动物实验系统评价等。此外，还有一些根植于社会学、心理学、经济学等领域的文献整合方法，如现实性文献综述法（realist review/synthesis）、基于文本和专家意见的系统评价（the systematic review of text and opinion，SrTO）、元民族志（meta-ethnography）等。

在具体应用中，这些证据综合方法可以单独使用，也可联合使用。例如系统评价通常结合 Meta 分析进行定量研究，快速综述方法也可与其他方法并用，如快速范围综述、快速系统评价再评价等。与此同时，系统评价作为经典的证据综合方法，主要关注干预措施的有效性和安全性，近年来也发展衍生出诸多分支。例如为确定某种疾病患病率和 / 或发病率的流行病学研究的系统评价，为总结诊断准确性证据进而比较诊断测试性能的诊断性系统评价（diagnostic systematic review）。在实际应用中，可根据研究主题与具体需求进行证据综合方法的选择。例如，有研究者开展了全球非酒精性脂肪性肝病患病率和发病率的系统评价。有研究者为探讨针灸治疗癌症患者失眠有效性和安全性而进行了系统评价和 Meta 分析。有研究者开展了生物制剂和小分子药物对中重度溃疡性结肠炎患者有效性和安全性的网状 Meta 分析。有研究者开展了概况性综述用于分析运动相关膝关节损伤后恢复阶段的心理、社会和背景因素情况。有研究者对耳鼻喉科口服中成药的临床证据进行了概况性综述。有研究者在 2022 年猴痘疫情大规模蔓延时期，开展了疫苗预防猴痘的快速综述。有研究者综合中医药治疗糖尿病肾病的临床证据，开展了证据图谱分析。有研究者针对运动疗法对急性腰痛患者的有效性进行了系统评价再评价。有研究者进行了一项混合方法研究系统评价，探讨了实践中招募随机对照试验参与者的相关影响因素。还有研究者以元民族志综合探讨了有关移民者的医疗卫生保健经历。另外有研究者开展了孤独症成人患者孤独症健康护照（autism health passports，AHPs）的现实性文献综述。

目前，证据综合方法丰富繁杂，其分类方法也存在多样性，尚无统一的分类方法。不同的组织和研究者采取的分类方法不尽相同，常见的分类方法有以下四种：①澳大利亚循证卫生保健研究中心乔安娜布里格斯研究所（Joanna Briggs Institute，JBI）2019 年将证据综合归纳为系统评价、证据总结（evidence summary）以及临床实践指南（clinical practice guideline）三部分。其中，系统评价是证据综合领域的关键方法，它不仅包含定量和定性研究，还涵盖了干预性、诊断性、经济性等不同类型的研究，以及系统评价再评价等。证据总结的形式也更加宽泛，可以是小规模证据摘要或快速评价。临床实践指南在证据综合的基础上包括了医疗实践可行性、适宜性等方面的考量，此二者弥补了系统评价针对特定问题进行证据综合的局限性。②根据证据是否进行转化分为单纯合成证据与转化研究证据两类。单纯合成证据即二次研究证据，是指研究者对原始研究证据中的数据信息进行合并、分析（如系统评价、Meta 分析），也包括对系统评价 /Meta 分析的再评价和分析（如系统评价再评价）。转化研究证据则是在对原始研究和二次研究证据进行合成的基础上，将合成的证据综合转化为可供证据使用者作为决策依据的证据信息，例如证据图、概况性综述、卫生技术评估、临床实践指南等。③根据纳入研究的数据类型，可将证据综合方法分为定性研究证据综合方法、定量研究证据综合方法和混合方法研究证据综合方法三类。其中，定性研究证据综合方法包括元民族志、基于文本和专家意见的系统评价等，关注定性研究以及理论的挖掘、延伸和合成。定量研究证据综合方法致力于对量化数据的合并分析，包括 Meta 分析和网状 Meta 分析等。混合综合方法则兼顾定性与定量两种研究数据类型。④根据证据综合的目的，可将证据综合方法分为描述性、检验性、扩展性和批判性四类。这四类方法可以单独使用，亦可混合使用。其中，描述性证据综合方法旨在对特定研究问题、主题相关文献证据的描述总结，如元民族志、基于文本和专家意见的系统评价、范围综述等；检验性证据综合方法聚焦于回答研究问题或验证特定假设，包括 Meta 分析和网状 Meta 分析等；扩展性证据综合方法主要关注在已有证据基础上构建新的理论，如元民族志等；批判性证据综合方法主要关注文献与既定标准的比较，具体方法包括批判性综述等。

面对诸多的证据综合方法，如何选择适宜和恰当的方法开展证据综合研究，成为研究者面临的挑战。国外有研究者开发设计了“Right Review”来尝试解决证据综合方法的选择问题。另外有研究者建立了 SelecTing Approaches for Rapid Reviews（STARR）决策工具，可指导用户对证据综合过程及内容进行合理简化，确保在合理时间内完成快速综述 / 评价，并获取最切实相关的证据综合信息。除了开发证据综合方法的选择工具，国际上也有一些学者凝练了不同证据综合方法之间的关键鉴别因素，以供方法的选择。例如，有研究者依据不同的定性证据综合方法，制订了 RETREAT 框架，提炼决定方法选择的七个因素，包含研究问题（research question）、认识论（epistemology）、时间（time/timeframe）、资源（resource）、专业知识（expertise）、受众与目标（audience and purpose）和数据类型（type of data），为研究者选择定性证据综合方法提供参考。还有研究者强调了证据综合方法的定性或定量形式，以及在某些情况下可以是混合形式，并总结呈现了部分方法的优缺点。另外有研究者概述了用于生态环境领域的不同证据综合方法，并建立了决策树工具，涵盖叙述性综述、投票计数方法、快速综述、因果标准分析等方法，而本书对现有证据综合方法选择路径进行了梳理和总结，并提出了一套较为适用的遴选路径（详见第十六章），以供读者参考使用。

当前，随着医学领域研究证据数量的快速增长和医疗数据的不断累积，如何高效地整合和分析庞杂的数据资源，为临床实践提供准确、及时的证据支持，已成为一个迫切需要解决的问题。为了应对这一挑战，一系列证据综合方法应运而生。而如何合理准确使用这些证据综合方法，需要基于一定的逻辑规则，并根据具体问题具体分析的原则，灵活使用。为此，本书根据中医药领域循证评价和证据综合研究的实际需求，及时邀请国内知名团队学者编撰而成，希望能够满足科研一线研究者和研究生的需求。

（刘建平　廖　星）

第一章

范围综述的实施步骤、相关规范及实例解析

范围综述(scoping review),又被称为“概况性综述”,是一种基于循证实践理念的知识综合和证据识别方法,旨在帮助研究者系统全面地了解某个医学研究领域的发展现状。范围综述可帮助研究者明确关于某一个主题或研究问题相关证据的大小或程度、范围或多样性、特征或性质,以此来确定是否需要进行下一步的相关研究,如系统评价。除此之外,还有利于研究者总结和发现现有研究的差异性,识别现有研究的空白,从而规划和指导下一步系统评价的实施。

第一节 概　　述

一、定义与作用

范围综述是一种知识综合形式,它通过系统地检索、选择和整合现有知识,探讨一个探索性的研究问题,旨在绘制关键概念、证据类型和与特定领域相关研究的差距,并为未来的研究重点提供指导。范围综述通常纳入与主题相关的大范围、多样化的文献,特别适用于尚未被广泛研究或具有复杂异质性的主题。

作为一种知识综合方法,范围综述具有推进医疗保健实践、政策发展的潜力,已成为一种越来越流行的综合研究证据的方法,其作用具体包括:

1. 调查或探索一个研究领域或主题的研究现况、程度及方法学,对于那些尚未得到广泛研究的领域,范围综述是绘制研究领域目前研究状况的有用方法。

2. 为开展系统评价提供研究点以及可行性依据,在系统评价开展之前,可以先开展范围综述对文献进行初步的探索,来确定系统评价是否可行,以及可选择的主题范围和

所需的成本。

3. 归类、比较和总结各种不同类型的研究设计所得到的研究成果并传播研究成果，范围综述能够更详细地描述特定研究领域的研究结果和研究范围，可以提供一种向决策者、从业者和消费者传播研究成果的机制。

4. 确定现有文献的研究差距，范围综述可以识别未进行研究的证据基础的差距，但应明确通过范围综述确定的差距不一定代表研究本身质量的差距，因为质量评估不是构成范围综述的一部分。

二、产生与发展

1997 年，以 “scoping study” 表述的范围综述发表。2005 年，Arksey H. 等首次提出了制作范围综述的方法学框架。2010 年，Levac 等人对 Arksey H. 等提出的制作范围综述的方法学框架进行了完善。2014 年，Colquhoun H. L. 等人对范围综述的定义、方法和报告相关内容进行了梳理，同年，Pham M. T. 等人采用范围综述的方法对 344 篇范围综述的目的、方法和报告细节进行分析，提出了范围综述的方法学需要规范，以提高范围综述的价值。2015 年，Sarrami-Foroushani P. 等人介绍了范围 Meta 综述（scoping meta-review），其是范围综述和 Meta 综述的结合体。2018 年，PRISMA 工作组于 2018 年 9 月发布了范围综述的报告规范——PRISMA-ScR 声明（PRISMA extension for scoping reviews，PRISMA-ScR）。2021 年，Kulakova E. N. 等人对范围综述的发展、理论和实践进行了梳理。

我国学者对范围综述的关注始于 2017 年。2017 年 4 月，有学者从发展背景、目的及方法学框架等方面对范围综述进行了全面介绍，并通过实例来展示该方法的具体应用。同年，又有学者介绍了范围综述的定义、研究目的、撰写步骤，并通过目前已开展的护理学相关范围综述阐释范围综述的一般写作框架，期望为护理研究者运用范围综述提供参考。2018 年田金徽等更是以专栏的形式在《中国药物评价》杂志介绍了范围综述研究主题、作者研究能力、作者合作情况、撰写方法与报告规范。

三、研究现状

（一）英文数据库收录范围综述研究现状

以 “scoping review” “scoping study” “scoping literature review” 为检索词，检索 Embase 和 PubMed 数据库，检索时限至 2023 年 7 月 16 日。

1. 时间分布　范围综述研究最早出现在 1997 年，以 “scoping study” 形式出现，2006 年及以前每年发文量不足 7 篇，2007 年发表数量为 10 篇，2008 年至 2011 年发文量大于

10篇，但不足50篇，2012年突破50篇，发文量为73篇，2014年发文量突破100篇，2015年发文量突破200篇，2016年发文量突破400篇，2017年发文量突破700篇，2018年发文量突破800篇，2019年发文量突破1 500篇，2020年发文量突破2 000篇，2021年发文量突破3 000篇，2022年发文量突破5 000篇，2023年7月，累计发文量为19 672篇。

2. 期刊分布 19 672篇范围综述研究刊载在3 100种期刊上。*BMJ Open* 是发文量最多的期刊(1 195篇)，发文量大于100篇的期刊依次是 *International Journal of Environmental Research and Public Health*(638篇)、*PLoS ONE*(481篇)、*JBI Evidence Synthesis*(340篇)、*Systematic Reviews*(274篇)、*Journal of Medical Internet Research*(259篇)、*BMC Health Services Research*(195篇)、*BMC Public Health*(179篇)、*Disability and Rehabilitation*(168篇)、*Nutrients*(140篇)、*JBI Database of Systematic Reviews and Implementation Reports*(139篇)、*Trauma, Violence & Abuse*(114篇)、*Journal of Clinical Nursing*(108篇)和 *Patient Education and Counseling*(102篇)。在全部3 100种期刊中，发文量大于50篇的期刊只有17种，发文量介于10~50篇之间的期刊数量为407种，而刊载1篇范围综述的期刊数量高达1 167种，占期刊总数的37.65%。由此可见，发表范围综述研究的期刊数量不少，但缺乏长期发表范围综述研究的期刊。

3. 发表语言分布 以西班牙语、德语、中文、葡萄牙语、法语、意大利语、波斯语、波兰语、捷克语、荷兰语、俄语和日语发表的范围综述研究数量分别是60篇、50篇、26篇、17篇、11篇、7篇、7篇、5篇、2篇、2篇、2篇和1篇，其余范围综述研究均以英文发表。

4. 关注领域 发表的范围综述主要聚焦在疾病、干预措施和方法学研究。在关注疾病方面，前几位为抑郁、痴呆、糖尿病、肥胖、人类免疫缺陷病毒(human immunodeficiency virus，HIV)感染、脑血管意外、心血管疾病、疼痛和孤独症等。在关注干预措施方面，前10位药物干预措施分别为生物标志物、抗生素、阿片类药物、皮质类固醇、白细胞介素、肿瘤坏死因子、葡萄糖、C反应蛋白、维生素D和抗肿瘤药物，前5位器械干预措施为智能手机、移动健康应用程序、防护装备、自助设备和传感器等。

(二) 中文数据库收录范围综述研究现状

以“范围综述”“范围评价”“范围评估”“Scoping Review”“Scoping综述”“概况性评价”“概况性综述”为检索词，检索中国国家知识基础设施(China National Knowledge Infrastructure，CNKI，简称中国知网)、中国生物医学文献服务系统和万方数据知识服务平台，检索时限至2023年7月16日。

在发表时间分布方面，范围综述研究最早出现在2020年，2020年至2023年分别发表9篇、33篇、82篇和73篇。由此可见，近2年国内学者利用范围综述方法开展的研究数量呈增长趋势。

在期刊分布方面，刊载范围综述研究的前5种期刊分别是《中华护理杂志》(176篇)、《护理学杂志》(18篇)、《中国康复理论与实践》(16篇)、《中国护理管理》(16篇)和《中国实验方剂学杂志》(12篇)。

在学科分布方面，前4种分别是临床医学(120篇)、医学教育(34篇)、中医学(18篇)和医药卫生方针政策(13篇)。

在研究机构方面，前5个机构分别是中国中医科学院中医临床基础医学研究所(16篇)、四川大学华西医院(11篇)、复旦大学(11篇)、兰州大学(11篇)和北京中医药大学(9篇)。

在关注领域方面，关注的疾病主要有肿瘤(19篇)、卒中(11篇)和糖尿病(10篇)；关注最多的干预措施是中医药(17篇)。

第二节　实施步骤与注意事项

一、实施步骤

2005年，Arksey和O'Malley发布了第一个开展范围综述的方法框架，这个框架包括六阶段：①确定研究问题；②确定相关研究；③研究选择；④提取数据；⑤整理、总结和报告结果；⑥咨询与建议。该框架虽然很全面，但也存在一些缺陷，为了提高范围综述制作过程的清晰性与严谨性，Levac等于2010年对该方法学框架进行了完善。此后，Daudt等参考Levac等给出的意见，并结合自身团队制作范围综述经验，对Arksey和O'Malley的方法学框架又进行了进一步的完善。本文将结合现有的方法学框架及实践中存在的问题和注意事项，对范围综述的撰写方法进行介绍。

(一) 确定研究问题

与系统评价一样，首先是确定要解决的研究问题，因为研究问题的确立在所有后续阶段中都发挥着重要作用。要明确研究问题的哪些方面最重要，如研究人群、干预措施或结果。为了概述和总结某一领域的现状，范围综述审查的问题通常是广泛的。尽管问题具有广泛性，但要确保足够清晰，以指导调查范围。如果研究问题的调查范围过大，纳入的研究数量较多，就会导致用时较长、所需的资源较多、研究协调和管理的要求增加，因此在选题时要评估其可行性，以确保选题能够顺利完成。

(二) 确定相关研究

1. 研究策划　在范围综述开始前，需要成立一个由流行病学专业知识人员和综合专业知识人员组成的研究小组。该团队需要评估选题的可行性,并对要解决的广泛研究问题和整体研究方案提供建议,包括搜索检索术语和选择要检索的数据库等。

2. 文献检索　范围综述是对相关问题的证据进行全面的展示,所以全面彻底的检索显得十分重要。范围综述不受高度集中的研究问题的限制,因此可在不考虑研究设计的情况下搜索相关文献。一般是从广泛的搜索开始,不必一开始就严格限制检索词。随着对文献熟悉程度的提高,研究人员需要新定义搜索术语并对文献进行更敏感的搜索。这个过程不是线性的,而是迭代的,要求研究人员以反思的方式参与每个阶段,并在必要时重复步骤,以确保文献的全面涵盖。除常用的中外文电子数据库外,利用相关搜索引擎可获取更多研究的相关信息;关注会议文献,手工检索重要的相关期刊及通过参考文献追踪检索获取最新信息,联系国内外相关研究机构及该领域的专家,获取正在进行的研究和未发表的文献也是非常重要的。尽管文献检索的全面性和广泛性很重要,但也需要权衡时间、预算和人力资源因素,制定合理的计划,保证研究的及时完成。

(三) 研究选择和质量评价

1. 研究选择　与系统评价方法相同,需要在文献筛选前制定纳入和排除标准。不同的是系统评价在研究开始时就已经根据具体的研究问题制定好了纳入和排除标准,而范围综述纳入的文献包括同行评审论文、正在进行的研究、初步调查结果、政府报告、未发表的硕博士论文和政策文件等多种类型的资料,通常需要对检索的相关文献进行深入了解之后,再根据 PICO(population- 人群、intervention- 干预、control- 对照、outcomes- 结局变量)原则结合研究的问题来决定哪些方面需要考虑在纳入排除标准之内。纳入和排除标准制定好之后,两位研究者根据标准阅读检索所得文献的标题和摘要,并独立地进行文献筛选,如果从摘要中不能判断某项研究是否纳入,则需要获取全文。当对选择结果存在分歧时,应由第三人仲裁解决。

2. 质量评价　在范围综述中,不一定要评估研究质量,更多的是要概述各种研究设计、方法的细节和实际研究的结果。Arksey 和 O'Malley 的方法学框架中也没有包含质量评价阶段。而 Daudt 等认为质量评价是范围综述的必要组成部分,强烈建议将质量评估纳入 Arksey 和 O'Malley 的框架,并建议将其添加到要绘制研究的选择中。范围综述的研究结果可以采用对实践或政策制定有用的方式传播给他人,也可以为未来的研究提供参考。但是,如果纳入研究本身的质量得不到评价,那么证据的可信度就得不到保证,故对纳入研究的质量进行评价显得至关重要。近年来,随着相关学者不断努力,越来越多的方法学质量评价工具被开发出来,研究者应根据纳入文献的类型选择合适的质量评价工具来开展质量评价。

（四）提取数据

数据提取是提取纳入研究的关键信息，将其图表化，并定性或定量化，清楚显示其基本特征、研究结果及其他信息的过程。首先需要阅读纳入的文献，再根据文献的内容决定提取哪些信息。提取的数据应包括有关研究的一般信息和与研究问题相关的特定信息，一般包括作者、出版年份、研究地点、研究设计、人群的基本特征、干预措施的详细特征、结局指标、重要的结果数据和具体方法学等。提取信息条目确定好之后，则需设计一个资料提取表，用于从每项研究中提取数据。然后，两名研究者采用资料提取表对随机选取的 5~10 篇纳入研究进行预提取，并当面明确资料提取方法与研究问题和目的是否一致，必要时进行适当的完善。资料提取人员应保持及时有效的交流，以保证资料提取的一致性，若出现分歧，应该通过讨论解决。

（五）整理、总结和报告结果

系统评价通常需要研究人员阅读和审查大量研究以获得相关的文献，但最终报告中可能只包含一小部分研究。因此，未纳入最终评价的研究，其证据或调查结果可能因此无法公布。与系统评价不同，范围综述旨在概述所有审查的材料，因此如何最好地展示这种潜在的大型材料至关重要。这一过程通常需要包括数据整理分析、总结和报告结果等方面。

1. 资料分析　资料分析包括描述性数值分析和定性主题分析。数值分析可以分为包含研究范围、性质和分布的基本数值分析和文献中提取结果的数值分析。对于研究的范围、性质和分布的基本数值，可以用频数、百分比、中位数和四分位数表示并以表格和图表的方式呈现。提取结果中的数值分析，对于二分类变量，可选择比值比（odds ratio，OR）作为效应量表达。对于连续性变量，可选择均数差（mean difference，MD）与权重均数差（weighted mean difference，WMD）和标准化均数差（standardized mean difference，SMD）表示，并以森林图的形式呈现。对于纳入文献当前的现状或主题的呈现需要进行定性分析。对于定性分析可以借鉴定性研究系统评价的资料综合方法，如：基于文本和专家意见的系统评价（the systematic review of text and opinion，SrTO）、元民族志（meta-ethnography）。

2. 总结和报告结果　范围综述纳入的文献量较大，纳入的研究设计多样化，导致获取的结果信息量较大。研究者可以结合研究的主题及需要解决的问题制定相应的表格来呈现结果。这样不但能简洁明了地显示结果，还有益于把研究结果与研究目标明确联系起来以便检查文献的范围并找出差距。报告结果时不但要报告与总体目标或研究问题相关的发现，还要将研究发现的意义与研究的总体目标相联系，讨论其对未来研究、实践和政策制定的意义。

(六) 咨询与建议

咨询为利益相关者的参与提供了机会,可以提供更多参考资料,并提供超出文献资料之外的见解。首先要明确咨询的目的,其次还要清楚地阐明要咨询的利益相关者的类型以及如何在研究中收集、分析、报告和整合利益相关者的数据。若范围综述未得出与利益相关者有关的发现,则可开展范围综述所关注范围之外的进一步研究,以便为专业实践做出有意义的贡献。

二、注意事项

1. 在范围综述中,由于不注重纳入文献的质量评价,经常会纳入一些质量较低的研究,从而影响结果的传播。尽管越来越多的质量评价工具被开发出来,但由于范围综述中纳入的文献量较大、研究设计类型较多,质量评价通常很难进行。故对于范围综述中总结的结果我们要理性地对待。

2. 虽然范围综述以分析框架或主题构建的方式呈现现有文献的概况,但没有考虑特定干预或政策的证据"权重",因此无法确定特定研究是否能提供稳健或可推广的结果。

3. 范围综述往往能够纳入系统评价无法纳入的研究,这些研究可能未发表或未报告允许其纳入的足够信息。这种广泛的纳入有助于避免发表偏倚,但同时其宽松的纳入标准,会导致研究设计或实施不严谨带来的相关偏倚。

4. 范围综述中纳入的文献种类繁多,各研究之间的差异较大,当进行研究结果的合并时要选择合适的效应量。由于往往缺乏具可比性的统计量或结局变量,在进行数据分析时要注意各研究之间的异质性,灵活地进行数据整合。

5. 范围综述并没有提供任何明确的方法来综合各种研究设计的结果。如果范围综述能够在推进卫生和社会保健的证据基础方面进一步发展,其纳入研究的结果综合方法需要得到进一步的关注。

第三节 报告规范

一、制订过程简介

由于系统评价/Meta分析的报告规范(the preferred reporting items for systematic reviews and meta-analyses，PRISMA）的具体条目并不完全适用于范围综述报告的撰写，2016 年 Andrea 等基于 PRISMA 核心版，经过 3 轮德尔菲法，历经 2 年制订了范围综述报告规范的 PRISMA 扩展声明（PRISMA-ScR）。原版 PRISMA 声明中 5 个（条目 13、15、16、22、23）与范围综述不相关的条目被删除，同时由于范围综述纳入证据类型繁多，因此将 2 个（条目 12、19）条目作为备选条目。并对条目的用词作了修改，最终形成了一个由 22 个条目组成的范围综述报告规范，并于 2018 年 9 月 4 日在《内科学年鉴》杂志发布，以期为研究人员制作与报告范围综述提供指导。

二、报告条目解读

PRISMA-ScR 由 22 个条目组成，具体清单内容及实例分析见表 1-1。

表 1-1 PRISMA-ScR 清单

章节	编号	条目清单
标题	1	标题能识别是范围综述
摘要		
结构式摘要	2	提供结构式摘要：包括背景、目的、纳入标准、证据来源、证据综合方法、结果、结论
前言		
理论基础	3	在现有知识背景下，论证为什么做这个综述，解释为什么用范围综述方法（而非其他综述类型）来回答本研究问题 / 实现目标
目的	4	明确提出综述要解决的具体问题和目标，并清晰说明其关键要素（如人群、核心概念、背景等）
方法		
方案和注册	5	报告是否有研究方案，方案可否获取及获取途径（如通过网址）；若可行，报告范围综述的注册信息（包括注册号）
纳入标准	6	纳入证据的特征，如考虑的年份、语言和发表情况，并给出理由
信息来源	7	描述所有检索信息来源及末次检索时间（包括检索数据库及其收录年限，联系原始文献作者获取更多研究信息）
检索	8	至少说明 1 个数据库的检索方法，包括所有检索策略的使用，使得结果可以重现
证据选择	9	报告该范围综述筛选证据（即筛选和纳入标准）的具体过程
资料提取	10	报告从纳入的证据中获取资料的方法（如标准化的表格或预提取表格，独立提取、重复提取）以及从纳入证据的作者处获取和确认资料的过程
资料条目	11	列出并说明所有资料相关的条目，以及做的任何推断和形式
单个证据的严格评价	12	如果有，提供对纳入证据进行严格评价的理论基础，同时报告使用的具体方法以及这部分信息如何被用于结果综合

续表

章节	编号	条目清单
概括效应指标	13	不适用
结果综合	14	报告资料处理和呈现的方法
研究间偏倚	15	不适用
其他分析	16	不适用
结果		
证据选择	17	分别报告初筛、评价符合纳入和最终纳入范围综述中的证据数量,并说明每个阶段排除证据的原因,最好提供流程图
证据特征	18	报告每个纳入证据的特征,并提供引文出处
证据的严格评价	19	如果有,提供对纳入证据进行严格评价的结果
单个证据的结果	20	报告单个证据中与本研究问题(目的)相关的资料
结果的综合	21	用图表或者描述性的方法总结和呈现综合结果
研究间偏倚	22	不适用
其他分析	23	不适用
讨论		
证据总结	24	总结该范围综述的主要研究结果(包括概念、主题和证据的概述),并考虑与主要证据使用群体的相关性
局限性	25	讨论范围综述过程中的局限性
结论	26	提供研究结果的概要性解释,并说明对未来研究的提示
基金	27	报告本范围综述自身及其纳入证据的资金支持,同时报告资助者在该范围综述的制作过程中所起的作用

(一) 标题

在标题中要明确写明本研究为范围综述,标题应包含术语"范围综述"(scoping review)。JBI 指南指出,标题应尽可能反映并告知范围综述主题相关的关键要素,如人口、概念和情境等。

(二) 摘要

提供一个结构式摘要,包括背景、目的、纳入标准、证据来源、证据综合方法、结果和结论。在摘要中简明扼要地描述范围综述的目的、方法、结果和结论,以便证据使用者、资金资助者和研究者可快速识别。

(三) 前言

在现有知识背景下,论证为什么做这个综述,解释为什么用范围综述方法(而非其他综述类型)来回答本研究问题 / 实现目标。明确提出综述要解决的具体问题和目标,并清晰说明其关键要素(如人群、核心概念、背景等)。

（四）方法

在方案注册方面，为确保范围综述的透明性和避免重复研究，建议研究者在开展范围综述前需要先制订研究方案，并将该方案进行公开注册。如果范围综述报告有研究方案，应该明确方案可否获取及获取途径（如通过网址），若可行，报告范围综述的注册信息（包括注册号）；在纳入标准方面，应提供纳入证据的标准，便于研究者了解被纳入证据来源的类型。明确纳入证据的特征，如考虑的年份、语言和发表情况，并给出理由；在信息来源方面，描述所有检索信息来源及末次检索时间（包括检索数据库及其收录年限，联系原始文献作者获取更多研究信息）。选择数据库资源，在考虑综合数据库的基础上，还需要结合研究问题，考虑专业或专题数据库；在检索方面，至少在正文或通过附件描述 1 个数据库的检索方法，包括所有检索策略的使用，使得结果可以重现。注意不同检索平台的检索途径和检索字段有所不同，千万不能用某一个数据库的检索策略检索所有的数据库，这样会造成严重的漏检。针对检索时间和语种等的限定，如果可能，请给予解释或说明。在证据选择方面，应该清晰地报告该范围综述筛选证据（即筛选和纳入标准）的具体过程，这与 PRISMA 的相关条目是一致的；在资料提取方面，说明从纳入的证据中获取资料的方法（如标准化的表格或预提取表格，独立提取、重复提取）以及向纳入证据的作者处获取和确认资料的过程，这与 PRISMA 的相关条目是一致的；在资料条目方面，列出并说明所有资料相关的条目，以及做的任何推断和形式；对单个证据的严格评价，如果有，提供对纳入证据进行严格评价的理论基础，同时报告使用的具体方法以及这部分信息如何被用于结果综合；在结果综合方面，报告资料处理和呈现的方法，作者可以采用文字描述结合图表的方式呈现结果，实现结果的可视化。

（五）结果

在证据选择方面，分别报告初筛、评价符合纳入和最终纳入范围综述中的证据数量，并说明每个阶段排除证据的原因，最好提供流程图，这与 PRISMA 的相关条目是一致的；在证据特征方面，可以采用表格呈现每个纳入证据的基本特征，如果可能，提供引文出处；在证据的严格评价方面，如果完成了证据评价，可以采用图表提供对纳入证据进行严格评价的结果；在单个证据的结果方面，报告单个证据中与本研究问题（目的）相关的资料，也可以考虑采用附件的形式提供与目的相关的非主要数据；在结果的综合方面，可以用图表或描述性的方法总结和呈现综合结果，采用何种方法呈现结果，研究者首先应该结合研究目的，其次要考虑有助于读者理解和选择。

（六）讨论

在证据总结方面，总结该范围综述的主要研究结果（包括概念、主题和证据的概述），并考虑与主要证据使用对象的相关性；在局限性方面，主要讨论范围综述过程中的局限性，如证据来源的局限性等；在结论部分，提供研究结果的概要性解释，并说明对未来研究的提示。

（七）基金

报告本范围综述自身及其纳入证据的资金支持，同时报告资助者在该范围综述的制作过程中所起的作用，如资助者是否参与研究的任何或某一个环节。

第四节　实例解析

本节以“口服中成药治疗心律失常临床研究证据的概况性综述”为例，对范围综述研究进行解析。

一、研究背景

心律失常是临床中常见的一种心血管疾病，是由于心脏电生理的起源和/或传导障碍，引起心脏搏动频率和/或节律异常的一组病症。在全世界每年心脏猝死的370万人当中，有相当一部分是因为严重的心律失常所引起，心律失常俨然已经成为全球性的公共健康问题。当前心律失常治疗分为药物和非药物治疗两种。药物治疗包括4类抗心律失常药物：Ⅰ类，钠离子通道阻滞剂；Ⅱ类，β受体阻滞剂；Ⅲ类，钾离子通道阻滞剂；Ⅳ类，钙离子通道阻滞剂。非药物治疗有心脏起搏器、心律转复除颤器、外科手术治疗及导管射频消融术等。然而，随着药物与非药物治疗的应用越来越广泛，患者获益的同时，一些不良反应也逐渐凸显出来。非药物治疗因高昂的器械费、手术费也让大多数患者望而却步。

中医古籍中虽无心律失常病名，但结合其症状表现，可归属到心悸范畴。中医对于心悸的认识水平和诊治经验不断提高和完善。中医认为心悸的病因病机多因外感六淫、内伤七情、饮食不节，他病累及心体，导致气血阴阳失调，同时夹杂痰饮、火热、血瘀等病理产物发为此病。在治疗方面，方法更是多种多样，有内治的中药汤剂、中成药，有外治的针灸、穴位按压、贴敷，还有新型的中药注射剂等，在缓解临床症状、改善长期预后等方面具有较大优势，且费用低廉，不良反应少。当前人们工作繁忙，再加上中药汤剂繁杂的煎煮过程和不易被人们接受的口感，使携带服用方便、无异味的中成药成为大多数患者首选。

在中成药治疗心律失常的部分文献中，因方法学、结局指标等证据质量不高，研究设计不严谨等问题，使中成药的疗效和安全性缺乏有力支撑。临床工作者对于中成药的应用也存在不合理之处，如缺乏辨证、剂量剂型误用、配伍不当等，使得其决策时缺乏中成药治疗心律失常证据全貌的了解。

二、研究目的

本研究通过范围综述的方法，对口服中成药治疗心律失常的临床研究证据进行全面概括、总结和分析，以明确当前临床研究现状及问题，以期获得真实而准确的结果，为后续进一步研究提供参考和思路。

三、实施过程

（一）口服中成药来源及检索

通过计算机在2020年版《中华人民共和国药典》、2018年版《国家基本药物目录》、2020年版《国家基本医疗保险、工伤保险和生育保险药品目录》（以下简称三大目录）和药智网的中成药数据库中直接检索“心律失常”“心律不齐”“心动过速”“心动过缓”“房早”“房性早搏”“房颤”“心房颤动”“病态窦房结综合征”“病窦综合征”“房性心动过速”“房性期前收缩”“室性心动过速”“室早”“室性早搏”“室性期前收缩”“房室传导阻滞”“传导阻滞”“早搏”等主题词，再以该主题词在中国知网上检索，搜索相关中成药；查阅心律失常的相关指南、专家共识，搜索推荐的中成药。

1. 中成药纳入和排除标准　主治中明确提到治疗心律失常的口服中成药；主治中提到“心悸”“怔忡”等明显为心律失常相关症状的口服中成药；指南或专家共识中明确推荐的口服中成药；属于经典方剂且文献支持治疗心律失常的口服中成药；同一种药品不同剂型按照一种药品纳入。

排除自拟方、未注明组成成分；组成药物相同或中成药名称重复的复方汤药。

2. 口服中成药信息提取整理　因药智网中成药品相对全面，且偏于学术化，因此将所纳入的中成药主要在药智网中进行检索，下载药品说明书，依次将药品的名称、剂型、药物组成、功效、主治、药品分类、不良反应、市场价格等信息统一提取到Excel表格中，以备后期分析。对于药智网中查询不到的药品，在国家药品监督管理局官网和京东网补充查询。

（二）口服中成药文献的检索

检索的数据库包括中国知网、万方数据知识服务平台、维普资讯网、PubMed、Embase；检索时限为2012年1月1日至2021年12月31日。检索词采用主题词加自由词的方式进行检索。通过附加材料提供了具体的检索方式。

1. 文献纳入标准　①研究的疾病为心律失常，包括心律不齐、心动过速（房性和室性）、心动过缓、房性早搏（房性期前收缩）、房颤、病态窦房结综合征、室性早搏（室性期前收缩）、房室传导阻滞等；②研究的药品是已纳入的口服中成药；③研究类型为随机对照试验、非随机对照试验、非临床对照试验、系统评价、Meta分析、指南、专家共识；中文文献为核心期刊文献。

2. 文献排除标准　①研究疾病包含多种类型的心律失常，如房颤合并室性早搏等；②心律失常合并其他严重或急性疾病，如心律失常合并心衰，心律失常合并心肌梗死；③两种目的中成药同时作为观察组药物；④目的中成药作为对照组药物；⑤重复性研究，重复报告的研究，无法获得全文的文献；⑥会议摘要，单个病案报告，短篇报道，综述，科普性杂志的研究。

3. 文献信息提取　使用Note Express文献管理软件进行文献管理。首先对导入文献进行查重，去除重复文献后，根据预先确定的纳入排除标准对文献进行筛选、剔除和资料提取。所有工作由2位研究者独立完成，有问题时找第3位研究者协商解决。通过题目和摘要对文献进行初筛，剔除不符合纳入排除标准的文献，对于不确定的文献进行全文下载，通过阅读全文进行复筛，确定最终纳入的文献，同时记录排除的原因和文献数量。再根据预先设计好的提取表对文献进行信息提取，建立Excel数据表。提取的主要内容包括文献基本信息，题目、发表年份、第一作者、疾病种类、文献来源、课题资助、利益冲突；研究基本信息，研究类型、诊断标准、纳入标准、排除标准、样本量、年龄、基线水平、所属地区；研究详细信息，干预措施、对照措施、频率、疗程、结局指标、不良反应等。

4. 数据的分析与展示　对得出的结果进行数量统计，采用统计图、统计表、频数、频率结合文字描述的方式对结果进行描述性分析。

四、结果分析

（一）纳入药品结果

1. 中成药的来源　通过对三大目录、药智网、中国知网数据库检索，以及查询《中成药治疗室性早搏临床应用指南（2020年）》《养心氏片治疗冠心病临床应用中国专家共识》《中医内科常见病诊疗指南（西医疾病部分）室性早搏》《中医内科常见病诊疗指南——中医病证部分·心悸》等指南、专家共识和专家经验总结，如《心律失常的中西医结合紧急处理策略》，结合筛选标准，最终纳入65种口服中成药。将以上中成药分为3大类。第一类中成药共14种，指收录于三大目录和/或相关指南、专家共识，且主治中明确提到治疗心律失常的中成药；第二类中成药共39种，指收录于三大目录和/或相关指南、专家共识，但主治中只提及心律失常相关症状，未明确提及治疗心律失常的中成药；第三类中成药共 12 种，为非三大目录药品，也未被相关指南、专家共识收录，但主治中有治疗心律失常作用的中成药。

2. 药物组成　本研究所纳入的中成药成分以中药为主，其中纯中药制剂 46 种，中药加人工合成 / 中药提取物 7 种，单纯中药提取物 4 种，单纯藏族医药提取物 3 种，中药联合西药 2 种，藏族医药、维吾尔族医药、保密方各 1 种。在 65 种中成药处方中，包含中药或者少数民族药物 171 种，共 321 味次。使用最多的药物类别分别是活血化瘀药、清热解毒药、补气药、理气药、滋阴药、安神药、温阳药、化痰药、解表药、芳香化浊药；使用频率最高的前 10 味中药依次为丹参、人参、三七、麦冬、冰片、五味子、黄芪、党参、当归、地黄。通过附加材料提供了药物组成。

3. 功效主治　在纳入的 65 种中成药当中，主治中明确提出治疗心律失常的有 26 种，主治中仅提到“心悸”“怔忡”等心律失常相关症状的中成药有 39 种。药品分类以祛瘀剂最多，其次是安神剂、扶正剂。提示心律失常多和血瘀相关，若在治疗心律失常时，以活血祛瘀药为主，佐以安神药和扶正药，可能疗效会更好。该类药的主治中除了治疗心律失常外，还治疗其他相关心脑血管疾病，如冠心病、心肌炎、高脂血症、失眠、中风等，主要症状有心悸、胸闷、胸痛、怔忡、气短、乏力、眩晕、头痛、失眠、健忘、心烦，脉结代等。药品功效的表述中，有 60 种中成药完全按照中医术语表达，3 种以“中医术语 + 西医作用”表达，两种完全用西医术语表达。药品主治以“中医证候 + 临床症状 + 西医病名”表达形式为主，占 64.62%（42/65），“中医证候 + 临床症状”占 24.62%（16/65），纯西医病表达的占 10.76%（7/65）。

4. 药品价格　通过药智网，逐一检索第一类和第二类药品的价格。药品价格因不同剂型、不同厂家而略有差异，故以药品的常见剂型在药智网中的价格为准，药智网中查询不到的药品在京东官网辅助查询。从可获得的价格信息可知，较贵的中成药有珊瑚七十味丸、参仙升脉口服液、养心定悸颗粒（口服液 / 胶囊）、复脉定胶囊、复方龙血竭胶囊；最便宜的为桂枝茯苓丸、归脾丸、麝香保心丸、养心氏片、心可宁胶囊；53 种中成药日平均价格为 8.17 元，日平均价格在 10 元以下的有 42 种。

（二）纳入文献分析结果

通过初步检索 5 个中英文数据库，一共检索到文献 12 400 篇，经过剔除重复文献、按照筛选标准筛查后，一共纳入文献 351 篇，具体筛选流程图见图 1。其中随机对照试验 259 篇，非随机对照试验 16 篇，非对照试验 8 篇；Meta 分析和系统评价 64 篇，指南、专家共识各 2 篇。

1. 文献发表时间趋势　从 2012 年至 2021 年的 10 年间，纳入的口服中成药治疗心律失常的文献在2013年发表最多，之后逐渐呈下降趋势。研究数量均随着时间递增，可能与该疾病并非中医药的优势病种而不被优先考虑有关。

2. 文献发表地区分布　治疗心律失常的中成药已在全国28个省、自治区、直辖市开展研究，研究最多的是河北，其次为浙江、湖北、江苏、北京、河南、辽宁、陕西、山西、四川。整体表现为经济较发达地区相关研究较多，经济欠发达地区相关研究相对较少。经济发达地区人群工作、生活压力普遍较大，焦虑、抑郁人群也相对较多，诸如此类的社会心理因素会使心血管疾病的发病率和死亡风险成倍增加。

3. 中成药文献占比　纳入的中成药有65种，但被核心期刊文献报道的中成药只有18种，且研究数量相差悬殊，其中以稳心颗粒、参松养心胶囊的研究数量最多，分别占到总文献数的47.86%(168/351)和27.35%(96/351)，其他中成药的文献相对较少。

4. 纳入研究资助情况　在纳入的351篇文献中，只有80篇临床研究有基金资助，其中国家级资助项目30项，占比37.5%；省部级28项，占比35%；市区级项目22项，占比27.5%。同样，稳心颗粒的资助数量最多，其次是参松养心胶囊和养心定悸颗粒，其他中成药研究资助较少。

5. 文献发表期刊分布　351篇研究中大部分发表在中国科技核心期刊上，占比为82.34%(289/351)，其次是中国科学引文数据库(Chinese science citation database，CSCD)、北大中文核心、中国科技核心期刊，占比8.83%(31/351)，SCIE占3.99%(14/351)，北大中文核心、中国科技核心期刊占3.42%(12/351)，北大中文核心占1.42%(5/351)。

6. 研究方案注册情况　通过对纳入的研究进行统计，有5篇研究进行了方案注册工作，均为英文文献，其余文献未进行方案注册。

7. 干预措施　通过对纳入的临床研究干预措施进行分析，一共包括12种类型，中成药联合西药与西药是最常见的干预方式，占文献总数的65.25%；最常见的对照药品是美托洛尔和胺碘酮。

8. 结局指标分析　通过对纳入的283篇临床对照研究和64篇系统评价进行分析，口服中成药治疗心律失常的主要临床结局指标有临床疗效、症状疗效、心律失常疗效(包括房早、室早、房颤、心动过缓、心动过速、病窦综合征和传导阻滞等疗效)、心率变化、不良反应、心电图(electrocardiogram，ECG)疗效、心功能、心电图指标、动态心电图(Holter心电图)疗效、血压变化和其他等。中成药的常见不良反应多为胃肠道反应，如恶心、呕吐、胃部不适、腹胀等。稳心颗粒对于各种类型心律失常均有较好疗效；参松养心胶囊对于快速型心律失常疗效较好，如心动过速、早搏等；参仙升脉口服液、宁心宝、心宝丸则更多应用于缓慢型心律失常，如窦缓、病窦综合征等。

五、案例剖析

本研究以《国家基本药物目录》(2018 年版)、《国家基本医疗保险、工伤保险和生育保险药品目录》(2020 年版)、《中国药典》(2020 年版),药智网的中成药数据库以及《中成药治疗室性早搏临床应用指南(2020 年)》《心律失常的中西医结合紧急处理策略》《养心氏片治疗冠心病临床应用中国专家共识》《中医内科常见病诊疗指南(西医疾病部分)室性早搏》《中医内科常见病诊疗指南——中医病证部分·心悸》等指南、专家共识来确定研究对象,确保了研究对象的实用性。运用范围综述的方法呈现研究 65 种口服中成药的分类、组成、功效主治和价格,同时对已发表的 65 种口服中成药的相关文献的类型、时间和地区、基本特征、干预措施、结局指标进行分析,通过对口服中成药治疗心律失常的临床研究现状进行了梳理和分析,为后续的临床研究设计和临床用药提供一定参考。

本研究发现:从药物组成和功效主治方面看,治疗心律失常的口服中成药中,活血化瘀类中药和祛瘀类中成药最多,说明活血化瘀是治疗心律失常的重要环节。治疗心律失常的口服中成药研究数量极不平衡,主要集中在稳心颗粒和参松养心胶囊,部分重要中成药缺乏相关文献研究报道。同时也存在中医药临床研究的结局指标还有待规范,存在指标多样、重复、测量工具不一的问题。

本研究借助气泡图呈现了结局指标的分布,并未呈现不同中成药治疗心律失常的疗效,如果可能,可以呈现不同研究设计结局指标的分布,也可以考虑用热图呈现疗效差异是否具有统计学意义和临床意义。

(田金徽)

参考文献

[1] 卢存存, 王芳芳, 高亚, 等. Scoping Review 报告规范简介 [J]. 中国药物评价, 2018, 35 (6): 401-403.

[2] 高亚, 葛龙, 李伦, 等. Scoping Review 作者研究能力与合作情况分析 [J]. 中国药物评价, 2018, 35 (6): 404-408.

[3] 施树珍, 葛龙, 李伦, 等. Scoping Review 研究主题分析 [J]. 中国药物评价, 2018, 35 (5): 325-328.

[4] 高亚, 葛龙, 李伦, 等. Scoping Review 撰写方法简介 [J]. 中国药物评价, 2018, 35 (5): 321-324.

[5] 卞薇, 陈慧, 宋国敏, 等. 概况性评价简介 [J]. 中国循证医学杂志, 2017, 17 (4): 488-493.

[6] Tricco A C, Lillie E, Zarin W, et al. PRISMA extension for scoping reviews (PRISMA-ScR): checklist and explanation [J]. Ann Intern Med, 2018, 169 (7): 467-473.

[7] 王特, 常天瀛, 崔英子, 等. 口服中成药治疗心律失常临床研究证据的概况性综述 [J]. 中国实验方剂学杂志, 2023, 29 (6): 157-166.

第二章

证据图谱的实施步骤、相关规范及实例解析

随着循证医学证据合成方法学不断发展，在传统的系统评价和 Meta 分析方法基础上，陆续出现了网状 Meta 分析、系统评价再评价、范围综述等方法，这些方法并不一定能全面反映被研究问题领域的全貌。而证据图谱研究通过全面检索所关注问题的相关研究，系统总结相关研究的基本特征及研究结果，采用恰当的可视化方式呈现该领域已有的证据、进展及存在的问题，为证据使用者提供所关注问题领域研究的全貌。

第一节　概　　述

一、定义与作用

证据图谱（evidence mapping，EM）是系统收集相关研究领域的现有证据，进行综合分析、科学评价，整合凝练、简明直观地呈现其研究现状、存在问题、发展方向和证据差距的一种新型证据综合研究方法。根据研究目的及纳入研究的特征，证据图谱主要包括干预性证据图谱和非干预性证据图谱。干预性证据图谱指对某一研究领域中有关的干预性证据（原始研究及二次研究等）进行系统分析，全面呈现研究基本特征、研究问题特征、干预的效果及研究结论等信息。非干预性证据图谱主要是对非干预性证据或混合性证据进行系统分析、呈现的方法，如对涉及疾病流行性、诊断、预后等相关的证据进行可视化呈现及评价，提供给研究者该研究领域的证据框架及空白，进一步指导后续研究及决策。根据证据图谱术语不同，还可分为证据图（evidence map）、证据差距图（evidence and gap map）、综合证据地图（mega-map）和二次地图（map of maps）。

证据图主要描述某一特定领域的研究性质、特点和数量，并通过比较所研究问题的

相关文献来确定不同证据的样本量和结论等信息（证据差距），一般不对纳入研究进行质量评价。证据差距图通过可视化特定领域中的现有证据，为政策和实践提供信息，其主要是对干预措施有关的证据进行评价整合分析，不涉及预防和预后等。综合证据图主要对某一研究领域内的系统评价 /Meta 分析和证据差距图进行呈现分析。二次地图主要针对某一研究领域的证据差距图。

证据图谱旨在全面展示当前证据的研究现状、热点问题和研究空白，为开展新研究提供方向指引。通过开展证据图谱研究，可以起到以下作用：

1. 多维度呈现当前研究证据全貌　证据图谱通常关注较为广泛的研究主题，其将符合研究问题的证据进行分类，基于关注的信息（如研究设计、干预类型、结局指标及干预效果等）设计证据呈现矩阵，再将纳入的各类证据映射到矩阵坐标系统之中，呈现利益相关人员关心的证据分布情况，设计良好的证据图谱能够从多个关键维度全面、系统地呈现证据信息。

2. 促进研究证据的转化与利用　证据图谱在证据转化为决策的知识转化系统中扮演着承接角色。基于构建的证据矩阵，证据图谱可直观呈现研究热点问题和研究空白，为进一步开展研究提供具体指导，服务于“数据 - 原始研究 - 证据合成 - 实践指南 - 决策”之间的高效转化，以避免研究资源浪费，促进证据生态系统的高效循环。

二、产生与发展

证据图谱诞生于 21 世纪初，是一种旨在简明直观地呈现某一研究领域中证据现状及空白的新型证据综合研究方法。2000 年，美国耶鲁大学预防医学研究中心对补充与替代医学相关的证据进行了一次系统审查，形成了一种可靠且可重复的 9 步骤审查模型，这标志着旨在弥补传统证据综合方法研究局限性的证据图谱正式诞生。2003 年，Katz D. L. 等在此模型基础上发表了第一篇证据图谱研究。2006 年，澳大利亚开展了“青少年心理健康”的证据图研究。2007 年，The Global Evidence Mapping Initiative 在澳大利亚成立，并开展脊柱损伤和颅脑外伤的证据图谱研究。2008 年 10 月，在德国弗莱堡举办的第 16 届 Cochrane 年会上首次对证据图谱的制作方法进行了研讨。2009 年 10 月，第 17 届 Cochrane 年会进一步对证据图谱的发展及存在的问题进行了讨论。2010 年，Hetrick S. E. 等人介绍了青少年健康领域的证据图谱研究方法，进一步推动了证据图谱在公共卫生领域的应用。2013 年，Althuis 等和 Gaarder 等对证据图谱的定义和方法进行了全面介绍，极大地推动了证据图谱的发展。2016 年，Snilstveit B. 等人在国际知名期刊 *JCE* 上发表了第一篇针对证据差距图的研究，系统介绍了这种干预性证据图谱的定义及制作流程。2017 年，O’Leary B. C. 等以环境为主题，介绍证据图谱的研究方法。2018 年,Simonovich S. 等以护理为主题,介绍差距图的研究方法。2019 年,Wolffe TAM 等研究证据图谱在化学品政策和风险管理方面的应用。2020 年 11 月,Campbell 协作网正式发表 Campbell 证据图谱的报告指南,以规范发表在 Campbell 协作网中的证据图谱研究。

我国学者对证据图谱的关注始于 2011 年。2011 年,有研究者首次在国内提及证据图谱的概念和相关报告流程。2019 年田金徽等在《中国药物评价杂志》以专栏的形式介绍证据图谱的检索实施情况与证据总结方法、证据图谱研究现状和证据图谱撰写注意事项。2020 年,另有研究者系统梳理了证据图谱的起源发展和定义演化,全面介绍了证据图谱的制作与报告。

三、研究现状

(一) 英文数据库收录证据图谱研究现状

以“evidence map”“evidence mapping”“evidence maps”“mapping evidence”“gap map”“gap maps”为检索词,检索 Embase 和 PubMed 数据库,检索时限至 2023 年 7 月 16 日。

1. 时间分布　证据图谱研究最早出现在 2000 年,但在 2013 年以前每年发文量均少于 5 篇,可见在这段时间内各国对证据图的关注度不高,发展较为缓慢。2013 年开始,文献量开始增加,其中 2015—2017 年增长速度最快,2017—2018 年每年发文量已多于 30 篇,但不足 50 篇,2019—2023 年 7 月每年发文量均超过了 100 篇,2022 年发表证据图谱超过了 150 篇,可见证据图谱研究在这段时间内发展得较为迅速,可能与学者对证据图谱的关注度增加有关。

2. 期刊分布　774 篇证据图谱研究刊载在 370 种期刊上。*Systematic Reviews* 是发文量最多的期刊(59 篇),发文量大于 10 篇的期刊还有 *BMJ Open*(46 篇)、*Environment International*(23 篇)、*Value in Health*(20 篇)、*PLoS ONE*(17 篇)、*Journal of Clinical Epidemiology*(16 篇)、*International Journal of Environmental Research and Public Health*(14 篇)、*Journal of General Internal Medicine*(14 篇)和 *Medicine*(11 篇)。在全部 370 种期刊中,发文量为 1 篇的期刊占 73.51%,而发文量大于 3 篇的期刊仅占 8.65%,可见发表证据图研究的期刊种类较多,但发文量较多的期刊不多,缺乏长期发表证据图谱研究的期刊。

3. 发表语言分布　10 篇证据图谱研究以中文发表,5 篇证据图谱研究以德文发表,其余证据图谱研究均以英文发表。

4. 关注领域　发表的证据图谱研究主要聚焦在疾病、干预措施和方法学研究,在关注疾病方面，排列在前几位的为抑郁、糖尿病、肥胖、疼痛、高血压、肿瘤和创伤后应激障碍等；在关注干预措施方面，前5位干预措施分别为生物标志物、抗抑郁药、抗生素、皮质类固醇和中医药；在关注研究方法方面，主要关注证据图谱的定义和制作流程。

（二）中文数据库收录证据图谱研究现状

以"证据图""证据图谱""差距图""证据差距图""综合证据图""二次证据图"等为检索词，检索中国知网、中国生物医学文献服务系统和万方数据知识服务平台，检索时限至2023年7月16日。

在发表时间分布方面，证据图谱研究最早出现在2011年，但在2012年至2018年均无证据图谱发表，2019年至2023年分别发表5篇、2篇、4篇、7篇和7篇，由此可见，近2年国内学者对证据图谱的关注度增加。

在期刊分布方面，刊载证据图谱研究的前3位期刊分别是《中国中药杂志》(6篇)、《中国药物评价》(4篇)、《世界中医药》(3篇)和《中国循证医学杂志》(3篇)。

在关注领域方面，6篇聚焦证据图谱研究方法；18篇证据图谱聚焦中医药干预疾病，干预措施为中(成)药16篇和针刺2篇，疾病主要是心血管疾病；2篇证据图谱聚焦营养干预。

第二节　实施步骤与注意事项

一、实施步骤

（一）确定研究主题，优化研究问题

1. 确定研究主题　在确定研究主题的时候，首先，应该召集该领域的专家以及利益相关者组建证据图研究团队，同时也可以进行文献调研、咨询专家和在线问卷调查；其次，确定的研究主题应该聚焦在某种疾病(如胰腺炎疾病负担)、某类人群(如远程医疗对女性健康的影响)、某种干预措施(如针刺的疗效)或具有临床意义的一类问题(如胰腺癌手术切除后复发的管理)。

2. 优化研究问题　基于确定好的研究主题确定研究问题，首先借鉴循证医学PICO(population-人群、intervention-干预、control-对照、outcomes-结局变量)原则对确定的研究问题进行优化；其次，对研究问题进行分类或排序，可以分为优先研究问题和非优先研究问题两类，在对研究问题排序时，主要考虑临床重要性、新颖性和是否具有争议，也可加入其他排序因素，如开展经济学研究时，就需要考虑成本效果或成本效益等。

在确定研究主题和优化研究问题的时候，可以考虑采用头脑风暴法、德尔菲法、小组会议等方法。在对研究问题进行分类和排序时，建议召开小组会议或采用德尔菲法，但也要注意，对研究问题进行排序的依据或参数要确定好，否则会影响后续工作的开展。

（二）检索和筛选相关研究

1. 系统制定检索策略，全面实施检索　与其他证据合成方法相比，①在检索策略制定方面，证据图的检索策略更注重敏感性，也就是要进行全面、系统和无偏倚检索。②在检索资源的选择方面，除了检索其他证据合成方法检索的资源之外，还需考虑如BMJ Best practice 和 UpToDate 等循证医学资源，同时对灰色文献的跟踪也必不可少。当然，研究者选择检索资源时，也要考虑检索资源的可及性和研究主题的针对性，并不是选的检索资源越多就越好。③在实施检索时，针对不同的检索资源，选择恰当的检索方法 / 途径实施检索，尽可能避免检索词不完整和不恰当的限定造成的漏检。

2. 建立纳入排除标准　纳入排除标准的制定要基于确定的研究主题与研究问题，这与其他证据合成方法相似，若使用语言、研究设计和样本量作为排除标准，研究者要充分权衡排除的研究是否会对证据图谱的结果带来影响。

与其他证据合成方法相比，证据图谱纳入的研究设计类型相对比较多，如关注一个临床问题的所有方面，应该纳入包括系统评价 /Meta 分析、随机对照试验、观察性研究、病例报告等不同类型的研究。

3. 筛选文献　首先，利用文献管理软件对获得文献进行去重；其次，基于制定的纳入排除标准对检索获得文献进行筛选，至少要进行两轮筛选，第一轮筛选基于获得文献的标题和摘要，第二轮筛选基于全文；最后，对最终纳入研究的参考文献进行筛选。

（三）数据提取与质量评价

数据提取是从所有纳入研究中提取关键、有用的信息，并将其图表化、定性化，其便利之处就是能够提供纳入研究的更多信息，结果更清楚。一般来说，证据图提取纳入研究的一般资料，但是不同类型的研究将按照不同格式提取详细的研究信息。所提取的一般数据主要包括作者、发表时间、研究地点、干预措施、对照措施、干预时间长度、研究人群的基本特征、研究目的、研究设计、方法学的具体细节、结果指标和重要的结果数据等信息。

质量评价主要是指对纳入的研究类型进行质量评价，评价内容包括方法学设计、实施步骤、各类偏倚状况及偏倚控制、利益冲突报告等，具体量表或工具参考相关书籍。

（四）结果呈现

1. 文献检索结果呈现 这部分呈现：①根据预先制定的检索策略和计划检索数据库所获得的检索结果，以及通过其他途径检索获得的文献数量；②利用文献管理软件去重后获得的文献数量；③采用文献筛选方法，依据纳入排除标准对去重后文献进行筛选，初步纳入符合标准的研究，并记录排除研究的原因；④在阅读全文基础上，符合纳入标准的研究中有多少个研究被排除及其原因，最终有多少个研究被纳入分析。建议使用文献筛选流程图呈现。

2. 研究基本特征呈现 推荐用表格和图（如气泡图和热图等）呈现纳入研究基本特征，主要为资料提取表中的研究对象、干预措施和测量指标部分，但还需考虑还有哪些特征是重要的，是证据使用者和患者所关注的内容。Parry M. 等研究人员采用气泡图（X 轴为出版时间，Y 轴为女性研究对象的百分比）呈现纳入研究的研究设计、样本量、心脏疼痛类型和研究出版时间等基本特征（图 2-1）。Raman G. 等研究人员采用热图（X 轴为饮食类型，Y 轴为测量指标）呈现纳入研究的研究设计及数量、样本量、干预措施类型和测量指标等基本特征（图 2-2）。

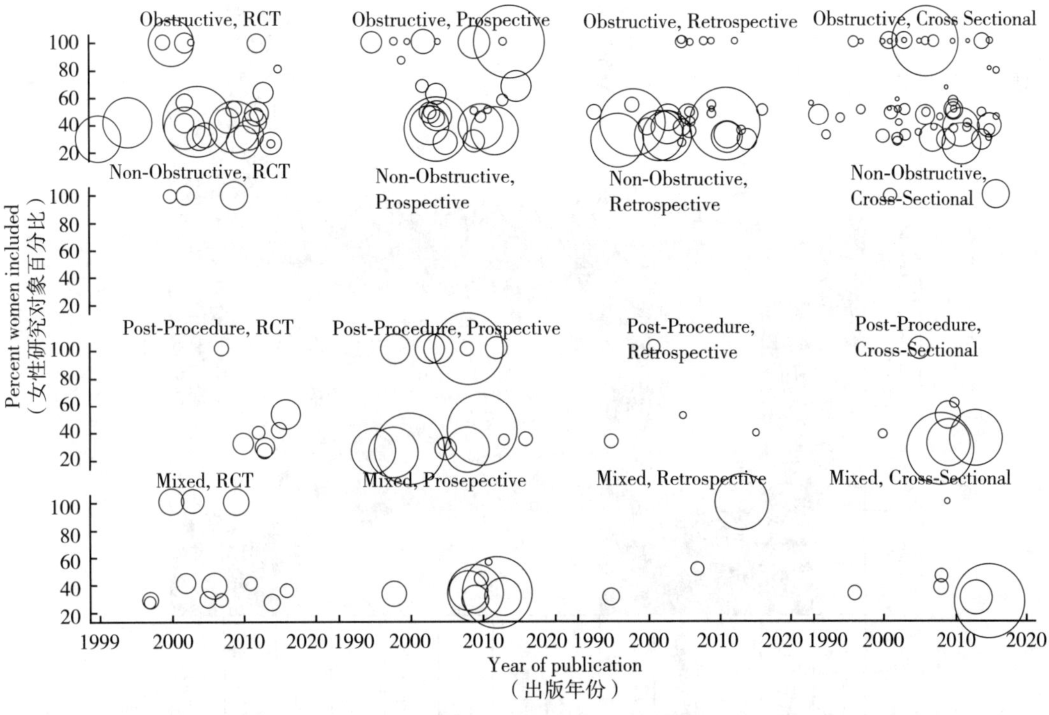

图 2-1 纳入研究基本特征气泡图图示

Obstructive：阻塞性疾病（冠状动脉疾病），RCT：随机对照试验，Prospective：前瞻性研究，Retrospective：回顾性研究，Cross-Sectional：横断面研究，Non-Obstructive：非阻塞性疾病，Post-Procedure：术后研究，Mixed：混合类型

	Apple（苹果）	Berries（浆果类）	Black tea（红茶）	Chocolate（巧克力）	Cinnamon（肉桂）	Flavan monomer（黄烷单体）	Flavan polymer（黄烷聚合物）	Grape（葡萄）	Grapeseed（葡萄籽）	Green tea（绿茶）	Tea（茶）	Wine（酒）	Mixed/Other（混合物/其他）
Fasting blood glucose（空腹血糖）	1	17	6	19	17	6	1	5	4	21	3	11	2
Post meal blood glucose（餐后血糖）	0	0	0	6	3	1	0	0	2	2	1	1	0
Hemoglobin A1C（糖化血红蛋白）	0	5	1	6	11	2	1	0	2	10	3	1	3
Insulin resistance/HOMA-IR（胰岛素抵抗/稳态模型评估-胰岛素抵抗）	0	5	2	12	5	3	0	2	2	7	0	4	0
QUICKI (Insulin sensitivity Index)（定量胰岛素敏感性检测指数）	0	0	0	7	2	0	0	0	0	0	0	1	0
Systolic blood pressure（收缩压）	3	25	6	41	4	4	1	5	9	20	2	12	2
Diastolic blood pressure（舒张压）	3	24	5	39	4	4	1	4	9	21	2	11	2
Total cholesterol（总胆固醇）	3	23	10	27	12	7	1	5	9	23	4	14	3
LDL（低密度脂蛋白）	3	18	11	26	11	7	1	5	8	20	4	15	2
HDL（高密度脂蛋白）	3	21	11	27	11	7	1	6	9	21	5	17	3
Triglycerides（甘油三酯）	3	20	11	27	12	7	1	6	8	22	4	16	3
LDL：HDL（低密度脂蛋白与高密度脂蛋白比值）	0	2	3	3	0	0	0	0	1	2	0	2	0
Oxidized LDL（氧化低密度脂蛋白）	0	7	0	6	0	1	1	1	5	2	0	4	0

图 2-2 纳入研究基本特征热图图示

3. 纳入研究质量评价结果呈现　对于研究质量评价结果，证据图并不一定必须呈现，已经发表的证据图多采用条形图和气泡图呈现质量评价结果。

4. 总结证据　总结证据时，建议采用文字和相关图表，这样有助于证据使用者了解和使用证据，目前发表的证据图谱多采用条形图、气泡图、雷达图、热图和散点图总结证据。条形图用条的根数代表分类变量所分组的多少，或者选用变量的个数，用条的高度反映各组分析指标值的大小，或者变量特征值的大小，各个条之间有间隔。它可以直观揭示或比较频数变量的频数特征值、分类变量在有关变量方面的特征值大小。气泡图以气泡形状为主绘制的图表，是散点图的变体，通过气泡及其大小展示不同分组数据的变化趋势，使数据展示更直观、清晰，气泡图需要 3 个变量，其中 2 个确定气泡在坐标系中的位置（即 X、Y 轴上的值），另外一个则通过气泡的大小来表示。它也可以容纳更多维的数据，如用第 4 个变量决定气泡的颜色、透明度等。雷达图以一个中心点为起点，从中心点向外延伸出多条射线，每条射线代表一个特定的变量或指标。每条射线上的点或线段表示该变量在不同维度上的取值或得分。常用于比较多个变量在不同维度上的表现，以及展示各个变量之间的相对关系。每个变量在雷达图上的表现可以通过长度、角度、面积等方式进行表示。通过观察雷达图的形状和变化，可以直观地了解各个变量的相对重要性、差异程度和趋势。热图使用颜色显示二维图中第三个变量的变化和量级，X 轴通常是某个时间度量值，也可以是任何有分组的变量，Y 轴是在数据中定义分类的变量，每个长方形大小相同，用颜色显示第 3 个变量的量级。Peterson K. 等研究人员同样采用气泡图总结证据（X 轴为疾病类型，Y 轴为病死率），气泡的颜色、大小和模式分别代表人种、证据质量和是否具有统计学差异（图 2-3）。

（五）撰写结构

证据图谱研究报告的撰写结构与系统评价 /Meta 分析相似，一般包括研究背景、材料和方法（研究设计、纳入排除标准、检索策略、数据提取及文献筛选、数据分析）、结果（纳入研究的数量及基本特征、质量评价结果、证据图谱的展示）、讨论、结论及参考文献。

二、注意事项

证据图谱罗列某一特定研究领域所有研究，对该领域的研究文献的数量和类型进行定量，展示已发表和正在进行的研究，提供该领域的研究全景，同时确定该领域的研究空白，帮助研究资助者、政策制定者、研究机构战略性地选择、确定研究方向，寻找开展新研究的机遇和制作系统评价的机会。因此，证据图是一种展示某一领域研究全景的最合适、有效的方法。

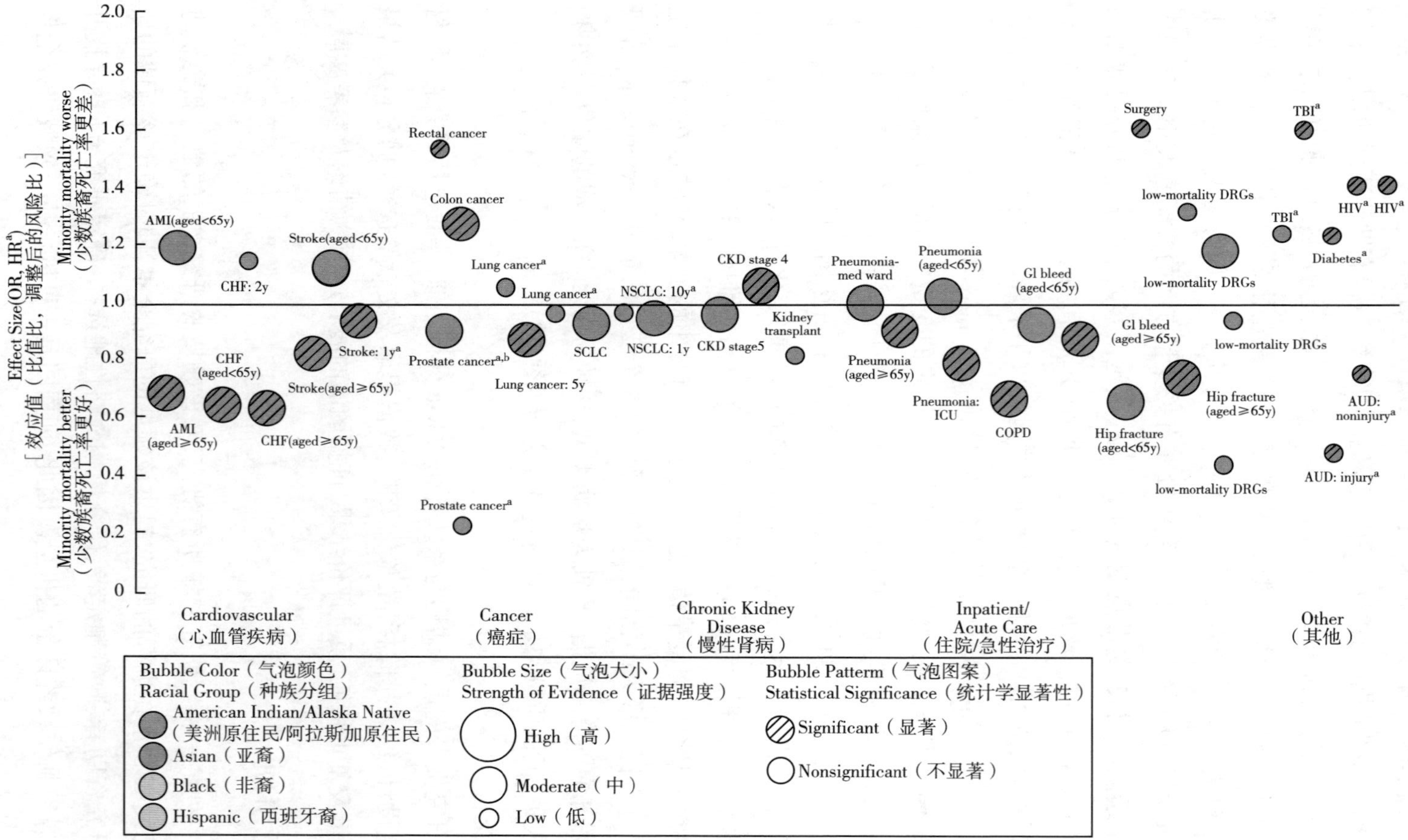

图 2-3　证据总结气泡图图示

AMI：急性心肌梗死，aged：年龄，y：年，CHF：充血性心力衰竭，Stroke：卒中，Rectal cancer：直肠癌，Colon cancer：结肠癌，Lung cancer：肺癌，Prostate cancer：前列腺癌，NSCLC：非小细胞肺癌，SCLC：小细胞肺癌，CKD：慢性肾病，stage：期，Kidney transplant：肾移植，Pneumonia-med ward：肺炎－普通病房，Pneumonia：肺炎，GI bleed：消化道出血，Hip fracture：髋部骨折，COPD：慢性阻塞性肺疾病，Surgery：手术，low-mortality DRGs：低死亡率诊断相关组，TBI：创伤性脑损伤，HIV：人类免疫缺陷病毒，Diabetes：糖尿病，AUD：酒精使用障碍，noninjury：非创伤性，injury：创伤性，a、b：表示亚组

证据图谱纳入各类研究，尽管研究人员不断研究证据图谱数据合并的具体方法，但目前只能对数据进行简单的描述。同时，证据图谱并不要求对纳入的研究进行质量评价，这是因为每种研究类型已经有自身成熟的质量评价标准，如果针对不同类型的研究分别进行质量评价，这将增加工作负荷。证据图谱不着眼于数据合成和质量分析，只是浓缩当前研究证据，即报告当前某领域所有研究的主要内容，提供包含所有研究基本特征的列表。其不能够对数据进行合并和质量评价的特点，成为限制其发展的瓶颈之一。

第三节　报告规范

历经20余年的发展，证据图谱研究的数量迅速增长，然而研究之间报告标准及方法却不尽相同，这极大阻碍了证据图谱的发展。为提高Campbell证据差距图的报告质量，2020年11月，Campbell协作网White H.教授领衔，来自加拿大、美国、英国、挪威和印度的11位学者共同发表了Campbell证据差距图的报告指南，该指南对Campbell证据差距图的定义、方法、制作流程以及各流程的撰写规范等进行了系统的阐述，共包括两部分内容。一部分针对Campbell证据差距图题目注册表和计划书，共计33个条目，其中强制报告条目26项，高度推荐条目7项。另一部分针对Campbell证据差距图全文，共计59个条目，其中强制报告条目45项，高度推荐条目13项，可选条目1项（表2-1、表2-2）。

现存指南的使用需要考虑以下几点：①该指南主要用于发表在Campbell协作网上的证据图谱，即Campbell证据差距图题目注册表、计划书和全文撰写的标准。对于普通证据图谱而言，可参照实施，但具体条目适用性尚需探讨；②该指南主要适用于干预性证据图谱。

表2-1　Campbell证据差距图题目注册表及计划书报告指南

编号	推荐报告强度	条目
1	强制报告（T & P）	制定研究范围
2	强制报告（T & P）	确定研究目的
3	强制报告（P）	制定研究框架
4	强制报告（P）	定义研究人群

续表

编号	推荐报告强度	条目
5	高度推荐(P)	预定义仅有部分样本符合纳入标准的研究
6	高度推荐(P)	考虑特定人群
7	强制报告(P)	制定明确的干预措施
8	强制报告(P)	预定义仅有部分干预措施符合纳入标准的研究
9	强制报告(P)	明确结局指标及其作用
10	强制报告(P)	考虑潜在的干预不良反应
11	强制报告(P)	制定纳入研究的研究设计
12	强制报告(P)	制定不同类型证据的纳入标准
13	强制报告(P)	报告所选研究设计的合理性
14	强制报告(P)	纳入已正式发表和未发表的研究(包括灰色文献)
15	强制报告(P)	纳入正在进行的研究
16	高度推荐(P)	制定如何纳入正在进行的研究的方法
17	强制报告(P)	明确各个结局指标的范围
18	强制报告(P)	制定全面的检索策略
19	强制报告(如适用)(P)	检索不同类型的证据
20	强制报告(如适用)(P)	检索原始研究和系统评价注册平台
21	强制报告(P)	检索灰色文献
22	强制报告(P)	通过综述、其他图谱和参考文献列表完善检索结果
23	高度推荐(P)	通过相关的个人和组织获取相关研究
24	强制报告(P)	报告检索的限制条件(包括检索时间、语言等)
25	强制报告(P)	制定纳入研究质量评价的计划
26	高度推荐(P)	重复(背对背)文献筛选
27	高度推荐(P)	重复(背对背)研究质量评价
28	强制报告(P)	确定图谱中呈现分析的单元(一个研究 / 报告)
29	强制报告(P)	确定并编码需要呈现分析的研究特征
30	强制报告(P)	制定并使用数据提取表
31	高度推荐(P)	重复(背对背)数据提取
32	强制报告(P)	分别描述和报告图谱中的各个维度框架
33	强制报告(P)	描述图谱中各个维度框架将如何表示

注:P,protocol:计划书;T,title:题目注册表。

表 2-2　Campbell 证据差距图全文报告指南

项目 / 编号	推荐报告强度	条目	标准
标题和作者			
1	高度推荐(M,R)	标题格式	遵循 Campbell 证据差距图标题模板
2	强制报告(R)	作者	列出所有作者的姓名、单位
摘要			
3	强制报告(R)	撰写摘要	提供 700 字以内的结构式摘要(不超过 1 000 字)
4	强制报告(R)	摘要(背景)	总结证据差距图的理论基础和适用范围
5	强制报告(R)	摘要(目的)	简要描述证据差距图的主要目的
6	强制报告(R)	摘要(检索策略)	提供详细的检索日期,纳入研究的类型和所检索的数据库及其他文献来源
7	强制报告(R)	摘要(纳入排除标准)	总结证据差距图的纳入标准,包括有关证据类型、干预措施、研究对象、结局指标等
8	强制报告(R)	摘要(数据收集和分析)	总结文献筛选、数据收集,以及质量评估相关的方法
9	强制报告(R)	摘要(纳入研究数量)	分别报告纳入研究的数量(系统评价和原始研究)
10	高度推荐(R)	摘要(纳入研究特征)	按关键维度简要描述证据的覆盖范围,提供证据体的综述(如研究领域和干预类型),明确证据差距
11	高度推荐	摘要(纳入研究质量)	提供研究偏倚风险或质量评估结果
12	强制报告	摘要(研究的意义)	报告主要结论
13	强制报告	报告正文的完整性	确保摘要中报告的所有结果都出现在证据差距图报告的正文中
14	强制报告	摘要和正文的一致性	确保摘要和正文的研究目的、重要结局指标和结论等信息保持一致
背景			
15	强制报告	撰写背景	证据差距图的研究范围及重要性
16	强制报告	背景材料	背景中包含详细的相关文献支撑
17	强制报告	背景文本	撰写原创性背景(非抄袭)
18	强制报告	研究目的	用一个句子简单报告研究目的
19	强制报告	证据类型	报告纳入的证据类型
方法			
20	强制报告(R)	引用计划书	引用证据差距图的计划书
纳入排除标准			
21	强制报告(R)	证据类型	报告拟纳入的证据类型及理由

续表

项目 / 编号	推荐报告强度	条目	标准
22	强制报告(R)	研究状态	纳入研究一般不限制其出版状态和语言,其他情况需声明
23	强制报告(R)	研究对象	报告研究对象的纳入标准,包括地点、环境、状态或其他因素
24	强制报告(R)	干预措施	报告干预措施和对照措施的纳入标准,包括剂量、持续时间、强度等
25	强制报告(R)	结局指标的意义	报告结局指标的合理性及意义
26	强制报告(R)	结局指标	报告结局指标及其测量工具
检索策略			
27	强制报告(R)	资料来源	列出所有文献的信息来源,包括:数据库、试验注册平台、网站和灰色文献等
28	强制报告(R)	检索时间	提供检索各数据库、试验注册平台、网站和灰色文献等文献来源的完整日期
29	强制报告(R)	检索限制	报告对检索时间的相关限制及理由
30	强制报告(R)	检索不同类型的证据	报告及检索拟纳入研究的证据类型
31	强制报告(R)	数据库的检索策略	在附件中提供每个数据库详细的检索策略
32	高度推荐(R)	检索其他文献来源	报告检索其他文献来源的检索词及日期
数据收集和分析			
33	强制报告(R)	文献筛选	报告详细的文献筛选流程
34	强制报告(R)	数据提取	报告详细的数据提取流程
35	高度推荐(R)	数据获取	报告从个人或组织获得的相关数据
36	强制报告(R)	数据特征	列出纳入研究的数据特征,如干预、研究对象等的分类情况
37	强制报告(R)	质量评估工具	报告评估研究质量的工具及其细节
结果			
纳入研究的描述			
38	强制报告(R)	研究流程(R)	提供从文献检索到最终纳入研究整个流程的文献情况,推荐用流程图
39	强制报告(R)	排除的研究(R)	列出被排除的研究,提供排除原因
40	高度推荐(R)	初步纳入的研究(R)	列出初步符合纳入排除标准但尚未最终纳入图谱的研究及特征
41	强制报告(R)	纳入文献的参考文献(M)	在图谱中提供每个纳入研究的参考文献链接(引用)
42	高度推荐(R)	纳入的研究(M)	提供纳入研究的系统总结,包括研究设计、目的等

续表

项目 / 编号	推荐报告强度	条目	标准
43	高度推荐（R）	纳入研究的框架	为纳入的研究提供详细的框架信息，使证据差距图的用户能够评估自身环境下的证据适用性
纳入研究的质量评估			
44	强制报告（R）	系统评价的质量	应评估所有系统评价的质量
45	高度推荐（R）	评估研究偏倚风险	评估纳入研究的偏倚风险
46	高度推荐（R）	偏倚风险表	提供偏倚风险结果汇总表，列出每个研究的偏倚风险情况
47	强制报告（R）	总结系统评价质量	对系统评价的质量或结果的可信度进行简要的描述性总结
48	高度推荐（R）	总结研究偏倚风险	根据图谱维度总结研究质量
干预措施的影响			
49	高度推荐（R）	表格和图片的数量	在不影响证据差距图报告可读性的情况下，将表格和图片的数量限制在 6 个或更少
50	强制报告（R）	报告的一致性	确保文本与图表信息一致
51	可选（R）	证据质量的评估	为每个关键结局提供证据质量评估
讨论			
52	高度推荐（R）	主题讨论	在讨论部分报告研究关键主题
53	强制报告（R）	局限性	讨论研究的局限性
结论			
54	强制报告（R）	研究意义	报告对未来研究的建议
致谢			
55	强制报告（R）	致谢	任何对研究作出贡献但未列入研究作者的个人、组织及单位等
作者贡献			
56	强制报告（R）	作者贡献	描述每个作者的贡献
利益申明			
57	强制报告（R）	利益冲突申明	报告与任何个人、组织及单位之间的利益冲突
计划书和全文的区别			
58	强制报告（R）	研究计划书的变更	解释并说明未完全按照计划书撰写全文的原因
资金来源			
59	强制报告（R）	经费来源	报告该研究的相关资助情况

注：M，presentation of the map：图谱呈现；R，accompanying descriptive report：描述性分析。

第四节　实 例 解 析

本节以“28 种常用中成药治疗紧张性头痛的临床研究证据图分析”为例，对证据图谱研究进行解析。

一、研究背景

紧张性头痛（tension-type headache，TTH）是一种常见的神经系统疾病，也是最常见的一类原发性头痛。在《2017 年全球疾病负担调查》中显示，头痛是全球第二大常见疾病，也是导致残疾的第二大原因。长期的 TTH 对患者的身心功能影响极大，持续的头痛导致苦恼与焦虑不安，生活质量降低，还会造成沉重的社会经济负担。TTH 的西医治疗以非甾体类抗炎药、抗抑郁药为主，但有药物依赖等副作用风险。

中医常选用针灸、中药汤剂、中成药对其进行治疗。中成药是以中药材为原料，以中医理论为指导，结合现代先进科学技术制成的中药制品，具有价格便宜、方便服用等优点，贴合现代人快节奏的生活方式。现行《国家基本药物目录》（2018 年版）、《国家基本医疗保险、工伤保险和生育保险药品目录》（2020 年版）、《中国药典》（2020 年版）未根据治疗病种对中成药进行分类，临床实践中发现，大部分治疗头痛类的中成药使用说明书里未具体说明可治疗的头痛类型，因此无法确定治疗 TTH 的具体中成药品种和数量。三大目录中提及可治疗头痛或 TTH、TTH 相关症状的中成药共有 28 种，包括头痛宁胶囊、养血清脑颗粒、丹珍头痛胶囊、正天丸等，对减轻 TTH 头痛程度、缓解焦虑抑郁有良好的治疗效果。这些中成药是目前临床实践中最为常用的品种，也备受西医院临床医生青睐。然而，在这 28 种中成药中，部分中成药具有相同组方规律和用药组成。除了少数中成药具有比较鲜明的自身疗效特色，大多数中成药作为同类竞品，很少有研究对其各自特色进行对比分析。为此，给临床医生选择合适品种，有针对性地进行 TTH 治疗带来了较大困难。同时每年国家各种药物目录的遴选，往往是在有限的几种同类品种中进行小范围的比较，使得其决策时缺乏充分证据，也未获得比较全面的证据分析概貌。

二、研究目的

本研究通过对 28 种中成药治疗 TTH 的相关文献进行全面检索，利用证据图，直观描述本领域的证据分布、研究进展以及存在的问题，明确未来研究的方向，为证据使用者提供本领域研究的全貌，为临床工作者、相关研究人员、患者提供决策依据。

三、实施过程

1. 文献来源　计算机检索中国知网、万方数据知识服务平台、维普资讯网、中国生物医学文献数据库、PubMed、Embase、Cochrane Library 数据库，搜集 28 种中成药治疗 TTH 的中、英文文献，检索时限均从建库至 2021 年 6 月。所有纳入文献均为全文文献。

2. 检索策略　检索采用主题词与自由词结合的方式，中文数据库检索词包括“紧张型头痛”“紧张性头痛”“中成药”“天麻醒脑胶囊”“养血清脑颗粒”等 28 种中成药的商品名和常用名。英文数据库检索词包括“tension-type headache”“tension headache”“Tianma Xingnao Capsules”“Tianma Xingnao Encapsulants”“Tianma Xingnao”等。

3. 纳入、排除标准　本研究纳入随机对照试验、非随机对照试验、队列研究、病例对照研究、系统评价、系统评价再评价、网状 Meta 分析。排除动物实验、无对照的病例观察、描述性研究、会议摘要、病例报告、重复发表及无法获得全文的文献。

4. 文献筛选与数据提取　2 位研究者根据预先确定的文献纳入、排除标准独立筛选文献、提取资料并交叉核对，遇到分歧时可通过讨论或由第 3 方进行裁决。采用 NoteExpress 文献管理软件进行文献管理，对导入的文献题录进行查重后，以阅读文献的标题和摘要的方法进行初筛，排除明显不符合纳入标准的文献，对可能符合纳入标准的文献进一步阅读全文进行复筛，确定最终纳入文献数量，同时记录排除文献的原因。根据预先设定的标准化信息提取表，通过 Excel 表提取文献相关信息，主要提取信息内容包括作者、题目、发表时间、诊断标准、研究类型、研究对象、人口学基线、总样本量、干预措施、结局指标等。

5. 数据分析与展示　数据总结分析采用文字描述结合图表形式。其中，28 种中成药的基本信息、具体组成、发表文献比例描述采用表格，中成药分类描述采用 MindMaster 制作的思维导图，趋势描述采用 GraphPad Prism 9.0 制作的折线图，证据分布描述由 R 语言制作的气泡图。

四、结果分析

1. 中成药的分类、基本信息　《国家基本药物目录》(2018 年版)、《国家基本医疗保险、工伤保险和生育保险药品目录》(2020 年版)、《中国药典》(2020 年版)根据其功能主治将28种中成药分为扶正、安神、祛瘀、理气、治风、开窍六大类。治风类中成药最多(13种),分别为疏散外风、平肝、化痰、化瘀、养血祛风剂类,具有平肝息风、祛瘀化痰、通络止痛的功效,主治肝风上扰或外感风邪所致的头痛;其次为祛瘀类中成药(8种),分别为益气活血、行气活血、养血活血、化瘀宽胸、化瘀通脉类,具有活血化瘀、行气止痛的功效,主治气滞血瘀所致的头痛;扶正类2种,分别为滋补肝肾、阴阳双补类,具有滋补肝肾、益气养阴的功效,主治肝肾不足、气阴不足所致的头痛;安神类2种,分别为养心安神、补肾安神类,具有清心安神、补肝益肾的功效,主治肝肾不足所致的头痛;理气类2种,分别为疏肝解郁、疏肝和胃类,具有疏肝解郁、活血理气的功效,主治肝郁脾虚、气滞血瘀所致的头痛;开窍类1种,为清热开窍类,具有清热解毒、豁痰开窍的功效,主治高热神昏、头痛眩晕。28种中成药说明书中,正天丸、天舒胶囊、头痛宁胶囊明确提及可治疗TTH,舒肝解郁胶囊、脑心通胶囊未说明治疗头痛或TTH的作用。

2. 中成药的药物组成 本实例通过表格呈现了28种中成药的中药组成,共128味中药,其中川芎出现的频次最高(14次),是14种中成药(清脑复神液、脑心通胶囊、利脑心胶囊、乐脉颗粒、血府逐瘀胶囊、大川芎片、川芎茶调颗粒、都梁软胶囊、镇脑宁胶囊、牛黄降压丸、丹珍头痛胶囊、正天丸、天舒胶囊、养血清脑颗粒)的组成之一。其次天麻和当归出现各8次,丹参7次,红花6次,白芷、赤芍、钩藤、牛膝、细辛各5次。

3. 纳入文献 初步检索中、英文数据库得到相关文献5 972篇,最终纳入129篇,包括126篇随机或非随机对照试验,3篇系统评价。28种中成药治疗TTH的队列研究、病例对照研究、系统评价再评价、网状Meta分析0篇,本实例提供了文献筛选流程。

4. 文献占比与发表趋势 28种中成药仅检索到有14种符合纳入标准的相关文献,且以养血清脑颗粒、头痛宁胶囊2种中成药的研究居多,本实例通过表格呈现了各种中成药治疗TTH的发文量及所占比例。14种中成药治疗TTH的文献均发表于2000—2021年,总体呈逐渐上升的趋势,说明随着中成药临床研究日益受到重视,对中成药治疗TTH的临床研究日趋增多,但近年来有下降的趋势。

5. 干预措施 126个随机或非随机对照试验中,干预措施为单用中成药的有41篇,其中养血清脑颗粒14篇,头痛宁胶囊13篇,丹珍头痛胶囊6篇,正天丸3篇,都梁软胶囊、全天麻胶囊、天舒胶囊、安脑丸、脑心通胶囊各1篇;其余85篇均为联合用药,联合药物根据使用频次排序分别为黛力新(氟哌噻吨美利曲辛)18篇,西比灵(盐酸氟桂利嗪)14篇,乙哌立松11篇,阿米替林10篇,中医疗法(针灸、按摩、走罐)8篇,非甾体抗炎药4篇,其他中成药4篇,安慰剂3篇,帕罗西汀3篇,尼莫地平3篇,文拉法辛2篇,多塞平2篇,详见图2-4。

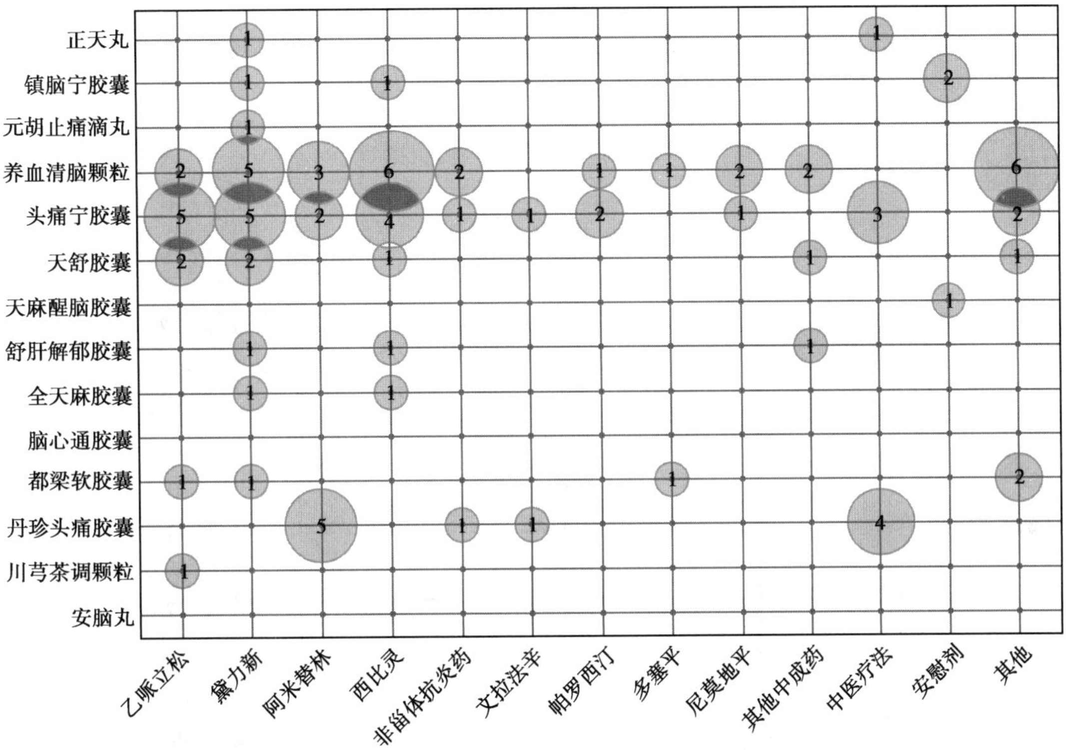

图 2-4　14 种中成药治疗紧张性头痛联合用药干预措施分布

6. 结局指标　根据纳入研究中成药治疗 TTH 选用结局指标按频次排名依次为①临床有效率；②安全性指标（不良反应 / 事件、血尿常规、肝肾功能、心电图等）；③头痛程度数字分级法（numerical rating scale，NRS）、视觉模拟评分（visual analogue scale，VAS）；④发作频率（每周或每月或 10d 内头痛发作次数）；⑤持续时间（每次头痛发作持续时间或发作总持续时间）；⑥焦虑抑郁评分［汉密尔顿焦虑量表（Hamilton anxiety scale，HAMA）、汉密尔顿抑郁量表（Hamilton depression scale，HAMD）、焦虑自评量表（self-rating anxiety scale，SAS）、抑郁自评量表（self-rating depression scale，SDS）］；⑦中医证候积分；⑧血液检验指标［脑神经递质（5-HT、NE 及 DA 水平）、血清（IL-8、5-HT 水平）、血小板聚集率、血浆内皮素（ET-1）和血管紧张素 -Ⅱ（Ang-Ⅱ）浓度等］；⑨压痛评分；⑩生活质量评分［Spitzer 生活质量指数、健康调查简表（the medical outcomes study 36-item short from health survey，SF-36）、生活质量评估量表 QLQ-C30］；⑪脑血流动力学（如脑血流速度）；⑫头痛指数；⑬其他，如经济学评价指标（治疗费用、成本、成本 - 效果比）、匹兹堡睡眠质量指数（Pittsburgh sleep quality index，PSQI）评分等，详见图 2-5。

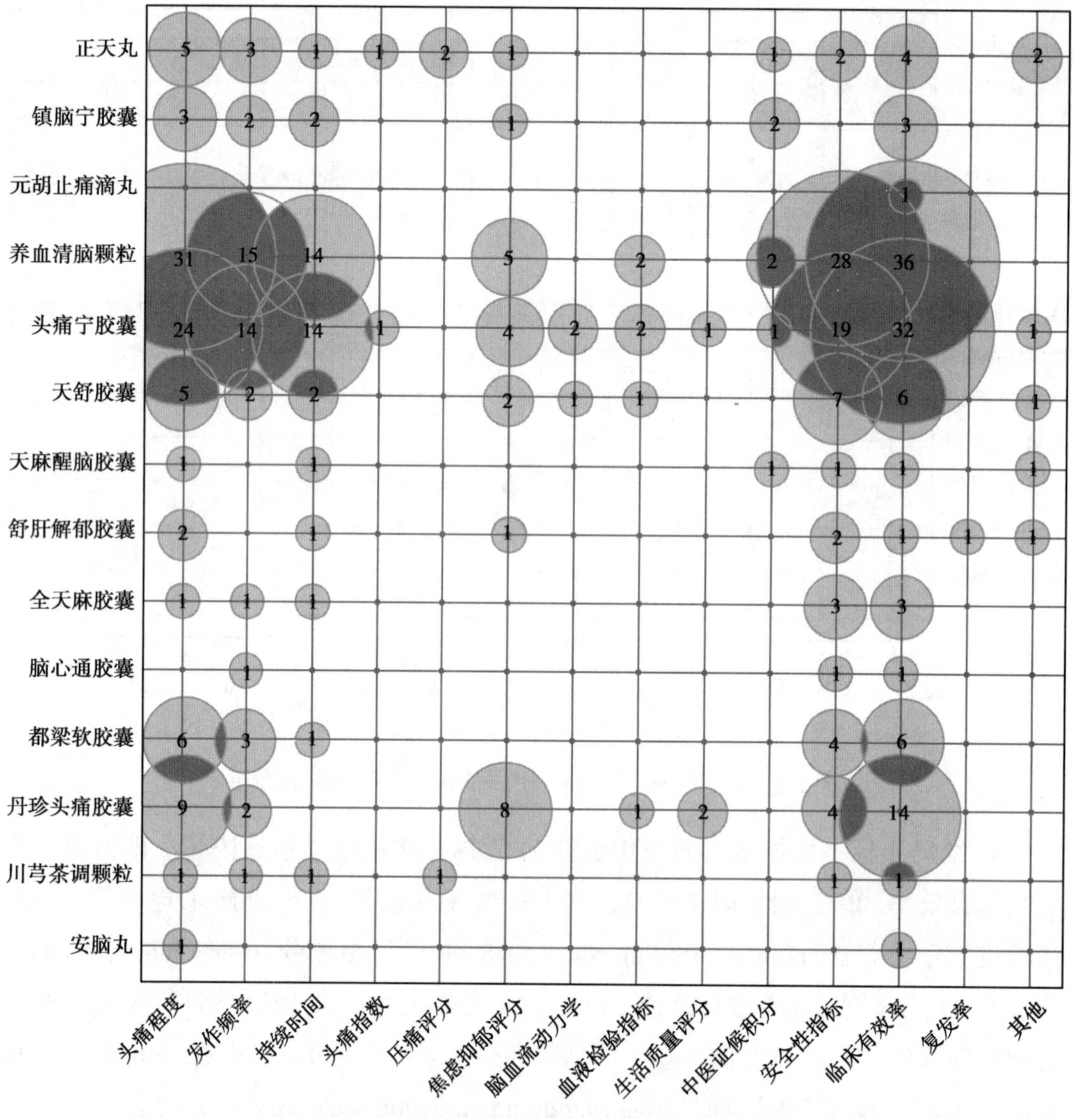

图 2-5　中成药治疗紧张性头痛结局指标证据分布

五、案例剖析

本研究以《国家基本药物目录》(2018 年版)、《国家基本医疗保险、工伤保险和生育保险药品目录》(2020 年版)、《中国药典》(2020 年版)三大目录中治疗 TTH 的 28 种中成药为研究对象，使研究结果更加有助于完善三大目录，运用证据图谱的形式呈现研究中成药的特点，并对已发表的中成药治疗 TTH 的相关文献的基本特征、干预措施、结局指标进行综合分析，总结中成药治疗 TTH 的临床研究现状，为后续的临床研究设计提供一定参考。

本研究发现：28 种中成药中，主治功能特点不同的品种共有六大类，同类药物较多，因临床定位广、适应证多，无法彰显其自身特点和临床价值，不可避免地要与同类药品进行同质化竞争。目前中成药治疗 TTH 的研究证据较少，治疗 TTH 中成药的具体品种临床优势不明，无法开展药品之间的错位竞争，对临床的实践用药选择、国家药物目录遴选做出决策时易造成困惑。同时，也存在结局指标评价标准不统一和未突出中医优势等问题。

本研究借助证据图谱呈现了结局指标的分布，并未呈现不同中成药治疗 TTH 的疗效，如果可能，可以呈现不同研究设计结局指标的分布，也可以考虑用热图呈现疗效差异是否具有统计学意义和临床意义。

（田金徽）

参考文献

[1] 李艳飞, 李秀霞, 李睿, 等. 证据图谱的制作与报告 [J]. 中国循证医学杂志, 2020, 20 (9): 1098-1103.

[2] 田金徽, 李伦, 张俊华. 证据图撰写注意事项 [J]. 中国药物评价, 2019, 36 (2): 81-85.

[3] 李伦, 杨克虎, 田金徽, 等. 一种新的证据总结方法——证据图简介 [J]. 中国循证儿科杂志, 2011, 6 (3): 230-232.

[4] White H, Albers B, Gaarder M, et al. Guidance for producing a Campbell evidence and gap map [J]. Campbell Syst Rev. 2020, 16 (4): e1125.

[5] 官玥玥, 余鑫源, 李陈渝, 等. 28 种常用中成药治疗紧张型头痛的临床研究证据图分析 [J]. 中国中药杂志, 2021, 46 (24): 6558-6567.

[6] Parry M, Bjørnnes AK, Clarke H, et al. Self-management of cardiac pain in women: an evidence map [J]. BMJ Open, 2017, 7 (11): e018549.

[7] Raman G, Shams-White M, Avendano EE, et al. Dietary intakes of flavan-3-ols and cardiovascular health: a field synopsis using evidence mapping of randomized trials and prospective cohort studies [J]. Syst Rev, 2018, 7 (1): 100.

[8] Peterson K, Anderson J, Boundy E, et al. Mortality disparities in racial/ethnic minority groups in the veterans health administration: An evidence review and map [J]. Am J Public Health, 2018, 108 (3): e1-e11.

第三章

Meta 流行病学研究的实施步骤、相关规范及实例解析

系统评价可提供最高级别的证据，是循证指南制定的证据基础，临床医生、政策制定者和资源分配者也会基于系统评价证据进行决策，因此系统评价本身证据的真实性和可靠性至关重要。当系统评价存在偏倚时可能会高估或低估干预的益处或危害，此时得到的结论很可能错误。系统评价的偏倚可能产生于原始研究水平或系统评价水平，或同时存在于两者，Meta 流行病学研究正是识别与量化潜在偏倚特征影响的重要工具，可为未来控制研究偏倚提供实证证据。

第一节　概　　述

一、定义与作用

Meta 流行病学是从流行病学和 Meta 分析发展而来的学科。目前 Meta 流行病学研究的相关术语尚未统一，常见的包括 Meta-Meta 分析、Meta 流行病学综述、Meta 流行病学探索、Meta 流行病学分析、Meta 流行病学评价等。

Meta 流行病学研究主要包括描述性 Meta 流行病学研究与分析性 Meta 流行病学研究。从历史发展来看，分析性 Meta 流行病学研究出现得更早，因此本节中首先对分析性 Meta 流行病学研究进行介绍。

(一) 分析性 Meta 流行病学

2002 年 Sterne 等首次提出了 Meta 流行病学研究的定义，被普遍认为是 Meta 流

行病学的经典定义。后来研究者在该定义基础上提出了不同的想法，但相似度较高（表 3-1），这些定义都属于分析性 Meta 流行病学范畴。

目前，分析性 Meta 流行病学研究普遍接受的定义是：通过定量分析研究中的潜在偏倚特征对干预疗效估计影响，为潜在偏倚提供实证证据的研究，并可据此控制潜在偏倚，减少研究结果与真实值间的差异，从而改进研究质量、提高证据等级。其研究对象既可以是二次研究（如系统评价和 Meta 分析、指南等），也可以是原始研究（如随机对照试验、观察性研究等）。

表 3-1　不同学者对分析性 Meta 流行病学的定义

年份	提出者
2002 年	Sterne 等提出 Meta 流行病学研究能够检测系统评价和 Meta 分析中的偏倚，探索试验特征对疗效估计值的影响，这一定义在后来研究中最常被引用
2008 年	Wood 等认为 Meta 流行病学是在估计干预效果时能够提供与偏倚相关的试验特征的实证证据的一种研究
2016 年	Borges 指出，Meta 流行病学可以被定义为一种用于分析随机对照试验中定性问题的影响及矫正混杂因素的“统计方法”
2019 年	Moustgaard 等则认为 Meta 流行病学是可以采用实证方法评估与随机对照试验方法学特征相关偏倚的研究

例如，2008 年由 Cochrane 协作网制定的 Cochrane 偏倚风险评价工具包含了 7 个领域（随机、分配隐藏、对研究对象与人员施盲、对结果评价者施盲、不完整的结果数据、选择性结果报告、其他偏倚），这些领域的选择正是基于分析性 Meta 流行病学研究产生的经验证据。为了保证工具的普适性，作为支撑证据的这些 Meta 流行病学研究均纳入了大量 Meta 分析或临床试验，广泛包含不同领域 / 病种，且分析了潜在偏倚特征对结果的影响方向及大小，属于分析性 Meta 流行病学研究。

（二）描述性 Meta 流行病学

随着 Meta 流行病学研究的不断发展，部分 Meta 流行病学研究被认为是“基于二次研究的方法学研究（methodological research-on-research studies）”的同义词。这部分 Meta 流行病学研究属于描述性或横断面 Meta 流行病学研究（a cross-sectional meta-epidemiological study），其被定义为探索各种研究特征的报告情况或研究方法学质量评价的研究，其目的旨在改进未来研究的设计、方法与实施。例如，Kataoka 等的 Meta 流行病学研究使用了 AGREE Ⅱ 和 RIGHT 工具来评价 53 个日本临床实践指南的质量；Mbuagbaw 等的 Meta 流行病学研究描述了已发表的随机对照试验计划书中进展标准的报告情况。与分析性 Meta 流行病学研究相比，描述性 Meta 流行病学研究并不要求分析潜在偏倚特征对结果的可能影响，而是要求对纳入文献开展横断面的方法学调查。

二、产生与发展

1990年，Emerson等提出了分析研究特征对试验结果影响的新思路，即将Meta分析中具有潜在偏倚特征的试验结果与没有该特征（如有无实施盲法）的结果进行比较，当试验的其他方面可比时可获得与该特征相关的平均偏倚估计值，该法后来被认为是Meta流行病学的一种经典分析方法。1997年，Meta流行病学这一专业术语被提出。Meta流行病学发展过程中的关键事件见表3-2。

表3-2 Meta流行病学产生与发展关键事件

年份	事件
1990年	Emerson等提出了分析研究特征对试验结果影响的新思路
1995年	JAMA研究采用logistic回归模型分析了随机对照试验设计和实施方法不当是否与疗效估计的偏倚相关，首次为偏倚控制提供了实证证据
1997年	Naylor发表的一篇社论中首次提出了Meta流行病学
2002年	Sterne等将Meta流行病学定义为一种用于识别和量化研究特征对疗效影响的统计方法，并提出了可适用于Meta流行病学的稳健logistic回归模型与Meta-Meta分析方法
2010年	研究者介绍了如何设计避免纳入重复研究的Meta流行病学研究数据库
2013年	Meta流行病学研究开始在PROSPERO平台注册
2013年	网状Meta流行病学研究首次发表
2015年	Meta流行病学研究的样本量计算方法发表
2016年	采用R软件进行Meta流行病学分析的步骤及相关代码发表
2017年	Meta流行病学研究报告规范发表，以推动报告规范性和透明性
2020年	*Journal of clinical epidemiology*期刊上发表系列论文探讨了Meta流行病学的本质与未来方向

三、研究现状

近几年，Meta流行病学研究数量呈快速增长趋势。在PubMed中检索标题、关键词或摘要中含有“Meta-epidemiolog*”的文献，在2010年以前检索结果仅有14条，而2024年3月检索结果已有440条，其中超过80%于近5年发表。尽管研究的数量与日俱增，伴随而来的挑战亦相继出现。

（一）难以完全控制混杂因素且无法验证因果关系

Meta流行病学研究中不涉及人为施加干预，属于观察性研究，其本身很容易受到偏倚的影响。在这种观察性研究中想要建立可靠的因果关系可能比在一般流行病学中更加困难，对偏倚风险的评估在很大程度上是基于常识及从理论上的考虑，难以判断基于Meta 流行病学得出的潜在偏倚特征与偏倚是存在因果关系，还是仅为偏倚相关的其他因素的间接指标。

对于分析性 Meta 流行病学研究，在比较具有 / 不具有特征的试验结果时，由于被比较的试验很难保证除了该特征不同外其他因素均一致，因此可能存在混杂因素而影响研究结果。即在此类研究中偏倚的影响因素不太可能独立作用，如在探讨是否实施盲法对干预效果的影响时，随机、分配隐藏等均可能为混杂因素。另一方面的挑战是，目前 Meta 流行病学研究在采用多因素分析控制可能混杂时，主要考虑点仍是偏倚风险特征（如随机、分配隐藏）的影响，而很少控制其他维度的混杂（如样本量等）。在大多数 Meta 流行病学研究中，存在未测量混杂的可能性很高。

Moustgaard 等呼吁 Meta 流行病学家们应考虑混杂偏倚外其他因素对研究结果的影响，例如错分偏倚、发表偏倚等，从而提高研究结果的可靠性。当前的 Meta 流行病学虽然停留在观察性研究层面，但 Christensen 等鼓励研究者们根据自己的假说尝试模拟随机试验以减少偏倚，增强进行推断的信心。Herbert 等呼吁未来进行 Meta 流行病学研究时应进行因果推断，例如在设计阶段时提出因果途径并检验其合理性，这同时需要更多地考虑混杂因素的控制。

（二）严重依赖于研究者的报告

Meta 流行病学的研究对象为文献，因此结果也非常依赖于文献研究本身的报告情况。文献研究可能发生报告错误、虚假报告、报告不充分 / 不完整等问题，基于这样的报告来提取数据必然会使得研究结果不可信。另外，研究感兴趣的特征在文献研究中未报告也是一个常见现象，研究者会因为缺失关键信息而将该文献研究排除，这可能导致最终纳入样本量少，降低研究结果的精确度。当 Meta 分析中原始研究结果数据缺失时，可通过补充检索原始研究或通过电子邮件等联系原作者的方式来获取数据。

（三）缺乏方法学指南

Cochrane 系统评价指导手册是进行系统评价研究的一部详尽方法学指南，而 Meta 流行病学研究尚缺乏类似的方法学指南。目前 Meta 流行病学相关方法学研究甚少，且缺少实证数据支持。因此，研究者们仍需进一步对 Meta 流行病学各环节的不同研究方法进行比较和评价，选择更优、更可靠的方法，并形成方法指南，以促进 Meta 流行病学方法学的标准化和统一化，减少内在异质性。

（四）偏倚风险控制不足及控制过度

从理论上讲，当存在某种特征会夸大干预效果的实证证据后，控制这种特征对防止产生偏倚至关重要。然而，是否有必要或有价值来控制每种可能的偏倚因素仍值得商榷。因此，研究人员对偏倚风险的过度控制或控制不足均是目前的常见问题。在外科试验中，施盲是一个主要难点，尽管无法对医生施盲，但可对患者（如通过假手术）或结局评价者施盲来控制这种偏倚风险。然而，当采用假手术所存在的风险大于控制偏倚所能带来的益处时，可能存在控制过度的现象。例如，在一项比较采用腹腔镜胆囊切除术与不进行胆囊切除术治疗胆囊运动障碍的试验中，实现患者盲法的唯一方法是在非胆囊切除术组的所有患者中进行假手术，这些患者必须同时接受麻醉、局麻伤口浸润、瘢痕、术后常规止吐药、常规镇痛等，以防止通过发现是否有这些特征导致破盲，此外假手术还可能产生并发症（轻微的如伤口感染，严重的如心肌梗死）。因此，在设计让患者接受这样的假手术来控制偏倚风险时需要优先考虑患者最终的收益与危害间的平衡。

第二节　实施步骤与注意事项

一、实施步骤

Meta 流行病学方法的发展经历了从一步法（标准 logistic 回归、稳健 logistic 回归）衍生到两步法（Meta-Meta 分析）的历程。采用标准 logistic 回归一步法的 Meta 流行病学研究主要发表于 2002 年之前，该方法存在几个局限性：①需估计参数通常较多（参数个数 = Meta 分析总数 + 纳入研究总数 + 1），当所需估计参数量超过现代统计软件极限时将难以获得估计结果；②需考虑是否存在异质性，因为模型的前提假设是试验特征的影响在 Meta 分析间相同（即 Meta 分析间无异质性），而当 Meta 分析间存在异质性时，采用标准 logistic 回归模型容易低估标准误，此时用稳健 logistic 相对更好，但仍未考虑到 Meta 分析内异质性问题。

因此，Sterne 等提出了两步法“Meta-Meta 分析”，该方法的优点是不要求 Meta 分析内（即纳入研究间）或 Meta 分析间必须保证无异质性，且可根据是否存在异质性选择适合的分析方法。两步法的具体步骤如下：第一步，先在每个 Meta 分析内采用回归方法估计试验特征对结果的影响，当 Meta 分析内不存在异质性时可采用 logistic 回归模型，而存在异质性时可通过使用 Meta 回归来解决；第二步，使用 Meta 分析的方法来合并每个 Meta 分析的结果，当 Meta 分析间不存在异质性时可用固定效应模型，反之可用随机效应模型。

二、注意事项

一些研究者认为，分析性 Meta 流行病学研究等同于采用了 Meta 回归方法的研究。例如，一篇关于探索某种干预有效性的 Meta 分析，存在较大异质性时，一般可以采用 Meta 回归方法来探索影响异质性的因素，有人认为该类研究属于分析性 Meta 流行病学研究。然而，实际上分析性 Meta 流行病学研究的目的并非探索干预是否具有临床效果，而是各类研究特征对结果的可能影响及影响程度。因此，该类研究并不属于分析性 Meta 流行病学研究。也即，并非所有分析性 Meta 流行病学研究均需使用 Meta 回归的方法，而使用了 Meta 回归方法的也并非一定属于 Meta 流行病学研究。

还有一些研究者认为，Meta 流行病学研究（特别是描述性 Meta 流行病学研究）等同于系统评价或系统评价再评价。实际上，多数的系统评价与系统评价再评价其目的在于解决临床问题，而描述性 Meta 流行病学研究的目的与之不同，其旨在改进研究质量、提高证据等级。其次，Meta 流行病学研究的特点之一便是不强制要求评价纳入研究的偏倚风险，而在系统评价或系统评价再评价中，对纳入研究进行偏倚风险评价是关键一环。然而，对于一些特殊的系统评价，如对于方法学系统评价，此类系统评价属于 Meta 流行病学研究的同义词。因此，Meta 流行病学研究不完全等同于系统评价或系统评价再评价。

在临床干预效果研究中系统评价可提供最高级别的证据，在循证指南中采用系统评价证据也是非常必要的。临床医生、政策制定者和资源分配者等会基于系统评价证据进行决策，因此系统评价本身证据的真实性和可靠性至关重要。但系统评价证据并非一定可靠，当系统评价受到来自不同水平偏倚影响时可能会高估或低估干预的益处或危害，此时得到的结论很可能错误。

系统评价的偏倚可能产生于原始研究水平或系统评价水平，也可能同时存在于两者。在原始研究水平，任何方法学质量缺陷都可能对系统评价结果造成严重影响，常见的缺陷包括不充分的随机方法、分配隐藏、盲法以及发生失访、选择性报告结果等，而系统评价方法本身无法克服原始研究这些固有的局限。在系统评价水平，设计与制订过程中任何一个阶段的方法缺陷也可能导致结果有偏，该水平中存在的偏倚通常被称为 Meta 偏倚（metabias），如检索不全等。报告偏倚比较特殊，它同时存在于上述两种水平，无论是原始研究或是系统评价均可能存在选择性报告结局或发表偏倚。

系统评价的数量呈快速增长的趋势，决策者面临大量同主题系统评价证据，必须考虑潜在偏倚对系统评价结论的影响程度，才能筛选出能准确反映干预对目标人群真实影响的证据，作出有利的决策，否则反而可能导致无效甚至有害的干预用于临床实践。

临床试验中的偏倚是指使得某一结果大于或小于真值的系统误差，尽管越来越多的研究开始探索偏倚对干预效果的影响，但至今并非完全明确各种偏倚的影响程度。Meta流行病学研究正是识别与量化潜在偏倚特征影响的重要工具，可为未来控制研究偏倚提供实证证据。

第三节 报告规范

一、制订过程简介

由于Meta流行病学研究与系统评价/Meta分析在研究步骤方面具有一定的相似性，因此过去的一些Meta流行病学研究论文采用了系统评价/Meta分析报告规范PRISMA（preferred reporting items for systematic reviews and meta-analyses）。但实际上Meta流行病学研究存在许多特殊性，仅按照PRISMA进行报告可能会忽略掉重要信息。另外，过去多数的Meta流行病学研究未遵循任何报告规范，存在报告格式不统一、报告内容缺乏完整性及充分性，甚至缺少关键信息等问题，影响了Meta流行病学研究结果的认可度。因此，2017年Murad等基于PRISMA制定了Meta流行病学研究报告规范（guidelines for reporting meta-epidemiological methodology research），该报告规范已被EQUATOR（Enhancing the Quality and Transparency Of health Research）协作网收录。

Meta流行病学报告规范清单分为标题、摘要、前言、方法、结果、讨论和资助7个部分，共包含24个条目（表3-3）。

表3-3 Meta流行病学研究报告规范清单

条目	编号	条目解释
标题		
标题	1	明确报告此研究为Meta流行病学研究
摘要		
结构式摘要	2	概括研究背景、目的、数据来源、数据选择方法、评价和合并方法、结果、局限性、结论和研究意义
前言		
理论基础	3	描述与该Meta流行病学相关的背景和理论依据
目的	4	阐述Meta流行病学研究的目的和待检验的假设

续表

条目	编号	条目解释
方法		
计划书	5	描述计划书是否存在，若存在则说明获取途径。计划书的注册是非强制的
纳入标准	6	详细描述符合纳入标准的研究特征和理论依据
信息来源	7	描述所有信息来源（如检索的数据库及其收录日期、与专家联系获取其他文献、检索互联网）和检索日期
检索	8	至少提供一个数据库的完整检索策略，包括所有设定的限制，以便利于重复检索。在 Meta 流行病学研究中，检索策略的制定一般不是基于临床问题
文献筛选	9	描述文献筛选的过程，如多少人参与了筛选、是否独立筛选
数据提取	10	描述从文献中提取数据的方法（如是否预提取、独立提取、双重提取）及处理数据，或者向文献作者获取数据的过程
资料条目	11	列出所有需提取数据的名称、定义及相关假设和推断
单个研究存在的偏倚	12	如果单个研究的偏倚风险评价与 Meta 流行病学分析相关，需描述使用的偏倚风险条目及该信息在数据合并时的使用情况
合并效应指标	13	描述主要的合并效应指标，并向读者解释其意义和方向
结果合并	14a	描述结果合并的统计分析或描述分析方法及异质性检验
	14b	若适用，描述统计或模拟模型的建立过程
	14c	描述如何证明假设合理及获取相应的结果估计值
	14d	描述其他分析的方法（如敏感性分析、亚组分析或 Meta 回归），若采用这些方法需说明是事前还是事后分析
结果		
文献筛选	15a	描述符合纳入标准和最终纳入研究的文献数量，并在每个阶段给出排除原因，最好提供流程图
	15b	描述评价文献筛选者内部一致性的方法（如 kappa 一致性检验）
研究特征	16	列出每个研究的基本特征数据并附上参考文献。基本特征数据不一定要包括临床特征
研究内的偏倚风险	17	若偏倚风险评价被用于 Meta 流行病学分析中，则需报告每个研究的偏倚风险评价结果，便于复现
单个研究结果	18	描述每个研究用于 Meta 流行病学分析中的结果数据（不一定包括临床结果）
结果合并	19a	描述目前所做的统计分析结果，包括结果精确性及异质性
	19b	若适用，描述假设的合理性证明和统计 / 模拟模型的拟合结果
其他分析	20	提供其他分析的结果（如敏感性分析、亚组分析或 Meta 回归）
讨论		
证据总结	21a	总结主要结果，并将其与现有相似研究进行比较
	21b	证据的质量可能与 Meta 流行病学研究无关，然而研究者应描述对结果的确定性

续表

条目	编号	条目解释
局限性	22	描述研究方法层面的局限性(如可能存在报告或发表偏倚)
结论	23a	提供结果的总体解释,及对未来研究的意义
	23b	描述对临床实践的可能影响
资助		
资助	24	描述研究中的资金来源和资助人的作用

二、报告条目解读

(一) 标题

报告内容 明确报告此研究为 Meta 流行病学研究。

解读 在标题中必须说明该研究为一项 Meta 流行病学研究,便于检索及快速识别该研究的设计类型。

(二) 结构式摘要

报告内容 概括研究背景、目的、数据来源、数据选择方法、评价及合并方法、结果、局限性、结论和研究意义。

解读 大多数期刊对结构式摘要有明确要求,如最常见的四段式结构式摘要要求报告"目的、方法、结果、结论"。在撰写摘要时,建议在符合期刊要求的基础上尽可能将"研究背景、目的、数据来源、数据选择方法、评价及合并方法、结果、局限性、结论和研究意义"相关内容包括在摘要中。

(三) 理论基础

报告内容 描述与该 Meta 流行病学相关的背景和理论依据。

解读 示例中研究目的是分析慢性疾病中研究设计特征与疗效的关联,因此在前言部分阐述美国慢性病患病现状与研究设计特征和疗效间的理论关系是必要的,这利于读者更充分理解该研究的重要性与意义。

(四) 目的

报告内容 阐述 Meta 流行病学研究的目的和待检验的假设。

解读 在 Meta 流行病学研究中,前言部分必须明确报告研究目的和研究假设。系统评价一般不要求必须报告研究假设,而 Meta 流行病学研究更注重研究假设的报告。如示例中假设定期数据收集研究的作者可能有意识或无意识地受到已有结果的影响,因此目的则是通过 Meta 流行病学研究,探究定期数据收集研究和随机对照试验(randomized controlled trial,RCT)之间的一致性。

（五）计划书

报告内容 描述计划书是否存在，若存在则说明获取途径。计划书的注册是非强制的。

解读 公开计划书有助于提高研究透明度、减少发表偏倚。自 2013 年起，PROSPERO 平台开始对 Meta 流行病学研究进行注册。但目前期刊尚未对 Meta 流行病学研究的注册提出强制要求，因此报告规范中强调需报告计划书是否存在。此外，计划书的获取途径可以是注册号、网址或附件。

（六）纳入标准

报告内容 详细描述符合纳入标准的研究特征和理论依据。

解读 研究中有许多因素会影响研究结果的真实性，导致结果有偏。制定科学合理的纳入标准可以获得更加符合研究目的的单一群体，有效控制研究中的偏倚，使研究结果更接近真实情况。在 Meta 流行病学研究中，纳入研究一般存在较大差异，对纳入标准的详细报告有利于读者了解研究的代表性和外推性。在制定纳入标准时，可以从多个方面考虑，如研究设计类型、研究干预 / 暴露、对照、结局指标类型、研究数量、研究领域、发表时间等。

（七）信息来源

报告内容 描述所有信息来源（如检索的数据库及其收录日期，与专家联系获取其他文献，检索互联网）和检索日期。

解读 信息来源需全面报告，特别是检索及收录日期应具体到日以确保检索的可重复性。例文中报告了具体检索的数据库名称（PubMed）、检索日期（2016 年 6 月 11 日）及收录日期（从 2015 年 1 月 1 日到 2015 年 12 月 31 日），但未提及是否采用了其他途径获取信息。

（八）检索

报告内容 至少提供一个数据库的完整检索策略，包括所有设定的限制，以便利于重复检索。在 Meta 流行病学研究中，检索策略的制定一般不是基于临床问题。

解读 检索策略必须足够完整以保证检索的可重复性。当检索多个数据库时，至少应报告一个数据库的完整检索策略，受限于篇幅时可以附件形式呈现。例文中提供了 PubMed 数据库的完整检索策略，并且报告了检索策略制定者的专业性，利于增加读者对检索策略的信心。

（九）文献筛选

报告内容 描述文献筛选的过程，如多少人参与了筛选、是否独立筛选。

解读 例文中描述了由两位研究者进行独立文献筛选。这就意味着两位研究者的筛选结果可能不一致，此时应同时报告解决不一致的方法。

（十）数据提取

报告内容 描述从文献中提取数据的方法（如是否预提取、独立提取、双重提取）及处理数据，或者向文献作者获取数据的过程。

解读 Meta 流行病学研究可能同时涉及多个层面的数据提取，如需同时收集系统评价的数据及系统评价中包含原始研究的数据。因此，Meta 流行病学研究中数据提取往往比系统评价更为复杂，应详细描述以便保证过程的复现性。当多个研究者独立提取数据时，可能存在不一致，应报告解决方法。

（十一）资料条目

报告内容 列出所有需提取数据的名称、定义及相关假设和推断。

解读 报告提取数据的条目时应当全面、具体。Meta 流行病学研究所需提取数据一般可包含研究的基本特征（如作者信息、题目、发表时间、发表期刊、语言）、潜在偏倚特征、结果数据、纳入研究数量、样本量等。而对于潜在偏倚特征，如上例中的盲法，应报告其定义及判断标准等。

（十二）单个研究存在的偏倚

报告内容 如果单个研究的偏倚风险评价与 Meta 流行病学分析相关，需描述使用的偏倚风险条目及该信息在数据合并时的使用情况。

解读 偏倚风险评价是系统评价的一个关键环节。但对于 Meta 流行病学研究，并未强制要求进行偏倚风险评价，因此仅当数据分析需要用到偏倚风险条目时，才需报告相关信息。例文中阐述了偏倚风险条目与研究结果具有相关性，并详细报告了所需用到的 5 个偏倚风险条目，及通过排除这些条目评为不清楚的试验来进行敏感性分析。

（十三）合并效应指标

报告内容 描述主要的合并效应指标，并向读者解释其意义和方向。

解读 由于 Meta 流行病学研究中的效应指标在其他研究中使用较少，读者可能因不熟悉而不能理解这些指标的意义，因此应详细报告。例文中报告采用的效应指标为比值比之比（ratio of odds ratios，ROR），并阐述了在不同方向（>1.0 或 <1.0）时的意义（夸大或降低）。需要注意的是，在阐述不同方向意义时还应报告结局指标是处于有利还是不利的情况。

（十四）结果合并

报告内容 a. 描述结果合并的统计分析或描述分析方法及异质性检验。b. 若适用，描述统计或模拟模型的建立过程。c. 描述如何证明假设合理及获取相应的结果估计值。d. 描述其他分析的方法（如敏感性分析、亚组分析或 Meta 回归）。若采用这些方法需说明是事前还是事后分析。

解读　由于 Meta 流行病学统计方法的复杂性及多样性，尤其是在经典二步法中可能涉及不同统计模型的选择，因此对于统计方法及模型的建立过程应详细描述以便于读者阅读理解。对于模型的建立过程，应详细报告抽样分布(下节示例中的正态分布)及参数设定(下节示例中的对照组发病率、Meta 分析研究数等)。事后分析即为在研究完成后所进行的分析，包括对于数据的检查或分析等处理，而与之相对的即为事前分析。由于事后分析的结果及处理并非预先指定而是在获取研究数据之后，因此存在主观偏倚的可能，如为获取更小的 P 值从而开展分析，所以事后分析的可信性往往不如事前分析。

(十五) 文献筛选

报告内容　研究者应报告符合纳入标准和最终纳入研究的文献数量，并标注各阶段文献排除的原因，且最好提供研究纳入排除过程的流程图。由于往往是多个研究员背靠背进行筛选，因此可以通过计算 kappa 值等方式描述文献筛选者的内部一致性。

解释　上例分别报告了检索、初筛、复筛及最终纳入各阶段的文献数量，并列表说明了各阶段剔除文献的原因，但未报告 kappa 值。建议分别报告检索数据库获得的文献数量和通过参考文献等方式追溯的文献数量，最后除纳入文献数量外还可以报告纳入患者数量等其他信息。以流程图的形式呈现文献筛选过程，可以更加直观清晰。

(十六) 研究特征

报告内容　报告各个研究的基本特征数据并附上参考文献。基本特征数据不一定包括临床特征。

解释　Meta 分析关注的纳入研究特征一般参照 PICOS(participants，intervention，control，outcome，study design)原则。Meta 流行病学研究关注的特征随研究目的而不同，例如在证实分配隐藏不充分将导致效应量被高估的 Meta 流行病学研究中，并不需要描述各个试验中的患者特征、共病等内容。

(十七) 研究内的偏倚风险

报告内容　若偏倚风险评价被用于 Meta 流行病学分析中，则需报告每个研究的偏倚风险评价结果，以便复现。

解释　Meta 流行病学研究中，当偏倚风险条目作为研究特征、多因素分析的协变量，或用于敏感性分析中时，数据分析通常需要用到偏倚风险评价结果，此时应报告每个研究的偏倚风险评价结果。

(十八) 单个研究结果

报告内容　报告每个研究用于 Meta 流行病学分析中的结果数据，该数据不一定包括临床结果。

解释 根据不同研究目的,Meta 流行病学研究中需要报告的结果数据略有不同。应注意的是,此处更强调报告原始研究层次的结果数据,如每个原始研究的效应指标[risk ratio(RR)、odds ratio(OR)、hazard ratio(HR)、mean difference(MD)、absolute risk difference(ARD)]、效应量及其 95% 置信区间(confidence interval,CI)。

(十九) 结果合并

报告内容 报告目前进行的统计分析结果,包括结果精确性和异质性等。若适用,还需进行假设的合理性证明,描述统计 / 模拟模型的拟合结果。

解释 Meta 流行病学研究中常见的结果指标有 ROR、ratio of risk ratios(RRR)、differences in standardized mean differences(dSMD)。报告置信区间可反映结果精确性,报告 τ^2 可反映结果异质性。

(二十) 其他分析

报告内容 若进行了敏感性分析、亚组分析等其他分析,还需对这些分析结果进行报告。

解释 敏感性分析能够反映结果的稳健性,如上述示例 a 中,对受试者和研究人员施盲与效应的相关性在主分析中具有统计学意义,但进行敏感性分析后,统计结果却发生了转变,提示了研究结果不稳定。研究进行异质性检验后,若发现异质性较大,需进一步进行亚组分析,探索可能影响异质性的因素。

(二十一) 证据总结

报告内容 总结本研究的主要发现,并将其和现有相似研究的结论进行比较和分析。证据质量可能与 Meta 流行病学研究无关,但研究者应描述对结果的确定性。

解释 在讨论的第一部分,应报告研究得到的主要结论及证据质量。此外,研究者报告结果的确定性时,可以从研究效应量大小、精确性、异质性、稳定性以及和同类研究结果进行比较等方面来考虑,并在讨论部分加以描述。

(二十二) 局限性

报告内容 要对研究的局限性进行讨论,例如发表偏倚或报告偏倚的可能性。

解释 作者应充分报告研究存在的局限性,以便读者进行批判性思考,也可为未来研究提出改善研究的有效性方法提供参考。Meta 流行病学研究本身属于观察性研究,更容易出现偏倚和混杂,如上例中从可能引入选择偏倚角度考虑了该研究存在的局限性。

(二十三) 结论

报告内容 应该对研究结果进行解释,并提出对未来研究的启示以及对临床实践的可能影响。

解释 结论部分应该对结果进行合理推断。尽管 Meta 流行病学研究更可能间接而不是直接影响临床实践,仍应尽可能报告研究结果可能带来的影响。

(二十四) 资助

报告内容 要写明研究的资金来源,以及资助方在研究中的角色和发挥的作用。

解释 上例报告了研究基金来源,并直接表明资助方未参与研究过程。不同资金来源会影响读者对研究结果的信任度,特别是对于来自厂家的资助,更应详细介绍资助者对研究的影响情况,以增加研究的透明性。

第四节 实例解析

本节以示例对 Meta 流行病学研究进行解析。

(一) 标题

示例 评价不同医学学科的疗效和发表偏倚:一项 Meta 流行病学研究。

(二) 结构式摘要

示例:①背景:未发表试验及非英语发表试验对 Meta 分析结果的影响不清。②目的:采用 Meta 流行病学方法分别比较已发表和未发表的随机对照试验(randomized controlled trial,RCT)及英语和非英语发表试验间的疗效。③数据来源:2011 年 3 月至 2017 年 1 月发表的 Cochrane 系统评价及其纳入的试验。④研究选择:纳入具有 3 个或更多 RCT 的二分类结局的 Meta 分析。⑤数据提取:试验特征由原作者提取。由一名研究者评价论文发表状态和语言,另一名研究者进行评价。⑥数据合成及结果:在 698 个 Meta 分析纳入的 5 659 个 RCTs 中,5 303 个(93.7%)为已发表的期刊论文,356 个(6.3%)未发表。在已发表期刊论文中,92.6%(4 910/5 303)用英语发表,7.4%(393/5 303)用其他语言发表。发表试验比未发表试验的效应更大,ROR(ratio of odds ratios)为 0.90 [95% CI(0.82~0.98),I^2=19.3%,τ^2=0.0 492]。非英语发表试验的效应大于英语发表试验(147 个 Meta 分析的汇总 ROR 为 0.86 [95% CI(0.78~0.95),I^2=0%,τ^2=0.000 0])。⑦局限性:研究结果依赖于原始研究的质量。⑧结论:在 Meta 分析中,已发表试验比未发表试验的效应更大,而已发表试验中,非英语发表试验比英语发表试验的效应更大。

(三) 理论基础

示例(有节选):在美国,慢性疾病是导致死亡及残疾的主要原因,其在成年人中的患病率超过 40%,医护人员需掌握高质量的报告证据以有效治疗慢性疾病。RCT 常被视为评价干预有效性的"金标准"。当其采用某种设计特征(如分配隐藏、盲法等)时可降低偏倚风险以产生高质量证据,相反,若未采用这些设计特征的研究可能存在偏倚从而夸大疗效。但是,针对这些设计特征展开的实证研究结果通常是互相矛盾的。

(四) 目的

示例:由于许多常规收集数据的研究作者都是在已有试验证据的背景下进行数据收集,因此可能有意或无意地受到试验已有结果的影响。为此,我们旨在通过 Meta 流行病学研究,探究常规收集数据研究和 RCT 间的一致性。

(五) 计划书

示例:本 Meta 流行病学研究是基于前瞻性注册方案(PROSPERO ID: CRD42020222287)。

(六) 纳入标准

示例:合格的 Meta 分析必须满足以下标准:①来自系统评价;② 2007 年 1 月 1 日至 2019 年 6 月 10 日之间发表;③符合美国国立卫生研究院(National Institutes of Health,NIH)定义的慢性疾病(持续一年或更长时间、需要持续医疗护理并影响日常活动的疾病);④比较不同的药物、程序或器械;⑤报告二分类结局指标;⑥纳入至少 5 个 RCT。我们排除了诊断和预后 Meta 分析、观察性研究的 Meta 分析,以及评价行为干预的 Meta 分析。当多个 Meta 分析符合上述条件时,我们对每个系统评价仅纳入一个 Meta 分析,并选择对患者预后最重要的 Meta 分析(如死亡率、疼痛缓解、心力衰竭)。当有多个符合的结局指标报告时,我们选择纳入 RCT 数量最多的。

(七) 信息来源

示例:2016 年 6 月 11 日检索 PubMed,以确定相关的系统评价和 Meta 分析。检索日期从 2015 年 1 月 1 日到 2015 年 12 月 31 日。

(八) 检索

示例:2016 年 6 月 11 日检索 PubMed,以确定相关的系统评价和 Meta 分析。检索策略为"(随机[标题 / 摘要]或随机[标题 / 摘要]或 RCT [标题 / 摘要])和(Meta 分析[ptyp]或系统[sb])"。检索策略由一位研究者制定,并获得另外两位有资历的研究者支持,三位研究者都有超过 10 年的检索经验。

(九) 文献筛选

示例:两位研究者独立筛选系统评价的标题和摘要,然后采用预先制定的纳入和排除标准通过阅读全文进行筛选,若有分歧由第三位研究者解决。

(十) 数据提取

示例:我们制定了一个数据提取表格,由两名研究者在完成五篇系统评价预提取后进行正式的数据提取，其中由一位研究者提取所有数据，另一名研究者独立随机抽取一半文献进行提取。任何分歧都由资深研究者协调解决，若存在主要分歧（仅在五种情况下发生）则由两位研究者来检查所有系统评价的数据。

（十一）资料条目

示例（有节选）：手动从试验全文中提取试验基本特征和盲法状态的信息。通过Archie 数据库接口，从 Cochrane 系统评价数据库中自动提取试验结果：干预组和对照组的患者数量，二分类指标的事件数及连续性指标的平均值和标准差。我们还自动提取了 Cochrane 系统评价小组的名称，及系统评价作者对“分配隐藏”和“不完整的结果数据”领域的偏倚风险评价结果。我们将盲法定义为在整个试验过程中患者、医护人员、结果评估者不清楚每个患者接受干预的情况。除非另有明确说明，对于使用安慰剂对照并被描述为“双盲”或“三盲”的药物试验，患者、医护人员、结果评估者都被归类为盲（可能是）；对于没有提到“安慰剂”“双假人”“双盲”“三盲”“单盲”或类似词语的试验，都被归类为非盲（可能没有）。

（十二）单个研究存在的偏倚

示例（有节选）：具有统计学意义的 ROR>1.0 表明在偏倚风险高或不明确的试验中（与低风险的试验相比）效应更大（可能被夸大）。未调整的模型分别包括 11 个研究设计特征，包括随机序列生成（高风险 / 不清楚 vs 低风险）、分配隐藏、对受试者和研究人员施盲、对结局评价者施盲、结果数据不完整等。敏感性分析则通过排除特定试验（如该试验的某一研究设计特征被评为“不清楚”）开展。

（十三）合并效应指标

示例：模型的回归系数为 ROR。对结局事件的方向进行标准化，因此事件表现为有利于患者的结果（即将死亡转化为生存）。因此，ROR>1.0 且有统计学意义表明在具有较高或不清楚偏倚风险的试验中（与低风险试验相比）效应更大（可能被夸大）。ROR<1.0 且有统计学意义表明效应降低。ROR 若无统计学意义表明偏倚方向不可预测或检验效能不足。

（十四）结果合并

a. 示例（有节选）：描述性分析包括定性变量的频数和百分比，定量变量的中位数和四分位数间距。我们采用了二步法，也被称为 Meta-Meta 分析方法。使用 I^2 统计量和 Meta 分析间方差 τ^2 评估 Meta 分析的异质性。我们使用 Stata/SE 版本 11.0（StataCorp）进行统计分析。P 值小于 0.05 被认为差异具有统计学意义。

b. 示例（有节选）：此外，还对每个场景进行了 3 000 次迭代的事后模拟，以重复（敏感性）分析并通过纳入和排除零事件研究来比较其偏倚百分比、均方误差（mean squared error, MSE）和覆盖率。采用偏倚百分比的中位数和 MSE 进行比较。我们参考 Jackson 等将对照组发病率设为 0.01，Meta 分析研究数设为 10。基于前面的经验数据，我们模拟了试验组和对照组的对数正态分布样本量。对于真正的比值比（odds ratios，ORs），我们考虑了 5 个从 1 到 5 的等距值。研究间方差被设置为 0.2、0.4、0.6、0.8 和 1.0，代表异质性由小到大。

c. 示例（有节选）：我们采用了二步法，也被称为 Meta-Meta 分析方法。在第一步中，我们使用随机效应 Meta 回归模型估计每个 Meta 分析的 ROR 及 RCT 间的异质性。然后，我们使用随机效应 Meta 分析模型估计 Meta 分析中的汇总 ROR 及其 95%CI，以解释 Meta 分析之间的异质性。

d. 示例：我们进行了敏感性分析，以考虑偏倚风险和样本量。我们做了 3 个探索性的事后分析，以更好地理解语言偏倚的结果及其潜在影响。

（十五）文献筛选

示例：对于以 RCT 为研究对象的系统评价，研究初步检索得到相关文献 333 篇，初筛后排除 268 篇，剩下 65 篇阅读全文进行复筛，最终纳入了 25 个研究。作者绘制了研究纳入排除的流程图，并在补充附录中列出了各环节剔除文献的原因。

（十六）研究特征

示例：检索了符合纳入条件的 Meta 分析中所含的 RCT，从原文中提取了这些 RCT 的研究特征，包括作者姓名、发表时间、研究设计特征（随机序列生成、分配隐藏、对受试者和研究人员施盲、对结局评价者施盲、结果数据不完整、研究地点数量、患者人数、试验是否早停、资金来源、干预类型和结局指标类型，详见原文表 1）及报告的疗效。

（十七）研究内的偏倚风险

示例：使用 Cochrane 偏倚风险评估工具对 RCT 的偏倚风险进行评价，包括是否生成随机序列、分配隐藏等条目，该文附录材料展示了纳入 RCT 的偏倚风险，并报告了每个领域低偏倚风险研究的数量。

（十八）单个研究结果

示例：原文表 3 展示了每个原始研究的结果，包括研究人群、干预措施、结局指标、试验的相对危险度（risk ratio，RR）、绝对危险差 ARD（absolute risk difference，ARD）及其 95%CI。

（十九）结果合并

a. 示例　原文表 2 报告了统计分析结果，包括所有偏倚条目对应的样本量、单 / 多中心、资助来源、效应量及其 95%CI、τ^2、P 值等。

b. 示例　为进一步检验结果的稳健性，探究在 Meta 分析中排除双臂零事件研究是否会影响结论,作者进行了事后模拟研究。原文图5展示了零事件研究对OR值和P值的影响。排除无事件的研究后,0~5.78%的Meta分析的OR值发生方向改变,0.80%~6.15%的Meta分析的P值发生方向改变。

(二十)其他分析

a. 示例:敏感性分析时,进行了去重、剔除特定试验特征评估结果为“不清楚”的试验、剔除具有阳性对照组的试验,并在原文表3报告了敏感性分析结果。结果显示,对受试者和研究人员施盲与效应的相关性不再具有统计学意义。

b. 示例:根据结果与PI/ECO(Population,Intervention or Exposure,Comparator,Outcome,PI/ECO)相似程度等分类方法进行了亚组分析。结果显示,PI/ECO匹配对为相似但不相同的队列研究,与RCT的结果略有不同,RRR为1.05[95%CI(1.00,1.10),I^2=61%,τ^2=0.016],95%预测区间为(0.81,1.36);相似的两组上存在较大的差异,RRR为1.20[95%CI(1.10,1.30),I^2=62%,τ^2=0.020],95%预测区间为(0.88,1.63)。

(二十一)证据总结

示例:该研究探索了从RCT和队列研究中得出的饮食-疾病关联估计在多大程度上是一致的。共确定了97对饮食-疾病对,其中83对能进行Meta分析,总体来看证据合并结果的差异很小,但考虑到队列研究预测区间广泛以及部分统计异质性大,尚不能排除个体研究中的重要差异或潜在偏倚。该结论与其他营养、医学领域的相关研究结论一致,且该研究在其他研究基础上进一步匹配了PI/ECO、计算了95%预测区间,并对各种类型的干预和结果进行区分,因此作者对结果有较大把握。

(二十二)局限性

示例:本研究存在一些局限性。首先,回归方法被认为统计效能低下,且不适用于研究异质性大、研究无阳性结果或所有研究样本量相似的情况,因此我们按照指南对研究进行评估,仅纳入了异质性低(I^2<50%)的Meta分析,但这一行为可能会引入选择偏倚。其次,由于大多数研究的研究对象数量小于10个,在98 966个Meta分析中我们最终仅纳入了5 534个研究(5.6%),这样的选择也极可能引入选择偏倚。

(二十三)结论

示例:本研究结果提示,偏倚方向在很大程度上是不可预测的,因此,对于试验开展者,我们建议采取措施以减少偏倚风险,并在可行的情况下尽可能坚持盲法和分配隐藏。对于研究人员,我们建议即使患者停止接受研究干预,仍要追踪其结局以降低失访偏倚风险。偏倚方向的不可预测性强调了必须坚持这些基本的流行病学原则。

(二十四)资助

示例:本研究得到了联邦基金的支持,虽然该基金会是纽约的一个私人独立基金会，但本文观点是作者观点而非联邦基金或其董事、理事等人的观点，资助者对研究设计和实施没有任何作用。

（杜　亮　龙囿霖）

参考文献

[1] 龙囿霖, 林春滢, 郭嘉琪, 等. Meta 流行病学的产生与发展 [J]. 中国循证医学杂志, 2022, 22 (6): 716-721.

[2] 郭嘉琪, 龙囿霖, 林春滢, 等. Meta 流行病学研究的报告规范解读 [J]. 中国循证医学杂志, 2022, 22 (9): 1071-1079.

[3] Murad MH, Wang Z. Guidelines for reporting meta-epidemiological methodology research [J]. Evid Based Med, 2017, 22 (4): 139-142.

[4] Puljak L, Makaric ZL, Buljan I, et al. What is a meta-epidemiological study？ Analysis of published literature indicated heterogeneous study designs and definitions [J]. J Comp Eff Res, 2020, 9 (7): 497-508.

[5] Naylor CD. Meta-analysis and the meta-epidemiology of clinical research [J]. BMJ, 1997, 315 (7109): 617-619.

[6] Zhang Z. Meta-epidemiological study: a step-by-step approach by using R [J]. J Evid Based Med, 2016, 9 (2): 91-97.

[7] Granholm A, Anthon CT, Perner A, et al. Transparent and systematic reporting of meta-epidemiological studies [J]. J Clin Epidemiol, 2019, 112: 93-95.

[8] Murad MH, Wang Z. Guidelines for reporting meta-epidemiological methodology research [J]. Evid Based Med, 2017, 22 (4): 139-142.

第四章

Cochrane 系统评价的实施步骤、相关规范及实例解析

Cochrane 协作网致力于制作最新、最全面、高质量的系统评价，这些系统评价即 Cochrane 系统评价能够提供最有力的证据，以支持临床医生、卫生决策者以及患者做出最佳决策。Cochrane 系统评价证据集中发表在 Cochrane 协作网的在线数据库 Cochrane 图书馆上，与其他的系统评价相比，Cochrane 系统评价有其自己的一套制作流程，包括需要在 Cochrane 图书馆上注册、使用 RevMan 软件撰写研究方案和系统评价全文，以及对全文发表的系统评价进行定期更新等。

第一节 概　　述

一、基础知识介绍

（一）定义

系统评价（systematic review）是指使用明确的、系统性的方法，针对某一特定临床问题的相关研究报告进行全面、系统地收集，并鉴定、选择和严格评价，从符合纳入标准的研究中提取资料，做整合分析，最终得出综合性结论。

（二）分类

系统评价整体可分为两种，即 Meta 分析、系统评价与 Meta 分析。当纳入的是同一种类型的研究，且各研究间具有同质性，可采用统计学方法对资料进行定量综合，即 Meta 分析；若纳入的研究没有同质性，不能进行定量综合，可进行定性综合描述，在一

篇系统评价中既有定量综合也有定性描述的则被称为系统评价与 Meta 分析。

（三）发表途径

Cochrane 协作网是最早制作和出版系统评价的全球化组织之一，该组织以自愿方式协作生产高质量系统评价证据。这些系统评价证据集中发表在 Cochrane 协作网的在线数据库 Cochrane 图书馆（Cochrane Library）上。Cochrane 系统评价通过一套严格的制作流程开展工作，具体实施步骤包括研究题目的申请注册、研究方案的撰写与发表、系统评价全文的撰写与发表以及发表后的定期更新。

（四）报告规范

参考标准规范进行报告有助于提高系统评价或 Meta 分析的质量，其中《系统评价与 Meta 分析优先报告的条目：PRISMA 声明》是较为常用的报告规范，该规范对系统评价和 Meta 分析研究报告的 27 项条目和流程进行了详细的定义，具体条目的解读见于后续章节。

（五）常用工具

开展 Cochrane 系统评价，需综合使用多种工具软件，常用工具介绍如下。

1. 文献管理工具　文献管理工具主要功能在于建立数据库，使用文献标记、分类、备注、搜索和排序等方式管理参考文献，使用多种格式的文献导入、导出功能传递文献。此功能满足系统评价研究筛选过程中研究纳入与排除的操作需要。目前常用的文献管理工具如 EndNote、NoteExpress 等。

2. 偏倚风险评价工具　Meta 分析研究结果的可靠性依赖于其纳入原始研究的质量，即存在的偏倚风险大小，因此，有必要运用相应工具，对纳入研究的偏倚风险进行评价。

Cochrane 随机对照试验偏倚风险评价工具（Cochrane collaboration's tool for assessing risk of bias in randomized trial，RoB）初始版发布于 2008 年，更新于 2011 年，是评估随机对照试验（randomized controlled trial，RCT）偏倚风险的主流工具，其评价结果可以帮助评估研究质量，以及对研究结果可信度造成的影响。具体包括 6 个评价维度：随机化序列生成、随机化隐藏、盲法、结果数据的完整性、选择性报告、其他偏倚来源。对于每个纳入系统评价的 RCT，需要在上述 6 个维度上分别做出“低风险”“不清楚”“高风险”的评价结果。

2016 年 Cochrane 方法学组推出新版 RCT 偏倚风险评价工具 RoB2.0（revised Cochrane risk of bias tool for randomized trials，又名 version 2 of the Cochrane tool for assessing risk of bias in randomized trial），与初始版本相比，RoB2.0 细化并扩展了评估领域，包括随机化过程中的偏倚、偏离既定干预措施的偏倚、结局数据缺失的偏倚、结局测量的偏

倚和选择性报告结果的偏倚。与初始版本类似，评估结果为“低风险”“一些关注”（相当于初始版本的“不清楚”）和“高风险”。另外，还提供了针对交叉试验和整群随机试验等不同 RCT 设计的评估工具。

3. 分析工具　RevMan 软件（Review Manager）是由 Cochrane 协作网开发，旨在帮助用户整合和分析来自不同研究的数据，并提供可视化和统计分析工具。包含进行 Cochrane 系统评价所需要的全部功能：正文写作、文献筛选、数据提取、统计分析、可视化以及数据导出。

Stata 软件的 Meta 功能包、R 软件的 Meta 功能包同样可以进行 Meta 分析。

网状 Meta 分析常用软件有：① ADDIS 软件：免费开源的网状 Meta 分析软件，具有直观的用户界面；② Stata 软件：可用于进行频率学的网状 Meta 分析；③ R 软件：免费开源的统计分析软件，具有广泛的功能和可扩展性。可以使用多种包来进行网状 Meta 分析，如 netmeta 包、gemtc 包等。这些包提供了不同的方法来计算网状 Meta 分析结果，并且具有灵活性和可定制性。

二、Cochrane 协作网的产生与发展

Cochrane（网址：www.cochrane.org）是一个国际性组织，旨在通过制作、维护和提高决策所需的系统评价证据可及性，为临床决策提供高质量的证据支持，并不断检查和更新这些系统评价，建立对证据的信任，最终使全球生物医学界受益。

（一）历史

英国医生和流行病学家 Archie Cochrane 对现代证据医学和健康服务研究作出了重要贡献。他特别推崇 RCT 作为医学研究中最可靠的证据形式，并且在他的著作 *Effectiveness and Efficiency: Random Reflections on Health Services*（1972 年）中，强调了系统评价医学研究证据的重要性。该著作是医学史上重要的阶段性文章，同时奠定了系统评价和 Meta 分析在医学研究中的地位。

1992 年，英国国家医疗服务体系（National Health Service，NHS）资助成立了全球第一个循证医学中心，为了纪念 Cochrane 对循证医学的杰出贡献命名为 Cochrane 中心，并于 1993 年成立 Cochrane 协作网，其核心任务就是提供最新的高质量系统评价。30 年间，Cochrane 协作网一直在收集总结研究中的最佳证据，会员和参与支持者遍布全球 190 多个国家。这些人是来自世界各地的研究人员、健康专业人士、患者、护理人员以及其他致力于改善人群健康状况的人，全球性的通力合作帮助人们做出更好的治疗选择。1999 年，中国正式注册成为 Cochrane 协作网第 13 个分中心，以生产适合中国国情、达到国际标准、解决中国问题的高质量证据为主要使命，全力推动 Cochrane 在中国

的发展和普及。2021 年 Cochrane 中国协作网成立，共有 9 家成员单位：四川大学华西医院 Cochrane 中国中心、北京中医药大学循证医学中心、北京大学循证医学与临床研究中心、重庆医科大学公共卫生与管理学院循证医学中心、复旦大学循证医学中心、兰州大学健康数据科学研究院、宁波诺丁汉大学循证医学中心、武汉大学第二临床学院循证医学与临床流行病学教研室、香港中文大学医学院那打素护理学院 Cochrane 香港。

在中医药领域，北京中医药大学循证医学中心是 Cochrane 中国协作网唯一一家中医药院校及科研机构成员单位。北京中医药大学循证医学中心从 2005 年成立开始即参与 Cochrane 相关工作，取得了诸多成果并获得了一定的国际国内影响力。目前承担中医药工作组与翻译传播工作组的工作，凸显中医药研究方法特色，引领中医药领域循证医学发展，同时负责 Cochrane 系统评价证据简体中文的翻译和传播工作，在循证医学知识转化方面发挥积极作用。

（二）影响力

从医疗保健实践、改善患者治疗效果，到影响全球公共卫生政策，Cochrane 都在发挥巨大作用，其影响力主要在于以下方面：

1. 影响医疗保健实践　Cochrane 的系统评价评估了许多常见疾病的治疗方案，为医生提供有用的信息和建议，有助于他们做出更明智的决策和指导患者获取更好的治疗效果。

2. 对公共卫生政策的指导和影响　Cochrane 的研究被广泛运用于政策制定和公共卫生工作中。政策制定者通过借鉴其中的结论，从而改善公众的健康状况，增加对各种健康问题的认知，并发起和支持一系列的政策和教育宣传活动。

3. 促进医学科学领域的质量和创新　Cochrane 协作网根据医学领域的需求和最新研究进展，确定了优先研究领域和重点问题。通过系统评价，可以帮助引导未来的研究方向，这种基于证据的优先领域设定有助于确保资源的有效利用，避免重复研究，同时推动医学领域的前沿研究和发展。Cochrane 协作网促进了研究方法学的不断发展和改进，通过不断完善系统评价方法和标准化操作流程，为医学研究提供了高质量的方法学指导，提高了医学研究的质量和可靠性。另外，Cochrane 除了进行系统评价外，还在培训和教育、促进研究透明度和共享、国际合作和提供咨询和支持等领域作出了重要贡献。

（三）平台

Cochrane 的主要平台包括 Cochrane 图书馆、Cochrane 数据库、Cochrane 在线图书、Cochrane 培训、Cochrane Library App 等。Cochrane 图书馆是 Cochrane 协作网的核心产品，包含 2 万多篇疾病诊断、治疗和预防疾病的系统评价和 Meta 分析，提供有关医疗保健干预措施的最新证据，并可免费访问。另外，提供定制化搜索、推荐系统和全球多语言的用户界面。

三、研究现状

Cochrane 致力于制作最新、最全面的系统评价，这些系统评价能够提供最有力的证据，以支持临床医生、卫生决策者以及患者做出最佳决策。以多发性硬化症为例，2023年 Cochrane 进行了一项关于多发性硬化症中免疫调节剂和免疫抑制剂的网状 Meta 分析，该分析纳入了 44 项研究，其结果基于高质量的证据表明，那他珠单抗和 IFNβ-1a（Rebif）在 24 个月内预防复发缓解型多发性硬化症的临床复发方面，相较于安慰剂及其他治疗方法显著优越。同时，中等质量的证据支持那他珠单抗和 IFNβ-1a（Rebif）在短期内可对抗复发缓解型多发性硬化症的残疾进展。近期，Cochrane 又发布了一项关于免疫调节剂和免疫抑制剂治疗复发缓解型多发性硬化症的新的网状 Meta。此项研究扩大了纳入研究的规模至 50 项。研究结果显示，与安慰剂相比，那他珠单抗、克拉屈滨或阿仑单抗在两年疗程中显著降低了疾病复发的风险，这一结论得到了高质量证据的支持。此外，那他珠单抗两年的治疗周期可能还有助于减缓残疾的进展，这一发现由中等质量的证据支撑。

第二节　实施步骤与注意事项

值得注意的是，Ccochrane 系统评价的实施有其专门的指导手册，即《Cochrane 干预措施系统评价手册》（*Cochrane Handbook for Systematic Reviews of Interventions*），该手册自 2003 年第一版发布后，先后更新了 11 次，目前第 11 次更新于 2024 年，网络版网址为：https://training.cochrane.org/handbook#about-the-handbook。《Cochrane 干预措施系统评价手册》作为官方指南，详细阐述了如何编制与维护 Cochrane 医疗干预措施效果的系统评价。所有研究者都应参考该手册，遵循其中规定的系统评价方法。手册既包含通用标准方法（如方案制订、文献检索筛选、数据收集、偏倚风险评估、统计分析、GRADE 证据分级及结果解读），同时涵盖专业领域指南（非随机化研究、不良反应研究、复杂干预措施、医疗公平性、卫生经济学、患者报告结局、个体病例数据、前瞻性荟萃分析及定性研究）。Cochrane 系统评价主要分为 5 种类型，包括干预措施效果的系统评价、诊断试验准确性的系统评价、预后的系统评价、系统评价再评价，以及方法学系统评价。以下以干预性系统评价为例，介绍实施步骤。

一、研究题目的申请注册

（一）注册前准备

在进行Cochrane系统评价之前，首先要明确系统评价的主题和范围。首先，要确保研究问题对患者、临床医生或决策者有重要意义。其次，需要具有一定的不确定性。如果研究问题的答案已经被广泛认可，那么对该问题的进一步研究就没有意义。最后，为了使研究问题更具可操作性，最好将研究主题设定为针对具体的临床、预防或政策问题，并确保研究目的简洁明了，易于被参与系统评价工作的研究人员理解，也便于研究的检索、筛选和资料汇总分析。

一般而言，提出研究问题后，需要进一步地细化或结构化，制定总目标和具体研究目标。总目标指研究的整体目标和预期结果，而具体目标则更具有可操作性和可及性。例如，对于临床问题"中草药治疗高胆固醇血症是否有效？"研究总目标是评价中草药治疗高胆固醇血症的疗效，而具体研究目标则是相对安慰剂、其他药物或治疗手段，中草药是否能够降低血脂水平，疗效如何，效应值是多少？为了解决这类临床问题，可以采用PICO（患者、干预、比较、结局）格式对研究问题进行结构化，即从患者或疾病类型、干预或暴露、比较和结局等方面来界定研究问题。通过这种方式，研究问题更具有操作性，为系统评价后续工作的开展提供指导。

（二）注册途径

Cochrane系统评价需在Cochrane Library网站上注册（https：//www.cochranelibrary.com/）。该网站专为Cochrane系统评价和Meta分析服务，旨在为决策提供高质量的医学证据。

1. 首先根据自己拟定的题目，确定其应归入Cochrane协作组的哪个组，例如中草药治疗高胆固醇血症的系统评价则应归入内分泌与代谢组。

2. 通过该协作组网站，查找该协作组的编辑列表，通过电子邮件向负责题目注册的编辑递交申请信。在申请信中要简单介绍自己，简要说明为什么要注册该题目，有何意义，并简要介绍参与该系统评价的人员构成，以表明申请者及其团队有能力完成该系统评价。

3. 编辑回复审查结果。若同意注册，将会通过Email发送题目注册表，否则，提出建议修改题目，或告知另换题目或参加系统评价相关知识和技能培训。例如，某申请者以"Chinese Herbal Medicine for Restenosis after Percutaneous Coronary Intervention in Patients with Coronary Heart Disease"为题目申请注册Cochrane系统评价题目，未获得申请，编辑拒绝的理由是题目太大，可操作性较差。申请者与编辑沟通后，最后以“Xiongshao for Restenosis after Percutaneous Coronary Intervention in Patients with Coronary Heart Disease”注册题目成功。预防冠心病患者冠状动脉术后再狭窄的中草药有很多种，考虑到可能的对照有空白对照、安慰剂对照、平行对照等，如果以中草药预防冠心病患者冠状动脉术后再狭窄为题目注册，文献量将很大，研究所分亚组也比较多，同时考虑结局指标的复杂，这篇系统评价的内容将非常庞大，而各个中草药之间的结果又不宜进行合并。因此将题目缩小，以芎芍预防冠心病患者冠状动脉术后再狭窄为题目注册则获得批准。

4. 申请成功后，该题目将出现在 Cochrane 图书馆的 Archie 上（http: //archie.cochrane.org/），参与的作者均会获得一个 Archie 账号。题目注册通过后，研究者需完成研究方案的撰写并提交发表。

二、研究方案的撰写与发表

（一）撰写框架

研究方案（又称计划书）框架包括题目、背景、目的和方法、致谢、参考文献及附表和图等。其中方法学部分是重点，主要内容包括：研究纳入与排除标准、研究检索策略制定、数据收集和分析的方法。撰写时需遵循 Cochrane Handbook for Systematic Reviews of Interventions 中的指导，以确保研究的可靠性和准确性。此外，还需要进行充分的文献检索和数据提取，以保证研究的全面性和客观性。研究方案在系统评价开始前应当获得发表以接受评论或批评，进行修改。

（二）方案发表

Cochrane 系统评价方案的发表途径主要有两个：

1. Cochrane 图书馆　①如果是首次参与 Cochrane 系统评价，则需要在获得注册题目后的两个星期内激活编辑发给的注册链接。激活账户后，需要前往 http: //archie.cochrane.org/ 完成个人账号注册和个人信息设置。接下来，可以登录 http: //archie.cochrane.org/，并将自己的注册题目 check out（下载），然后在这个版本上写作研究方案。② Cochrane 协作网要求在编写 Cochrane 系统评价研究方案时，使用 RevMan 软件进行撰写。除了使用 RevMan 软件外，Cochrane 协作网也提供了在线填写研究方案的方法，这种方法更加便捷，无需下载和安装软件，可以直接在 Cochrane Handbook Online 上进行填写。同时，Cochrane Handbook Online 提供了详细的指南和模板，有助于作者更好地了解和掌握撰写研究方案的规范。③完成研究方案后，需要提交给编辑部进行内部和外部评审，并同时提交研究方案完成清单。不同协作组的研究方案清单可能略有不同,读者可以在各协作组网站上下载。④根据编辑部内部和外部评审意见修改并再次提交。⑤研究方案在 Cochrane 图书馆上正式发表。

2. 发表在学术期刊上 为了增加系统评价工作的透明性,国际上也倡导注册的系统评价方案的投稿发表。如 BMC 出版集团旗下的 *Systematic Reviews* 是专门发表系统评价相关文章的开放获取电子学术期刊。该刊收录发表的文章类型包括与健康和疾病领域相关的系统评价方案、系统评价及其更新、系统评价方法学文章,同时也发表快速评价(Rapid Review),但不发表基于体外实验研究的系统评价。此外,也有诸多综合医学期刊发表系统评价的研究方案,如 *BMJ Open*,*PloS ONE* 等。已发表的系统评价方案,原则上在实施过程中不应随意更改,此外,不应以结果的“好”或“坏”来选择性报告或得出违背结果的结论。

三、系统评价全文的撰写与发表

完成方案注册后,系统评价全文撰写应根据已发表的方案使用 RevMan 软件制作,经过小组同行评审,作者多次修改,合格后才能在 Cochrane 图书馆全文发表。

(一) Cochrane 系统评价实施步骤

首先,系统评价工作应当根据检索策略对各数据库进行文献检索,对于检索出来的文献进行查重,按照纳入和排除标准,进行初筛和全文筛,从而确定最终纳入的所有研究文献。接着,对纳入研究文献进行资料提取,所要提取的资料可分为三个部分:①研究的基本特征信息,如纳入研究的发表时间、样本量、分组数量、作者数量、是否重复发表文献等资料。②纳入研究的偏倚风险评价信息,如随机分组方法、随机隐匿方法、盲法、失访与脱落报告等。③纳入研究的效应评价信息和安全性信息,如事件发生率、病死率、某些指标的均值与标准差等。在资料提取后,对这些资料的整理和分析可按照如下步骤进行:

1. 资料的整理和核查 完成资料提取后需要进行核对,并对变量进行类型和缺失值的设置,以及进行相关变量的转化和编码。在变量的定义和编码完成后,需要利用统计分析软件(如 SPSS、SAS、STATA 等)进行完整性和逻辑性检查,包括描述性统计、分析部分变量的频数分布、最大值、最小值、百分位数等指标。这些检查有助于发现错误并及时进行核对,以确保数据的准确性和可靠性。例如,在发现某个研究的样本含量为负数时,需要与原始文献进行核对以确认其准确性。而对于干预组和对照组样本含量差别较大的情况,也应与原始文献进行核对,以确认该研究设计是两组不等比例设计还是错误录入的情况。在进行效应指标的核查时,可以使用 Revman 软件来进行初步判断。例如,观察异质性检验结果以及置信区间的宽度等指标,以初步判断是否存在不合逻辑的值。如果发现异质性特别大或者可信限宽度特别大的情况，应与原始数据进行校对，以排除错误录入的可能性。此外，对于原始研究中不同研究数据报告格式的差异（如数值变量汇报为中位数、四分位数间距等），可以参考 Cochrane handbook 中的有关章节进行数据格式的转换（在特定条件下将中位数转换为均值，四分位数间距转换为标准差 *1.35），提取统一格式后的数据。

2. 文献基本特征分析　在进行系统评价研究时，需要对文献的基本特征进行分析，包括各数据库检索到的文献数量，筛选后符合纳入标准的文献数量，以及排除的文献数量和主要排除原因。此外，还需要对纳入文献的样本量、年龄分布、诊断标准和来源等进行分析。对于干预措施、对照措施、纳入标准和排除标准以及结局指标也需要进行分析。这些分析指标可以利用统计分析软件（如 SPSS、SAS、STATA 等）采用描述性统计方法进行分析。对于分类指标，可以采用率、比或相对比指标进行描述；对于计量且近似服从正态分布指标，可通过计算均数 ± 标准差来描述；对于计量但呈明显偏态分布资料，可采用中位数等指标来描述。

3. 文献质量评价分析　在进行文献质量评价数据分析时，可以选择常用的统计分析软件（如 SPSS、SAS、STATA 等）或者专业系统评价写作软件（如 Revman 软件）进行。使用统计分析软件，通过计算各种质量文献的百分比等指标来描述纳入研究的总的质量。使用 RevMan 软件或 RoB 2.0 评价软件，只需在研究基本特征表的偏倚评价表中选择每个研究在相应评价条目的情况，软件即可自动生成纳入研究偏倚评价图和纳入研究偏倚评价汇总分析图。发表偏倚的评价可以通过漏斗图进行查看并进行定性评价，也可以通过统计分析软件进行定量评价。

4. 干预效果资料分析　包括定性分析和定量分析。定性分析适用于两种情况：一是该结局指标下某亚组中仅有一个研究，无法进行资料的定量综合；二是该结局指标下某亚组中有两个或多个研究，但这些研究之间存在很大的异质性，不适合进行两个或多个研究的汇总分析。对于这些无法进行定量分析的效果指标，可以对资料类型、相对效应、研究特征、研究结果等进行描述性分析。

定量分析也称 Meta 分析，是从单个研究中收集效应指标资料后采用适当的统计学方法对这些资料进行合并分析与概括。对效应指标进行 Meta 分析的前提条件是：干预措施相同、结局测量方法和测量指标相同、效应指标的表达方式一致、多个研究间没有严重异质性或异质性在合理的解释范围内可采用统计学方法加以控制。对于存在异质性但不严重的情况，可以采用随机效应模式对效应指标进行 Meta 分析。

（二）撰写框架及规范

经过对研究的检索、筛选、资料的提取、资料的评价以及分析后，研究者将开展系统评价全文的撰写。Cochrane 系统评价的正文字数应控制在 10 000 字左右，且简洁易读。Cochrane 系统评价的内容框架与规则，整体可概括如下：

1. 标题　应简要陈述系统评价的干预措施以及该干预措施所要解决的问题。

2. 作者　对该系统评价有实质贡献的个人列在作者栏，其他方面提供帮助的人应该在致谢部分标注。

3. 摘要与通俗语言概要　一篇完整的系统评价必须包括不少于 400 字的摘要。摘要应该简洁不能遗漏重要内容。

通俗语言概要旨在总结系统评价，使其以通俗易懂的方式被读者所理解。由两部分组成，即通俗的语言标题和不少于 400 字的摘要。

4. 正文　正文应该简明易读。尽管没有字数限制，没有特殊原因的情况下 10 000 字是上限。内容由背景、目的、方法、结果、讨论、结论、致谢、作者贡献、利益冲突说明等组成。

背景和目的：研究背景应对问题进行体系化描述，体现研究疾病或问题的现状、对干预措施的论述、干预措施的作用机制以及该系统评价的必要性。在背景部分之后，研究者应使用简明扼要的表述，明确描述研究目的，例如“评估某个干预措施对于健康问题的影响”。

方法：包括研究的纳入排除标准、文献检索策略以及资料提取和分析。研究者应完整描述研究的纳入排除标准，包括但不限于对研究对象的诊断标准、研究地点、年龄性别或其他限制，对于干预和对照措施的剂量、疗程、强度的限制等，以明确该系统评价的范围。还需清晰报告研究的检索策略，包括检索的数据库种类、各数据库检索词的设置以及检索范围等信息，此部分内容通常报告于附录中。研究数据的收集整理以及分析，通常包括研究的筛选、数据提取以及管理、偏倚风险评价，以及 Meta 分析的数据合并、敏感性分析等方法，同时应对定量分析的异质性、亚组分析规则和前提进行报告。

结果：首先应报告各数据库的检索结果、研究的筛选流程及结果，建议采用 PRISMA 流程图（可从 RevMan 软件创建）进行呈现。然后，采用表格对纳入研究特征（包括但不限于研究对象、干预措施、对照措施、研究结果以及资金支持等）进行报告。对于纳入研究的偏倚风险评价，可应用 RevMan 软件生成各研究在各偏倚风险条目上的评价结果图，以及汇总的偏倚风险评价结果图，同时可以表格的形式报告。对于干预措施效果评价，应根据研究计划，以文本描述和图表的形式，对各结局指标进行完整的报告。同时注意效应模型的选择、研究结果的注释以及排版格式等，确保报告的可读性。

讨论：Cochrane 系统评价的讨论有固定的结构，包括主要结果的总结、整体的完整性和适用性、证据质量、研究过程中可能存在的偏倚风险，以及相比其他系统评价研究的异同点。

结论：Cochrane 系统评价的结论通常围绕证据对临床实践决策的影响，以及对于该领域研究现状与未来研究方向的影响两方面开展。

对于发表规范的更详细条目，可参考 Cochrane 干预性系统评价的方法学标准：Methodological Expectations of Cochrane Intervention Reviews（MECIR）。

（三）全文发表

Cochrane 系统评价写作完成后，需上传至 http：//archie.cochrane.org/，并点击提交，即在 submit for editorial approve 前的方框内打钩。有些协作组还要求提供系统评价全文提交的清单（checklist）。

Cochrane Database of Systematic Reviews（CDSR）是健康医疗领域内的权威出版物，专注于发布各类卫生保健干预措施的系统评价和 Meta 分析。CDSR 以其严谨的方法论和同行评审流程著称，确保每篇发表的文章都达到了科学研究的高标准。CDSR 近 5 年的影响因子、JCR 分区以及中国科学院文献情报中心期刊分区表（简称中科院分区）如表 4-1 所示。2024 年的影响因子也稳定在 9.4。

表 4-1 *Cochrane Database of Systematic Reviews* 近 5 年影响因子以及 JCR 和中科院分区

年份	影响因子	JCR 分区	中科院分区
2023	9.9	Q1	2 区
2022	8.40	Q1	2 区
2021	11.87	Q1	2 区
2020	9.29	Q1	2 区
2019	7.89	Q1	2 区

四、系统评价发表后的定期更新

更新已发表的系统评价包含对前一版本的新数据、新方法或新分析的补充更改。Cochrane 协作网一直致力于对已发表系统评价的维护，确保其内容及时地更新，以包含最新的证据。随着新的研究证据的出现，应对这些新的研究证据进行汇总和分析，并根据更新的研究证据汇总结果修正或更新系统评价。Cochrane 系统评价要求每两年更新一次，更新写作完成后需要重新提交发表。

（一）是否需要更新以及何时更新

决定是否进行系统评价的更新涉及多方面因素，Garner 与其同事发表了决策框架以帮助研究者以结构化的方式思考这些问题。

首先，研究者应该基于对于该领域内充分的知识储备，考虑研究问题是否仍然与临床决策关系密切。其次，应考虑既有版本研究完成情况以及方法学质量是否良好，如果对于该研究问题仍具有研究兴趣，可以通过增加或改进方法，提升系统评价的质量。

如有新研究或新方法可用，还需评估将其纳入后是否会对结果带来影响。在一些情况下，例如当现有系统评价的结果被认为非常不确定时，为了改进可信度，则可以通过纳入新研究和新方法来更新系统评价。在一些情况下，尽管系统评价的主要结论可能未受影响，但更新研究的纳入，可能会体现干预措施、不同环境、其他的结局指标或人群亚组对结论的细微影响。

Cochrane 协作网的更新分类系统借鉴了 Garner 的结构框架，此系统可以区分当前的系统评价处于最新状态、计划更新或未计划更新的状态。若系统评价是未计划更新的状态，将给出理由，包括：研究的干预已经被取代、研究领域不重要、没有发现新的或正在进行的研究以及新的研究改变结论的可能性不大。

（二）对更新进行规划

在进行系统评价更新前，需要详细规划对现有版本系统评价的修改或增加情况，有时还需要起草新的系统评价方案。另外，还有特殊问题需要考虑：系统评价问题和纳入标准、拆分和合并评价、计划检索策略等。此外，更新也可能涉及新方法的引入。例如，既有系统评价范围较窄，虽然其可能做到了对特定干预类型的深入研究，但是窄范围的系统评价可能会导致受众忽视与其决策有关的其他种类的干预。因此，作者可能需要进行范围更广的系统评价研究。研究方法发生了实质性的变化时，研究者应重新撰写完整的、更新的研究计划以进行系统评价研究的更新。在某些情况下，相比更新，进行一项新的 Cochrane 系统评价可能更为适合。

（三）进行更新

通常情况下，系统评价的更新应按研究计划进行，并尽可能与当前版本的研究方法接近。对于更新文献的检索，检索日期应在更新发布的 12 个月内。对于符合纳入标准的更新研究，应提取其数据并按研究计划进行分析并报告。若研究范围或 PICO 相比既往版本系统评价发生变化时，可能需要更改或扩展资料提取表并重新提取部分数据，并进行相应的分析。

第三节　实施和报告规范

作为一项研究工作，每个系统评价的开展均需遵循科学研究过程。Cochrane Handbook 将系统评价的研究过程确定为以下步骤：明确研究问题、研究方案制订、检索并筛选研究、提取资料、质量评价、分析并解析结果以及撰写结果报告。以干预性系统评价为例，Cochrane 协作组推出了 MECIR 标准，包含系统评价方案的制订以及实施各环节的标准与规范。系统评价的报告规范可参考 PRISMA 声明，在最新版本的 PRISMA 2020 版本的声明中，不仅包含对于系统评价、Meta 分析的报告建议，还发布了对于其他类型研究的扩展声明。

一、制订过程简介

MECIR 标准是为了确保干预性 Cochrane 系统评价的质量，由 Cochrane 协作网共同制定的标准，主要涉及系统评价研究方案、全文以及评价更新的方法学要求，核心方法学涉及以下部分：明确研究问题和范围、文献收集、文献选择和数据收集、偏倚风险评估、数据分析和 Meta 分析、结果解释和报告。参照该标准对系统评价每一部分方法学进行审查，并确定审查等级：最基本标准（必须进行）、值得考虑的标准（应该进行）、常见错误（不应该做的）、致命缺陷（绝不能出现）。目前，MECIR 标准已更新至 2023 年版本，详见 Cochrane 官方网站 https：//community.cochrane.org/mecir-manual/。

PRISMA 声明的前身为 1999 年的 QUOROM（quality of reporting of meta-analyses）声明，主要关注随机对照试验的 Meta 分析的报告。在 2009 年，随着系统评价领域概念与实质的发展，该声明进行了更新，并正式地更名为 PRISMA（preferred reporting Items of systematic reviews and meta-analyses）声明。2017 年，为保证声明的时效性和相关性，PRISMA 声明又结合过去 10 年在系统评价方法学领域的发展进行了更新，推出了 PRISMA 2020 声明版本。

二、报告条目解读

以 PRISMA 声明的 2020 版本为例，该声明一共包含 27 个条目，共 42 个次级条目（表 4-2）。

表 4-2　PRISMA 2020 条目清单

章节主题	条目	条目清单
标题		
标题	1	明确本研究为系统评价
摘要		
摘要	2	见 PRISMA 2020 摘要清单
背景		
理论基础	3	基于现有研究描述该系统评价的理论基础
目的	4	明确陈述该系统评价的研究目的或待解决的问题
方法		
纳入排除标准	5	详细说明纳入和排除标准，以及在结果综合时纳入研究的分组情况
信息来源	6	详细说明获取文献的所有来源，包括所有数据库、注册平台、网站、机构、参考列表以及其他检索或咨询途径。明确说明每一项来源的检索或查询日期
检索策略	7	呈现所有数据库、注册平台和网站的完整检索策略，包括用到的过滤器和限制条件
研究选择	8	详细说明确定一项研究是否符合纳入标准的方法，包括每项检索记录由几人进行筛选，是否独立筛选。如使用自动化工具，应作详细说明
资料提取	9	详细说明数据提取的方法，包括几人提取数据，是否独立提取，以及从纳入研究的作者获取或确认数据的过程。如使用自动化工具，应作详细说明
资料条目	10a	列出并定义需要收集数据的所有结局指标。详细说明是否收集了每一项纳入研究中与各结局相关的所有信息（例如：所有效应量、随访时间点和分析结果）；若没有，需说明如何决定收集结果的具体方法
	10b	列出并定义提取的其他所有变量（例如，参与者和干预措施的特征，资金来源）。须对任何缺失或不明信息所作假设进行描述
偏倚风险评价	11	详细说明评价纳入研究偏倚风险的方法，包括使用评价工具的细节，评价人数以及是否独立进行。如使用自动化工具，应作详细说明
效应指标	12	详细说明每个结局在结果综合或呈现中使用的效应指标，如风险比（risk ratio）、平均差（mean difference）
方法综合	13a	描述确定结果合并时纳入研究的过程。例如，列出每个研究的干预特征，并与原计划在各项数据合并时进行研究分组的情况（条目 5）进行比较
	13b	描述准备数据呈现或合并的方法，例如，缺失合并效应量的处理或数据转换
	13c	描述对单个研究和综合结果使用的任何列表或可视化方法
	13d	描述结果综合使用的所有方法并说明其合理性。若进行 Meta 分析，则需描述检验统计异质性及程度的模型或方法，以及所使用程序包
	13e	描述用于探索可能造成研究结果间异质性原因的方法（如亚组分析、Meta 回归）
	13f	描述用于评价综合结果稳定性的任何敏感性分析
报告偏倚评价	14	描述评价因结果综合中缺失结果造成偏倚风险的方法（由报告偏倚引起）

续表

章节主题	条目	条目清单
可信度评价	15	描述评价某结局证据体可信度(置信度)的方法
结果		
研究选择	16a	描述检索和研究筛选过程的结果,从检索记录数到纳入研究数,最好使用流程图呈现
	16b	引用可能符合纳入标准但被排除的研究,并说明排除原因
研究特征	17	引用每个纳入研究并报告其研究特征
研究偏倚风险	18	呈现每个纳入研究的偏倚风险评价结果
单个研究的结果	19	呈现单个研究的所有结果:a. 每组的合并统计值(在适当的情况下),以及 b. 效果量及其精确性(例如,置信度 / 置信区间),最好使用结构化表格或森林图
结果综合	20a	简要总结每项综合结果的特征及其纳入研究的偏倚风险
	20b	呈现所有统计综合的结果。若进行了 Meta 分析,呈现每个合并估计值及其精确性(例如置信度 / 置信区间)和统计学异质性结果。若存在组间比较,请描述效应量的方向
	20c	呈现研究结果中所有可能导致异质性原因的调查结果
	20d	呈现所有用于评价综合结果稳定性的敏感性分析结果
报告偏倚	21	呈现每项综合因缺失结果(由报告偏倚引起)造成的偏倚风险
证据可信度	22	针对每个结局,呈现证据体可信度(置信度)评价的结果
讨论		
讨论	23a	在其他证据背景下对结果进行简要解释
	23b	讨论纳入证据的任何局限性
	23c	讨论系统评价过程中的任何局限性
	23d	讨论结果对实践、政策和未来研究的影响
其他信息		
注册与计划书	24a	提供注册信息,包括注册名称和注册号,或声明未注册
	24b	提供计划书获取地址,或声明未准备计划书
	24c	描述或解释对注册或计划书中所提供信息的任何修改
支持	25	描述经济或非经济支持的来源,以及资助者或赞助商在评价中的作用
利益冲突	26	声明作者的任何利益冲突
数据、代码和其他材料的可用性	27	报告以下哪些内容可公开获取及相应途径:资料提取表模板;从纳入研究中提取的资料;用于所有分析的数据、分析编码和其他材料

(一) 标题

条目 1:明确报告该研究为系统评价

PRISMA 2020 建议作者报告标题为系统评价,从而让读者了解研究性质,不建议将

"系统评价"与"Meta 分析"两词相互替代。

（二）摘要

条目 2：PRISMA 2020 的摘要清单

如表 4-3 所示，PRISMA 2020 要求在清单的标题、目的、方法、结果、讨论、资金和注册的条目中，报告所有有关信息，相比前一版本增强了摘要报告信息的透明度。需要注意的是，Cochrane 系统评价格式固定，资金相关的信息可能不会在摘要中报告，而报告于文中其他部分。

表 4-3 PRISMA 2020 摘要条目清单

章节主题	条目	条目清单
标题		
标题	1	明确本研究为系统评价
背景		
目的	2	明确陈述研究目的或本系统评价要解决的问题
方法		
纳入排除标准	3	明确说明系统评价的纳入和排除标准
信息来源	4	明确说明获取文献的所有来源（例如，数据库、注册平台）和每一项检索的截止日期
偏倚风险	5	明确说明评价纳入研究偏倚风险的方法
结果综合	6	明确说明结果呈现和综合的方法
结果		
纳入研究	7	报告纳入研究和总样本量，并总结纳入研究的相关特征
结果综合	8	呈现主要结局的结果，最好包括每项结局纳入的研究及总样本量。若进行 Meta 分析，需报告合并效应量和置信 / 可信区间；若存在组间比较，需报告效应量的方向（即结果支持干预组还是对照组）
讨论		
证据局限性	9	简要总结纳入证据的局限性（例如，研究的偏倚风险，不一致性和不精确性）
结果阐释	10	对系统评价结果和主要意义作简要阐释
其他		
资金来源	11	说明系统评价的主要资金来源
注册	12	报告系统评价的注册名称和注册号

（三）前言

条目 3：描述研究背景和系统评价的理论基础

在该条目中，需要阐明开展系统评价的意义、对于当前研究领域的补充作用等。

条目 4：描述系统评价的目的或问题

对主要目的或问题清晰阐述，将帮助读者理解系统评价是否解决了主要研究问题。

（四）方法

条目 5：明确纳入和排除标准及如何将研究分组以及如何合并

需要详细描述纳入和排除标准，并且在合并结果时应对各干预措施、结局指标、研究对象的分组进行识别和定义。

条目 6：明确进行检索或查询的数据库、注册平台、参考文献等资料来源和检索日期

报告的信息来源包括但不限于所有检索的数据库、注册平台、网站、组织机构、参考文献清单，以及每个资料来源最后检索的日期。

条目 7：呈现所有数据库、注册平台、网站的全部检索策略，包括所使用的过滤器和限定条件

对于检索条件的要求，有利于读者评估和检验检索的全面程度，提升系统评价的透明度与可重复性。

条目 8：明确报告筛选过程使用的方法

筛选方法包括筛选的研究人员数量，以及是否独立筛选。此外若使用了自动化工具，还需要报告此方面信息。

条目 9：明确报告数据提取使用的方法

研究者应报告从纳入文献中提取数据的方法，声明强调需要汇报提取数据的研究人员数量以及是否独立提取。此外若使用了自动化工具，还需要报告此方面信息。

条目 10：资料条目

a. 定义并列出所需要获取数据的结局指标，明确是否提取了每个研究中符合设定结局指标的所有结果，若未提取则应说明提取时的规则与方法；b. 定义并列出所需要获取的其他变量。

研究者可以从纳入研究提取全部符合结局指标定义的结果，也可使用特定方法选择某一部分结果，无论哪种方式均需要清楚地汇报相应内容。研究者通常还需要汇报研究特征、受试者特征、干预对照的信息、分析结果以及利益冲突等。

条目 11：描述用于评价纳入研究偏倚风险的方法

研究者应报告使用的工具、评价人员设置以及是否独立评价。此外若使用了自动化工具，还需要报告此方面信息。

条目 12：描述每个结局数据合并所采用的效应指标

研究者应合理地选择各种效应指标（相对危险度、均值差等）并合理运用，对结果进行合理解释。

条目 13：描述结果综合所采用的方法

a. 描述数据合并后呈现的方式（特征表、概要表等形式）；b. 描述合并前的数据预处理；c. 描述展示单个研究结果及综合结果图表的方法；d. 描述合并结果的方法和理由；e. 描述探索合并结果异质性的方法（亚组分析、Meta 回归分析等）；f. 描述评价稳定性的敏感性分析。以上六个条目的报告要求，提升了研究中合并方法的清晰性。

条目 14：描述对缺失结果（报告偏倚）所致风险的评估方法

可以通过将研究注册方案、计划书与研究报告的结果进行比较，评估缺失结果导致偏倚风险的方法。

条目 15：描述评价每个结局证据质量的方法

该条目要求作者描述用于评估结局证据质量的方法，目前常用的为 GRADE 工具。

（五）结果

条目 16：研究选择

a. 描述检索和研究筛选过程的结果，从检索记录数到纳入研究数，最好使用流程图呈现；b. 引用可能符合纳入标准但被排除的研究，并说明排除原因。

条目 17：列出每个纳入研究并呈现特征

研究者对各项纳入研究特征的报告，将帮助读者理解系统评价的适用性。

条目 18：呈现每个纳入研究偏倚风险评估的结果

相比仅以图表形式列出偏倚风险评估的整体情况，应该呈现每个研究及其评价条目的偏倚风险评估结果。

条目 19：单个研究的结果

a. 每组的合并统计值（若适当）；b. 效果量及其精确性（置信度、置信区间）。

通常使用表格或森林图形式，对统计分析的描述并展示分析结果，可以展示纳入研究对结果的贡献。

条目 20：结果综合

a. 总结各项综合结果特征及研究的偏倚风险；b. 报告所有的统计综合结果。若进行了 Meta 分析，呈现每个合并的估计值及其精确性，以及统计学异质性结果。有组间比较则需要描述效应量的方向；c. 呈现研究结果中所有可能导致异质性的调查结果；d. 呈现所有用于评价综合结果稳定性的敏感性分析结果。

4 项子条目分别从研究特征、偏倚风险、异质性和稳定性方面，要求研究者对研究结果的综合汇报。

条目 21：呈现每项综合结果因报告偏倚（造成缺失结果）引发的偏倚风险

要求研究者对于每个合并结果中报告对缺失结果所致偏倚风险（报告偏倚）的评估

情况，帮助读者评估可能对于结果可信度的影响。

条目 22：对每个结局呈现可信度（置信度）评价结果

本条目要求报告评估每个结局指标证据质量分级的结果，如 GRADE 评价。

（六）讨论

条目 23：讨论

a. 在其他证据基础上对结果进行简要解释；b. 讨论纳入证据的任何局限性；c. 讨论系统评价过程中的任何局限性；d. 讨论结果对实践、政策和未来研究的影响。

以上 4 个子条目，有助于体现评价结果与研究背景的关联，帮助读者理解研究发现。研究者还可以将研究结论与既往、相似的系统评价进行比较，探讨结果异同以及原因等。研究者对纳入的研究数量、样本量的不足，或较低的文献质量等对于证据完整性或不确定性的讨论，以及对于系统评价实施过程中如检索、筛选或分析步骤中，可避免或难以避免的限制的讨论，都将有助于读者理解研究结果的可信度。最后，围绕研究结果的外推性，研究者需要说明研究结果对未来研究、临床实践以及政策方面的意义。同时，应注意避免提出过于模板化、套路化或不具备实践意义的建议。

（七）其他

条目 24：注册与计划书

a. 提供注册信息，包括注册名称和注册号，或声明未注册；b. 提供计划书获取地址，或声明未准备计划书；c. 描述或解释对注册或计划书中所提供信息的任何修改。

该条目在 PRISMA 2009 版本中为方法学部分第 1 项，在 PRISMA 2020 版本中位于“其他信息”，且被分为 3 项亚条目。研究者首先应阐述系统评价的注册信息，如网站、注册号等（Cochrane 系统评价发表的注册方案会同步发表于 PROSPERO 网站）。这将帮助读者判断完成后的研究与研究计划是否一致，是否存在未被报告的信息，判断是否会引起偏倚风险。若计划书发生了修改，研究者应说明修改的具体信息，确保研究的透明性。

条目 25：支持

声明经济支持情况，说明来源信息，以及在评价中的作用。

研究者应报告研究是否受到资金支持，并且说明资助者在研究中的作用，这将帮助读者评估资金支持对系统评价实施、结论各环节的影响。

条目 26：利益冲突

声明作者的任何利益冲突。

该项目需要阐述参与研究的作者与利益相关团体、组织的合作关系，若存在这种关系，可能会对系统评价的真实性与可靠性产生影响。报告该项目将帮助读者评估作者的利益冲突情况对研究的影响。

条目 27：数据、代码以及其他材料

报告以上哪些内容可公开获取及相应途径。

PRISMA 2020 新增该条目，对数据、代码材料的公开与分享，将有助于数据再利用、发现错误以及分析方法的共享。此类资料可制作为附件形式，或上传于公共数据库中。

第四节 实例解析

本节以"Xiao Chai Hu Tang，a herbal medicine，for chronic hepatitis B"（小柴胡汤治疗慢性乙型肝炎）这一 Cochrane 系统评价为例，介绍系统评价的选题、研究背景与合理性，评价的方法包括资料检索、质量评估、资料提取与分析。

一、提出研究问题

慢性乙型肝炎是一种高发病率和死亡率的肝脏疾病。慢性乙型肝炎需要进行长期治疗，以降低肝细胞炎性坏死、肝纤维化、失代偿性肝硬化、肝功能衰竭和肝癌的风险，并改善与健康相关的生活质量。"小柴胡汤"已被用于减轻慢性乙型肝炎患者的不适感、抑制病毒复制。但是，尚未有系统评价采用严格的评估方法证实小柴胡汤的利弊。因此，有必要评估小柴胡汤对比安慰剂或空白对照治疗慢性乙型肝炎病毒感染者的疗效和安全性。

二、研究背景分析及研究必要性

慢性乙型肝炎病毒感染是一种常见的肝脏疾病，其发病率、死亡率高。它会给患者及其家人造成心理压力和负担。小柴胡汤已用于治疗慢性乙肝，因为人们认为它可以减少慢性乙肝患者的不适感、抑制病毒复制。但是，系统评价从未采用过严格的评价方法来证实小柴胡汤的利弊。

三、研究方法

（一）系统评价的纳入标准

1. 研究类型　随机临床试验，不考虑盲法、语言、年份、出版格式或出版状态。

2. 研究对象　不限制性别和年龄，由试验者定义或根据指南诊断患有慢性乙型肝炎（乙型肝炎表面抗原 HBsAg 阳性超过六个月，血清乙型肝炎病毒脱氧核糖核酸 HBV-

DNA 阳性超过 2 000IU/mL、天冬氨酸转氨酶 AST 或丙氨酸转氨酶 ALT 水平持续或间歇性升高，以及肝活检结果显示慢性乙型肝炎伴中度或重度坏死性炎症）。除了慢性乙型肝炎外，参与者还可能患有肝硬化、肝细胞癌、伴随的 HIV 感染或艾滋病、丙型肝炎、丁型肝炎或其他伴随疾病。

3. 干预类型　试验组为接受小柴胡汤治疗，不受剂量或加减的限制。对照组为接受安慰剂或空白干预治疗。小柴胡汤的主要成分包括柴胡、黄芩、半夏和人参四味药材。研究允许在试验组和对照组中进行共同干预。

4. 结局指标

(1) 主要结局指标：①全因死亡率：任何原因造成的死亡。即发生一种或多种严重不良事件的参与者的比例；也就是说，任何导致死亡、危及生命、需要住院治疗或延长现有住院治疗、导致持续或严重残疾或无行为能力，或者是先天性异常或出生缺陷的不良医疗事件。②与健康相关的生活质量：试验者用来评估参与者报告的生活质量的任何量表。

(2) 次要结局指标：①乙型肝炎相关死亡率；②乙型肝炎相关的发病率（发生以下一种或多种事件的参与者的比例：肝硬化、腹水、静脉曲张出血、肝肾综合征、肝细胞癌、肝性脑病或肝移植，并且未死亡）；③非严重不良事件：发生一种或多种被认为“不严重”的不良事件参与者的比例，参与者任何不符合上述严重不良事件标准的不良医疗事件被定义为非严重不良事件。

(3) 探索性的结局指标：在血清或血浆中检测到 HBV-DNA 的参与者比例；在血清或血浆中检测到乙型肝炎 e 抗原（hepatitis B e antigen，HBeAg）的参与者的比例；单独报告严重不良事件；单独报告被认为“不严重”的不良事件；单独报告与乙型肝炎相关的发病率。

（二）文献检索及截止日期

研究以小柴胡汤、乙型肝炎等关键词制定检索策略，检索了 Cochrane 肝胆对照试验中心注册库、CENTRAL、MEDLINE Ovid、Embase Ovid 和其他 7 个数据库，还检索了世界卫生组织国际临床试验注册平台、ClinicalTrials.gov 和中国临床试验注册中心正在进行或未发表的试验，截至 2019 年 3 月 1 日。

（三）数据收集及分析

1. 研究筛选　由研究者两人一组独立筛选标题和摘要，以确定可能符合条件的试验。并记录不合格研究的排除原因。若遇到分歧将通过讨论解决，请第三方资深研究者进行仲裁。

2. 数据提取　研究者两人一组，使用在 Microsoft Excel 中创建的数据收集表独立提取数据。如果存在差异，重新检查提取的数据。当分歧持续存在时，将试图通过讨论解决分歧。在继续进行分析之前，当分歧仍然存在时，请第三方资深研究者进行仲裁。提取信息如下：发表信息（即年份、国家、作者）；研究特点和设计；试验参与者的特征；试验纳入和排除标准；干预措施；结果；随访；数据分析类型（ITT 集、mITT 集、PP 集）。必要时联系研究作者以获取缺失的信息。

3. 偏倚风险与质量评估　研究者两人一组，使用 Cochrane 偏倚风险评价工具，独立评价纳入研究的偏倚风险，并应用 GRADEpro 工具进行综合评价。

4. 结果分析

(1) Meta 分析采用 Cochrane 协作网提供的 Revman5 软件，计划使用风险比（RR）来衡量二分类结果，对连续数据使用平均差（MD），并使用 95% 置信区间（95%CI）进行头对头比较的 Meta 分析。如果研究使用不同的工具来测量相同的连续结果，计算标准化平均差（SMD）和 95%CI。并进行异质性分析以及敏感性分析。

(2) 在数据可用的情况下，将以高低偏倚风险的研究、不同对照的干预、传统小柴胡汤方与改良小柴胡汤方、不同剂型的小柴胡汤等方式，开展亚组分析。

(3) 累积的 Meta 分析由于数据的零散与缺乏以及重复试验而产生随机错误的风险，研究将进行试验序贯分析。

四、研究结果

(一) 检索结果

经过电子检索，共得到 311 条记录，展示从数据库检索到最终纳入研究的完整筛选过程，以专业软件生成的实例截图为例（图 4-1）。

(二) 纳入研究特征

经筛选后，最终纳入 10 个随机对照试验。所有试验均对小柴胡汤与无治疗进行了比较。这些试验评估了不同配方和不同剂量，给药持续 3 到 8 个月不等。有 1 项试验涉及患有肺结核的受试者，还有 1 项试验涉及患有肝硬化（会导致瘢痕产生）的受试者。只有 5 个试验（共 490 名受试者）提供了可供分析的资料。10 个纳入试验中有 2 个报告得到了学术资助，其余 8 个均未报告支持或资助信息。

(三) 研究对象特征

10 个随机对照试验共包括 934 名诊断为慢性乙型肝炎的受试者，每个试验的受试者例数为 79 至 160 例，年龄为 33 至 64 岁。9 个试验报告了参与者的性别，男女比例为 512∶335。所有试验均包括慢性乙型肝炎患者。6 个试验使用了指南中描述的诊断标准，3 个试验由试验研究者进行诊断。其余试验未报告慢性乙型肝炎诊断的标准。除了慢性乙型肝炎外，还有 1 项试验的参与者患有结核病，1 项试验的参与者患有肝硬化。

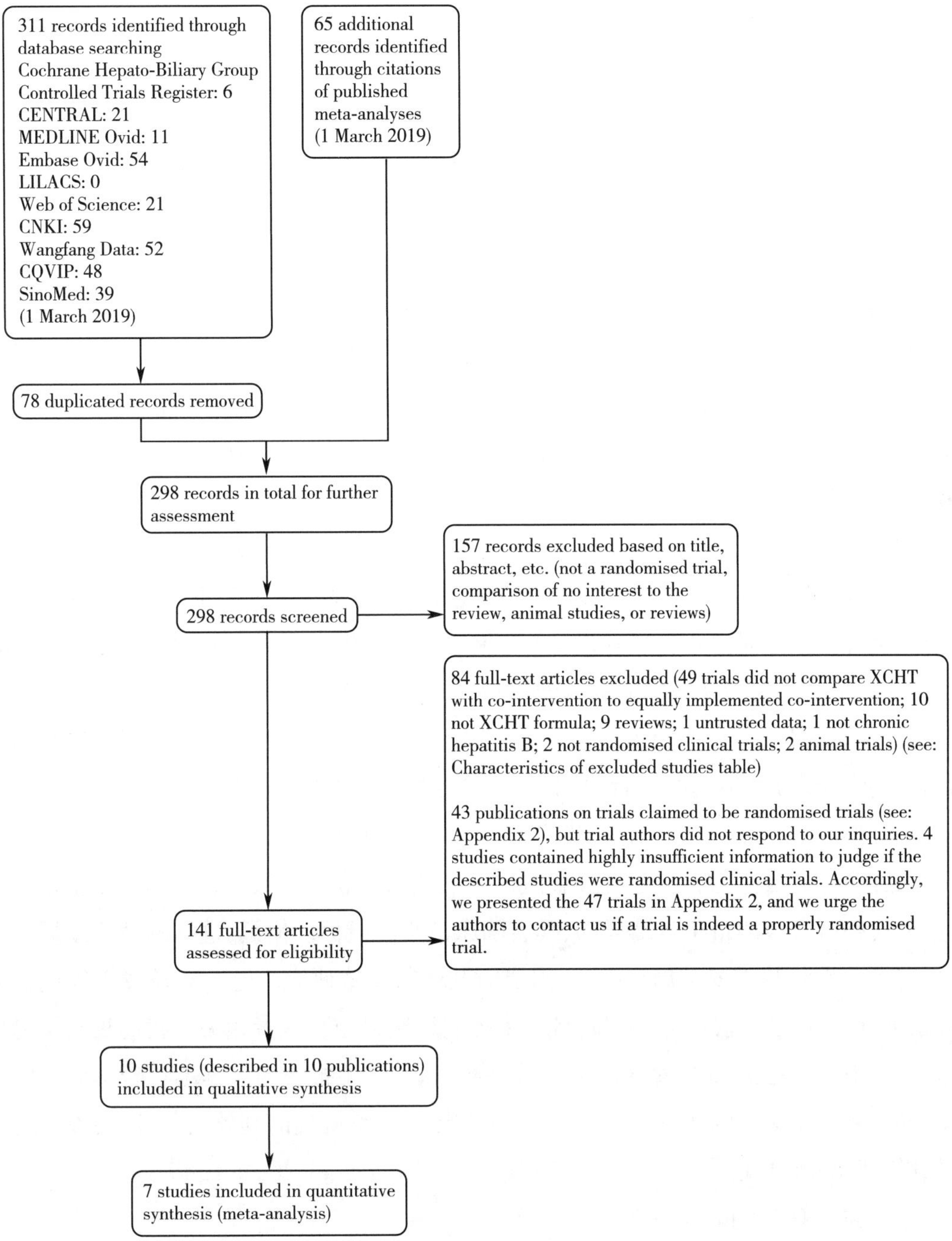

图 4-1 研究筛选流程图

在研究对象的选择上，有 2 个试验排除肝硬化受试者，3 个试验排除其他类型肝炎受试者，4 个试验排除心血管、脑血管、肺、肾、内分泌和造血系统疾病，4 个试验排除了孕妇或哺乳期妇女，2 个试验排除了癌症患者；1 个试验排除了患有肝性脑病的参与者；4 个试验排除了在随机试验开始前接受过抗病毒药物、免疫调节剂或抗纤维化药物的参与者。1 个试验未报告排除标准。

（四）干预和对照措施

10 项试验都比较了小柴胡汤方加联合干预与等量联合干预。1 项试验使用口服小柴胡汤方颗粒剂，9 项试验使用口服小柴胡汤方的水提取物，3 项试验使用小柴胡汤的加减方，5 项试验使用小柴胡汤方原方，2 项试验未报告小柴胡汤方的详细成分。

小柴胡汤的用量，以君药（即传统中药方剂中具有主要药理活性的药材）柴胡的用量计算，为每天 6~25g，治疗时间为 3~8 个月。所有 10 项试验的参与者随访均以治疗结束为期限。

9 项试验的参与者接受了联合干预，例如阿德福韦、拉米夫定、恩替卡韦、甘草酸二铵、阿德福韦加恩替卡韦和拉米夫定加抗结核治疗、恩替卡韦和甘草酸二铵以及保肝酶和免疫调节药物。

（五）结局指标报告情况

10 项研究均未报告全因死亡率（任何原因所导致的死亡）、严重副作用（导致如死亡或残疾等严重后果的不良医疗事件）、与健康相关的生活质量（衡量身体、心理、情感、社会功能、个体对生活和健康的满意度）以及与乙肝相关的死亡率和发病率。我们不确定，与不干预相比较，小柴胡汤对“不严重”的副作用、HBeAg（一种指示病毒复制活跃的乙肝病毒蛋白）可检测的患者比例，以及单独报告的“不严重”副作用等是否具有正面或负面影响。与不干预相比，小柴胡汤似乎减少了可检测到 HBV-DNA（用于指示血液中乙肝病毒的数量）的受试者比例，但这一发现的可靠性很低。替代结局是指在研究中用以代替可直接测量患者结局的、具有临床意义的指标。但是，这样的替代结局不一定总能可靠地代替重要结局。因此，需要对其进行正式研究。这一有益发现须谨慎对待，因为试验存在较高的偏倚风险，且尚未证明该结果与受试者相关。我们找到了另外 47 项研究作为潜在的随机对照临床试验，但因这些试验报告的数据不符合本评价的纳入标准而将其排除。因此，在确定小柴胡汤对慢性乙型肝炎的利弊之前，需要设计合理的随机对照临床试验。

（六）纳入研究的证据质量

尚不能确定使用小柴胡汤治疗慢性乙型肝炎患者的证据质量，因为尚无试验专门研究该对患者的死亡、与健康相关的生活质量、因感染乙肝病毒而致死的风险、严重副作用等方面的益处和危害。与不干预相比，小柴胡汤在“不严重”的副作用、可检测到 HBV-DNA 和 HBeAg 的受试者比例等方面的证据质量极低。对这些证据质量的评价很低是由被纳入试验的设计和报告不佳所致（图 4-2，图 4-3）。

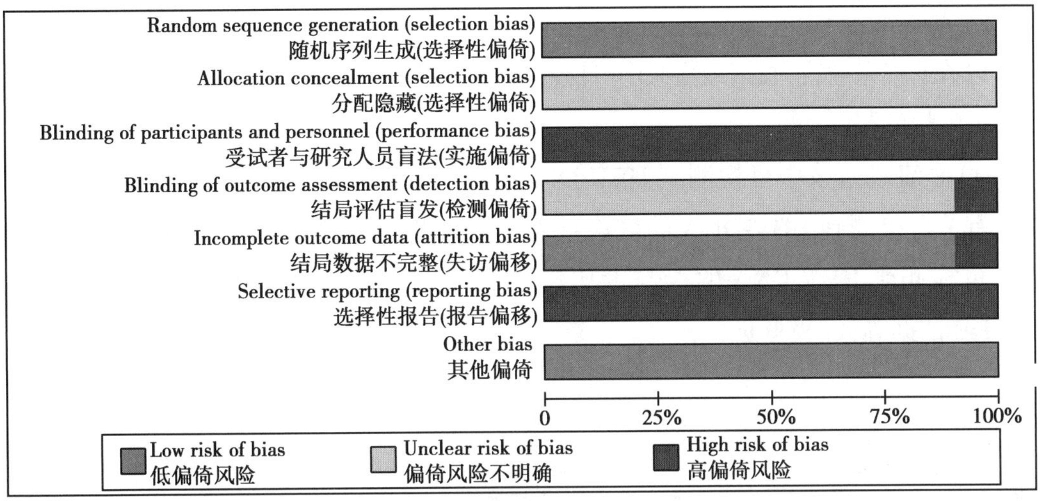

图 4-2　纳入研究的质量评价：汇总表

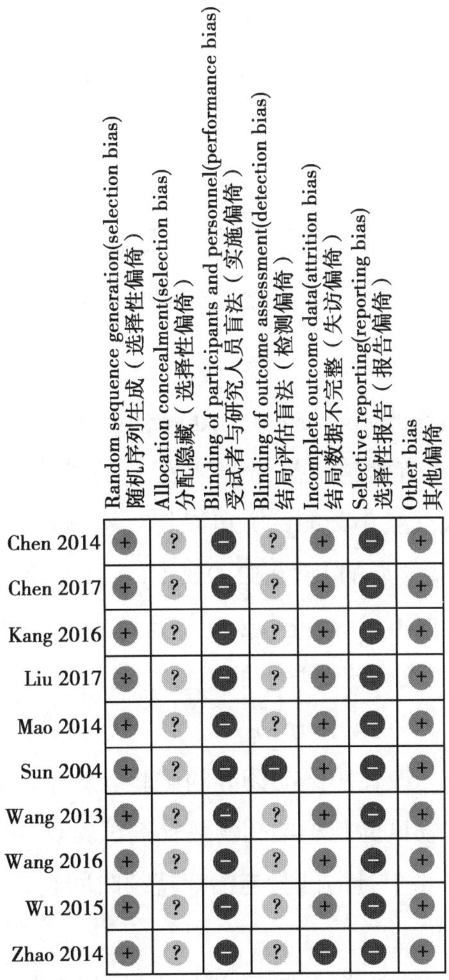

图 4-3　纳入研究的质量评价

+：低偏倚风险，？：偏倚风险不明确，-：高偏倚风险

（七）干预效果

以数据较完整的“血清或血浆中可检测到 HBV-DNA 的参与者比例”为例，其他省略。

探索性结果

（1）血清或血浆中可检测到 HBV-DNA 的参与者比例：如图 4-4 所示，3 项试验提供了有关可检测到 HBV-DNA 的试验对象比例的数据，包含 222 名试验对象。小柴胡汤方可检测到 HBV-DNA 的参与者比例较低（RR 0.62，95%CI 0.45 至 0.85；I^2 = 0%；GRADE 证据等级：极低）。

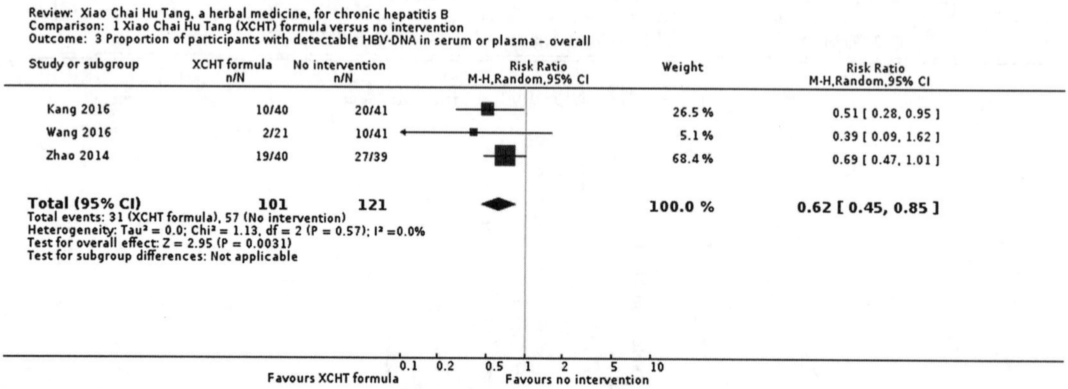

图 4-4 小柴胡汤方对比空白干预的森林图

（2）试验序贯分析：如图 4-5 所示，3 项试验的试验序贯分析（对照组事件比例 47.1%，相对风险降低 15%，alpha：5.0%，power：90%，diversity：0%）表明 Z 曲线没有达到 DARIS（2 068 名试验参与者），也没有跨越获益、危害和无效的统计监测界限。试验序贯分析发现没有足够的证据支持或反驳小柴胡汤方可以将可检测到 HBV-DNA 的参与者的风险降低 15%（试验序贯分析调整后的 RR 0.62，95%CI 0.17 至 2.80）。

（3）亚组分析：由于数据不足，研究者未能执行计划中全部的亚组分析。

研究发现在以下方面，没有统计学上的显著差异：

偏倚风险（Chi^2=0.91，P=0.34，I^2=0%）；

比较传统小柴胡汤方与改良小柴胡汤方的试验（Chi^2=0.01，P=0.92，I^2=0%）；

比较小柴胡汤方提取物试验与小柴胡汤颗粒剂试验（Chi^2=0.91，P=0.34，I^2=0%）；

将治疗持续时间少于六个月的试验与治疗持续时间超过六个月的试验进行比较时（Chi^2=0.42，P=0.52，I^2=0%）；

将柴胡剂量超过 15g 的试验与柴胡剂量低于 15g 的试验进行比较（Chi^2=0.47，P=0.49，I^2=0%）；

将试验者诊断为慢性乙型肝炎的参与者与根据指南诊断为参与者的试验进行比较时（Chi^2=0.04，P=0.84，I^2=0%）。

(4) 敏感性分析：我们没有进行计划的敏感性分析，因为 3 项试验都报告了可检测 HBV-DNA 的受试者比例。

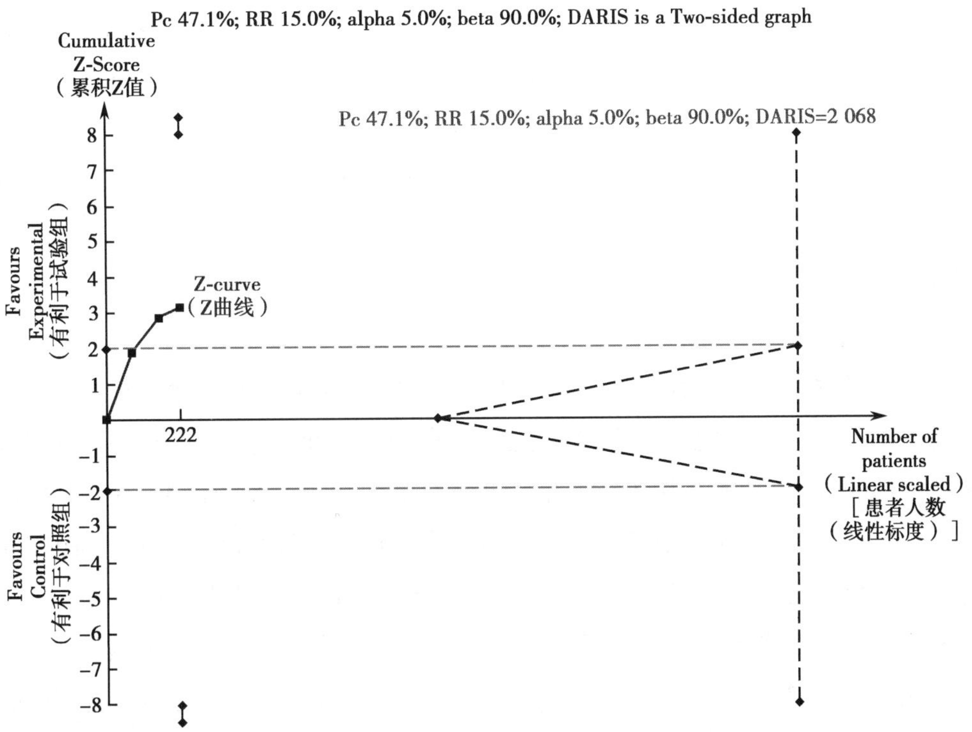

图 4-5　试验序贯分析：可检测到乙型肝炎病毒 DNA（HBV-DNA）的参与者比例

五、讨论与结论

（一）研究结果讨论

研究纳入了 10 项随机对照临床试验，共涉及 934 名受试者，但只有 5 项试验（涉及 490 名受试者）提供了用于分析的数据。所有试验均比较了小柴胡汤与不干预的临床相关结局。所有试验仅在中国开展和发表。被纳入的试验评估了配方不同、给药三至八个月不等的小柴胡汤。有 1 项试验涉及患有合并肺结核的慢性乙型肝炎受试者，还有 1 项试验涉及患有肝硬化的乙型肝炎受试者。其余试验仅涉及患有乙型肝炎的受试者。所有试验都存在高偏倚风险，且所有提供了分析资料的结局的证据质量均为极低。由于结局偏倚风险、结果的不一致性（效果相反）、证据的间接性（用替代结局代替临床相关结局）、结果的不准确性（置信区间太宽）和发表偏倚（试验样本量小），我们将证据质量降低了 1 至 2 个级别。此外,有 47 项试验缺乏确保将这些试验纳入我们的系统评价所需的方法学信息。

所纳入的试验均未涉及评估如全因死亡率、严重不良事件、与健康相关的生活质量、乙型肝炎相关的死亡率或发病率等临床相关结局。小柴胡汤对发生“不严重”不良事件的受试者比例的影响尚不确定(RR=0.43,95%CI［0.02,11.98］; I^2 =69%; 证据质量极低)。只有 3 项共涉及 222 名受试者的试验报告了可检测到 HBV-DNA 的受试者比例,但表明小柴胡汤可降低血液中 HBV-DNA 的含量(替代结局)的证据并不确定(RR=0.62,95%CI［0.45,0.85］; I^2=0%; 证据质量极低)。只有 2 项共涉及 160 名受试者的试验报告了可检测到乙型肝炎病毒 e 抗原(HBeAg; 替代结局)的受试者比例(RR=0.72,95%CI［0.50,1.02］; I^2=38%; 证据质量极低),且证据质量不确定。单独报告的“不严重”的不良事件的证据质量也不确定。

(二) 研究结论

小柴胡汤对慢性乙型肝炎的临床效果尚不清楚。所纳入的试验规模小,方法学质量偏低。尽管小柴胡汤使用广泛,但还是缺乏有关全因死亡率、严重不良事件、与健康相关的生活质量、乙型肝炎相关死亡率和发病率的数据。本系统评价的证据来自最多从 3 项试验中获取的资料。我们把不严重的不良事件和替代结局 HBeAg 和 HBV-DNA 的证据质量评定为极低。找到了大量在设计和操作方面缺乏清晰描述的试验,因此这些试验未被纳入本系统评价。由于所有试验都在中国进行,因此该系统评价在中国以外的适用性可能是一个问题。目前缺乏大规模、高质量、资助来源透明的、包含同质受试者的随机对照试验。

(刘兆兰　刘建平)

参考文献

［1］Kong Z, Liang N, Yang GL, et al. Xiao Chai Hu Tang, a herbal medicine, for chronic hepatitis B [J]. Cochrane Database Syst Rev, 2019, 2019 (11): CD013090.

［2］Moher D., Shamseer L., Clarke M., et al. Preferred reporting items for systematic review and meta-analysis protocols (PRISMA-P) 2015 statement [J]. Systematic reviews, 2015, 4 (1): 1.

［3］Shamseer L., Moher D., Clarke M., et al. Preferred reporting items for systematic review and meta-analysis protocols (PRISMA-P) 2015: elaboration and explanation [J]. BMJ, 2015, 350: g7647.

［4］Garner P, Hopewell S, Chandler J, et al. When and how to update systematic reviews: consensus and checklist [J]. BMJ, 2016, 354: i3507.

第五章

系统评价再评价的实施步骤、相关规范及实例解析

系统评价再评价(overviews of reviews,简称 Overviews)是使用明确和系统的方法全面收集针对同一主题领域中相关研究问题的多个系统评价,对其进行再评价的一种综合研究方法。Overviews 的核心是针对当前多个相关系统评价证据进行综合,为证据使用者提供更为集中的高质量证据。相比传统的系统评价,Overviews 所含信息量更大更全面,临床实用性更强,也更有利于知识转化和证据的传播应用,更方便用证者使用证据,可以针对疾病干预、诊断、预后 / 患病率、病因 / 危险因素、卫生经济学等不同方面进行研究。

第一节　概　　述

一、定义与作用

Overviews 是使用明确和系统的方法全面收集针对同一主题领域中相关研究问题的多个系统评价,对其进行再评价的一种综合研究方法。其可综合系统评价的证据,因此其所聚焦的证据资源等级更高,解决的临床问题更有针对性。Overviews 的英文名称曾有多种表达,如 overviews of reviews, overviews of overviews, reviews of reviews, overviews of systematic reviews, umbrella reviews, synthesis of reviews, meta-reviews 等。2008 年第 17 届 Cochrane 年会后比较认同 "overviews of reviews",现最新版的 Cochrane 系统评价手册第五章也将 "umbrella reviews" 视为 Overviews 的同义词,该章节明确提及 Cochrane Overviews 最初由 Umbrella Reviews 方法小组(现在称为比较多种干预方

法小组)开发。国内学者将其翻译为:系统评价再评价,基于系统评价的评价,同类评价,系统评价汇总等。目前国内比较认同的是系统评价再评价。

医学发展经历了从基础实验到临床试验,再从临床试验到系统评价的发展,在这个过程中,证据级别不断提高,且趋于集中。临床试验属于原始研究,当针对同一临床问题有多个临床试验发表时,系统评价不仅可以全面系统地展示当前多个临床试验的结果,还可以通过合并单个研究增加样本量来最大可能地降低随机误差,进而增加结果估计的精确度。

但传统的系统评价大多只比较两种干预措施的有效性和安全性,回答"这种干预措施的效果怎么样"的问题,然而在实际临床环境中,医生和患者可能更希望了解的是"在这种情况下我该选择哪种干预措施",此时需要的是对多种干预措施进行比较,优选出最适合的干预措施。另外,对于同一疾病的不同临床问题,如果有多篇系统评价发表,对于证据使用者来说需要对这些系统评价都进行检索和阅读,既费时又费力。在这样的背景下,Overviews 应运而生。Overviews 的核心是针对当前多个相关系统评价证据进行综合,为证据使用者提供更为集中的高质量证据。相比传统的系统评价,Overviews 所含信息量更大更全面,临床实用性更强,也更有利于知识转化和证据的传播应用,更方便用证者使用证据。Overviews 可以针对疾病干预、诊断、预后 / 患病率、病因 / 危险因素、卫生经济学等不同方面进行研究。在疾病干预方面,Overviews 可以分析不同的干预措施对同一疾病或人群、同一个干预措施对同一疾病的不同结局指标、同一个干预措施对不同疾病或人群,以及同一个干预措施对多种疾病的不良反应。在疾病诊断方面,Overviews 可以分析同一诊断方法对同一疾病诊断准确性,以及不同诊断方法对同一疾病诊断准确性。

二、产生与发展

20 世纪末,有学者开始对同类的多个系统评价进行再评价研究。1999 年,英国埃克斯特大学的 Ernst 教授对草药治疗抑郁、失眠和前列腺良性增生等老年人常见病的相关系统评价进行了再评价,并首次使用了"Overview of systematic reviews"一词。2000 年,第 8 届国际 Cochrane 年会中正式提出了制作 Overviews 的问题,Cochrane 急性呼吸道感染组、精神分裂症组及吸烟组,联合对普通感冒的预防措施、精神分裂症的药物治疗和与戒烟有关的系统评价进行了再评价,同时,Jefferson 教授等通过分析 Overviews 研究类型等内容,讨论了在 Cochrane 图书馆发表 Overviews 的可行性。2004 年,Cochrane 协作网成立了 Umbrella Reviews Working Group(即后续开发了 Cochrane Overviews),Lome Becker 教授出任工作组负责人,其团队系统地研究了 Overviews 的制作方法。2008 年 9 月，第 5 版 Cochrane 系统评价手册中增加了 Overviews 的章节，并在 Revman 5.0 软件中增加了相关模块（Overview of reviews）。Cochrane 协作网最初进行 Overviews 研究的目的是在于为 Cochrane 图书馆使用者（如临床医生、决策者或患者）提供同一主题系统评价证据的综合评价结果。Cochrane 图书馆 2009 年第 4 期发表了一篇题名为 “Biologics for rheumatoid arthritis：an overview of Cochrane reviews”（生物制剂治疗类风湿性关节炎的 Cochrane 系统评价再评价）的研究，对 6 篇不同生物制剂治疗风湿性关节炎的 Cochrane 系统评价进行了再评价，这是 Cochrane 图书馆发表的第一篇 Overviews 全文。2010 年，作为 Cochrane 协作网 15 个方法学组之一的多种干预措施比较方法学组（Cochrane Comparing Multiple Interventions Methods Group）成立，将 Overviews 的方法学研究作为其工作重点之一。截至 2024 年 7 月，Cochrane 图书馆已发表 69 篇 Overviews 全文，另有 25 篇处于 protocol 阶段，涉及多个疾病组。目前最新版的 Cochrane 系统评价手册 6.3 在第五章中（Chapter V：Overviews of Reviews），对 Overviews 的方法学进行了介绍。

三、研究现状

随着中医药临床研究的数量逐年增多，其系统评价 /Meta 分析的发表数量也呈现快速增长趋势。二次研究证据的不断丰富，为临床决策、政策制定等提供了相应的参考，同时，增强证据查找、提升证据利用的快捷性和有效性，推动证据资源向更高层级转化的需求随之产生。中医药领域首个 Overviews 是本团队于 2011 年发表在 *PLoS ONE* 的，此篇 Overviews 未限制疾病类型，是对所有在 Cochrane 图书馆发表的中医药系统评价进行了再评价。对 CNKI 发表的中医药领域的 Overviews 进行检索，检索日期截止到 2024 年 3 月，共检索到中医药领域的 Overviews149 篇，最早的一篇发表于 2014 年，发表数量随年代呈现递增趋势。149 篇 Overviews 涉及的干预措施包括中草药（13 篇）、中成药（25 篇）、中药（31 篇）、中药注射液（21 篇）、针刺（10 篇）、针灸（29 篇）、八段锦（1 篇）、气功（1 篇）、热敏灸（1 篇）、太极拳（2 篇）、推拿（2 篇）、穴位按摩（1 篇）、穴位贴敷（2 篇）、中医运动（1 篇）、针刀（1 篇）、中药敷料（1 篇）、中药灌肠（2 篇）、中医护理（1 篇）、中医手法（1 篇）、中医外治（3 篇），其中包括与西药联用的情况。目前中医药领域 Overviews 的文献干预措施灵活多变，以中医药对比西医为主，兼有中医不同疗法间的对比。以口服中药为干预措施的 Overviews 所涉及的疾病类别包括循环系统、呼吸系统、消化系统、神经系统、泌尿生殖系统等疾病，出现频次最高的疾病是冠心病，其次是高血压、心力衰竭、心房颤动、心律失常、糖尿病及其合并症等。以针刺和针灸为干预措施的 Overviews 所涉及的疾病包括慢性阻塞性肺疾病、脑卒中、疼痛、肥胖、偏头痛、失眠、认知障碍、抑郁症、腰椎间盘突出症、肩周炎、肠易激综合征、妇科疾病、癌症、高血压、膝骨关节炎、血脂异常等多种疾病。以八段锦为干预措施的 Overviews 治疗认知功能障碍，以气功为干预措施的 Overviews 治疗糖尿病，以太极拳为干预措施的 Overviews 治疗高血压和骨质疏松症，以推拿为干预措施的 Overviews 治疗疼痛，以穴位按摩为干预措施的 Overviews 治疗失眠，以穴位贴敷为干预措施的 Overviews 治疗慢性阻塞性肺疾病和哮喘，以中医运动为干预措施的 Overviews 治疗焦虑、抑郁，以中药灌肠为干预措施的 Overviews 治疗溃疡性结肠炎，以中医护理适宜技术为干预措施的 Overviews 治疗糖尿病足，以中医手法为干预措施的 Overviews 治疗颈椎病，以中医外治法为干预措施的 Overviews 治疗近视、溃疡性结肠炎、腰肌劳损。表明中医药领域 Overviews 不同干预措施所涉及的疾病涵盖多个疾病，研究内容丰富。

第二节 实施步骤与注意事项

一、实施步骤

1. 选题 与系统评价一样，Overviews 的选题来源于临床实践并服务于临床实践，因此选题应考虑其是否具有一定的临床意义，同时还要考虑目前该领域已发表的系统评价的数量。确定选题后，应全面了解该课题背景知识，掌握国内外研究现状，考虑适合做哪种类型的研究。同时组建 Overviews 制作团队，其团队成员至少包括方法学人员、检索专家（可以来自图书馆）、统计人员和临床医生等。

2. 制定纳入排除标准 Overviews 纳入排除标准的制定需根据 PICOS 原则结构化问题，而 Overviews 的 PICOS 四要素中往往有一个是不限定的，这与系统评价有明显不同。一般情况 Overviews 应该根据选题的 PICOS 范围纳入所关注问题的所有相关系统评价，以使结果更全面。

3. 检索系统评价 Overviews 的检索策略相比系统评价更为简单，例如：汇总某一疾病或者健康相关问题的所有干预措施的疗效，那只需要确定疾病或者健康问题的名称，同时联合“系统评价 / 系统综述 /Meta 分析 / 荟萃分析”等检索词进行主题词检索即可。田金徽在《系统评价再评价撰写注意事项》一文中列出了常见数据库检索系统评价的检索策略，见表 5-1。

表 5-1　常见数据库检索系统评价的检索策略

数据库名称	检索策略
PubMed	#1 "Meta-Analysis as Topic"[Mesh]OR "Meta-Analysis"[Publication Type] #2 meta analysis[Title/Abstract]OR meta analyses[Title/Abstract]OR meta-analysis[Title/Abstract]OR meta-analyses[Title/Abstract]OR metaanalysis[Title/Abstract]OR metanalysis[Title/Abstract]OR met-analysis[Title/Abstrac]OR metaanalyses[Title/Abstract]OR metanalyses[Title/Abstract]OR met-analyses[Title/Abstract]OR data pooling[Title/Abstract]OR data poolings[Title/Abstract]OR clinical trial overview[Title/Abstract]OR clinical trial overviews[Title/Abstract] #3#1 OR #2 #4 systematic review[Title/Abstract]OR systematic reviews[Title/Abstract] #5#3 OR #4
Embase	#1 'meta analysis' /exp OR 'meta analysis(topic)' /exp #2 'meta analysis': ti,ab OR 'meta analyses': ti,ab OR 'meta-analysis': ti,ab OR 'meta-analyses': ti,ab OR metaanalysis: ti,ab OR metanalysis: ti,ab OR 'met-analysis': ti,ab OR metaanalyses: ti,ab OR metanalyses: ti,ab OR 'met-analyses': ti,ab OR 'data pooling': ti,ab OR 'data poolings': ti,ab OR 'clinical trial overview': ti,ab OR 'clinical trial overviews': ti,ab #3#1 OR #2 #4 'systematic review' /exp OR 'systematic review(topic)' /exp #5 'systematic review': ti,ab OR 'systematic reviews': ti,ab #6#4 OR #5 #7#3 OR #6
OVID 数据库	#1 exp Meta-Analysis/or Meta-Analysis as Topic/ #2 meta analysis.ab,kf,kw,sy,ti.or meta analyses.ab,kf,kw,sy,ti.or meta-analysis.ab,kf,kw,sy,ti.or meta-analyses.ab,kf,kw,sy,ti.or metaanalysis.ab,kf,kw,sy,ti.or metanalysis.ab,kf,kw,sy,ti.or met-analysis.ab,kf,kw,sy,ti.or metaanalyses.ab,kf,kw,sy,ti.or metanalyses.ab,kf,kw,sy,ti.or met-analyses.ab,kf,kw,sy,ti.or data pooling.ab,kf,kw,sy,ti.or data poolings.ab,kf,kw,sy,ti.or clinical trial overview.ab,kf,kw,sy,ti.or clinical trial overviews.ab,kf,kw,sy,ti. #3#1 or #2 #4 systematic review.ab,kf,kw,sy,ti.or systematic reviews.ab,kf,kw,sy,ti. #5#3 or #4
Web of Science	TS = "meta analysis" OR TS = "meta analyses" OR TS = "meta-analysis" OR TS = "meta-analyses" OR TS = metaanalysis OR TS = metanalysis OR TS = "met-analysis" OR TS = metaanalyses OR TS = metanalyses OR TS = "metanalyses" OR TS = "systematic review" OR TS = "systematic reviews" OR TS = "data pooling" OR TS = "data poolings" OR TS = "clinical trial overview" OR TS = "clinical trial overviews"
中国生物医学文献数据库	#1 "Meta 分析"[不加权:扩展]OR "Meta 分析(主题)"[不加权:扩展] #2 "Meta 分析"[常用字段:智能]OR "系统评价"[常用字段:智能] OR "荟萃分析"[常用字段:智能]OR "系统综述"[常用字段:智能] OR "整合分析"[常用字段:智能]OR "数据合成"[常用字段:智能] OR "元分析"[常用字段:智能] #3#1 OR #2

续表

数据库名称	检索策略
中国知网 - 专业检索	SU = ‘Meta 分析’ OR SU = ‘系统评价’ OR SU = ‘荟萃分析’ OR SU = ‘系统综述’ OR SU = ‘整合分析’ OR SU = ‘数据合成’ OR SU = ‘元分析’
万方数据知识服务平台 - 专业检索	主题:(“Meta 分析”)+ 主题:(“系统评价”)+ 主题:(“荟萃分析”)+ 主题:(“系统综述”)+ 主题:(“整合分析”)+ 主题:(“数据合成”)+ 主题:(“元分析”)

4. 筛选系统评价　Overviews 制订过程中筛选系统评价也至少需要两名评价员独立进行,这样可减少系统评价的误排率,若有意见分歧可讨论解决,必要时与第三位评价员讨论协商确定。如果可能,对评价员培训并进行预试验,即对样本系统评价(约 10~20 篇,其中包括肯定合格的、肯定不合格的和不确定的)进行预筛选,以保证系统评价筛选过程的标准化和筛选结果的准确性。如果 Overviews 的目的是进行证据概括,在筛选系统评价时可以允许系统评价之间存在重复数据,如果 Overviews 的目的是回答新的临床问题,在筛选系统评价时需要通过核对纳入系统评价的参考文献排除原始研究间的重复数据。

5. 评价系统评价质量　评价系统评价质量主要包括方法学质量、报告质量和证据质量。方法学质量评价包括评价纳入系统评价的设计、实施过程及其如何对偏倚进行控制,系统评价方法学质量评价的标准众多,目前 Cochrane 协作网推荐的方法学质量评价工具主要有 2 个:①2007 年荷兰阿姆斯特丹自由大学医学研究中心和加拿大渥太华大学的临床流行病学专家们共同开发的 AMSTAR 量表,是目前应用最广泛的评价工具,主要用来评价随机对照试验的系统评价质量,2017 年 AMSTAR 作者团队又对其进行了更新和升级,形成新的 AMSTAR-2 量表,升级后的量表可以评价随机对照试验以及非随机对照试验的系统评价质量。②2016 年开发的 ROBIS(risk of bias in systematic review)量表,用来评价干预性、诊断、预后以及病因学系统评价的方法学质量。系统评价的报告质量推荐采用 PRISMA 声明进行评价。系统评价的证据质量评价是从结局指标层面进行,若纳入的系统评价本身已进行了证据质量评价,则应该对评价结果谨慎评估以确保原评价结果的正确性。若未进行质量评价,推荐采用 GRADE 标准进行评价。如果 Overviews 的目的是进行证据概括,在进行证据质量评价时,应该采用纳入系统评价已有的 GRADE 评价结果或者重新评价。如果 Overviews 的目的是回答新的临床问题,需要重新对新梳理的结局指标进行 GRADE 证据质量评价,或结合网状 Meta 分析的结果对证据质量进行 GRADE 评价。

6. 提取资料　Cochrane 系统评价手册 6.3 中对 Overviews 的提取信息进行了总结,主要包括:①纳入系统评价的基本信息(例如标题、作者、发表年份、最近更新的日期、系统评价纳入的研究和受试者数量)。②原始研究的基本信息(例如作者、发表年份、研究设计、发表国家)。③系统评价的检索策略(例如检索数据库的数目、检索数据库的名称、检索数据库的日期范围、最后一次检索的日期)。④系统评价的人群(例如受试者特征包括年龄、性别、种族、疾病阶段、合并症;研究地点)。⑤系统评价的干预措施(例如干预措施的类型、剂量、强度、频率、持续时间)。⑥系统评价的对照措施(例如对照措施的类型,剂量,强度,频率,持续时间)。⑦主要和次要结局指标(如系统评价的“方法”部分所述)。在收集研究结果的相关信息时,对于每个系统评价的结果部分应当按以下标准提取:提取不同比较类型中的每个结局的合并效应量、置信区间、异质性评价指标以及采用的模型,以便于对纳入系统评价的 Meta 分析结果进行定性描述。如果需要进行原始数据的比较分析,则提取纳入系统评价中每个原始研究的连续变量或者二分类变量结局的原始数据,或者其效应值及其 95% 置信区间。⑧附加信息(例如 Overviews 作者的评论、系统评价的局限性、方法学质量或偏倚风险)。

7. 数据分析　包括定性的结果总结和定量的数据合并两种数据分析形式,Overviews 作者应当根据研究目的选择适当的数据分析方法。如果研究目的仅是为了将目前同一领域可获得的证据进行概括总结,那就可以仅对纳入系统评价的结果进行定性总结,例如小柴胡汤临床应用疗效以及安全性证据现状,就可以对小柴胡汤治疗各种疾病的系统评价结果进行总结。如果需要对原系统评价进行特殊人群或者亚组分析,则需要对系统评价中不重复的原始数据重新进行 Meta 分析(比如中医药领域治疗慢性乙型肝炎病毒携带者的疗效以及安全性证据现状,就应当把病毒携带者和有症状的患者分别进行分析)或者不同干预措施之间相互比较的网状 Meta 分析。如果 Overviews 的目的是进行证据概括,在数据分析时可以直接重现纳入系统评价的研究结果,或重新归类系统评价的研究结果。如果 Overviews 的目的是回答新的临床问题,在数据分析时可以按照新的临床问题或者亚组重新进行 Meta 分析,或对不同的干预措施和对照措施进行配对 Meta 分析以及网状 Meta 分析。

8. 结果呈现　Overviews 作者应该从临床实践出发,用便于证据使用者的方式进行结果的表述,根据不同的研究目的呈现不同的研究结果,通常有以下几种形式:①直接报告纳入系统评价的研究结果,可以按照不同的结局指标依次罗列每个系统评价的结果,或者按照相似的人群 / 干预措施 / 结局测量方法分组呈现系统评价的结果;②重新归类系统评价的研究结果,可以按照临床结局、非临床结局分类呈现,也可以按照肯定有效的、有希望有效的、无效的以及可能无效的结局分类呈现;③将系统评价纳入的原始研究按照 Overviews 作者的研究目的进行重新分析,按照结局指标的重要程度以及亚组的特征进行 Meta 分析,报告每个结局纳入的原始研究数量以及研究对象数量,以及每个结局指标的合并效应量大小;④如果纳入的系统评价 /Meta 分析干预措施不同,但有相同的对照措施，即第一篇研究是 A 与 B 比较，第二篇研究是 C 与 B 比较，且各个系统评价的同质性良好，此时可以采取间接比较的方法比较 A 与 C 的效果，得出间接比较的 Meta 分析的结果，间接比较的证据级别较直接（头对头）比较级别低。如果作者希望进行间接比较或者进行多种干预措施的 Meta 分析，应寻求合适的统计和方法学的支持，比如配对 Meta 分析以及网状 Meta 分析。

9. 报告 Overviews　研究者撰写和报告 Overviews 时，可参照 Overviews 优先报告工具（preferred reporting items for overviews，PRIO-harms）进行规范报告，尽可能把所有内容均呈现给读者。Overviews 的摘要可参照 Overviews 摘要的优先报告工具（preferred reporting items for OoSRs abstracts，PRIO for abstracts）进行规范报告。

二、注意事项

Overviews 的制作步骤与系统评价相似，是由于 Overviews 的主要研究目的有别于系统评价本身，因此在每一步骤的设计上和系统评价制作又有细节上的差异。见表 5-2。

表 5-2　Overviews 与系统评价的比较

条目	Overviews	系统评价
目的	基于多个系统评价的综合证据	基于多个原始研究的综合证据
纳入研究	系统评价	原始研究，如随机对照试验、交叉试验等
文献选择标准	有严格的系统评价纳入排除标准	有严格的原始研究纳入排除标准
检索方法	有系统的检索策略，全面收集同一主题相关系统评价	有系统的检索策略，全面收集相关原始研究
质量评价	对纳入的系统评价进行方法学质量评价，同时报告纳入的系统评价中所包含原始研究的偏倚风险评估结果。如有可能，应报告纳入系统评价中的 GRADE 评价结果，否则应对系统评价中的数据进行 GRADE 评价	对纳入的原始研究进行方法学质量评价及证据质量评价。针对每一个重要的结局指标进行 GRADE 评价
资料分析	总结和 / 或重新分析纳入系统评价的结局指标数据	针对每一个重要的结局指标，对纳入的原始研究进行 Meta 分析、网状 Meta 分析，和 / 或定性分析
结果	客观描述纳入系统评价的特征、质量评价结果及效应量等信息	客观描述纳入原始研究的特征、质量评价结果、效应量及发表偏倚等信息
结论	主要对相关信息进行客观陈述，获得当前研究现状下更为全面、客观的结论，并描述对未来研究的提示	综合考虑纳入原始研究质量、效应量等多方面内容，并描述对未来研究的提示
报告	按方法、结果、讨论、结论等步骤进行报告，可依据 PRIO-harms 规范进行报告	按方法、结果、讨论、结论等步骤进行报告，可依据 PRISMA 规范进行报告

第三节　报 告 规 范

一、制订过程简介

Overviews 的完整透明报告有助于判断其结论的可信度，其中干预措施的利害关系对于临床应用的选择及证据评价尤为重要。因此，为促进 Overviews 干预措施利害关系的完整透明报告，Bougioukas 等在 2018 年研发了 Overviews 优先报告工具 PRIO-harms。PRIO-harms 是在 PRISMA 条目上扩展而成，目的是保证 Overviews 中干预措施利害关系的完整透明报告。包括标题、摘要、背景、方法、结果、讨论、作者身份和资金 8 个部分共计 27 项条目（56 项亚条目）组成的评价清单和 1 个文献筛选流程图。与 PRISMA 条目相比，PRIO-harms 增加了 4 个条目（10、18、25、26），同时清单中明确列出了专门用于报告干预措施利害关系的条目（1b、2b、3c、6c、8b、15c、16b、21c、23b）。PRIO-harms 的具体评价条目清单见表 5-3。

表 5-3　Overviews 优先报告工具（PRIO-harms）清单

领域和主题	亚条目	条目清单
标题		
1 标题	1a	题目中明确是系统评价再评价
	1b	题目中可出现安全性、危害性、不良事件的相关表述
摘要		
2 结构式摘要	2a	提供结构式摘要。如果适用，应包括背景、目的、数据来源、文献选择标准、数据提取、质量评价、数据综合方法、结果、局限性、结论等
	2b	报告系统评价再评价和 / 或纳入系统评价中危害性分析的主要结果
背景		
3 理论基础	3a	概述现有知识背景下系统评价再评价的基本原理和论述范围（广义或狭义）
	3b	报告干预措施潜在的利害关系
	3c[(1)]	根据已发表文献判定哪些事件是不良事件，并提供明确的理由
4 目的（PICOS）	4	以 PICOS（研究对象、干预措施、对照措施、结局指标、研究类型）的形式明确说明研究问题

续表

领域和主题	亚条目	条目清单
方法		
5 计划书与注册	5a	说明是否有计划书
	5b	如果已注册，应提供注册机构（如 PROSPERO 等）的有效网址
6 系统评价选择标准与结局指标	6a	详细说明按照研究设计、研究对象、干预措施、对照措施形式制订的系统评价选择标准
	6b	报告（必要时定义）结局指标的具体数据，最好对主要和次要结局指标进行优先排序
	6c	报告纳入不良事件作为（主要或次要）结局指标。如果适用，对其严重程度（如轻度、中度、重度、致命；可在附件中描述）进行分级
	6d(2)	报告系统评价再评价纳入研究的特征（如语言限制、发表状态、发表时间）（参见条目 7）
7 信息来源	7a	检索至少 2 个电子数据库
	7b	报告补充检索的来源（如手工检索、追溯参考文献、相关综述和指南、注册的计划书、会议摘要和其他灰色文献）
	7c	报告末次检索时间和 / 或每个数据库的检索时限
8 检索策略(3)	8a	提供至少 1 个电子数据库的完整检索策略（算法），包括检索过程中使用的任何限制（如语言和时间限制，参见亚条目 6d 和 7c），以便可以重现检索结果
	8b	报告其他用于识别已明确的不良事件的检索过程（如不良事件的算法或滤器、检索相关网站）
9 数据管理与筛选过程	9a(4)	报告系统评价再评价制作过程中用于记录和管理数据的软件
	9b	定义系统评价，并提供文献筛选过程及相关细节（如由至少 2 名研究者筛选标题、摘要或全文，多名评价者独立选择并交叉核对确定研究，最终以协商的方式解决分歧）
	9c	报告重复研究的处理方法（包括纳入版本最新的、方法学最严谨的、纳入原始研究最多的系统评价）
10 原始研究的补充检索	10	报告用于确定合格原始研究的补充检索（如检索更多数据库或更新补充检索）及相关细节
11 数据提取过程	11a	报告系统评价再评价的数据提取方法（如数据提取表、独立或重复提取、通过协商方式解决分歧）
	11b	报告从研究人员处获取、确认或更新数据的过程（如联系纳入研究作者或从纳入系统评价中的原始研究获取数据）
12 数据条目	12	报告（必要时定义）影响研究结果的相关变量（如 PICOS、纳入研究和研究对象的数量、剂量或频率、随访时间、结果、资金来源）及数据转换和简化方法

续表

领域和主题	亚条目	条目清单
13 方法学与证据质量评价	13a	报告纳入系统评价的报告和 / 或方法学质量评价方法（如使用系统评价和 Meta 分析优先报告条目 PRISMA 声明或系统评价和 Meta 分析危害性优先报告条目 PRISMA-harms 声明、系统评价方法学质量评价工具 AMSTAR 或其修订版 R-AMSTAR 工具评价纳入系统评价的质量）
	13b[5]	报告纳入系统评价中原始研究的质量评价方法（如使用随机对照试验的评价工具 Jadad 量表或 Cochrane 偏倚风险评估工具 RoB）
	13c	报告证据质量的评价方法（如证据推荐分级的评估、制订与评价系统 GRADE）
	13d	描述质量评价的方法（如预实验、独立、重复）
14 Meta 偏倚	14	说明预先计划的 Meta 偏倚评价方法（如发表偏倚或不同研究的选择性报告、系统评价偏倚风险评估工具 ROBIS）
15 数据综合	15a	报告数据的处理或综合方法（如定性描述、Meta 分析、网状 Meta 分析）及相关细节（如数据提取或计算方法、异质性评价方法；如果进行定量合成，报告相应统计方法）
	15b	如果进行定量合成，报告使用的软件
	15c	报告纳入研究中是否存在未发生不良事件的情况及如何进行统计分析处理
	15d	描述拟进行的其他分析方法（如敏感性分析、亚组分析、Meta 回归）
结果		
16 系统评价与原始研究的选择	16a	提供选择系统评价的详细信息（如检索、初筛、纳入和排除系统评价的数量），补充纳入的原始研究，推荐使用流程图呈现系统评价再评价选择研究的过程
	16b	流程图中单独呈现涉及不良结局指标的研究数量
	16c[3]	列出阅读全文后排除的研究（列出参考文献）并提供排除原因
17 系统评价与原始研究的特征	17a[3]	研究对象的数量和范围、干预的剂量或频率、随访时间（治疗持续时间）、系统评价的局限性、结果、结论和补充纳入原始研究的特征
	17b	报告纳入系统评价使用的语言和发表状态限制
18 重复	18	呈现和 / 或讨论系统评价中原始研究的重复情况（至少报告以下 1 种）：重复研究的处理方法（如修正重叠区域）；列出引文矩阵[3]；给出索引出版物数量和 / 或讨论重复研究[6]
19 方法学和证据质量评价的呈现	19	以文字或图表[3]形式呈现质量评价结果（参见亚条目 13a~c）：包括纳入系统评价的报告和 / 或方法学质量；报告系统评价纳入原始研究的质量（包括随机序列生成、分配隐藏、盲法、退出、偏倚等）及补充纳入原始研究的质量；证据质量
20 Meta 分析偏倚的呈现	20	报告 Meta 分析偏倚的评价结果（如发表偏倚、不同研究的选择性报告、ROBIS 工具评价结果）

续表

领域和主题	亚条目	条目清单
21 结果综合	21a	总结和报告系统评价再评价中利害关系的主要结果。如果进行定量合成，则以置信区间和异质性等报告综合结果
	21b	如果进行其他分析（如敏感性分析、亚组分析、Meta 回归），应报告相应结果
	21c	分别报告每种干预措施所致不良事件的结果
讨论		
22 证据总结	22	提供主要结局的简要总结及每项主要结局指标的证据优势和局限性
23 局限性	23a	讨论系统评价再评价或纳入研究（或两者）的局限性（如不同的文献选择标准、检索的局限性、语言限制、发表偏倚、选择偏倚）
	23b	报告危害性相关系统评价可能的局限性（如数据和信息缺失问题、危害性定义、罕见不良事件）
24 结论	24a	提供与系统评价结果相符的一般性解释及对临床实践的影响；同等慎重考虑利害关系及在其他临床背景中的证据选择
	24b	对未来研究的启示
作者身份		
25 作者贡献	25	报告作者贡献
26 双重作者	26	局限性或利益声明部分报告双重作者
资金		
27 资金及其他支持	27a	报告系统评价再评价（直接资助）或作者（间接资助）的资金支持和其他支持来源，或报告没有资金支持
	27b	提供系统评价再评价或作者的资助者或赞助商
	27c	如果存在资助，应报告系统评价再评价中资助者、赞助商和 / 或机构的作用

注：

（1）主要适用于关注不良事件的系统评价再评价，可在方法学部分描述。

（2）语言限制、发表状态和时间限制可在信息来源中报告，参见条目 7。

（3）可以作为补充材料呈现在附件中。

（4）用于管理和记录数据的软件可在数据收集过程报告，参见条目 11。

（5）评价方法（如评价工具）可在条目 19 中报告。

（6）索引出版物是指纳入系统评价中首次出现的原始研究。重复研究可在讨论部分描述。

Bougioukas 等在 2019 年研发了 Overviews 摘要的优先报告工具（preferred reporting items for OoSRs abstracts，PRIO for abstracts），由六个部分组成，共 15 个主题 20 项条目。其中 1a、3、4a、5、6、8、9a、9b、10、11a、11b、12 这 12 个条目是强烈推荐的条目。PRIO for abstracts 的具体评价条目清单见表 5-4。

表 5-4　Overviews 摘要优先报告条目(PRIO for abstracts)清单

领域 / 主题	条目[a]	条目清单(* 表示强烈推荐的条目)
标题		
标题	1a[b*]	在标题中用"系统评价再评价"一词体现研究设计
	1b	在标题中提及"有效""有效性""安全性"或"危害"等相关术语，或感兴趣的具体结局指标(例如，具体的危害)
引言		
背景	2	简要介绍 Overviews 的问题
目的	3*	说明 Overviews 的目的(包括研究人群 / 健康状况、干预措施、对照措施、结局指标等部分)
方法		
入选标准	4a*	说明 Overviews 中所纳入系统评价的主要入选标准(例如系统评价纳入研究的设计类型或混合研究设计、干预措施、对照措施或研究人群类型)，并定义主要结局指标
	4b	说明 Overviews 入选标准的报告特征(例如语言限制和发表状态)
	4c	报告如何处理重叠[c]的系统评价(例如只纳入最新的、方法学质量最高的或原始研究数量比较多的系统评价)
信息来源	5*	报告检索的主要数据库和任何其他来源(例如检索参考文献或特定期刊)，并提供检索日期。如果进行了补充检索以确定其他相关的原始研究，应予以说明
方法学质量 / 偏倚风险与证据质量评价	6*	报告纳入系统评价的方法学质量 / 偏倚风险的评价结果(例如使用 AMSTAR 或 / 和 ROBIS 工具)和证据质量(或确定性)的评估(例如使用 GRADE 方法)
文献筛选、数据提取和质量评价方法	7	报告系统评价文献筛选、数据提取和质量评价的方法(例如独立或双人进行)
数据综合	8*	报告结果数据的处理或综合方法[如定性描述、Meta 分析、网状 Meta 分析(合并直接和间接比较)]
结果		
纳入研究和人群的数目 / 特征	9a[d*]	报告纳入系统评价的数量、类型(系统评价或 / 和 Meta 分析)和重要特征。如果对系统评价的重叠程度[例如根据校正覆盖面积(corrected covered area，CCA)判定为轻度、中度或高度]进行了估计，也需要报告
	9b[e*]	报告系统评价中纳入原始研究的总数目(理想情况下是索引出版物的数量[f])和类型(例如随机对照试验或非随机对照研究)，以及受试者的总数量(最好是索引出版物中的受试者)
方法学质量 / 偏倚风险评价结果的呈现	10*	对纳入系统评价中的方法学质量 / 偏倚风险(例如基于 AMSTAR 或 / 和 ROBIS 工具)的评价结果进行总结

续表

领域 / 主题	条目 [a]	条目清单（* 表示强烈推荐的条目）
关于证据质量的结果总结	11a*	用文字或 / 和数据描述主要结局指标的效果，以及证据质量支持的研究发现： 如果效果是用文字表示效果的方向（例如：哪一组效果更好；使用较低、较少、减少；较大、较多、增加；没有差异、相似等词语）以及显示这一结果的系统评价数量 如果效果伴随着数量化的结果，包括支持这一结果的原始研究和受试者的数量。将每个汇总结果及其相应的置信区间一起呈现 评价每个主要结局指标的证据质量（例如 GRADE 方法）（或在适当的情况下提供证据质量总结情况）
	11b[g]*	报告干预措施的危害。如果纳入的系统评价中没有发生危害或危害情况报告不足，则应说明
结论		
证据的解释、优势和局限性	12*	根据证据质量对结果进行一般性解释。简要总结现有证据的优势（如效应量大）和局限性（如不同研究的入选标准不同、系统评价的重叠程度大、得出结论的研究数量不足、关于潜在危害的数据稀疏和零散，以及其他偏倚风险）。应说明研究对政策和临床实践可能产生的影响
对研究的启示	13	对未来研究的重要意义
其他		
资金支持	14	报告 Overviews 的主要资金来源。如果没有资金，也需要说明
注册	15	如果方案已经注册了，需要提供注册号和注册名称。

注：[a] 加 * 的条目，表示强烈推荐的项目。

[b] 如果 Overviews 仅包括 Cochrane 系统评价，则术语 “systematic” 可替换为 “Cochrane”，因为这些综述始终是系统性的。

[c] 重叠是指原始研究被一个以上的系统评价纳入，可能导致数据重复计算的情况。Overviews 重叠的一种衡量标准是修正覆盖面积（corrected covered area，CCA）。

[d] 如果 Overviews 中包括额外的原始研究，还应报告其数量和研究设计。

[e] 如果 Overviews 中包括额外的原始研究（及其受试人群），应将其纳入到总数量中。

[f] 索引出版物是纳入系统评价中首次出现的主要出版物（使用的另一个术语是 “唯一的原始研究”）。

[g] 适用于医疗干预措施包含危害（主要或次要）结局指标的 Overviews。

二、报告条目解读

此部分主要针对 PRIO-harms 的 27 项条目进行解读。

条目 1（标题）解读：标题需明确报告该研究为系统评价再评价，标题应包含术语 “系统评价再评价” （overviews of reviews）。使用统一的术语，可以帮助读者正确检索与识别 Overviews。一个表述清晰完整的标题除须明确报告研究类型为 “系统评价再评价”，还应包括主要目标（如有效性、安全性等）以及研究关注人群、干预 / 对照措施等关键信息。如为现有 Overviews 的更新，建议在标题中补充陈述。

条目 2（摘要）解读：摘要应全面准确总结 Overviews 的目的、方法与结果，以帮助读者确定是否需要全文阅读。在撰写摘要时，可参考 PRIO for abstracts 的条目。

条目 3（理论基础）解读：Overviews 的背景报告需清晰完整说明研究问题、现有知识、现有文献的局限性以及其对现有知识体系的补充，并解释为什么 Overviews 适合解决该研究问题，如现有系统评价的性质与数量。如为现有 Overviews 的更新，建议在前言中阐明，并引用原有的 Overviews。

条目 4（目的，PICOS）解读：报告该 Overviews 的研究目标或问题，可遵循 PICOS 形式报告关键要素，包括研究对象、干预与对照措施、结局指标（至少为主要结局指标）、研究类型、应用情景以及时间范围，以确保研究目标或问题的报告完整性。此外，还可报告其他感兴趣的结局指标，说明该 Overviews 的预期读者。

条目 5（计划书与注册）解读：在 Overviews 制作前撰写计划书与注册，不仅可以提高临床研究的透明度和科学性，减少选择性报告和发表偏倚，而且能够避免因重复研究而造成的资源浪费。目前国内尚无相关注册网站，建议在 PROSPERO 平台或 Cochrane 网站进行注册。

条目 6（文献选择标准与结局指标）解读：Overviews 的纳入标准应基于 PICOS 制定，同时应报告纳入相应研究时采用的限制，如语言限制和发表状态等，还应区分主要与次要结局指标，并对不良结局的严重程度进行分级。由于目前对于在 Overviews 中是否需纳入补充的原始研究尚未有统一认可，因此，如果纳入了补充的原始研究，应阐述其纳入的合理性，并报告其研究类型与研究关键因素。

条目 7（信息来源）解读：明确获取系统评价和补充性原始研究（如纳入）的所有信息来源，以确保检索全面、降低选择性偏倚。信息来源包括所有数据库、注册平台、网站、搜索引擎或任何其他在线资源、组织机构、专家、参考文献清单以及任何其他来源，如会议论文集、手动检索期刊等，应报告每项信息来源的最后检索日期。还可报告参与信息来源选择的研究者，如信息专家等。如果纳入了补充的原始研究，需遵循 PRISMA 声明报告其信息来源情况。

条目 8（检索策略）解读：Overviews 的报告在重视检索策略的透明度上与系统评价一致，用于帮助读者评估其检索的全面性与完整性。在 Overviews 发表后应以附录或外部链接等形式公开呈现所有数据库、注册平台和网站的完整检索策略。如果该 Overviews 的目的是回答多个研究问题，则需呈现针对每个研究问题的检索策略。其中 8b 专门用于危害性评价的报告。要求应至少详细说明 1 个数据库的检索方法，包含检索策略和相应的限制，如时间及语言限制等，以便重现检索结果，同时应报告不良事件的检索情况。

条目 9(数据管理与筛选过程)解读:文献筛选、信息提取、数据的处理及记录均是制作 Overviews 的关键步骤。需要阐述文献筛选和信息提取的方法,包括参与的人员数量、是否独立与重复筛选,以及出现分歧的解决方法。要求报告文献筛选和数据管理过程中使用的所有软件。此外,还应对于重复研究的处理过程进行特别说明。

条目 10(原始研究的补充检索)解读:由于系统评价时效性相对较短,因此 Overviews 中要求报告原始研究的补充检索情况。

条目 11(数据提取过程)解读:要求详细描述数据提取方法,包括参与数据提取过程的研究者数量;是否背对背或重复提取数据;出现分歧的解决方法以及减少提取错误的处理措施;是否使用标准化数据提取表;是否进行数据提取的预实验;阐述数据提取的软件、自动化工具等。此外,还可以报告数据提取预实验的一致性水平,翻译和联系原作者的情况,以及向原始研究或系统评价作者获取缺失数据的过程。

条目 12(数据条目)解读:该条目要求报告影响研究结果的变量,并在适当时定义变量,此外,还应报告数据转换和简化处理方法,以便其他研究者重复和判断研究结果。

条目 13(方法学与证据质量评价)解读:阐述对纳入的系统评价进行方法学与证据质量评价的方法,帮助读者判断研究结果的可信度。报告评价工具及其版本、参与评价过程的评价者数量、是否独立评价、出现分歧的解决方法、预实验、自动化工具的使用情况等。系统评价的方法学质量评价推荐采用 AMSTAR-2 或 ROBIS 量表,报告质量推荐采用 PRISMA 声明进行评价,证据质量推荐采用 GRADE 进行评价。

条目 14(Meta 偏倚)解读:偏倚风险的报告对于研究结果解读影响很大,因此报告其评价工具和方法利于结果的准确解读。一般建议 Overviews 作者直接提取纳入系统评价中原始研究的偏倚风险评估结果;若发现系统评价所使用的偏倚风险评估工具不合适或评估不充分、不同系统评价对同一原始研究评估结果不一等情况时,则建议重新独立评估所有的原始研究或根据需要予以补充,并遵循 PRISMA 声明报告所使用的评估工具与方法。

条目 15(数据综合)解读:Overviews 结果合成方法主要包括 2 种类型,即定性描述的总结、使用 Meta 分析对数据进行重新分析。重新分析的常见原因包括,应用新的或更合适的数据合成方法,且不同于纳入系统评价使用的方法;汇总形成新结局指标;对纳入的系统评价可信度存疑;纳入补充的原始研究等。报告定量合成方法时,需明确定量合成的方法、使用的软件。此外还应报告收集数据的任何方法如缺失数据的汇总统计量和数据转换等、未发生不良事件研究的处理方法等。拟进行的其他分析方法也需要报告,如亚组分析、Meta 回归、敏感性分析等。亚组分析或 Meta 回归可以探讨潜在效应修正因子对于结果的影响，建议作者以图表形式检查纳入系统评价与补充的原始研究（如纳入）结果的差异，并说明如何处理可能存在的异质性。在 Overviews 过程中，作者需要对系统评价选择、数据分析以及缺失值处理等进行决策，敏感性分析结果可以帮助作者与读者更好地理解这些决策对结果产生的影响，需要报告敏感性分析方法。

条目 16（系统评价与原始研究的选择）解读：最好使用流程图报告文献检索和筛选过程的结果，可参考 PRIO-harms 声明流程图，报告内容包括筛选、符合纳入和最终纳入 Overviews 的文献数量，每步文献筛选的排除记录。如果作者纳入了补充的原始研究，可将其与纳入的系统评价放在同一流程图中或置于单独的流程图中。与 PRISMA 声明不同的是，PRIO-harms 要求流程图中单独呈现危害性结局的研究数量。排除文献的清单可以以附录等公开形式提供。

条目 17（系统评价与原始研究的特征）解读：以表格或文字描述呈现每项系统评价和 / 或原始研究的基本特征，并提供引文出处。基本特征包括与 PICOS 相关的信息：研究对象特征如年龄、性别、疾病阶段、合并症等；干预与对照措施，如类型、剂量、强度、频率、持续时间等；结局指标信息等。

条目 18（重复）解读：在 Overviews 的综合分析中，如存在重叠的原始研究而不进行处理，则可能因其多次报告导致重复计数，进而导致研究结果错误。建议作者报告纳入系统评价间的重叠情况，包括重叠的性质与程度，并说明重叠对 Overviews 结果准确性的影响。较为理想的报告应通过绘制引文与结果矩阵、计算 CCA 或重叠百分比等量化方法进行比较，以充分评估重叠对结果准确性的影响。还可以表格、矩阵或图形等形式呈现，针对每项比较结果阐述重叠的性质与程度。

条目 19（方法学和证据质量评价的呈现）解读：建议以文字或图表形式呈现纳入系统评价、原始研究的方法学或报告质量评价结果，并提供证据质量分级结果，并简要说明所有领域与总体评价的理由，以帮助读者评估该 Overviews 的有效性。

条目 20（Meta 分析偏倚的呈现）解读：要求作者报告 Meta 分析偏倚评价的结果，如发表偏倚和不同研究的选择性报告等。

条目 21（结果综合）解读：对于每种干预措施，总结来自系统评价和补充的原始研究（如纳入）的证据，适当附以表格和 / 或图表进行呈现，并对定量合成的结果用置信区间等表示。同时应报告分析任何异质性可能来源的结果和敏感性分析结果。在探索异质性来源时，作者需在文内报告该亚组分析是否为预先计划，并说明亚组分析的结果可能受到偏倚风险影响。同时应避免将亚组分析的统计学差异作为解释异质性来源的手段，需考虑其实际的临床意义。敏感性分析结果最好以表格形式呈现，以便评价合并结果的稳定性。

条目22(证据总结)解读:报告Overviews中每个主要结局指标的分析结果,无偏倚地报告证据质量,并讨论研究对实践与未来研究的启示。

条目23(局限性)解读:应讨论该Overviews的局限性,包括研究中可控与不可控的因素,如是否识别并纳入了所有相关的系统评价;现有系统评价是否存在检索不全面或方法学质量欠佳的局限性;是否存在数据缺失;Overviews制作过程中所使用的方法是否会引入偏倚,如文献检索与筛选、数据收集与分析等过程。此外,作者还应讨论以上因素对Overviews结果的潜在影响。

条目24(结论)解读:总结研究结果并考虑不同临床场景中的证据应用,及对临床实践和未来研究的启示。

条目25(作者贡献)解读:报告文章每位作者的贡献,因作者排序可能受多因素影响,为正确反映作者的贡献程度,Overviews需进行贡献者声明,可参考国际医学期刊编辑委员会(International Committee of Medical Journal Editors,ICMJE)、贡献者角色分类(contributor roles taxonomy,CRediT)的标准。

条目26(双重作者)解读:在Overviews的局限性或利益声明部分报告是否存在双重作者(指既是Overviews的作者同时又是纳入系统评价的作者)的情况,并报告是否有相关的利益冲突。

条目27(资金及其他支持)解读:报告Overviews的资金支持或非资金支持来源,并注明资金支持编号。说明资金支持者在该Overviews过程中所起的作用,或声明无资金支持。如果资金支持者没有发挥任何作用,也应在文内予以说明。

第四节　实 例 解 析

本节以同一个干预措施对不同疾病或人群、不同干预措施对同一疾病这两个实例在中医药领域的应用进行介绍。

一、“同一个干预措施对不同疾病或人群”在中医药领域的应用实例

Yang M等2022年在*Journal of Ethnopharmacology*发表了一篇Overviews,是艾迪注射液(一种中成药)治疗癌症的Overviews研究。研究背景部分指出艾迪注射液是一种抗癌的中成药,在过去十年中,已经发表了多篇关于艾迪注射液治疗癌症的系统评价和Meta分析。然而,艾迪注射液作为一种治疗或辅助治疗的疗效以及特定临床状态

(例如癌症类型和分期)尚不明确。近年来 Overviews 越来越多地被用作证据综合的方法,它可以提供比单个系统评价更广泛的范围,并总结不同疾病或人群使用相同干预措施的证据。因此,本篇 Overviews 研究目的是对艾迪注射液治疗癌症的系统评价进行再评价,评价纳入系统评价的方法学质量和报告质量,并为临床实践和决策制定提供总结性的证据。

本篇 Overviews 是按照 Cochrane 系统评价手册 6.0 的指导进行。检索了 7 个数据库(PubMed、Embase、Cochrane Library、CNKI、VIP、SinoMed 和万方),检索 2020 年 12 月之前发表的艾迪注射液治疗癌症 RCT 的系统评价和 / 或 Meta 分析,没有对发表语言或出版物类型进行限制,检索纳入研究的参考文献进行补充检索。排除网状 Meta 分析。结局指标包括生存与肿瘤反应、生存质量、恶性胸腔积液、化疗或放疗的不良反应、免疫生物标志物、艾迪注射液的不良事件或安全性。

六名作者两两组成一组独立进行文献筛选、数据提取和质量评价,不一致处通过讨论解决或咨询第三位评价者。纳入研究采用 AMSTAR 2 评价方法学质量,采用 PRISMA 评价报告质量。根据 AMSTAR 2 工具的关键领域(包括条目 2、4、7、9、11、13 和 15)对每个系统评价的总体置信度(高、中、低和极低)进行评级。以定性综合的方法对纳入系统评价的结果进行分析,由于不同系统评价中可能重复包含相同的原始研究,因此没有进行新的合并。

研究共纳入 52 个艾迪注射液治疗癌症的系统评价,其中 45 个采用 RoB 工具评价纳入 RCT 的方法学质量,6 个采用 Jadad 量表,2 个未评价 RCT 的方法学质量。两个系统评价采用 GRADE 评价证据的确定性。

研究采用 AMSTAR 2 评价纳入系统评价的方法学质量,显示只有两个被评为低质量,其余均被评为极低质量。纳入系统评价中只有 2 个对方案进行了注册,3 个进行了全面的文献检索,没有一个提供排除研究的列表,也均未说明排除研究的合理性。采用 PRISMA 声明评价系统评价的报告质量,52 个系统评价中 17 个(32.7%)报告了少于 20 个项目。所有纳入的系统评价均报告了标题(条目 1)、结构化摘要(条目 2)、入选标准(条目 6)和综合结果(条目 21)。然而,在注册(条目 5)(2,3.8%)、检索策略(条目 8)(26,50.0%),其他分析例如敏感性分析、亚组分析或 Meta 回归(条目 16)(19,36.5%),以及主要结果的总结包括证据的确定性(条目 23 和 24)(2,3.8%)方面报告不足。

作者指出本篇 Overviews 的局限性在于:首先,没有对纳入系统评价的每个结局指标进行定量数据综合。原因是不同系统评价之间的重叠数据很难克服,并且由于癌症的不同类型和分期,存在相当大的异质性。其次,除临床试验注册外,预检索没有检索到新的高质量原始研究。

研究结论表明艾迪注射液可能在提高癌症生存率、肿瘤反应、生活质量和减少化疗/放疗的不良反应方面发挥辅助性治疗作用。然而,方法学质量和报告质量较低限制了艾迪注射液研究结果的解释和循证临床应用。有必要进行严谨设计、严格执行和充分报告的系统评价和 RCT。

二、“不同干预措施对同一疾病”在中医药领域的应用实例

田颖等 2022 年在《中华高血压杂志》发表了一篇 Overviews,是不同中成药治疗原发性高血压的 Overviews 研究。研究背景部分指出目前我国市场上的降压中成药品种繁多,近些年对其疗效、安全性的临床评价研究亦很多,随着系统评价方法的普及,有关降压中成药的系统评价和 Meta 分析的报告也逐渐增多。当前已发表了多个降压中成药品种的系统评价,但该类文献的报告质量参差不齐,因此有必要对该类文献进行 Overviews。本篇 Overviews 的研究目的是为降压中成药的上市后再评价、相关指南、政府决策等提供参考证据。

作者前期研究筛选出《国家基本医疗保险、工伤保险和生育保险药品目录(2020年)》中有降压临床证据的 66 种中成药,因此本篇 Overviews 纳入这 66 种中成药的系统评价和 Meta 分析,纳入原始临床研究的设计类型不限。研究检索了中国知网、中国生物医学文献数据库、万方、维普等中文数据库及 PubMed、Embase、Web of Science、Cochrane Library 等英文数据库。检索时限从建库至 2020 年 7 月 30 日。由两名研究者独立筛选文献和资料提取,两名研究者意见不同时讨论后达成一致,若仍存在分歧咨询经验更丰富的第三人。纳入研究采用 AMSTAR 2 评价方法学质量,采用 PRISMA 评价报告质量。采用 GRADE 评估纳入系统评价的每个重要结局的证据质量。本篇 Overviews 主要采用定性分析方法,对各系统评价纳入原始研究的特征和 Meta 分析结果进行概括和总结,另外对于纳入原始研究较少且分散的 Meta 分析,用 RevMan5.3 软件进行定量的合成更新。并运用 Stata16.0 软件对部分 Meta 分析进行发表偏倚风险评估。对研究的方法学质量和证据质量评价采用图的形式展示。

研究共纳入 21 种中成药的 28 篇系统评价或 Meta 分析。PRISMA 声明的评价结果显示,在条目 3、5、6、7、10、11、24、27 报告不足。AMSTAR-2 显示满足条目 2、3、7、14 的研究较少。

本篇 Overviews 对临床实践和未来临床研究的启示为:基于现有证据,可认为中成药在治疗原发性高血压的过程中起到了积极的作用且安全性较高,但由于临床异质性和较低的方法学质量,因而得出的结论价值有限,无法对中成药降压的有效性得出一个明确的结论。对于难治性高血压,在几种化学药物联合治疗没有效果的基础上,建议对

患者进行辨证分型后，考虑联合中成药辅助治疗，以实现降压达标、减轻合并症状和不良反应、控制危险因素及改善预后的作用。对未来系统评价研究的启示为：①为提高证据质量，需严格制定原始研究的纳入标准，干预期和随访期的疗程不宜过短。②确定选题后在 PROSPERO 平台检索相关题目后注册，避免同期重复相同研究，浪费资源。③采用 RoB 进行偏倚风险评估时要按照 Cochrane 系统评价手册的指导进行。④必要的亚组分析不足，可能会错失发现有临床意义的结果，建议根据证型或不同化学药物对照增加亚组分析。⑤完善 GRADE 证据质量评估。⑥中成药治疗高血压的系统评价制作者可以采用评价 Meta 分析临床多样性的工具（clinical diversity in meta-analyses，CDIM）对 Meta 分析中纳入试验的多样性进行评价。

（胡 晶　李 博）

参考文献

[1] McKenzie JE, Brennan SE. Overviews of systematic reviews: great promise, greater challenge [J]. Syst Rev, 2017, 6 (1): 185.

[2] HU J, ZHANG J, ZHAO W, et al. Cochrane systematic reviews of Chinese herbal medicines: an overview [J]. PLoS ONE, 2011, 6 (12): e28696.

[3] Bougioukas K I, Bouras E, Apostolidou-Kiouti F, et al. Reporting guidelines on how to write a complete and transparent abstract for overviews of systematic reviews of health care interventions [J]. Journal of Clinical Epidemiology, 2019, 106: 70-79.

[4] 韩梅, 刘建平, 彭蓉晏, 等. 系统评价再评价的数据分析方法及中医药领域的研究现状 [J]. 中医杂志, 2020, 61 (17): 1525-1529.

[5] 田金徽. 系统评价再评价撰写注意事项 [J]. 中国药物评价, 2019, 36 (1): 1-4.

[6] Whiting P, Savovic J, Higgins JP, et al. ROBIS: a new tool to assess risk of bias in systematic reviews was developed [J]. J Clin Epidemiol, 2016, 9: 225-234.

[7] 王虎城, 杨丰文, 胡海殷, 等. 基于 PRIO-harms 的中医药系统评价再评价报告规范研究 [J]. 中医杂志, 2018, 59 (23): 2000-2005.

第六章

动态系统评价的实施步骤、相关规范及实例解析

动态系统评价(living systematic reviews,LSR)是高质量、及时更新研究证据的汇总方法,是一种强调证据及时更新的系统评价,旨在通过定期频繁更新系统评价结果,及时将新发表证据纳入系统评价并进行汇总,从而保证研究结果的准确性、时效性和临床实用性。动态系统评价适用于研究进展相对较快并且不断有新证据出现的领域。相较于传统系统评价,动态系统评价在出版方式、工作流程、作者管理团队和统计方法等方面有较大的区别。

第一节 概 述

一、定义与作用

动态系统评价概念于 2014 年由 Elliott 等学者提出,与系统评价形式上的区别在于 Systematic reviews 之前冠以形容词“Living”。“Living”作为形容词常解释为:①“alive now”,活着的、活的;②“used or practiced now”,正在使用、在实施的。因此,动态系统评价本义为活跃状态的系统评价,其主要目标为证据持续及时更新,被认为是高质量、及时更新健康研究证据的汇总方法。与快速评价(Rapid Review,RR)改良传统系统评价制作方法以快速制作系统评价不同,其作为一种较为新颖的系统评价更新方法,遵循传统系统评价制作方法持续整合新产生证据并更新结果,旨在确保系统评价方法学质量,提高传播性并降低重复率。相较于传统系统评价,动态系统评价在出版方式、工作流程、作者管理团队和统计方法等方面有较大的区别(表 6-1)。

表 6-1　动态系统评价与传统系统评价的区别

项目	动态系统评价	传统系统评价
工作流程	文献检索不断进行，自动重新运行并进入循环连续的数据筛选提取，证据评价与合成，系统评价报告	完成报告后，更新不频繁
作者团队	保持团队稳定	完成报告后，团队不一定长期存在
统计方法	标准 Meta 分析，试验贯序分析，贯序 Meta 分析，重对数率法，Shuster 方法等	通常为标准 Meta 分析
出版方式	动态、持久、在线的证据汇总；快速、频繁更新	静态报告、更新

相较于传统系统评价，动态系统评价具有以下特点和优势：①对预先确定的系统评价更新频率给出了一个明确、先验的承诺，能够为终端用户提供主题重要性的指示标准；②动态系统评价的出现推动了传统系统评价的流通，动态系统评价能够在新证据出现时及时更新并且促进系统评价、Meta 分析、网状 Meta 和指南制订方法学的创新；③动态评价制作团队成员相对稳定，参与度更高，极大节省人力、物力和财力，极大地提升效率；④更迅速地促进证据向实践的转化，弥合知行差距，使得当前证据得以及时实施。

因此，动态系统评价优先适用于以下几种情况：①系统评价是否为决策的优先事项。在系统评价制作和出版过程中，只有当系统评价关注的 PICO 问题对决策有足够的重要性，值得持续投入资源时，适合进行动态系统评价。同时，随着时间的推移，可以适当扩大动态系统评价关注的 PICO 问题。②现有证据的证据确信度低或非常低。当现有的证据不能提供确定的结论，而新的研究可能会改变系统评价的结果时，适合进行动态系统评价。③可能有新的研究产生。当系统评价涉及的研究领域发展相对较快并且有新的研究不断出现时，适合进行动态系统评价。然而，动态系统评价并不是永久存在，当系统评价关注的关键问题不再属于优先决策事项时、结论不会随新证据的产生而变化、所需资源无法获得或新证据不再可能产生时，系统评价则退出动态更新。

二、产生与发展

医疗卫生利益相关者（包括公众、患者、临床医生和政策制定者等）往往需要及时准确的信息进行决策，系统评价（systematic review，SR）作为一种针对具体问题，采用科学规范的方法全面收集、严格筛选、对纳入证据进行质量评价和结局指标合并、得出综合可靠结果的研究方法，为临床实践指南、卫生技术评估和健康决策提供了不可估量的帮助。然而，目前研究结果与临床实践仍然存在差距，被称为“证据 - 实践差距”（evidence-practice gap 或 know-do gap），这种差距产生的原因是复杂的，但其中可以确定的是证据综合过程复杂与证据应用时效性之间相互矛盾。研究表明，系统评价从最后一次检索到出版的周期一般在1年左右，而从原始研究报告到系统评价出版的平均时间在2.5~6.5年之间。同时，据估计70%的系统评价会在10年后过时，而已发表的研究只有少数在2年内进行更新，未更新或缓慢更新的系统评价未能及时纳入新发表证据，导致其结论与临床实施的结果有差异，甚至造成危害。近年来，PubMed数据库每年新增系统评价3万篇左右，意味着利益相关者每天需要从80篇研究中挑选出自己关注领域的研究，极大地浪费了其时间和精力，降低了工作效率。针对上述问题，Elliott等在2014年提出了动态系统评价，旨在通过定期频繁更新系统评价结果，及时将新发表证据纳入系统评价并进行汇总，从而保证研究结果的准确性、时效性和临床实用性。截至2021年10月，共有213篇动态系统评价被发表。

动态系统评价最早应用于旨在改善创伤性脑损伤特征、分类和管理的创伤性脑损伤-欧洲神经创伤有效性合作研究项目（Collaborative European Neuro Trauma Effectiveness Research in Traumatic Brain Injury，CENTER-TBI），证据综合和知识转化是该项目的重要组成部分，自2013年10月CENTER-TBI动态系统评价计划启动以来，项目组便按照PRISMA规范制作第一版系统评价，承诺在系统评价制作完成后每3~6个月进行一次文献检索与筛选，并在必要时按时更新。2015年10月，第一篇文章在*Journal of Neroutrauma*在线发表，并由CENTER-TBI LSR工作组负责对该主题动态系统评价的维护与更新，目前CENTER-TBI LSR计划共计发表创伤性脑损伤系列5篇，均在《神经创伤杂志》（*Journal of Neroutrauma*）和CENTER-TBI在线网站发表和传播。

2016年1月，Créquit等回顾性分析了关于非小细胞肺癌二线治疗的网状Meta分析（network meta analysis，NMA），通过构建基于时间推移的累积NMA证据，发现因原有证据过时造成合并结果不精确以及研究资源浪费的现象。因此，该研究拓展了动态系统评价的应用范围，提出动态网状Meta分析（living network meta-analysis，LNMA）的方法学框架，为针对某种疾病所有干预措施的比较及时提供完整的证据。动态网状Meta分析通过直接比较和/或间接比较的方法，能够比传统Meta分析提前2~6个月得出有效且可靠的比较证据，从而促进动态指南的及时发布，减少研究浪费，并在新药上市评价中具有良好的应用前景。随后，Créquit等2017年10月发表了第一篇动态网状Meta分析，选择搭建在线网站对其结果进行更新，并于2018年12月和2019年8月通过该网站完成2次更新。

2016年2月，Cochrane动态证据协作网（Cochrane Living Evidence Network）正式成立，旨在分享动态证据相关信息和资源以及制作经验，进一步完善动态系统评价相关概念和方法，逐步完善、规范Cochrane LSR制作流程。2017年6月，动态证据协作网主导创建了LSR在线网页（https//community.cochrane.org/review-production/production-resources/living-systematic-reviews)，旨在传播介绍动态系统评价基本概念、展示已完成的 Cochrane LSR、提供网络研讨会和其他学习资源，进一步贯彻动态证据协作网理念，为研究人员更好地了解和制作 LSR 提供平台。Cochrane 动态证据协作网要求作者每月检索 1 次，无论系统评价是否更新，大部分 Cochrane LSR 均可在 Cochrane 图书馆查询到文献检索筛选结果说明，检索日期也随之不断修订，及时传达给 Cochrane 图书馆读者，以增加 LSR 的透明度和及时性。2017 年 9 月，Cochrane 动态证据协作网先后发表了 3 篇动态系统评价，第一篇系统评价于 2003 年发表计划书，在其第四次更新时转化为动态系统评价；第二篇于 2007 年发表第一版，同样在第四次更新时开始动态更新；第三篇于 2010 年发表计划书，2012 年发表全文，2017 年 9 月第一次更新开始动态更新。由此可见，Cochrane LSR 在实时维护上有着良好的保障，大多数在方法学部分详细描述了动态更新的频率和策略。2020 年 1 月，第一篇 Cochrane 动态网状 Meta 分析发表，该篇文章是对其 2017 年版本首次更新，并在此次更新时转换为动态更新，随后作者按动态系统评价要求对文章进行维护，并于 2021 年 4 月进行更新。

此后，Cochrane 动态证据协作网在《临床流行病学杂志》(*Journal of Clinical Epidemiology*) 发表 4 篇动态系统评价方法学系列文章：①介绍什么是动态系统评价，回答为什么制作、何时制作以及如何制作动态系统评价的问题；②概述如何在计算机自动化辅助下提高动态系统评价的生产效率，增加持续更新的可行性，即，在文献检索与筛选、数据提取与分析、偏倚风险评估、证据分级、撰写报告、更新结论等步骤将人工和计算机自动化相结合，使得研究人员更有效地编写、传播和更新动态系统评价；③阐述动态系统评价所面临的统计学方法问题，说明动态系统更新时合并效应量的处理类似累积 Meta 分析，重复进行 Meta 分析必然会增加Ⅰ类错误（假阳性）出现的概率，前期样本量不足时也可能出现Ⅱ类错误（假阴性），可使用重对数律法（law of the iterated logarithm）、Shuster 法、试验序贯分析（trial sequential analysis）和序贯 MA（sequential meta-analysis）等方法解决 Meta 分析更新时出现的统计学问题；④引出动态系统评价向动态指南的转变，讨论制订动态指南的时机、工作流程、动态系统评价与动态指南的协作、修改推荐意见的标准以及出版和传播的潜在方法。

2019 年 8 月，世界卫生组织（World Health Organization，WHO）率先将动态指南方法应用于孕产妇及围产妇保健推荐意见的更新，确保指南及时纳入最新证据，缩短指南制订周期，最终使指南使用者受益。此后，《澳大利亚卒中管理临床指南》(*Clinical Guidelines for Stroke Management*) 和《儿童脑震荡诊断与管理指南》(*Living Guideline for Diagnosing and Managing Pediatric Concussion*) 先后转换为动态指南，并在各自在线平台进行实时更新。

动态系统评价适用于研究进展相对较快并且不断有新证据出现的领域，因此，在过去 5 年，动态系统评价发表数量迅速增加，充分展现了动态系统评价和动态指南在临床研究热点问题和突发公共卫生事件等领域发挥的重要作用和应用的巨大优势。

就国内而言，许吉等在 2020 年发表《动态系统评价简介》，从动态系统评价的产生、特点、适用情况、实施过程、应用现状等方面对其进行介绍。2021 年 4 月，张迁等发表《动态指南制订方法及案例介绍》，结合实例介绍了动态指南制订方法，为证据的高效转化和临床指南的快速更新提供方法学指导。截至 2021 年 5 月，国内高校机构参与发表动态系统评价制作或动态指南制订全文共 9 篇（包括更新版本，计划书除外）。

三、研究现状

尽管经历 10 年的发展，动态系统评价仍尚处于初级阶段，因此，在动态系统评价的制作和更新与报告过程中仍存在着以下挑战。

（一）制作和更新过程中存在的挑战

1. 文献获取和筛选　动态系统评价需要及时获取并筛选新发表研究，并将符合纳入标准的新研究纳入系统评价。随着研究数量的增加，系统评价动态更新工作量随之增加，需要高效的方法和工具以快速而准确地识别符合纳入标准的文献，并确保新证据全部纳入。

2. 质量评估和数据提取　系统评价制作团队需要不断地对新纳入研究提取关键结局数据、评估研究偏倚风险和结局的证据确信度，其中，对新证据的准确评估和数据提取是确保评价结果可靠性和有效性的重要步骤，此时便需要避免因不同成员的主观性而引起偏倚。同时，对于数据缺失等情况，制作团队需要采取适当的方法进行处理和敏感性分析。

3. 方法学的发展　动态系统评价的实施需要不断关注和适应新方法学的发展和指导，评价团队需要紧跟方法学的最新发展，确保在制作过程中采用最佳的研究分析方法以避免可能产生的错误和偏倚。

4. 团队成员的稳定性和高效协作　动态系统评价需要一个相对稳定的制作团队来管理和维护系统评价的动态更新，而其中涉及多个领域的专家和利益相关者的合作，需要有效组织和协调各方的工作，确保信息的及时传递和共享。此外，团队成员的参与度和合作能力对于及时更新至关重要，因此需要建立有效的沟通机制，以便及时解决问题和取得共识。

5. 管理和维护更新频率　动态系统评价要求频繁地更新评价结果，动态系统评价制作团队需要预先制定可行的更新计划并确保系统评价的持续更新和维护，同时，制作团队还需要管理人力、物力和财力等资源以确保评价过程的效率和质量。因此评价团队需要平衡更新频率与资源限制之间的关系，确保评价的时效性和质量。

6. 动态系统评价制作团队成员的利益冲突与作者贡献管理　由于对制作团队成员

数量和专业的需求，可能存在部分作者在更新过程中参加或退出核心工作、仅参与部分非核心工作等情形，需要对团队成员利益冲突进行持续管理并对其各自贡献进行合理评估。

（二）报告过程中存在的挑战

1. 更新和维护报告的频率 动态系统评价要求定期频繁地更新结果，这意味着动态系统评价制作团队需要及时将结果报告给利益相关者以及时将证据应用到实践，而确保报告的准确性和时效性是一个挑战，需要高效的协调和管理。

2. 结果解释和呈现 动态系统评价的报告需要准确地呈现新证据的结果，并与之前的结果进行比较和解释，评价团队需要清晰地传达新证据对于现有知识的影响和变化，同时注意对结果的适当解释和解读，以帮助用户理解和应用评价结果。

3. 更新报告的方式 动态系统评价的更新结果需要及时传播给利益相关者，而如何在保证报告透明性的条件下将新版本系统评价传达给利益相关者是报告动态系统评价面临的一大挑战。

同时，动态系统评价的发展也面临着以下机遇：①动态系统评价方法被广大研究人员广泛应用，其方法学框架趋于成熟，为不同主题动态系统评价的制作提供了保障，为动态指南的制订提供了充实的证据基础；②基于人工智能技术、机器学习模型的文献检索、筛选和数据提取平台（例如，Covidence、Rayyan 等）不仅加速了系统评价制作过程，极大地提高了效率，而且可以提高制作过程中每个环节的准确性；③动态系统评价可以利用合作平台和众包资源，吸引包括研究人员、决策者和最终用户等在内的广大利益相关者参与，可提高系统评价的质量和相关性，同时增加其透明度和可应用性；④随着网络技术的发展，可利用交互式传播平台传播更新后的动态系统评价，以用户友好型和易访问的方式呈现证据。

第二节 实施步骤与注意事项

一、实施步骤

动态系统评价作为一种强调证据及时更新的系统评价，其制作过程与标准系统评价类似，包括制定全面的检索策略和严格的纳入和排除标准、评估纳入研究的偏倚风险、对纳入研究资料进行定量或定性分析，根据偏倚风险评估估计所获得证据的质量，在此基础上形成对临床实践的应用推荐。然而，其具体制作过程略有不同（图 6-1），本节将其分为准备阶段、制作阶段、更新阶段和撰写、发表与传播阶段，来介绍动态系统评价的制作方法与流程。

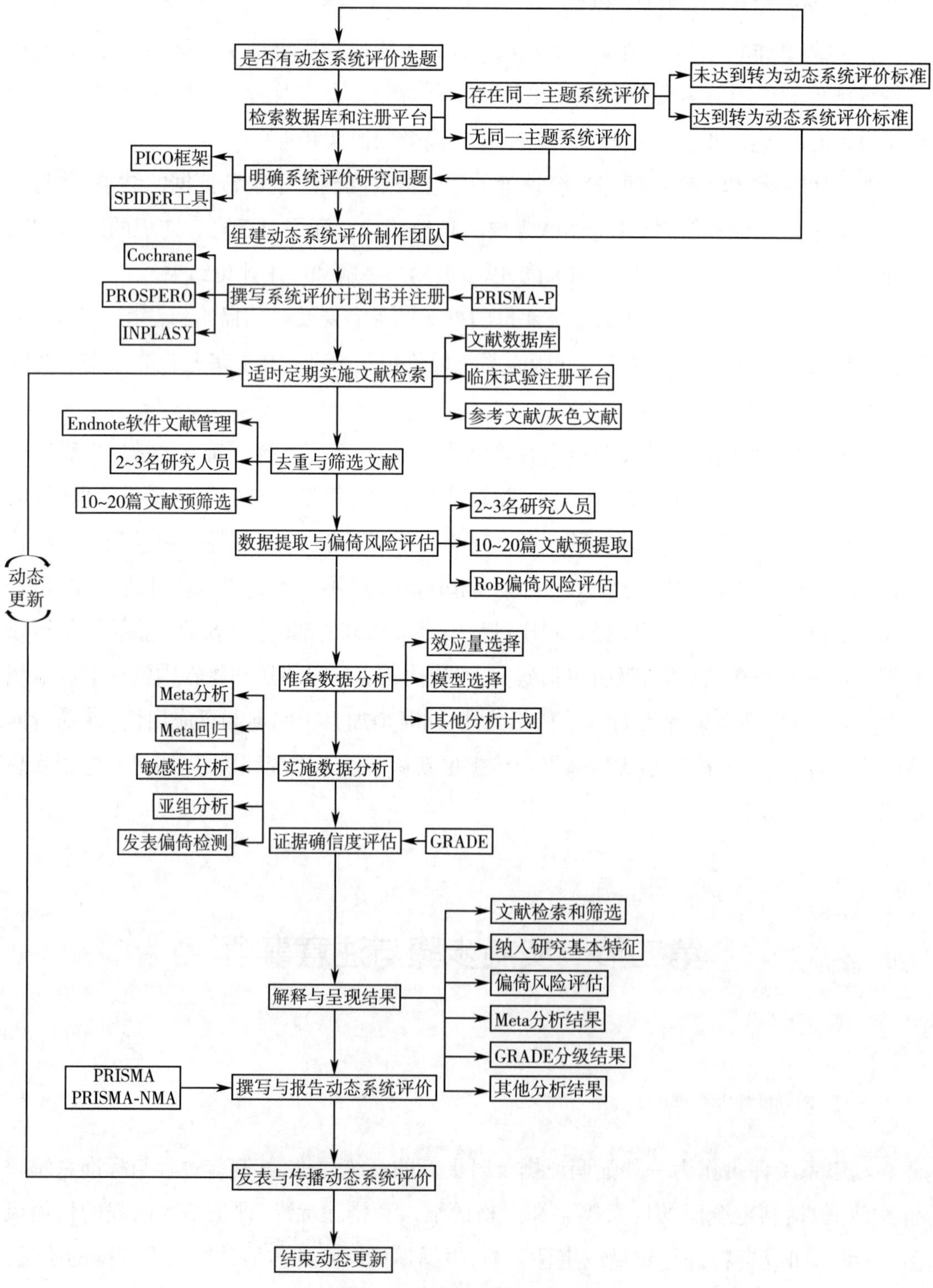

图 6-1　动态系统评价的制作流程

（一）准备阶段

在开始制作动态系统评价前，需要进行充分的准备工作，包括选题、组建团队和制定系统评价计划书并注册。

1. 确定主题并定义研究问题　最佳选题产生在临床需要和临床干预措施内在发展逻辑的交叉点上，选题是否恰当、清晰、明确，关系到动态系统评价的制作是否具有重要意义，是否具有可行性，并影响着整个动态系统评价计划书的设计与制定。动态系统评价的选题可以采用标准系统评价的选题方法，即全新制作最佳选题系统评价，也可以是更新现有系统评价。基于确定的选题，采用 PICO 要素（population、interventions、controls 和 outcomes）和 SPIDER 工具（sample、phenomenon of interest、design、evaluation 和 research type）定义动态系统评价研究问题。

2. 组建团队　动态系统评价制作团队成员组成通常与标准系统评价一致，包括系统评价或动态系统评价方法学人员、检索专家（例如图书馆员）、统计分析人员和临床医生等。与标准系统评价相比，动态系统评价需要持续完成检索、筛选、评价和分析等任务，因而更需要强化项目团队的组织与管理，团队成员相对标准系统评价作者团队更稳定并能根据实际需要进行调整。此外，一些被称为"众包（crowdsourcing）"或"任务共享平台（task-sharing platforms）"的在线协作模式也可以提高动态系统评价的制作效率，即利用网络社区聚集的大量人力资源，将拆分后的系统评价更新任务有组织地发布，由众多作者同步快速完成。

3. 制订系统评价研究计划书　动态系统评价计划书在标准系统评价计划书的基础上，需明确表明系统评价动态更新的原因与合理性、描述每个数据源的检索频率以及检索结果的筛选频率，明确将新证据整合到系统评价中的原则与时机和可能采用的特殊 Meta 分析方法，评审检索方法、检索策略和统计分析方法适用性的频率，以及系统评价退出动态更新的标准等（表 6-2）。

表 6-2　动态系统评价制作与传播考虑因素清单

领域	条目
启动/维持动态模式	研究问题是否与健康决策相关
	关键证据和重要结果是否明确存在不确定性（例如，证据确信度低或极低）
	是否可能出现影响结论的新证据
	系统评价制作团队是否有足够的财力、人力和时间资源维持该动态系统评价

续表

领域	条目
文献检索与证据监测	检索策略与文献来源(例如,文献数据库,试验注册平台,网络资料库)是否全面
	明确检索主要文献来源(例如,文献数据库和试验注册平台)和次要文献来源(例如,灰色文献)以及文献筛选频率
	明确动态系统评价制作团队成员在制订和维护检索策略、文献筛选和评估纳入研究偏倚风险等方面的职责
	使用辅助技术手段(例如,人工智能或机器学习)来完成证据合成
整合新证据	明确新证据纳入系统评价的条件:更新频率(例如固定时间间隔或新证据出现立即整合);标准(例如,新证据对结论的影响);过程(例如,做出决定的任务、时间或原因);用于更新系统评价的统计学方法
	明确动态系统评价制作团队成员在证据确信度评估方面的职责
重新评估动态参数	明确定义检索策略、PICO 要素、结局测量、作者团队贡献的评价标准,定义更新频率以及描述具体更新方法
	明确动态系统评价制作团队成员在重新评估动态参数并做出决定方面的职责
	明确研究问题退出动态模式的标准
系统评价更新	在方法学部分报告上述流程相关信息
	记录和报告检索日期以及其他任务的日期(例如,筛选、数据提取或 RoB 评估)
	明确梳理出检索、筛选结果(包括检索结果、重复研究、标题摘要筛选和全文筛选中纳入的研究)
	明确系统评价更新后报告的信息(例如,最近一次检索的日期、新证据详情、新证据是否合并入现有证据基础或推迟纳入新证据的报告和原因)
更新后传播	定义最近一次检索日期、新证据检索与纳入情况、证据整合情况如何呈现
	描述证据更新合成的传播规划(例如,何时以及如何发布与传播结果)
	说明如何提醒用户最新情况(例如,社交媒体、电子邮件或其他信息技术)
	说明如何管理更新的出版物、编辑和同行评审过程(例如,与特定期刊的协议,包括已出版的基线报告和更新报告)

动态系统评价的计划书随着时间的推移也需要不断地修改,即在动态系统评价制作团队制作动态系统评价的过程中,方法学等方面的改变应该记录在计划书中。

4. 注册　开展研究之前,动态系统评价可在 Cochrane 注册平台(https://www.cochrane.org/)、国际前瞻性系统评价注册平台(international prospective register of systematic reviews,PROSPERO,https://www.crd.york.ac.uk/PROSPERO/)或国际系统评价和 Meta 分析计划书平台(international platform of registered systematic review and meta-analysis

protocol，INPLASY，https：//inplasy.com/）注册以保护研究独创性和前瞻性，避免重复并减少报告偏倚的机会。其中，Cochrane 协作网可提供撰写指导，审核内容包括系统评价题目、研究计划书注册和全文，但是审核周期较长；PROSPERO 平台审核周期较短，仅审核题目和研究计划，但是不提供撰写指导；INPLASY 平台审核周期短，但是注册与更新均收取一定的费用。

（二）制作阶段

动态系统评价第一版制作过程与标准系统评价的相同，均包括制定检索策略与纳入和排除标准、文献检索和筛选、偏倚风险评估与数据提取、数据分析、证据确信度评价等环节，在此过程中可以使用相关技术来加速系统评价的制作（表 6-3）。

表 6-3　动态系统评价制作加速因素

制作阶段	加速因素
文献检索	文献数据库自动持续推送更新；循证医学数据库（例如，Epistemonikos，Health Evidence 等）；临床试验注册平台推送；文本挖掘技术；文献全文自动检索
数据提取与偏倚风险评估	机器学习信息提取系统；PDF 数据自动化数据提取工具；机器学习辅助评估偏倚风险；数据存储库和链接数据
证据合成	结构化自动数据提取工具；自动化持续分析工具；模板化项目报告；重要结局的统计学监测；自动化文本生成工具
避免重复工作	在所有系统评价中使用专有名词（例如，linkeddata.cochrane.org）

在动态更新过程中需要注意的是，多数情况下动态系统评价采用标准的 Meta 分析方法进行统计学分析，这样的结果对于呈现最佳证据没有问题，但如果将动态系统评价的结果用于决策支持（临床决策、实践指南等）时，因为涉及基于效应精确性（置信区间）的推荐强度计算等问题，此时就必须考虑统计学带来的影响。通常，重复 Meta 分析会增加结果的 Ⅰ 型错误（假阳性错误），而在样本量不足的情况下也存在 Ⅱ 型错误（假阴性错误）风险。为减少风险，Simmonds 等建议以下几种统计学方法（这些方法也同样应用在标准系统评价的更新中）：①试验序贯分析（trial sequential analysis，TSA），TSA 将序贯分析思想引入标准 Meta 分析，通过修正每次分析的 α 值（α 分割界值法）以控制累积 Ⅰ 型错误，并设定用于检测预期效应量的最大所需样本量来避免 Ⅱ 型错误；TSA 采用 O'Brien-Fleming 分割 α 值估算样本量，Z 值（估计效应量除以标准误差）标示效应方向，统计量 D^2 表示异质性大小。②序贯 Meta 分析（sequential meta-analysis，SMA）是一种类似 TSA 的序贯分析方法，区别在于 SMA 计算累积 Z 值（加权效应量的累积和）和 V 值（权重倒数和）之比，并与预设的界值区间比较以标示效应方向和判断终止 Meta 分析

的时机。③Shuster 法，该方法用 Pocock 分割 α 值取代 TSA 的 O'Brien-Fleming 分割，并用修正 t 值代替 Z 值；Shuster 法只用于控制Ⅰ类错误，因此不需要预期效应量、统计效能和样本量等统计信息，但需要合理估计更新次数。④重对数律法（law of the iterated logarithm，LIL）和上述三种修正 α 值的序贯方法不同，LIL 通过调整统计量 Z 来维持 α 在持续更新过程中不越界（通常是 5%）；LIL 法只用于控制Ⅰ类错误，因此不需要预期效应量、统计效能和样本量等统计信息。

动态系统评价和 / 或 Meta 分析通常基于两种干预间的直接比较，关注的临床问题范围也较小，将动态更新方法应用于网状 Meta 分析则可以克服这一局限性。为涵盖所有干预方式的全部证据（即既包括所有已经纳入网状中的干预方式，也包括新干预方式的证据），需要制定更加全面的检索策略，将与新干预方式相关的主题词和关键词也纳入其中。此外，网状分析的更新和传统配对 Meta 分析的差别主要是计算复杂度的增加，其统计学方法同样遵循一致性假设下的 α 分割界值原则，但需要注意的是，网状分析的一致性假设在每次更新后都要重新评估，而在网状 Meta 分析初期纳入研究数较少的情况下，这样做并不容易。

二、注意事项

系统评价的动态更新主要包括定期检索、评估新证据和实施更新三个环节（图 6-2）。定期检索可充分利用数据库的定期主题推送功能，对无此功能的数据库应通过人工进行定期检索。不同数据库可根据其自身数据更新情况，采用不同的检索频率，例如每月检索一次主要数据库，每季度检索一次次要数据库。检索结果分为有新证据产生和无新证据产生两种情况。若无新证据产生，动态系统评价工作组需要向用户说明最后一次检索时间和结果。若有新证据产生，但是新证据尚不明确或者对现有系统评价结论影响不大，建议先不用纳入现有结果，而是向用户说明最后一次检索时间、新证据详细信息及延迟纳入理由；若产生的新证据会影响系统评价结果，需要及时将其纳入系统评价，并向最终用户展示最后一次检索时间、新证据的详细信息以及纳入理由。一旦确定有新证据需纳入，后续更新流程即可启动，包括偏倚风险评估、数据提取与合成，以及结果更新与解读等。更新过程的状态和信息应向用户披露，并及时发布更新结果。当动态系统评价不再符合动态更新要求时，退出动态更新。

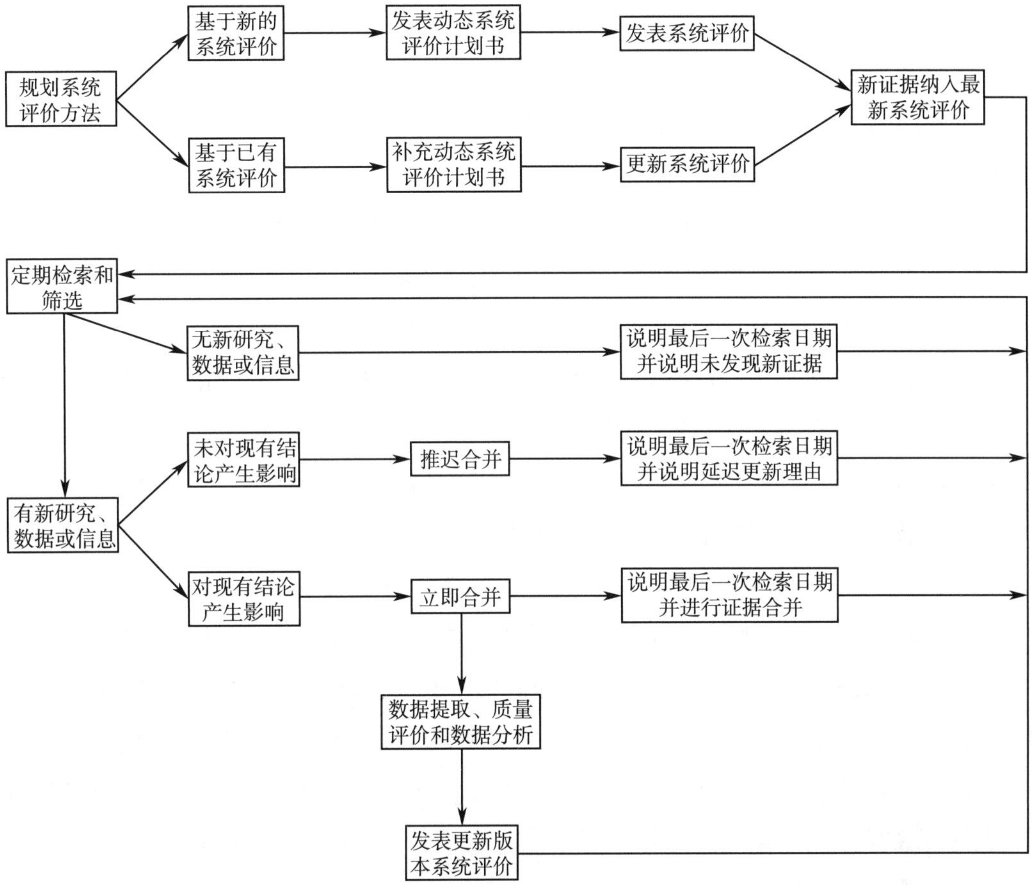

图6-2　系统评价动态流程图

第三节　报 告 规 范

动态系统评价的报告可分为部分报告和全文报告，全文报告是指对包括引言、方法学、结果和讨论在内的系统评价的所有部分进行报告；部分报告则更侧重于报告新版本的变化和上一版本中遗漏信息。针对动态系统评价的系统评价和Meta分析的首选报告项目(preferred reporting items for systematic reviews and meta-analyses，PRISMA)声明PRISMA-LSR尚在开发中，研究人员在撰写动态系统评价文章时，可参考PRISMA和PRISMA-NMA声明尽可能把所有内容均呈现给读者。除上述两份声明中呈现的信息外，研究人员还应明确说明以下信息：

1. 采用动态系统评价的原因　制作系统评价的工作量、同行评审过程和稿件的发表均影响着“动态”方法的使用，因此，研究人员须明确说明当前系统评价同时满足采用“动态”更新方法的三个适用条件。

2. 制作动态系统评价的方法　包括动态文献检索 / 筛选频率、数据分析方法、发表更新版本方法和退出动态更新触发因素。

3. 新版本系统评价的改变　通常包括动态评价的基本特征（作者的新增与删除、作者贡献、利益冲突声明和基金资助等），方法（动态更新触发因素、文献检索、纳入标准、文献筛选、数据提取、偏倚风险评估、数据分析和证据确信度评估等），结果（PRISMA 流程图、纳入与排除研究清单、效应量及其 95% 置信区间、偏倚风险和证据确信度评估结果以及研究结论等），讨论（与先前版本或其他同主题研究的区别、对未来研究与实践的建议等）和同行评审（是否每个版本均为同行评审、被谁评审、是否全文评审）5 个方面。

4. 动态系统评价的更新状态　即动态系统评价是否仍在更新，如若仍在更新，研究人员需说明是否有新证据被纳入，新证据是否汇总到最新版本。

动态系统评价研究计划书和第一版系统评价需要经过编辑评审和同行评议后发布。每次更新均需要发布相关信息或结果，但评审程序取决于每次评估新证据的结果，即若无新证据可不评审，延迟纳入新证据可根据实际情况选择编辑评审或同行评审；若有新证据纳入则明确需要编辑评审和同行评审。同时，动态系统评价出版和传播形式必须适应其频繁更新的特点，可采用支持开放出版的发布平台（例如，F1000 Research 平台）或使用 CrossRef 学术资源链接等。另外，动态系统评价出版要有合适的作者标注机制，全部作者需符合国际医学期刊编辑委员会（International Committee of Medical Journal Editors，ICMJE）规范，随着参与人员的更迭，作者名单和致谢名单要发挥各自的功用。此外，需要维持恰当的更新出版频率，更新太快可能降低单篇引用率，而更新太慢会影响作者的学术成果产出。综上，推荐以下 3 种可能的出版模式：①以普通论文形式出版系统评价，而定期更新信息在专门的独立网站发布；②以普通论文形式出版系统评价和定期更新信息，但后者没有独立的 DOI，也不能作为独立的引用数据来源；③系统评价和定期更新打包以一种更制式化的形式（例如，F1000 Research 平台）出版。针对不同证据更新状态推荐的发表与传播见表 6-4。

表 6-4　动态系统评价的发表与传播

情境	无新证据	新证据未改变现有结论	新证据改变现有结论
报告内容	检索日期	检索日期以及待纳入研究的数量	完全更新系统评价
编辑评审	不必要	需要	需要
同行评审	不需要	不必要	需要
传播途径	网页；在线文件；更新汇总表	网页；更新汇总表；在线文件；与已发表的文章一起呈现	同行评审期刊；网页

第四节　实 例 解 析

本节以2020年Drucker等发表在《美国医学协会杂志-皮肤病学》(*JAMA Dermatology*)的《特应性皮炎患者的全身免疫调节治疗:系统评价和网状Meta分析》("Systemic Immunomodulatory Treatments for Patients With Atopic Dermatitis: A Systematic Review and Network Meta-analysis")为例,进一步介绍动态系统评价的制作流程。由于动态系统评价初始版本的制订同标准系统评价制订流程一致,故不再赘述,本节重点介绍系统评价动态更新的关键环节和流程。

一、撰写动态系统评价计划书

在动态系统评价制作工作启动之前,动态系统评价制作团队(以下简称"制作团队")将该动态系统评价计划书《特应性皮炎患者的全身免疫调节治疗:系统评价和网状Meta分析计划书》("Systemic Immunomodulatory Treatments for Atopic Dermatitis: Protocol for A Systematic Review with Network Meta-analysis")在PROSPERO平台进行注册并在《英国医学杂志》(British Medical Journal,BMJ)子刊*BMJ Open*进行发表。除标准系统评价计划书中常规内容外,系统评价制作团队在方法部分新增"更新(updating)"相关内容并明确说明将系统评价转变为动态系统评价以及更新的标准。该综述的计划书提出该系统评价的研究问题符合动态系统评价的开展标准:①该评价对决策制定具有优先性;②新证据将改变现行决策;③持续存在与决策相关的新研究。因此,若基线评价完成时仍满足上述标准,研究者将把当前研究转化为动态网状Meta分析。鉴于特应性皮炎领域不断涌现的新型全身性药物,该转化具备高度可行性。文献检索将每月更新,相关新研究及时纳入评价。分析报告至少每4个月更新一次,但当新研究符合以下任一条件时启动即时更新:①涉及当前网状Meta分析未纳入的新型全身药物结局数据;②包含既往无直接比较记录的药物对照研究;③研究结果与近期网状Meta分析结论相悖(例如:若最新分析显示甲氨蝶呤改善症状效果优于环孢素,但新临床试验发现环孢素更具优势)。

二、文献检索与纳入研究

系统评价制作团队于2019年10月28日对预先确定的数据库进行检索后,每隔

4个月进行一次更新检索，并且在2021年4月对检索策略进行迭代更新以及追溯性检索以避免先前版本检索策略遗漏符合纳入标准的研究。同时，制作团队在其官方网站（http://eczematherapies.com/research/）分别于2020年10月、2021年6月和2022年11月报告纳入研究的增加数量并提供纳入研究的基本特征表、偏倚风险评价结果和研究结果等。

三、结局更新

第一版系统评价发表于*JAMA Dermatology*后，研究团队将患者报告的临床体征改善、症状改善、因不良事件而退出治疗、严重不良事件、生活质量改善和瘙痒严重程度6个结局的网状图和列联表在其官网上公布（更新动态见图6-3）并于2022年3月份再次在杂志上发表重要结局改善。

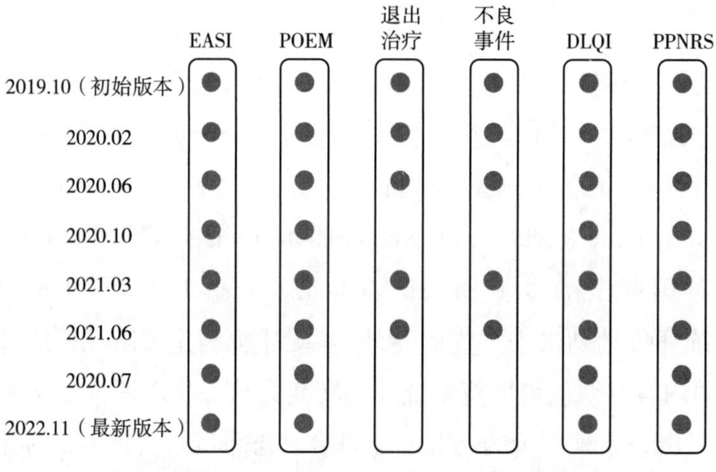

图6-3 《特应性皮炎患者的全身免疫调节治疗》不同结局更新动态
EASI：湿疹面积与严重程度指数，POEM：患者导向型湿疹测量表，
DLQI：皮肤病生活质量指数，PPNRS：瘙痒峰值数值评分量表

上述所有步骤都处在动态更新的过程中，包括文献检索、临床问题重要性的确定等，以确保该系统评价的实时更新。

（葛　龙）

参考文献

[1] Elliott JH, Synnot A, Turner T, et al. Living systematic review: 1. Introduction-the why, what, when, and how [J]. J Clin Epidemiol. 2017, 91: 23-30.

[2] Thomas J, Noel-Storr A, Marshall I, et al. Living systematic reviews: 2. Combining human and machine

effort [J]. J Clin Epidemiol. 2017, 91: 31-37.
[3] Simmonds M, Salanti G, McKenzie J, et al. Living systematic reviews: 3. Statistical methods for updating meta-analyses [J]. J Clin Epidemiol. 2017, 91: 38-46.
[4] Akl EA, Meerpohl JJ, Elliott J, et al. Living Systematic Review Network. Living systematic reviews: 4. Living guideline recommendations [J]. J Clin Epidemiol. 2017, 91: 47-53.
[5] Simmonds M, Elliott JH, Synnot A, et al. Living Systematic Reviews [J]. Methods Mol Biol. 2022, 2345: 121-134.
[6] Bendersky J, Auladell-Rispau A, Urrútia G, et al. Methods for developing and reporting living evidence synthesis [J]. J Clin Epidemiol. 2022, 152: 89-100.
[7] 李江, 肖月, 张俊华, 等. 动态系统评价撰写注意事项 [J]. 中国药物评价, 2022, 39 (1): 11-15.
[8] Boutron I, Créquit P, Williams H, et al. Future of evidence ecosystem series: 1. Introduction Evidence synthesis ecosystem needs dramatic change [J]. J Clin Epidemiol, 2020, 123: 135-142.

第七章

快速综述的实施步骤、相关规范及实例解析

快速综述（rapid review，RR）通过简化系统评价（systematic review，SR）的某些步骤和流程，在有限时间框架内针对最核心和最关键的研究进行综合，可以提供更结构化和更严格的证据检索和质量评价，加快传统 SR 的进程，为决策者提供关于特定问题或关键主题的证据。

第一节　概　　述

一、定义与作用

关于 RR 定义尚不存在一个公认且权威的定义。定义可以帮助人们理解 RR 的内涵和外延，巩固对 RR 的认知，促进学术间的交流。缺乏对 RR 的一致定义可能会导致研究人员或知识用户难以正确识别 RR，因为方法学质量较低（使用 AMATAR2 评价为中 / 高风险）的系统评价和使用透明、简化方法的 RR 之间的界限可能会很模糊。再者，较难创建和设置统一的方法学质量评价标准或报告标准。此外，缺乏定义可能会使得 RR 相关文章出现不同的名词术语，导致检索偏倚。尽管 RR 目前缺乏一个公认且权威的定义，但在关于其方法、流程及已发表的 RR 中描述了较多定义，研究者从不同的角度对其特征或应用进行了概括。2008 年，Watt 等人评估了国际上和澳大利亚的卫生技术评估（health technology assessment，HTA）组织所开展的 RR 方法，研究将其描述为“任何需要 1 至 6 个月时间所产生的 HTA 报告或 SR，涵盖全面检索”，定义侧重加快速度、缩短时间的特征。研究也强调 RR 应该被用来回答特定的问题，而不是作为一个 SR 的快速替代品。2009 年，Grant 等人描述 RR “通过系统化的严格明确

的方法，限制 SR 的特定方面，在过程的广度或深度上做出让步”。研究同时也指出简化 / 限制某些步骤可能会有产生偏倚的风险，如限制检索时间可能会引起发表偏倚，因此在较短的时间框架内实施 RR 需尽量消除这种潜在的偏倚风险，平衡较短的实施时间和由此可能产生的高偏倚风险。2010 年，Ganann 等人描述 RR 是“一种加快或简化传统 SR 流程的文献综述方法”。研究表示不仅需要建立透明化的方法，也要了解简化实施方法或流程对研究结果的影响。且研究人员有必要在报告中详细描述所使用的快速方法，并讨论选择的快速方法可能导致的潜在的偏倚。2012 年，Khangura 等人描述 RR 是“一种通过及时综合证据为卫生保健领域政策制定者的紧急决策需求提供信息的简化方法”，并表示 RR 在方法的透明度和结果的可信度之间存在差距。2015 年，Tricco 等人描述 RR 是“一种知识综合形式，通过简化或省略 SR 过程，以便及时产生信息”。研究表示，有必要针对不同快捷方式对结果的影响进行探索，并且比较同一主题下 RR 与 SR 的结果。2021 年，Hamel 等人描述 RR 是“一种知识综合形式，它通过简化或省略各种方法，以有效利用资源的方式提供证据，从而加快传统 SR 的进程”。研究表示“快速”指的是实施过程的速度，而不一定是实现这个过程的方法。2022 年，Tricco 等人描述 RR “是一种证据综合方法，通过简化证据合成过程，向决策者（如卫生保健规划者或提供者、政策制定者、患者）及时提供信息”。研究表示 RR 可以将相关证据及时带到卫生保健决策的最前沿，适合在短时间内寻求优质证据的医疗卫生保健者的背景需求，但它可能需要在方法上进行权衡。这些定义从不同的侧重点描述了 RR 的特征或内涵，其中目前引用较多的定义是 2021 年 Hamel 等人提出的，即：“RR 是一种知识综合形式，它通过简化或省略各种方法，以有效利用资源的方式提供证据，从而加快传统 SR 的进程。”Hamel 等人表示，可以在此基础上根据决策者或知识用户等利益相关者的需求对定义进行修改，这与 RR 根据决策需求“量身定制”的特点相符合。

二、产生与发展

有关 RR 的应用描述最早可追溯至 1997 年，Best 等人首次在文献中描述了英格兰南部和西部地区的一种有偿的 HTA 快速反应系统服务，其目的在于平衡有限的卫生技术资源和不充分的决策依据之间的矛盾。通过检索并综合当前的最佳证据，该服务可在较短的时间内以报告的形式为决策者提供有关卫生技术有效性和成本效益的建议。由于其具有快速综合证据的特点，因此被认为是 RR 最早的雏形。1998 年，为应对非洲地区突发的公共卫生问题和满足受影响人群的紧急保健需求，WHO 发布了非洲紧急卫生培训方案，较为全面地描述了快速卫生评估的定义、目的、实施方法、开展条件以及局限性等。但此时 RR 尚未作为一个独立的术语在方案中提出。2005 年,由加拿大联邦、省和地区政府资助成立的加拿大卫生药物和技术局(Canadian Agency for Drugs and Technologies in Health,CADTH)开发并实施了一种针对卫生技术进行快速证据综合的方法,旨在应对 HTA 报告持续和日益增长的需求。其中 RR 作为一个独立的术语出现,并且在定义上等同于快速证据综合。2008 年,Watts 等人首次将 RR 定义为一种满足知识用户和证据生产者需求的方法。尽管他们有意识地将 RR 与其他证据综合方法进行区分,但并没有进一步详细描述 RR 与其他证据综合方法的区别。2009 年,为满足较大数量且提供及时可用的 HTA 需求,爱尔兰国家药物经济学中心(National Centre for Pharmacoeconomics,NCPE)引入了 RR 方法的流程,以识别不需要开展完整 HTA 的药物且对需开展 HTA 的适当资源进行优先级排序,以确定或筛选出那些需进行完整 HTA 的更有价值的卫生技术,减少 NCPE 总体评估时间,避免研究资源的浪费。此后,一系列针对研究证据产出的 RR 方法被相继开发并付诸实践,这些流程大多是在传统 SR 基础上的进一步修订,通过简化其实施步骤进而缩短实施时间。有关 RR 研究的增多表明医疗卫生决策者、研究人员等对这种可缩短交付时间且满足有限资源配置的方法的兴趣度日益提升。但人们对 RR 的定位主要是一种加快传统 SR 的方法,RR 始终没有获得一个公认的定义或流程。2014 年,一项针对 57 个国际 HTA 机构(INAHTA)成员的调查结果对 RR 进行了定义,即“RR 描述了卫生技术的特征和当前应用情况,并评估其安全性和有效性,或提供一些有关成本效益的信息。它通常仅针对高水平或最近的证据进行综合,可能将文献检索限制在一到两个数据库中或者选择性地开展严格的证据质量评价”。该定义限制了 RR 能够回答的研究问题类型(仅应用于卫生技术的安全性、有效性、经济性研究)和在 HTA 机构之外的普适性。2015 年,Cochrane 快速综述方法组(Cochrane Rapid Review Methods Group,Cochrane RRMG)成立,并始终致力于 RR 相关方法研究,如 RR 报告标准的制定。2016 年,Kelly 等人采用改良德尔菲法,经过三轮专家共识,界定了 RR 的定义特征。研究结果表明,RR 是一种可区别于传统系统评价的不同的方法,且对任何类型的研究问题都可能有用。Kelly 等人的工作有助于进一步理解 RR 的定义特征,拓展 RR 的应用领域,推动 RR 的规范化发展。2017 年,WHO 发布了《加强卫生政策系统的快速综述实践指南》,就 RR 的实施步骤以及如何将 RR 的结果应用到卫生政策和决策系统进行详细阐述。指南重点关注中低收入国家,为其提供了 RR 的不同方法和流程。指南也指出,包括研究人员、决策制定者(如政策制定者、卫生系统管理人员和政策分析人员),以及综述制定者、资助者在内都是其目标人群。同年,加拿大麦克马斯特大学的国际方法和工具合作中心(NCCMT)发布了一份 RR 指南,对 RR 方法和实施流程进行详细介绍;加拿大渥太华医院研究所的知识整合方法组识别了全球共计 148 个产生 RR 的机构。2018 年，Cochrane RRMG 发布了 RR 方案的报告规范，旨在为撰写 RR 原始报告提供一个基于证据和专家共识的最低指导。2021 年 Cochrane RRMG 开发了关于生产 RR 的循证指南，提出 26 条有关实施方法的推荐意见，以期提高 RR 结果的实用性和稳健性。2022 年澳大利亚循证卫生保健研究中心提出了关于 RR 和证据综合方法学严谨性的立场声明，肯定了 RR 在证据综合系统中的部分价值，但由于 RR 具体实施方法与 JBI 全面、严谨、透明和注重临床实践适用性的证据综合原则不完全相符，目前 JBI 尚未认可 RR 的实施方法。

国内 RR 的发展起步较晚，较早对其进行具体阐释的是四川大学华西医院的李幼平团队，该团队于 2014 年的一篇文章中指出："RR 是一种服务于决策制定的方法。其快速、科学合成证据的特点能够针对一些特殊情况——如需紧急应对突发事件、快速响应重大问题或需要快速干预复杂问题等提供决策依据。" 同年，该团队发表有关 RR 应用实例的文章。而在此之前，RR 只是一种普通的表述，并没有作为一种特定具体的方法出现。2016 年，北京大学第三医院唐惠林等学者介绍了 RR 在药物有效性、安全性及经济性评估中的应用，主要目的在于对既往 RR 的方法和流程进行了归纳分析，以探索 RR 在药物评估中的应用。2018 年广东省药学会与北京大学医学部联合组织了"快速 HTA 与医院新药遴选" 培训项目，该项目对 20 位药师进行快速 HTA 流程与方法培训，同时形成了 19 个药品的临床遴选意见。2020 年四川大学华西医院徐畅等学者致力于快速证据合成及决策模式的探索，关注快速证据合成的智能化和自动化，该团队的工作对于 RR 的应用具有积极、独特的促进意义。对国内外快速综述的源流和发展总结见图 7-1。

三、研究现状

RR 可以为中医药 HTA 提供一种理念或方法，如研究通过简化 HTA/SR 的方法和流程，对药物的有效性、安全性、经济性等进行快速评估。快速评估融合了 RR 方法理念，以及 HTA 和 SR 的流程，有助于促进中医药卫生技术的应用与推广。特别是面对在中医药领域复杂问题的快速综合干预、新药遴选、高新卫生技术购买以及推广前的评估等需要紧急决策的问题，引入 RR 方法可及时满足需求。另外，中医药品种繁杂、药品规格不一，不利于中医药 HTA 的开展。RR 可以识别不需要开展完整中医药 HTA 的药物且对需开展 HTA 的适当资源进行优先级排序，确定或筛选出那些需进行完整 HTA 的更有价值的卫生技术，避免评估中研究资源的浪费。目前国内中医药 HTA 尚处于伊始阶段，可能会出现决策需求先于现存证据的情况，且哪些中医药卫生技术需优先开展评估尚模糊不清。RR 可以与多种应用学科相结合，优化资源配置，高效利用不断更新的

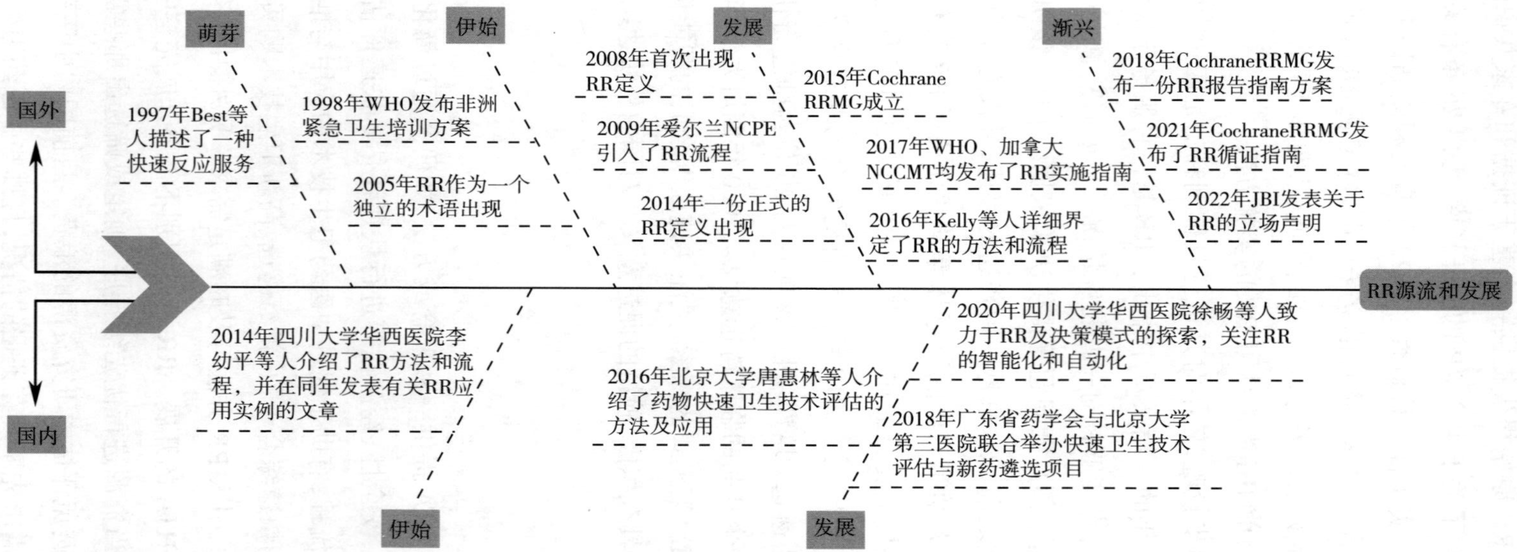

图 7-1 国内外快速综述的源流和发展图谱

卫生技术，助力中医药 HTA 的应用和发展。在中医药领域，包括 HTA 在内的众多医疗卫生决策有时需要快速或加速构建，但目前国内中医药领域，尚没有系统化地引入这种方法。RR 满足紧急决策的需求性，体现了它的必要性。

第二节　实施步骤与注意事项

一、实施步骤

Cochrane 快速综述方法组（Cochrane Rapid Review Methods Group，RRMG）开发了关于生产 RR 的循证指南，提出 26 条有关其实施方法的推荐意见，以提高 RR 结果的实用性和稳健性。该指南面向紧急或最优先的待解决的问题，侧重于评估干预措施效果 RR 的实施。工作组首先对基本的证据以及研究中的方法进行了范围综述；其次对 20 个 Cochrane 实体组织中的 119 名代表展开问卷调查，这些代表被要求在评估进行的各个阶段对 RR 方法进行评级和排名。随后 RR 方法学专家相互讨论后形成推荐清单，并附以相应的理由。基于 63 位受访者（53% 的回复率）的调查结果，形成了 26 个 RR 方法的推荐意见。加拿大渥太华方法中心于 2018 年发布了 RR 报告指南（方案），指出在报告指南制定的过程中，首先成立 PRISMA-RR 方法组，其次识别发布的 RR 实证研究并评估其完整性和质量，以确定必要的 RR 报告条目和需要进一步修正的报告条目，然后开展 3 轮德尔菲调查制定初步的条目清单，最后开展专家共识会议确定最终条目清单。对于最终决定，获得 66% 或以上团体投票的选项将符合纳入的共识标准，任何不符合共识标准的项目将被视为最低要求。

共纳入 5 项 RR 实施和报告标准。其中 1 项是 Cochrane RRMG 于 2021 年发布的 RR 循证指南；1 项是由加拿大渥太华方法中心于 2018 年发布的 RR 报告指南（方案）；1 项是由世界卫生组织于 2017 年发布的 RR 实践指南；1 项是由加拿大麦克马斯特大学国际方法和工具合作中心于 2017 年发布的 RR 指南。1 项是由世界卫生组织于 2016 年发表的公共卫生紧急事件的快速反应指南。以 2021 年最新发表的 RR 循证指南为主，对比参考 WHO 和加拿大卫生机构发布的 RR 指南的具体内容以及相应方法学研究，提出 RR 实施和报告标准。标准共包含 9 个部分，30 个条目，及相应条目说明。具体见表 7-1。

表 7-1 快速综述实施和报告标准

条目	说明
确定研究问题——凝练主题	
1	需要关键利益相关者(例如需求用户、卫生专业人员、政策制定者、决策者)来制定及完善研究问题、纳入排除标准和感兴趣的结局指标。在整个过程中与利益相关者协商,以确保研究问题符合目的,在规定时间框架和有限资源条件下可行,同时考虑在 RR 制订过程中可能发生的任何特殊变化
研究方案制订	
2	制定一个包含研究问题、PICOS、纳入和排除标准的方案,方案标题应包含“Rapid Review”或类似术语。可参考 PRISMA 报告条目制订方案和撰写 RR 报告,并建议在相关平台(如 PROSPERO or Open Science Framework)发布方案。发表 Cochrane RR,应在开展研究前先提交方案并获得 Cochrane 的批准
3	允许在研究开展过程中对方案进行更改(如修订纳入排除标准),并及时记录和追踪所有更改
设置纳入排除标准	
4	与利益相关方一起:明确定义研究人群、干预措施、比较措施和结局指标
5	限制干预措施和比较措施的数量
6	限制结局指标的数量,重点关注对决策最重要的结局指标
7	考虑基于临床或方法学基础来确定日期限制
8	确保日期、语言、研究设计的限制是合理的,并提供依据或理由
9	强调更高质量的研究设计,例如 SRs 或随机对照试验(RCTs)
10	逐步纳入相关研究类型,首先识别现有的 SRs,然后纳入其他类型的研究,以提供最佳证据来回答研究问题
数据检索	
11	考虑信息专家的参与
12	将主要检索数据库限制在 CENTROL、MEDLINE(通过 PubMed)和 Embase(如果可访问的话)
13	建议针对某些主题,检索专门的数据库,但应限制在 1~2 个额外的数据库。如果时间和资源有限,则省略该步骤
14	考虑对至少一种检索策略(例如 MEDLINE)进行同行评审
15	限制灰色文献检索和补充搜索。如有必要,检索注册研究、浏览其他 SRs 和纳入研究的参考文献
研究选择	
题目和摘要筛选	
16	使用标准化的标题和摘要筛选表,并选取适当数量的摘要开展预筛选以对其进行校正和测试
17	由两名研究者对至少 20% 的摘要进行双筛选,并解决分歧
18	一名研究者阅读摘要进行筛选,另一名研究者阅读所有排除的摘要进行校验;或由一名研究者进行纳入,两名研究者进行排除。必要时通过讨论或咨询第三方解决分歧

续表

条目	说明
全文筛选	
19	使用标准化的全文筛选表，并选取适当数量的全文开展预筛选以对该表格进行优化
20	一名研究者阅读全文进行筛选，另一名研究者阅读所有被排除的全文进行校验；或由一名研究者进行纳入，两名研究者进行排除。必要时通过讨论或咨询第三方解决分歧
资料提取	
21	一名研究者使用标准化表格提取信息，另一名研究者检查提取数据的准确性和完整性
22	关注关键的研究特征和结局指标，将提取项目限制在所需的最小数据集内
23	考虑使用现有 SRs 的数据来减少数据提取的时间
方法学质量评估	
24	采用有效且适合纳入研究设计的评估工具
25	一名研究者进行评估，另一名研究者对所有判断（和评估依据）进行验证
26	将评估限制在主要结局指标中，关注对决策最重要的结局
证据综合	
27	除描述性总结外，建议叙述性综合证据
28	仅在适当的情况下考虑开展 Meta 分析（即研究足够相似则进行整合）。对 SR 进行 Meta 分析的标准同样适用于 RR
29	采用 GRADE 方法开展证据质量分级。由一名研究者对证据质量进行分级，另一名研究者对所有判断（和分级依据）进行验证
其他考虑	
30	必要时结合工具（如在线 SR 软件：Covidence，DistillerSR，and EPPI-Reviewer；优化检索策略工具：PRESS 清单）来简化流程

二、注意事项

在面临紧急决策需求、有限的时间和资源或急迫的临床决策需求等情况下，开展 RR 是合适的。医疗卫生决策者（包括临床医生、患者、管理人员和政策制定者）往往需要及时获得相关的医疗信息。尽管这些信息也可以从 SR 中获得，但通常需要消耗大量的资源，且进行 SR 所需的时间框架有时不一定能满足决策者的需求。据估计，完成一项 SR 平均需要 1 139 小时（范围为 216~2 518 小时），且花费较高。因此，在面临紧急决策时，相关人员可能被迫依赖较不可靠的证据，如专家意见或单个小型研究的结果，从而导致次优决策。RR 通过简化某些步骤和流程，在有限时间框架内针对最核心和最关键的研究进行综合，尽管它不像传统 SR 那样详细，但可以提供更结构化和更严格的证据检索和质量评价，为决策者提供关于特定问题或关键主题的证据。目前，RR 被逐渐应用于决策制定的过程中，相关的 RR 报告数量也日益增多，这表明其作为一种证据综合方法的实用性。与此同时，公众对影响卫生系统的紧迫问题以及快速传播公共卫生措施的必要性的认识也有所提高，这反过来又推动了对 RR 的需求。此外，包括澳大利亚循证卫生保健研究中心乔安娜布里格斯研究所（Joanna Briggs Institute，JBI）在内的一些权威机构，在某些情况下（如时间或资金有限）也曾使用 RR 为决策者或其他委托机构提供服务。调查显示，开展 RR 最常见的原因包括：应对政治上的紧急决策需求（44%）、有限的时间和资源（33%）、回答之前 HTA 中提出的问题和 / 或回答特定问题（31%）、急迫的临床决策需求（17%）和新技术的引入（17%）。但需指出的是，在某些情况下，无论其方法是否严格或明确，RR 都是不适当的。例如需要对伦理、安全或经济影响进行深入调查的技术或程序不能在 RR 的时间框架内得到充分评估。总之，RR 在证据综合大家庭中占有重要且必要的位置，它源于需求，完善于应用，实践中风险与获益并存，挑战与机遇同行。

第三节　报告规范

一、确定研究问题

快速综述以解决决策者特定问题的需求为导向，因此需要利益相关方参与以确定问题的范围、研究的主题、指标参数的数量和类型、时间框架等内容。在构建问题的过程中，为了更好地满足决策者需求，研究者可能需要对形成的问题进行不断的更新和迭代。建议采用 PICO/PECO 原则构建一个聚焦的、清晰的、易于理解的、可回答的且满足决策者需求的问题，具体包括研究人群（P，population）、干预措施或暴露因素（I/E，intervention/exposure）、对照措施（C，comparison）、结局指标（O，outcome），并且应明确干预措施或暴露因素、对照措施和结局指标的纳入和排除标准。对于定性问题的构建，一般在 PICO/PECO 原则的基础上增加研究背景（S，situation/setting）的限制。

二、制订研究方案

建议针对提出的问题设计研究方案，并进行注册。这不仅有助于保持研究的透明性、也可以避免研究浪费，规避不必要的重复研究。研究方案应明确 RR 的范围，包括研究问题和研究方法。RR 自身的迭代性质和根据决策需求量身定制的性质使得方案的制订过程具有一定的灵活性。在研究开展过程中可能会对方案进行修改以迎合决策者需求，提高其对于用户需求人员和研究者等群体的可理解性。需注意研究实施过程中对方案所做的任何修改，以及制订方案的目的，均应在最终的报告中进行说明。

三、制定纳入排除标准

制定纳入排除标准有助于保证 RR 的可控性和及时性。研究者需和利益相关者一起，对研究人群、干预措施、对照措施、结局指标等问题框架因素进行限制，以便于在有限时间和资源的条件下满足用户需求。有证据表示，在纳入排除标准中限制检索日期会导致部分研究的丢失，因此如需限制检索日期，应保持谨慎，针对研究主题仔细考虑，必要时参考专家建议或当前文献研究现状。另外，语言限制作为一种较为实用的快速方式，也易于存在较大偏倚。尽管有方法类研究表示仅纳入英文发表的干预类系统评价对总体合并效应影响不大，但部分研究主题，如补充替代医学，需要考虑研究的地域代表性，并不适合仅纳入英文发表的文献。因此，建议语言限制的使用需结合具体的研究主题。在考虑纳入研究类型时，应考虑逐步纳入相关研究，优先识别现有的 SRs，继而纳入其他类型的研究，以提供最佳证据来回答研究问题。

四、文献检索

检索的过程需要有经验的信息专家参与，以保证在有限时间内制定的检索策略可以最大程度减少研究检索过程中产生的偏倚，从而提高 RR 结果的可信度。在数据库的选择上，除 CENTROL、MEDLINE 和 Embase 等主要数据库外，针对特定主题，建议增加专门的数据库。如研究主题与卫生技术评估相关，则可在主要数据库的基础上，增加 HTA 数据库的检索，但专门数据库的数量应限制在 1~2 个。若时间有限，也可以省略该步骤。有证据显示，缺乏针对检索策略的同行评审可能会导致研究的缺失，降低报告的完整性。因此建议考虑增加检索策略同行评审环节。此外，建议限制灰色文献数据库及补充文献检索。如果有必要，可检索注册研究、浏览其他 SRs 和纳入研究的参考文献，以识别检索电子数据库时遗漏或被错误排除的研究。

五、数据筛选

在数据筛选的过程中，建议预先制定标准化数据筛选表，并选取适当数量的题目、摘要、全文开展预筛选以对其进行校正和测试。Cochrane RRMG 表示，在开展 Cochrane RR 时，建议选择 30~50 篇摘要、5~10 篇全文进行校正和测试，并且在时间允许的情况下，针对 20% 的摘要以及所有全文进行双重独立筛选。鉴于 RR 实施和报告标准的可推广性，对于一般的 RR 研究，以上步骤，即条目 17（由两名研究者对至少 20% 的摘要进行双筛选，并解决分歧）可适当省略。有证据表明，由一名研究者独立进行筛选会导致更多的研究被遗漏，因此并不推荐该方法。

六、资料提取

建议采用经过检验的标准化数据提取表进行资料提取。提取的信息包括标题、作者、发表日期、纳入研究的数量和类型、研究背景、研究人群、干预措施、结局指标、研究结果、亚组差异等。如果时间有限，则考虑关注主要的研究特征和结局指标，并考虑使用同一主题下现有的 SRs 数据来减少提取时间。

七、方法学质量评估

目前，RR 采用何种工具进行方法学质量评估尚没有达成共识，建议可采用针对纳入研究的特定方法学评估工具，如针对指南的 AGREE Ⅱ工具、针对系统评价或 Meta 分析的 AMSTAR2 工具等。必要时咨询相关方法学专家，采用有效且合适的评估工具。在评估的过程中，可由一名研究人员进行质量评估，另一名研究人员对评估结果和依据进行校验。

八、证据综合

RR 团队需提前在方案中制定适当的结果分析计划。在证据综合伊始，对纳入研究进行描述性总结有助于确定是否可以对相似且可靠的研究进行 Meta 整合。在不存在满足 Meta 分析的研究，结果缺乏合并效应估计的情况下，建议采用叙述性综合的方法对纳入研究的结果进行报告，并讨论研究间异质性的原因，如 PICO 元素、研究设计或方法学质量差异。由于 RR 旨在为卫生决策提供证据，在可行的情况下，建议采用 GRADE（grading of recommendations assessment，development and evaluation）方法开展证据质量分级，并将证据分级限制在主要的干预措施和比较措施，以及对决策最关键的结局指标上。

第四节 实 例 解 析

以题目、摘要检索和全文检索相结合的方式，检索自 2017 年 7 月 12 日至 2022 年

12 月 26 日的 PubMed 和中国知网数据库。检索术语有“rapid review*”“Rapid Review Guidebook”“Practical guide”“evidence-informed guidance”“reporting guideline”。纳入采用已发布的实施和报告标准的 RR 实证研究，重复、无法获得全文的研究则被排除。检索 592 篇研究，排除不相关研究 471 篇，未参考任何标准或指南的 RR119 篇，最终只有 2 篇研究参考了 RR 实施和报告标准。研究未检索到中医药领域应用 RR 实施和报告标准的实证研究，提示目前中医药领域 RR 研究在实施和报告标准方面存在一定程度的空缺。为进一步探索中医药领域 RR 应用现状，研究采用检索式“(SU%= ' 快速评估 ' OR SU%= ' 快速综述 ' OR SU%= ' 快速评价 ') AND FT% ' 中医药 ' ”对中国知网进行初步检索，无时间限制，获得 246 条文献，筛选后纳入 19 篇中医药领域的 RR 研究，主要为结合卫生技术评估方法和流程开展的针对中成药干预有效性、安全性和经济性的研究。这些文献被冠以快速之名的主要原因在于限制了研究问题框架，即研究是针对卫生技术的部分临床价值进行评估而非系统全面的临床价值评估。尽管可归属于 RR，但在具体实施和报告的过程中，并没有很好地体现 RR 的内涵。研究在实施过程中一般直接沿用了传统系统评价的方法和流程，即使有部分研究对检索的数据库和时间进行了限制，但并没有描述清楚实施该限制的原因，也没有在局限性部分对 RR 可能带来的偏倚进行阐述。

本节对照上述第三节报告规范内容，以英国一项研究（Leonard S，2019）进行展示。该研究评估了英国国家筛选委员会（national screening committee，NSC）关于前置血管人群筛查建议的证据有效性，结果显示，与 2012 年未更新证据的评估相比，基于最新文献的证据总结表明前置血管流行病学数据、超声筛查准确性及管理路径有效性的证据缺口仍未改善，支持英国 NSC 维持“不建议常规筛查”的决策结论。表 7-2 展示了该研究实施和报告情况。

表 7-2　针对 RR 实施和报告流程的实例展示

研究问题	①前置血管在英国的发病率、风险因素分层，及孕期自然转归情况如何？ ②孕中期经腹超声检测前置血管的有效性如何？ ③筛查阳性孕妇的最佳干预策略能否改善围产期结局？
研究方案	有，且经利益相关者、领域专家及公众多轮评审
纳入排除标准	参考 PICO 原则和英国 NSC 的 Eligibility Criteria 清单。研究类型优先考虑纳入系统综述和 Meta 分析；流行病学研究优先纳入纵向观察性研究，其次为横断面研究。
文献检索	检索 MEDLINE、Embase、Cochrane Library 数据库，仅纳入英文文献，初始检索不限定时间，但流行病学数据优先纳入为 2000 年后的文献，手工检索部分被排除的系统综述

续表

数据筛选	由一名评审员独立筛选研究的标题、摘要和全文，形成初筛清单；从初筛文献中随机抽取 20% 的样本，由第二名评审员独立复筛
资料提取	提取研究 PICO 特征、研究设计类型、流行病学数据、筛查测试指标、管理路径结果等信息
偏倚风险评估	对于流行病学和预后研究，采用 JBI 批判性评价检查表（JBI Critical Appraisal Checklist）和循证医学中心预后研究批判性评价工作表；采用 QUADAS-2 工具对诊断准确性研究进行评估
方法学质量评估	采用 AMSTAR 2、PRISMA、Kaltenthaler 快速审查清单评估系统评价的质量
证据综合	叙述性综合证据，使用 GRADE 方法评估证据质量，并进行分级
遵循标准	遵循英国 NSC 证据总结报告清单及模板进行报告

（廖 星 孔玉科 李苗苗）

参考文献

[1] Hamel C, Michaud A, Thuku M, et al. Defining Rapid Reviews: a systematic scoping review and thematic analysis of definitions and defining characteristics of rapid reviews [J]. J Clin Epidemiol, 2021, 129: 74-85.

[2] GaRRsitty C, Gartlehner G, Nussbaumer-Streit B, et al. Cochrane Rapid Reviews Methods Group offers evidence-informed guidance to conduct rapid reviews [J]. J Clin Epidemiol, 2021, 130: 13-22.

[3] Tricco AC, Khalil H, Holly C, et al. Rapid reviews and the methodological rigor of evidence synthesis: a JBI position statement [J]. JBI Evid Synth, 2022, 20 (4): 944-949.

[4] 李苗苗, 吴雪, 徐思敏, 等. 快速卫生技术评估的概况性综述 [J]. 中国中药杂志, 2022, 47 (12): 3125-3135.

[5] Leonard S, Buchanan-Hughes A, Bobrowska A, et al. Case report: a rapid review approach used by the UK National Screening Committee to inform recommendations on general population screening for vasa praevia [J]. Syst Rev, 2019, 8 (1): 340.

第八章

定性研究系统评价的实施步骤、相关规范及实例解析

定性研究系统评价（qualitative evidence synthesis，QES）是对来源于定性研究的证据进行系统审查和综合分析的方法总称。与定量研究系统评价不同的是，定性研究系统评价侧重于对研究中的非数值型数据进行分析和解释，提炼出该领域内的主要观点、理论和方法。定性研究系统评价在医疗卫生领域极具应用价值，尤其在制定政策和指导方针、描述卫生保健参与者的经验、探索不同利益相关者的观点、评估干预措施的可接受性和可行性等领域被广泛采用并产生了丰富的信息。

第一节　概　　述

一、定义与作用

在医疗卫生领域，传统上主要通过对定量数据，特别是对来自随机对照试验（randomized controlled trial，RCT）的结果进行系统评价和荟萃分析来建立证据。然而，随着人们对医疗卫生决策认识的不断深入，越来越多的研究者和决策者开始意识到，健康相关的行为和决策是一个复杂的过程，需要考虑社会环境等更多因素的影响。可能需要超越"实证主义"视角提供的定量证据的范围，不仅仅是通过"有效性"的证据来进行决策，还应在"后实证主义"和"构建主义"的视角下，综合分析和理解研究中的主观经验、观点和解释。而定性研究通过深入访谈、焦点小组讨论，观察或文献分析等方法收集非数字型的资料（例如文字、图像、声音等），从而描述和解释人们的经验、态度、信念、感受和行为，用于探索病人、家属和医护人员等对于健康和疾病，预防和治疗，康复

和护理各方面的观点、需求和经验，帮助制定更符合实际情况的临床决策和卫生政策。定性研究方法也常被用于复杂干预研究和实施科学研究中，更好地捕捉干预过程中的复杂性，并深入探索参与者的经验、态度和看法，帮助研究人员了解干预的接受度、可行性和实施的难点，有助于提高干预的成功率和可持续性。

定性研究系统评价是对来源于定性研究的证据进行系统审查和综合分析的方法总称。它可以作为独立系统评价进行或与定量研究系统评价相结合作为复杂干预措施和指南制定的一部分进行。定性研究系统评价通过汇总分析来自多项定性研究的证据，提供比单个定性研究更丰富的解释或更全面的理论。与定量研究系统评价不同，定性研究系统评价侧重于对研究中所使用的非数值型数据的分析和解释，通过对定性研究的系统梳理和综合分析，揭示其中共性、差异和不足，进而提炼出该领域内的主要观点、理论和方法。在临床、公共卫生、卫生系统和政策中使用定性研究系统评价，可以探索患者和医护人员与健康相关的行为或疾病经历，解释卫生政策或干预措施为何起作用及作用机制，描述干预措施的适当性或可接受性，确定实施干预措施的障碍和促进因素，以及发现所关心的现象目前在定性方面的主要证据空白。

二、产生与发展

最早追溯到发表的 QES 著作由 Noblit、Hare 于 1988 年撰写，他们开发了专门用于 QES 的元民族志（meta-ethnography）方法，该方法强调抽取原始研究核心概念，对比分析相同的以及不同的要素，形成新的集成式研究成果。

1994 年，Jensen、Allen 发表了医学领域内首篇定性证据综合研究，该研究通过对文本的比较和分析，创造了新的解释，归纳出了一种健康 - 疾病的辩证模型。1998 年，Cochrane 定性与实施方法组（Cochrane Qualitative and Implementation Methods Group，CQIMG）成立，其目的是开发方法，将定性研究的综合结果纳入对医疗干预有效性的系统评价。

自此之后，越来越多的学者参与到对定性研究是否能够进行系统综合，以及定性研究综合如何进行评价等方面的讨论中去。从 20 世纪 90 年代后期以来，报告定性综合方法和结果的出版物开始有所增加。2001 年至 2007 年期间，有多位学者针对定性研究系统评价提出不同的研究方法。目前 QES 中使用较多的主流研究方法包括：Paterson B 等人于 2001 年提出的元研究（meta-study），该方法由结果分析、方法分析和理论分析三个要素组成；Dixon-Woods M 等人于 2006 年提出的批判解释性综合（critical interpretive synthesis）方法；Thomas J 等人于 2008 年提出的主题合成方法（thematic synthesis），该方法能够用较少的数据即可产生描述性主题，因此比较推荐初涉 QES 领域研究者使用该方法。现在有超过 30 种方法可以进行定性证据综合。

世界卫生组织（World Health Organization，WHO）也关注到 QES 在指南制定方面的重要性，并越来越多地使用来自 QES 的证据来说明其建议的价值、可接受性、公平性和可行性。

2010 年至 2018 年间，WHO 召集了一组方法学家参与制定以 QES 为依据的指南，该团队包括在定性研究和定性证据综合方法、指南制定方法和使用证据到决策框架方面具有丰富经验的人员，讨论并确定了设计 QES 的关键方法和研究意义，并将研究结果用于指南制定。2012 年，WHO 生殖健康与研究部（Department of Reproductive Health and Research）制定了首个纳入 QES 的世卫组织指南。2014 年，WHO 发布的《世界卫生组织指南制定手册》中提到，除了干预措施有效性的证据外，还需要若干标准的证据来为世卫组织指南建议提供依据，包括价值观和偏好、可接受性、可行性等，而定性证据恰好可以帮助我们了解这些标准。截至 2019 年，WHO 生殖健康与研究部至少发布了 8 份包括 QES 调查结果的指南，这些指南涉及了女性产前保健、促进积极妊娠、流产护理、减少不必要剖宫产的非临床干预措施等多个方面。

在中国，QES 的发展起步较晚，2021 年刘雪寒等学者对 QES 的定义、优缺点、常用方法、更新、与定量综合之间的关系以及定性证据综合在医学领域内的应用现况进行了介绍。对国内外定性研究系统评价的源流和发展总结见图 8-1。

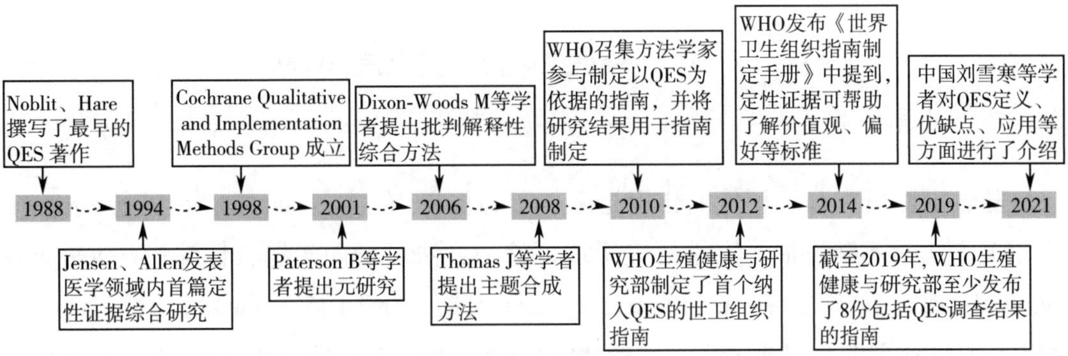

图 8-1　国内外定性研究系统评价的源流和发展图谱

三、研究现状

定性研究系统评价在医疗卫生领域极具应用价值，在公共卫生、护理学、生物医学等多个学科中都有较多研究成果，尤其在制定政策和指导方针、描述卫生保健参与者的经验、探索不同利益相关者的观点、评估干预措施的可接受性和可行性等领域被广泛采用并产生了丰富的信息。

García-Escamilla 及 Zhang NM、Vesty G 等学者通过使用 QES 在各自研究中探讨了医疗保健专业人员对中医药传统针灸的态度，大多数观点都支持针灸与西医的结合，并提出针灸在不良事件报告、研究资金等方面存在着缺陷。Chung VC、Ma PH 等学者使用 QES 方法并结合定量研究系统评价，对世界不同地区中国人对中药的使用模式及潜在的地理差异进行了研究，各地区患者认为中医具有文化亲和力，并认为中医是治疗慢性或严重疾病的有效补充。

QES 在中医药领域的应用尚处于初级阶段，这两者结合能够产生的研究价值被严重低估。因为 QES 能够综合多种视角，比单个主要定性研究的结果更可靠和有用，能够提供在观点上互相矛盾的证据并获得新的见解，特别是那些罕见或不常见的事件特点，同时还可以探索不同干预的相似性和差异性，生成新的解释模型或框架。这种特点与中医诊疗模式、思维方法有相通之处，并与中医药研究领域的需求相吻合。在中医药治疗领域里强调整体概念，强调以“人”和人的健康及其与环境外因平衡为中心的临床实践，许多的治疗和干预措施都需要“多管齐下”，因此医患沟通、患者服药依从、人文关怀等因素都会对最终的疗效产生影响。可考虑通过应用 QES 来丰富中医药临床科研方法学，提高中医药诊疗水平，针对我国中医药行业面临的核心价值传播困难、专业人才流失、跨文化传播度不高等方面问题进行深入探索。

第二节　实施步骤与注意事项

随着定性研究系统评价的作用越来越受到重视，在过去十年中，定性研究系统评价相关方法学不断发展。定性研究系统评价的方法可偏向于综合性综述（integrative synthesis）或者解释性综述（interpretive synthesis），或是介于两者之间。综合性定性综述侧重于总结或聚合数据或主题，是一种更加演绎（deductive）的方法，通常用于原始研究中概念或主题定义明确的情况。这种方法旨在从原始研究中提取共同的概念或主题，并用于产生整体结论，主要的综合方法包括主题分析（thematic synthesis）和框架分析（framework synthesis）。解释性综述是采用更为归纳（inductive）的方法，在原始研究基础上进一步扩展现有概念，修正现有理论，或构建新的概念和理论。元民族志学（meta-ethnography）是用于解释性综述的主要分析方法。

2018 年，由欧盟资助的复杂技术的综合卫生技术评估项目（INTEGRATE-HTA）与 Cochrane 定性与实施方法组共同发布定性研究系统评价方法选择标准——RETREAT

框架。它是研究问题(research question)、认识论(epistemology)、时间(time/timeframe)、资源(resources)、专业知识(expertise)、受众与目标(audience and purpose)、数据类型(type of data)七个维度首字母的缩写,这些维度涵盖了选择定性研究系统评价方法的主要影响因素,帮助研究者考虑各种因素并做出合适的决策。RETEAT 各维度的内容、定义和提示问题如表 8-1 所示。

表 8-1 RETREAT 框架内容与定义

内容	定义	提示问题
研究问题(research question)	系统评价所要回答的研究问题	• 所要开展的定性研究系统评价是已经确定的研究问题还是可能在初步检索后逐步制定的研究问题? • 所要开展的定性研究系统评价是独立的综述,还是需要与定量综述相结合?
认识论(epistemology)	支撑系统评价方法的哲学基础,所采用的哲学基础多大程度上可实现所开展的定性研究系统评价的目的	• 所纳入研究的原始研究是否有不同哲学基础,不同的哲学基础是否影响证据的整合? • 所要开展的定性研究系统评价的哲学基础是属于理想主义还是现实主义? • 理论在我们计划的系统评价中的预期作用是什么? 是否会在系统评价中生成、探索或验证理论?
时间(time/timeframe)	预期完成系统评价的时间和交付工作所需的总体工作量限制	• 所要开展的定性研究系统评价是否需要重新生成理论、框架和模型,或是可以使用现有理论、框架或模型以缩短系统评价的时间? • 我们的目标是全面覆盖所有符合我们标准的研究,还是通过有目的的抽样来缩短开展综述的时间? • 系统评价侧重系统评价范围的广度还是评价分析解释的深度?
资源(resources)	交付系统评价的财政和物资支持	• 系统评价仅基于文献的分析,或是有需要考虑资金支持的广泛参与和合作计划? • 所采用的方法是否严重依赖于需要付费的专有软件或支持技术,或者可以通过免费的方式完成分析(例如,基于电子表格)?
专业知识(expertise)	系统评价团队所需要的知识、技能和社会网络支持	• 完成定性系统评价的核心团队是否已具备必要的技能和专业知识? • 在运用所选择方法完成综述的过程中,哪些环节需要专家支持?

续表

内容	定义	提示问题
受众与目标（audience and purpose）	系统评价结果的使用者的要求和期望以及如何使用审查结果	• 考虑系统评价的目标读者喜欢哪种结果呈现形式？（描述性或是解释性、文本或是图形、实用建议或是概念启发？） • 目标读者计划如何使用系统评价的结果？（查询针对特定读者既往所采用的综述分析方法）
数据类型（type of data）	可用于回答定性研究系统评价问题的数据丰富度、深度、数据类型（定量 / 定性）、质量和数量	• 所纳入研究的数据是否丰富、多样和大量？ • 所纳入研究的信息是否具有一定的深度和洞察？ • 所纳入研究的分析方法质量如何？

（一）研究问题

选择定性系统评价方法时，研究问题是一个关键的考虑因素，决定了解决该类型问题所需的数据类型，进而决定了用于收集和分析这些数据的具体方法。一般来说，如果定性系统评价旨在结合定量系统评价或对定量系统评价进行补充，其研究问题可能是固定的，并与干预问题相关，此时应采用综合性系统评价；若系统评价的研究问题无法预先制定，在过程中逐渐显现，则采用解释性定性系统评价方法。

（二）认识论

在开展定性研究系统评价时应该不违反原始定性研究的哲学基础和完整性。研究者在开展定性研究系统评价归纳社会现象或是更好解释临床干预效果时，所采用的方法是不同的。同时，通过定性研究系统评价形成理论和采用定性综述的结果回答特定临床问题所采用的方法也是不同的。选择不同系统评价方法本质来源于不同的认识论假设。定性研究系统评价的哲学基础可分布于理想主义（idealist）到现实主义（realist）两种认识论之间连续体中的某一位置。理想主义方法倾向于在文献检索和完成系统评价的过程中采用更为迭代的方法，较少使用预先设定的质量评估程序。与之相反，现实主义方法以更为线性的方式进行文献检索和系统评价，拥有更明确、更成熟的质量评估方法。元民族志和扎根理论分析等方法在系统评价过程的每个阶段都经常提及认识论。其他的主题分析、框架分析、叙事分析等方法不太依赖于各自方法背后的认识论。

通常来说，旨在描述和聚合结果的综合性系统评价对应现实主义认识论。存在独立于人类意识的客观世界，我们的知识和理解是建立在这个客观世界上的。旨在解释发现并构建理论的解释性综述对应理想主义认识论，认为现实世界的本质是由人类意识或理智所构造的，对世界的认识没有唯一的正确答案，重点在于研究不同概念的变化和复杂性。当然，一些系统评价方法可以既是理想主义又是现实主义，例如生态三角互证分析（ecological triangulation）结合了不同数据源，旨在通过多角度观察现象以获得更完整和准确的信息。它涉及定量、定性和文献资料三个方面的信息收集和综合分析，既关注“客观”数据的搜集，又关注研究参与者的主观经验和观点，涉及不同的现实主义和理想主义的认识论假设。

（三）时间

虽然不会仅依靠完成系统评价的时间要求选择系统评价方法，时间应是最后确定系统评价方法的考虑因素之一。影响完成一个定性研究系统评价所需时间的因素包括方法的复杂性、开展综述的团队规模、检索文献的范围、最终纳入的研究数量，以及研究问题 / 理论 / 现象的复杂性。

总的来说，综合性系统评价较少涉及对纳入的原始研究重新解释说明，而是力求按照原作者的意图准确可靠地呈现纳入研究的结果。框架分析采用既有框架帮助提取数据，在对文献进行系统评价时不关注独立研究结果，仅将多个研究比较和整合，提供全面的结论。主题分析有时会多于框架分析，描述性主题分析的主题与原始研究保持接近，分析性主题分析更接近于解释性定性研究系统评价方法，系统评价人员在构建主题时需“超越”原始研究，生成新的解释性构念、说明或假设。在元民族志分析中涉及三级建构（third-level constructs），三级建构是通过将一系列二级建构（从原始研究中提取的具体概念）相互比较和合并而生成的，由原始研究中的具体经验和观点上升到更抽象的层次，形成更高级别的概念或理论，是非常耗时的方法。需要注意的是，若仅有很短的时间却要选择需要较长时间才能完成的系统评价方法，质量易受到时间不足或工作量大的影响，无法满足质量标准。采用元民族志等耗时的综合方法时，可以进行“目的性采样”，而不是“穷尽采样”，因为这种方法的重点在于深入解释和理解研究现象，因此不需要对所有相关研究进行完全覆盖，只需要选择那些对研究问题最具代表性和重要性的研究进行分析，就可以达到研究的目的。

（四）资源

除了时间之外，可用资源也会影响到首选系统评价方法的可行性。需综合考虑人员和资金情况选择可行的分析方法。专业软件可有助于提高分析的效率，如元民族志分析可采用 Joanna Briggs Institute 的分析软件 JBISUMARI，主题分析可能需要使用付费软件 NVivo 或 Atlas.Ti。对于需要迭代分析的研究，在系统评价过程中需要整合利益相关者的意见，多轮面对面的讨论和会议需要额外的时间和资源。

（五）专业知识

所有的 QES 方法都需要不同层面的专业知识，包括：开展系统评价的专业知识（包括搜索、数据提取、质量评估、解释）、所涉及的临床经验和学科背景的专业知识（例如，定性系统评价影响糖尿病人进行强化运动的阻碍因素和促进因素，可能也需要糖尿病和行为科学领域的专家参与系统评价）、定性方法学专业知识（如扎根理论、框架分析、主题分析的方法论）。不同方法的系统评价对于不同专业知识的要求不同。元民族志学是用于解释性系统评价的主要分析方法，需要深入了解系统评价所纳入的个体研究，才能实现综合，与采用元聚合（meta-aggregation）方法开展的系统评价相比，采用元民族志开展系统评价分析更要求研究者有较高的定性研究专业技能。

（六）目标读者和系统评价目的

厘清系统评价结果将被谁所用以及怎么应用对设计和开展系统评价分析有指导意义。系统评价小组必须事先认真考虑到目标受众可能如何使用预期结果。如果系统评价旨在影响或改变当前的实践，其结论或建议应该是具体明确的、可操作的；而当系统评价的目的是增进或启发对问题的理解时，其结论更多的是提供新的认识和观点，而不一定要给出具体的行动建议。如果目标读者和系统评价结果的使用者是政策制定者和干预措施设计者，综合性系统评价方法的结果（如主题分析、文本叙事分析、框架分析和生态三角互证）与他们的需求更直接相关，能够直接为实践者提供证据。

当开展定性系统评价的目的是想阐明“所收集的信息说了什么”，开展系统评价的团队通常需要采用偏向于描述性的系统评价，采用框架综合、主题综合或元聚合的方法。研究结果以透明的方式客观呈现，由读者对结果的意义进行解读。相反，当开展定性系统评价的目的涉及“这些信息的意义是什么”，则采用解释性的结果陈述，采用元民族志研究或基于理论的分析。

（七）数据类型

“丰富的数据”（rich data）指的是研究中所收集到的数据具有丰富的细节和内容。这些数据通常包含了丰富的描述、详细的情境背景和深入的理论发展。丰富的数据可以提供更多的信息和见解，有助于深入理解研究主题，并支持更全面和细致的分析和解释。“深入的数据”（thick data）指的是研究中所收集到的数据能够提供关于情境背景的详细信息和深度洞察，强调了对研究对象所处情境的深入理解，包括社会、文化、历史和个体层面的因素。丰富又深入的数据可以帮助研究者更好地把握研究对象的背景和环境，从而提供情景分析和解释。当系统评价所纳入的研究不能提供足够丰富和深入的数据时，QES 方法的选择可能仅限于元聚合、主题分析、框架分析和叙事分析等方法，无法做充分的情景分析。

另外，所纳入原始研究的数量和同质程度也会影响分析方法的选择。对于信息丰富的少量研究可开展元民族志分析。与之相反，运用元综合和主题综合等描述性方法可以分析纳入更多研究的定性研究系统评价。当系统评价涵盖数十甚至数百个独立的研究，需要横向比较，并通过归纳、总结和解释多个研究的结果，以揭示共同的模式、主题和关系时，可采用元研究（meta-study）分析方法从集体证据中获得洞见，并提供对研究领域的综合理解。

一、实施步骤

（一）提出定性研究系统评价的研究问题

提出定性研究系统评价的研究问题是开展定性研究系统评价首要的步骤。定性研究系统评价的目的是回答“如何”“为什么”的问题，所构建的研究问题是探索性的，因此相对广泛。确定系统评价研究问题是在开展系统评价之前确定系统评价的范围和方向，通过初步检索框定感兴趣的主题并绘制现有的可用信息。这是与制定定量系统评价的问题的主要区别之一。定性研究系统评价的研究问题可以作为“锚点”（anchor），即从系统评价的开始就确定下来，也可以作为指导系统评价的“指南针”（compass），研究问题可在框定的范围内和制定的方向上随着初步系统评价的开展重新发现而调整变化。

系统评价的范围和研究问题制定可借助于已有模型。对于定量系统评价的研究问题，通常使用“PICO”（population-人群、intervention-干预、control-对照、outcomes-结局变量）工具，通过明确“PICO”各模块的内容构建具体的研究问题和纳入排除标准，制定精准的检索策略。然而相对于定量研究，定性研究具有样本量小、不一定存在干预和对照、注重研究对象的主观经验与体会而非客观结局指标的特点，“PICO”模型不适用于定性研究系统评价，国内外相关研究者将 PICO 模块进行转化，提出更适合定性研究特点的“SPIDER”模型（sample-样本、phenomenon of interest-感兴趣的现象、design-设计、evaluation-评估、Research type-研究类型），用于合理构建定性系统评价问题。另外，由于定性研究系统评价研究问题的范围较为广泛，通常需要考虑问题的环境和背景，“SPICE”模型（setting-环境、perspective-视角、intervention or phenomenon of interest-干预或感兴趣的现象、comparison-比较、evaluation-评估）也常用于构建定性研究系统评价的研究问题。最近提出的“PerSPE（C）TiF”（perspective-视角，setting-环境，phenomenon of interest/problem-感兴趣的现象或问题，environment-环境，comparison-比较，time/Timing-时间，findings-发现）也通过扩展模型的维度，使得各模块更加适合于定性证据系统评价问题的提出。与之前用于提出系统评价研究问题的模型相比，使用“PerSPE（C）TiF”框架制定的研究问题考虑了可行性和可接受性，有助于确定定性研究综合方法的选择以及在系统评价时考虑背景因素。表 8-2 展示了使用 PerSPE（C）TiF 制定研究问题范围示例。

表 8-2 使用 PerSPE(C)TiF 制定研究问题范围示例

PerSPE(C) TiF 条目	定义范围
视角	卫生专业人员(医生、护士、医疗相关人员)视角
背景	尽管卫生专业人员对针灸的看法和理解可能会影响其在主流西方医学中的利用和整合,但这些方面尚未得到充分研究
现象 / 问题	针灸与主流西方医学整合
环境	现有以西方医学为主的医疗服务体系中
时间	在患者治疗期间
研究结果	与研究人员、临床医生、患者相关

在提出和构建定性研究系统评价研究问题时,利益相关者或是关键知情人应该参与到研究问题框架的构建中有助于准确探讨研究问题的范围和方向。患者、医护人员、政策制定者和公众参与证据形成是解决证据和实践脱节的方法之一。定性研究系统评价的研究问题框架从利益相关者咨询出发,以探索"(健康)问题是什么""这对谁来说是个问题""为什么会出现问题"。系统评价团队需要决定涉及哪些利益相关者、需要他们参与的程度,以及他们与系统评价团队的工作关系。一项定性研究系统评价会选择一个或多个研究问题作为分析数据的视角,从不同的角度来识别、选择和解释数据。研究问题包括但不限于有关适当性、可行性、公平性和实施性的问题,这些问题可以根据需要结合起来解释研究效果的差异。研究人员、关键知情者、决策者和不同角色的利益相关者可能会按不同的方式对这些问题进行优先排序。最终问题的选择取决于研究目标、背景情况相关性和既有研究证据的数量。

(二) 制定定性研究系统评价方案

制定系统评价方案是开展定性研究系统评价时经常被忽略的步骤,撰写系统评价方案有助于审查问题的重要性和采用定性研究系统评价回答问题的必要性。通过细化检索策略和纳入排除标准可确定开展系统评价的可行性。同时,事先确定开展系统评价的过程可提高系统评价的可信度。尽管定性研究系统评价方案具有灵活性,允许迭代搜索、研究问题重新制定和重新聚焦,但定性研究系统评价方案应以提高方案透明度为目标,说明偏离预期过程的情况都将被记录和证明是合理的。

目前并没有强制要求定性研究系统评价方案必须进行注册,但是一些期刊和机构可能会要求研究者进行注册。此外,注册可以提高研究透明度和可信度,同时也可以避免重复研究。定性研究系统评价方案可在 PROSPERO 上进行注册。

（三）制定纳入排除标准与文献检索

具有事先明确的纳入排除标准和文献检索策略是系统评价的基本要求，但是，与定量研究系统评价文章的检索相比，定性研究的检索方法仍在发展之中，文献检索会面临标题和摘要结构不清晰，主题词不明确，研究中的关键词分散等挑战。由 Booth 等研究者在 2016 年提出“7S”的系统化方法指导定性研究系统评价文献检索与纳入排除过程。“7S”方法是基于以下七个关键要素的首字母命名的：

第一个 S 代表“sampling of papers”：在纳入文献时，需要根据理论基础和系统评价的目的考虑是否应该全面纳入所有相关文献，或者采用目的性或理论性抽样方法选取文献。不同的抽样策略可能受到对系统评价认识论方法的影响。当采用抽样方法纳入文献时，应在方法部分详细描述抽样方法和理由。

第二个 S 代表“sources”：所检索的数据库需要与研究的范围和主题相符。对于医学和健康相关的问题，需要检索的数据库有：医学文献检索数据库 MEDLINE、Embase、Cochrane Library，护理相关文献索引 CINAHL，如果涉及心理学和社会学，可包含更广泛学科覆盖的 Web of Science，心理学文献数据库 PsycINFO，和社会科学引文索引 Social Sciences Citation Index 等。中文文献检索数据库主要使用中国知网（CNKI）和中国生物医学文献数据库（SinoMed）。

第三个 S 代表“structured questions”，参考本节“提出定性系统评价研究问题”部分，拟定合适的研究问题。

第四个 S 代表“search procedures”，定性研究的数量相对较少，因此在进行文献检索时，通常应更注重特异性（仅检索相关文献）而非敏感性（检索所有潜在相关文献）。这意味着需要精确选择检索词和使用适当的筛选条件，以确保检索到的文献与研究主题密切相关。然而，由于定性研究的特殊性，文献的标题和摘要往往无法提供足够的信息，术语也可能较为模糊，而且索引可能不完善。因此，在检索定性研究时可能需要额外搜索其他补充信息源，以弥补这些缺陷。

第五个 S 代表“search strategy”，检索策略和所使用的方法学过滤器应与综述的目的相匹配。使用简单的定性研究过滤词，如“qualitative”和“interviews”，可以提高检索相关文献的准确性。

第六个 S 代表“supplementary strategies”，为了确保系统评价的全面性，除了在主要数据库中进行搜索外，还可以采用一些补充的检索策略：包括参考文献检查、引用文献搜索、手动检索特定期刊以及与作者或学科专家联系。参考文献检查是通过查阅已经纳入的文献中的参考文献寻找可能被忽略的重要论文。这种方法能够帮助发现经典的、经常被引用的文献，从而拓展文献的广度和深度。另一个补充策略是引用文献搜索，即通过查找已经收录的文献中引用的文献，来找到相关研究。这种方法特别适用于发现与经典理论、框架和模型密切相关的最新研究进展和相关性较高的研究。此外，当一些重要的研究可能只发表在特定的学术期刊中，而这些期刊可能不在主要数据库的范围内时，手动检索特定期刊也是一种有效的补充策略。最后，与作者或学科专家的联系也是一种有益的补充策略。通过与领域内的专家进行交流，可以获取到一些尚未发表或尚未公开的研究成果，从而补充文献检索的不足。

最后一个 S 代表“standards for reporting searching”，在进行系统评价时须遵循一些标准和指南，以确保搜索过程的透明度和可重复性。最常用的工具是起源于定量系统评价的 PRISMA（preferred reporting items for systematic reviews and meta-analyses）流程图。使用 PRISMA 流程图可以清晰地展示文献筛选的过程，使读者能够了解每个阶段的筛选和纳入情况。Booth 等的研究（2006）显示定性研究的系统评价对搜索方法的报告不足，建议采用 STARLITE 框架清晰地呈现文献搜索过程中的关键要素。STARLITE 的每个字母分别代表：sampling strategy（抽样策略），type of study（研究类型），approaches（方法），range of years（年份范围），limits（限制条件），inclusion and exclusions（纳入排除标准），terms used（使用的关键词），electronic sources（电子文献来源）。通过遵循 STARLITE，研究者在开展检索时可明确检索过程中的关键步骤，确保搜索的规范性和准确性。同时，报告检索的信息可提高系统评价研究的质量和透明度，使读者能够更好地了解系统评价的可信度和可靠性。

（四）定性研究的方法学优势和局限性的评估

是否在进行定性研究系统评价时对所纳入的定性研究进行质量评估仍存在争议。但是，在系统评价和证据综合中，即使不基于质量来排除研究，评估方法学的优势和局限性仍可以帮助研究者和读者更好地理解研究结果的可信度和可靠性，从而决定是否选择全面的抽样方式，还是选择特定的抽样方法，以确保我们获取到有意义的信息，并且通过了解到研究的数据特点，选择最适合的分析方法，确保系统评价结果的准确和可靠。

当我们评估研究的方法学局限性时，CASP（critical appraisal skills programme）是一个非常有用的工具，这个工具涵盖了 4 个重要方面：①清晰的研究目标和研究问题；②研究设计 / 方法与研究目标 / 问题相一致；③在研究对象的识别、抽样和数据收集方法方面具备严谨性；④研究方法得到适当的应用，有丰富和深度的研究结果，以及研究者反思。

（五）信息提取

在定性研究系统评价中数据提取通常分为两个部分。首先，需要提取“背景信息”

的细节，例如研究的人群和他们的特征，研究发生的环境，招募、数据收集和分析所使用的方法和方法论。详细的背景信息有助于读者在阅读系统评价时就能够更好地理解研究的发现。

数据提取的第二部分是提取每个纳入研究的“研究结果”。在定性研究中，“研究结果”主要以参与者的叙述的引用、作者的解释、主题和子主题、新理论或观察摘录的形式呈现。通常，这些结果以叙述的方式在论文中呈现，但也可能以表格、信息图表、逻辑模型等形式出现。研究结果通常出现在论文的“结果”部分，作者对结果的解释可能出现在“讨论”部分，关于理论和数据分析的理论框架的信息通常可以在“方法”部分找到。

（六）数据分析

在定性研究系统评价中，数据提取以及后续的分析和综合的关键原则是它们并不是一次性、顺序、线性的步骤。通常情况下，数据提取、分析和综合在定性研究系统评价中是相互交织、影响和迭代的，需要在不断循环和调整中进行，研究者可能需要反复回到之前的阶段，进行补充、修改和深入的数据提取、分析和综合。对于新手来说，将数据提取和数据分析阶段描述为独立的步骤有助于提供指导，但在实际操作中，它们常常是相互交织和互动的。定性研究系统评价的分析与原始定性研究类似，可采用 Nvivo 或 Atlas-Ti 等定性数据管理系统支持文本、图片、影像的分析。

不同的分析方法可以产生不同的研究结果。当我们选择进行定性数据提取时，我们需要考虑到所使用的分析方法，以及该方法能够达到的预期结果。有些方法更侧重于总结和整理研究发现，而其他方法则更注重新理论的发展和探索。在选择分析方法时，我们应该先了解所包含研究的数据类型，然后再做出最终的决定。三种最常用和成熟的定性研究系统评价的方法为：主题综合、框架综合和元民族志综合。三种方法的优缺点和适用场景如表 8-3 所示：

二、注意事项

在进行定性研究系统评价时，研究人员可能会遇到一些常见的错误，影响研究的可靠性和有效性。包括选择偏倚、忽视所纳入研究的方法学局限性、数据提取和分析的主观性、结果报告的不完整性以及缺乏质量评估和可信度评价。研究人员应该意识到这些影响研究的可靠性和有效性的问题，并采取适当的措施，通过遵循系统性的方法、评估研究质量、提高结果报告的完整性，开展研究者的自我反思，减少主观性的干扰，从而提高定性研究系统评价的质量和可靠性，为决策者提供更有效的证据。

表8-3　常见定性研究系统评价分析方法比较

	优势	挑战	适用情况
主题综合	主题综合方法易于理解，可以根据数据的不同特点（有限或丰富）灵活运用，生成描述性主题；或进一步深入地分析性主题 主题综合的结果可以与定量研究的结果进行结合，形成一个更全面和综合的分析，研究人员可获得更全面和深入的洞察，为研究问题提供更具有说服力和可靠性的结论	解释能力相对有限，综合的结果无法提供足够深入和全面的理解 主题综合可能涉及将理论性发现与经验证据、专家意见和推测相结合，形成假设。这意味着综合结果中的某些发现不仅基于已有的经验数据，还需研究人员的专业判断和推测。主题综合的结果需要进一步研究和讨论，应用评估质量的方法来评估理论性发现的可靠性和可信度，例如 CERQual（confidence in the evidence from reviews of qualitative research） 主题综合在将研究发现的主题转化为可操作的要点方面缺乏清晰性。尽管主题综合可以产生深入的分析主题，但如何将这些主题转化为实际可行的指导方针或政策建议可能需要进一步的解释	主题综合方法适合初学者使用
框架综合	复杂的干预研究中，可能涉及多个因素、层面和影响因素，而框架综合方法可以帮助研究人员整合和解释这些复杂性 选择一个适当的框架可以使研究人员避免从头开始开发新的概念或理论框架，从而节省大量的时间和精力 框架综合方法还提供了一个清晰的框架，可以整合定性和定量证据，以获得研究结果更深入的理解和洞察 在干预的性质和预期影响方面已有广泛共识时，框架综合方法也能发挥其优势。通过应用框架综合方法，研究人员可以更全面、综合地理解和解释复杂干预的效果和影响，为政策制定和实践提供有益的见解和指导	框架综合方法需要选择和合理解释使用的框架。框架的选择会对研究结果产生影响。然而，在进行数据提取和综合的过程中，可能会发现所选择的框架并不适用于所研究的主题。这可能是因为框架无法充分涵盖研究领域的复杂性或无法解释所提取的数据，需要研究人员进行调整和修正 使用框架综合方法时，研究人员可能会倾向于将数据强行适应已有的框架，而不是深入探究数据背后的细节和复杂性。这可能导致数据的失真或丧失了原本丰富的细节信息。因此，需要谨慎处理并确保在综合过程中不过于简化数据，以充分保留数据的内涵和深度	框架综合方法适合复杂干预的系统评价研究 适用于在进行综述研究时间紧迫的情况，研究人员可以直接将研究数据与框架进行对应和整合，加快研究进程并及时提供研究结果。需要注意的是，框架综合方法的时间节省并非适用于所有情况。它要求在开始研究之前就选择一个合适的框架，并确保该框架能够充分适应研究主题和数据。如果选择的框架不合适，后续反而需要更多的时间修正和调整

续表

	优势	挑战	适用情况
元民族志综合	作为一种主要的解释性综合方法，元民族志综合不仅能够生成描述性的结构，还能创造性地构建新的高层次概念。通过整合和比较不同研究中的质性数据，可以生成新的理论构建和理论洞见。这种创造性的综合方法有助于对特定领域或主题进行更深入的理解和解释 有助于指南制定。元民族志综合能够提供有关指南制定的描述性和理论性发现。通过综合和整合多个民族志研究的结果，可以获得对干预措施的描述性和理论性洞见，从而为制定指南和政策提供支持和建议 元民族志有明确的报告标准。这些标准要求研究人员清晰地描述研究设计、数据收集和分析方法，以及结果的解释和合成过程。通过遵循这些报告标准，可以确保研究结果的透明度、可信度和可比性	元民族志综合作为一种复杂的方法和综合过程，存在一些挑战和限制，具体包括： 复杂的方法和综合过程。元民族志综合的方法和综合过程相对复杂，需要一个经验丰富的团队来进行操作和分析。研究人员需要具备深入理解和熟练掌握元民族志综合的技能和知识，才能正确地进行数据提取、分析和综合，确保研究结果的准确性和可靠性。 时间和资源消耗较大。相对于其他方法，元民族志综合可能需要更多的时间和资源。由于综合过程中需要对多个研究进行深入分析和比较，以及进行理论性发现的整合，因此可能需要更长的时间和更多的人力物力投入 元民族志综合中的理论性发现可能会结合经验证据、专家意见和推测形成假设。这意味着在一定程度上引入了主观因素，需要谨慎解释和使用这些理论性发现 元民族志综合在追溯和验证研究过程和决策的记录方面表现较差 高层次研究结果的转化问题。在元民族志综合中，如何将理论转化为实际可行的指导方针或政策建议可能需要进一步的解释	元民族志综合方法的使用需要更多的考量，需要研究团队具备一定的方法经验，以及更多的研究资源和时间

（一）选择偏倚

在进行定性研究系统评价时，研究人员倾向于选择符合他们研究假设或期望结果的定性研究进行系统评价，而忽略其他不符合他们预期的研究。这种选择偏倚可能导致对研究问题的理解和分析不全面，从而影响到系统评价结果的准确性和可靠性。研究人员应该采用系统性的方法来搜索和筛选研究，确保全面纳入符合条件的研究，通过在研究报告中透明地描述研究筛选的过程和原因，以及纳入和排除的标准，可以增加系统评价结果的透明度和可信度。定性研究系统评价还可以采用多个独立的研究者进行文献筛选，以减少主观偏见的影响。

（二）忽视所纳入研究的方法学局限性

在进行定性研究系统评价时要注意研究人员应充分考虑和报告所纳入原始研究的方法学局限性。这种情况可能导致对系统评价结果的总结和解释不准确，从而影响到系统评价结果的可信度和可靠性。研究人员在进行定性研究系统评价时应该注重报告所纳入研究的方法学细节。描述纳入研究的参与者招募过程、数据收集方法、研究者角色和研究环境等关键细节，并对原始研究的方法局限性进行客观报告。此外，研究人员可使用方法学质量评估工具来评估纳入研究的质量和可靠性，并在系统评价报告中透明地描述评估过程和结果。

（三）数据提取和分析的主观性

在进行数据提取和分析的过程中，研究人员可能代入主观偏见。这种研究者主观性可能导致对研究结果的选择性解释、过度一致化或忽略某些关键信息，从而影响到系统评价的可信度和准确性。为了减少主观性的影响，研究人员可采用系统性和透明的方法进行数据提取和分析，制定清晰的数据提取规范，并明确指定要提取的数据类型和变量。通过多个研究人员的独立提取和分析，以减少个人偏见的影响。研究人员在进行数据提取和综合时应保持警觉，反思自己的个人偏好和主观判断对结果的潜在影响，并记录这些反思以供后续审查和验证。

（四）结果报告不完整

研究人员在汇报系统评价结果时，应注意全面、准确地呈现研究结果。定性研究系统评价通常会将研究结果归纳为不同的主题或类别。然而，有时研究人员在报告这些主题或类别时可能过于简略，未能提供足够的详细信息，例如未提供具体的引用或细节，使读者难以理解和追踪研究结果的来源和内容。选择性报告研究发现，定性研究系统评价中可能涉及多个研究，每个研究都有其独特的发现和结果。然而，研究人员可能倾向于报告符合其假设或观点的研究结果，而忽略那些不支持其观点的研究结果。

（五）缺乏质量评估和可信度评价

定性研究系统评价中所纳入定性研究的质量和可信度对于评估系统评价结果的可靠性和有效性至关重要。研究人员应该采用适当的工具和方法来评估定性研究的质量和可信度，并在系统评价报告中透明地描述这些评估过程和结果。

GRADE CERQual（GRADE confidence in the evidence from reviews of qualitative research）是一种用于对定性研究系统评价结果的可信度进行评价的工具，由挪威知识转化中心的 Claire Glenton、Simon Lewin 教授联合 Cochrane 协作网、Campbell 协作网、GRADE 工作组和世界卫生组织（WHO）等国际相关机构制定的定性研究系统评价分级系统，旨在为国际指南小组使用定性研究系统评价证据提供支持。评价将从 4 个维度进行：①方法学的局限性（methodological limitations），评估所纳入定性研究的方法学质量和偏倚。考虑以下问题：研究设计是否合理、数据收集和分析方法是否明确、研究者对数据是否进行了适当的解释和解读等。②一致性（coherence），评估不同定性研究之间的一致性，即它们是否就相同的主题或问题达成一致结论。这涉及研究之间的一致性和差异性，以及定性研究结果的稳定性。③数据充分性（adequacy of data），评估定性研究中提供的证据是否充足、详尽和适当。考虑研究中的信息量、数据质量、样本的代表性以及是否能回答研究问题等。④相关性（relevance），评估定性研究结果与所进行系统评价的问题的相关性和适用性。这涉及研究结果是否能够为所关注的问题提供有价值的见解和证据支持。单独对以上 4 个部分进行评价后，综合各部分的评价结果给出高、中、低、极低四个等级表示系统评价证据级别。高、中、低、极低四个级别分别代表对研究结果真实反映客观现象很有把握、有中等把握、有有限把握和没有把握。

具体来说，首先将所有系统评价结果的初始证据级别视为高级别，在没有其他因素影响证据信度的情况下，系统评价的每一个结果都应被认为是所研究问题真实情况的高度反映。然后依据上述 4 个维度的判断，进行降级，得出定性研究系统评价单个合成结果的最终证据级别。需要指出的是，总体评价是针对系统评价单个结果的总体评价，而非针对系统评价所有结果。应注意 4 部分之间的相互作用。具体评级需要由多名研究人员（包括方法学家）讨论后决定。

第三节　报 告 规 范

一、制订过程简介

目前定性研究领域中存在着各种各样的范式、思想流派、设计和技术，促进了该领域方法论的飞速进步。与之对应，也有多种定性研究系统评价报告标准或指南。其中一位作者设计了 STARLITE 文献检索报告标准（抽样策略、研究类型、方法、年份范围、局限性、纳入和排除、术语使用、电子资源）用来支持报告的透明度。该标准虽然在构成制定报告标准等方面存在诸多不足，但它在定性研究系统评价指南发布前仍被许多学者引用并被建议可应用于定性研究系统评价。现实主义方法学（realist and meta-narrative evidence syntheses：evolving standards，RAMESES）指南对现实主义综述（realist syntheses）和元叙事综述（meta-narrative reviews）起到指导作用，在系统评价中纳入定性和定量研究来阐明异质主题领域的方法。其团队开发了两套指南，均通过德尔菲法与跨学科证据合成专家小组一起制定，每项指南都侧重于特定类型的审查，目的是产生并迭代地完善一套方法步骤和出版标准，整理目前正处于应用的实践原则和在已发表的评论中使用这些原则的文献。预计随着使用该方法的不断发展，指南将不断进行调整，以适应发展。为了充分运用定性研究的成果，同时避免重复他人的研究，需要找到一种对不同定性研究结果之间的关系重新加以整合解释的综合方法，以实现定性研究成果运用的创新和升华，元民族志（meta-ethnography）就是为了顺应这一方法论变革而生的一种综述类方法。元民族志是定性研究系统评价的一种方法，亦是最常用和最复杂的定性证据合成方法。为提高元民族志报告的完整性和透明度，国外学者在 2019 年构建了第一个专门针对元民族志研究的报告指南（eMERGe）。eMERGe 指南由三部分构成。第一部分：元民族志报告标准，包含元民族志的 7 个阶段，由 19 个条目组成。第二部分：详细解释说明如何应用该指南的报告标准。第三部分：延伸，用于报告并非每个元民族志所共有的步骤和过程，可作为整合结果的补充材料。目前该指南国内学者也已引入并翻译成文章发表。

专门为报告定性研究系统评价而编写的第一份指南 ENTREQ（the enhancing transparency in reporting the synthesis of qualitative research）发表于 2012 年，旨在提高定性研究系统评价的透明度。起初 ENTREQ 是由对方法学发展感兴趣的研究人员发表在定性研究系统评价的主流期刊上，后期 ENTREQ 综合了有关定性研究系统评价的文本、综合指南、关键方法论资料以及许多学者对于定性研究系统评价的经验，将其汇编并分为五类：导言、方法、文献检索与选择、评价以及研究结果。后期该项目纳入 40 个已发表的定性研究系统评价，并由研究小组成员针对 32 个系统评价对初步框架进行了试点测试，通过试点测试后 ENTREQ 删除了重复的项目，重新表述以消除歧义，并在修订后进行审查和对比。最终，ENTREQ 由 5 个总类别共 21 个项目组成。目前 ENTREQ 作为一种通用于大部分定性研究系统评价的方法工具并作为定性研究系统评价编写的唯一报告指南，被 EQUATOR 网络列出并被广泛引用。鉴于 ENTREQ 应用的广泛性，本章节主要对其进行详细介绍。

二、报告条目解读

ENTREQ（the enhancing transparency in reporting the synthesis of qualitative research）是帮助研究者提升定性研究系统评价报告透明度的常用指南。ENTREQ 明确了报告定性研究系统评价的核心步骤并提供一种评价工具，澄清了各种用于描述定性研究系统评价过程中的概念和术语。ENTREQ 既可作为中医药领域定性研究的合成，也适合作为其他学科定性研究系统评价报告的基础规范。指南包含5个部分，即“背景”“方法和方法论”“文献检索和筛选”“评价”，以及“结果的合成”，共21个条目。本部分将根据ENTREQ研发小组发表的论文对其解读，见表8-4。

表 8-4 ENTREQ条目及解读

编号	条目	解释和说明
1	陈述研究的问题、构建问题的方法	指出一个合格的定性研究系统评价必须要陈述其研究的问题与构建问题的方法。研究问题可以根据SPIDER模型进行构建，即研究对象（sample）、研究内容（phenomenon of interest）、研究设计（design）、评价方式（evaluation）和研究类型（research type）五个方面
2	说明定性资料综述的方法学	该条目要求研究应说明系统评价的方法或理论框架，并据此阐述原理。常见的定性研究系统评价方法包括扎根理论合成、Meta-民族志、内容分析法、框架合成以及生态三角互证法等。方法和方法论的选择通常被研究问题、合成结果、研究者的哲学观点、研究背景以及研究的目标受众所影响。同时，研究者可根据获得的资料类型选择适当的方法。在文献检索中，关键理论解释和扎根理论合成必须遵循理论抽样，而主题分析综合法必须做到系统全面
3	说明文献检索的方法	该条目要求研究指出在文献检索前是否已制定检索策略，以及该策略是否具备可重复性。高质量的检索策略既要保证检索要素要齐全，也要能有足够大的覆盖面。在检索要素方面，应当明确检索的目的，选择合适的数据库，并确定检索词和构造检索式，注意每个数据库的检索策略均应详细给出。ENTREQ要求寻找所有可用的检索词直至达到理论饱和，在研究资源允许的情况下找齐所有符合要求的研究
4	说明文献的纳入和排除标准	纳入排除标准涉及研究目标人群、文献语言、研究时间范围以及研究的方法或设计。合理的纳入排除标准是筛选文献的前提，为后续步骤奠定了基础。要特别注明的是，纳入和排除条件并非简单的对立关系。在满足纳入标准的文献中，排除标准是用于剔除可能影响最终研究合成结果准确性的文献，确保分析结果的科学性
5	描述文献的来源	在文献检索阶段，需要清晰地报告文献的不同来源，包括但不限于电子数据库、灰色文献、专家建议、手工检索等。查询所涉及的时间段也需纳入其中。文献来源并非越多越好，其选取应有明确的理由支持。研究者应当明确选择这些来源的理由以及它们如何满足了定性研究系统评价的需要，为其他研究者重复研究提供便捷
6	详细描述文献检索的策略和过程	该条目提倡展现完整且容易理解的文献检索策略，策略应涵盖人口特征、临床或健康相关主题、经验或社会现象的相关术语；同时，也应包含定性研究的筛选标准以及其他任何设定的检索限制。详述检索策略不仅能提高研究的透明度，易于其他研究者的理解与复核，也有助于确保研究的全面性，降低偏倚风险

续表

编号	条目	解释和说明
7	详细描述文献的筛选过程	详述文献筛选过程的目的是确保文献选择和数据提取的一致性和可重复性。通行的做法包括筛查前培训与测试和多人独立筛查文献等。这些方法有助于减少主观偏差,提高研究结果的信度和效度。此外,对于筛选过程中出现的分歧,建议通过团队讨论达成共识,或是在必要时请教相关领域专家以解决疑难问题
8	针对每个纳入的研究予以详尽和全面的特征描述	该条目很大程度上反映了结果部分对研究特性评价的完善性。研究者应详尽地描述每项定性研究的特征,包括但不限于其发表年份、国家或地区、研究对象数量和特征、资料收集的方法、研究方法、资料分析方法等关键信息。这些细节不仅对研究者自身整理研究特性至关重要,也为读者或其他研究者评估研究的可用性和可信度提供了参考依据
9	报告筛选过程的结果	包括呈现筛选过程中确定纳入研究的数量,明确说明此过程中排除研究的各种原因。研究者需要备注并提供经过筛选的研究数量,并通过图表或流程图等形式报告排除研究的主要原因。对于迭代检索,研究者需要根据对研究问题的调整和对理论发展的贡献,阐述研究被排除或纳入的详细理由
10	阐述评价纳入研究质量的方法	阐述文献质量评价过程的方法,包括对研究过程的评估、对研究报告质量的评估,以及对研究结果的内容和实用性的评估。这些信息对于全方位了解和评价研究结果的准确性及其影响具有重要意义。展示研究质量评价的本方法也有助于其他研究者复核原始研究,或是为未来相关研究提供参考与借鉴
11	详细列出并解释质量评价的工具和标准	该条目要求研究者报告并解释所使用的质量评价工具,例如 CASP,或者是由研究者自行开发的工具。同时,应详细描述评价了研究的哪些具体领域,如研究团队搭建、研究设计、数据的收集及分析,以及研究结果的解释和报告方式等。这不仅有利于读者理解和评估报告结果,也能帮助其他研究者在进行类似研究时参考和引用
12	说明文献质量评价的实施过程	该条目阐述了评价过程的具体执行情况,特别强调了是否有多位评估者参与,是否在评价结果上达到一致。因为多位评价者独立开展评价可以降低主观偏倚,增强结果的可信度,这一点体现了研究过程的严谨性和科学性。如果存在多个评价者,还应注意检验其评价结果的一致性和稳定性。对此质量评价实施过程的详细描述能为读者提供准确和深入的信息,使其更好地理解和纳入研究的质量
13	清楚全面地展现文献质量评价结果	该条目明确指出哪些研究(如果有的话)基于质控评估的结果而被特殊处理或排除,同时需要为此给出明确的理由。对于被排除或特殊处理的研究,明确地解释其原因,这对于了解整个研究过程及其结果具有重要的参考价值,有助于阐明评价决策的公正性和科学性,同时提高研究的透明度和可复制性,也能帮助读者及其他研究者评价研究结果的准确性及可信性

续表

编号	条目	解释和说明
14	阐述数据提取的方法和内容	研究者需要描述对纳入研究的哪些部分进行了分析，以及通过什么方式、如何从这些部分中提取数据。比如，文献中所有位于"结果"标题下方的文字或表格中的内容均被导入软件中进行管理和分析。为确保数据提取的准确无误，至少需要两名研究者独立进行数据提取及复核工作，只有在确认无误并且达成一致意见后才能进行接下来的步骤。正确的数据提取处理直接影响到后续研究结论的准确性，关系到整个定性研究综述的质量
15	报告在研究过程中所使用的计算机软件	该条目要求无论是 NVIVO、MAXQDA 或者其他数据处理或统计软件都应被详细地列出。清楚和透明地报告软件的名称和信息可以帮助其他研究者了解和复核研究数据的处理和分析过程，为研究结果的准确性和可信度提供支持，并有助于其他研究者在进行相似研究时参考和引用
16	报告哪些人员参与数据编码和分析工作	一般而言，参与数据编码和分析的评估者人数不应少于两人。清晰地标注哪些人员负责数据编码和分析有助于保证分析的公正性、科学性以及可复制性。另一方面，明确了参与评价和分析的研究人员也有利于更好地理解可能存在的偏差，能为有效解读研究结果提供更为深入的认识
17	描述数据编码过程	关于定性资料编码，研究者可能采用逐行编码以发展概念，体现了数据分析的细致和系统性，也显示了研究者处理数据的科学性和严谨性。严谨的资料编码流程可以使资料的处理更加透明，并有利于其他研究者理解数据处理步骤、合成结果可靠性以及在需要时重现研究
18	阐述研究内部以及跨研究间的比较	可能涉及的策略包括：将后续研究的结果按照代码分配到预先设定的概念中，或者在必要的时候创建新的概念。通过对比，研究者可以更好地分析和理解各研究之间的关联性和差异性。因此，明确描述和解释这些比较，有助于读者理解和评价研究结果，也为其他研究者提供了借鉴
19	说明主题或概念的产生是采用归纳法还是演绎法	归纳法通常适用于直接从数据中提取和形成新的主题或理论，而演绎法通常在预先设定的理论或主题的基础上进行测试和验证。使用这两种方法因具体的研究目标和设计而有所区别，了解其在何种架构下产生对理解研究方法和最后分析结果的可靠性具有重要作用
20	提供主要研究的引语并确定其是否为引语	为充分展示主题和结构，研究者应从主要研究中提供引语作为示例。同时，研究者也需明确指出这些引述是直接来自研究中的受访者，还是根据作者自己的理解和解释做出的。在完整呈现研究的过程与细节方面，清楚地呈现这些信息是十分必要的，这有助于增强研究的质量和信度，使得读者和其他研究者能更好地理解研究结果
21	呈现完整、深入且具启发性的合成结果	合成结果应超越原始研究结果的简单汇总，进一步提出新的见解。例如，合成结果可以包含新的解释、理论模型或分析框架等内容。这种呈现方式能显著提高研究的深度和广度，增加研究对于读者的启发性和应用价值，有助于推动研究领域的进步和发展

ENTREQ 为研究人员和文献质量评价者提供了一种提高定性研究系统评价报告质量的工具,对于学习如何撰写和阅读定性研究系统评价的研究者具有重要的参考价值。目前,多数期刊鼓励投稿者严格遵守该指南的原则,研究者向这些学术期刊投稿定性研究系统评价时需要引用 ENTREQ,按指南条目的要求如实填写。

第四节 实例解析

本节以"Factors associated with potentially inappropriate prescriptions and barriers to medicines optimisation among older adults in primary care settings: a systematic review"为例,对定性研究系统评价进行解析。

老年人广泛使用潜在不适当药物(potentially inappropriate medications,PIMs)是全球面临的重要健康问题,可导致急诊科就诊率和住院率的上升、患者生活质量的下降和卫生支出的增加。现有研究对社区老年人使用 PIMs 的现状、影响因素以及优化药物面临的阻碍因素和观点进行了探究,但有关阻碍因素和观点的定性结果尚未得到全面的回顾和分析。为借鉴国内外社区老年人 PIMs 药物优化的经验,研究者开展了一项系统评价,对相关研究报道的基层医疗机构环境下影响老年人使用 PIMs 的因素和利益相关者对药物优化的观点进行整合与分析。以下内容简要介绍该研究的准备和实施过程,以及主要的定性研究系统评价结果。

一、文献来源与检索策略

在进行审查之前,研究者初步检索了当前研究内容的系统评价现状,在确定研究新颖性和可行性后设计了系统评价的研究计划,基于 PROSPERO 平台注册了研究方案。同时,在研究正式实施前,仔细参考了包括 PRISMA 2020 声明在内的系统评价的相关指南。在该研究方案中,研究者选择了 PubMed、Embase、Scopus、CINAHL、PsycINFO、Web of Science,以及知网和万方 8 个电子文献数据库,并确定了检索的时间范围;根据相关评论、社论、综述和原始研究的参考文献列表,通过手动检索其他文献作为补充。检索词的确定借鉴了部分与该研究相关的系统评价的检索策略,经过研究组成员的讨论和修改,但没有经过专业的文献专家的同行评审。检索范围仅限于用中文或英语报告的人体研究。

二、研究的纳入与筛选

在该系统评价中，研究者纳入横断面研究和队列研究分析基层医疗机构老年人PIMs的影响因素，纳入定性研究系统评价优化老年人不合理用药的阻碍因素及应对策略。其中定性研究的纳入标准包括：65岁以上在基层医疗机构就诊的老年人，研究中的受访者报告了他们认为的阻碍老年人药物优化的阻碍因素和/或建议的应对策略。鉴于该系统评价的目标是得出具有普遍适用性的结果，非原始研究或仅关注特定疾病或药物使用的研究被排除。

完成对文献的检索后，研究者将所有文献结果导入相关软件中并删除重复文献。由3位研究者根据标题和摘要独立地对全部结果进行初步筛选，根据纳入标准排除明显的非相关文献后，由2位研究者再次根据文献全文独立地筛选文献。在第二轮文献独立筛选结束后，研究者讨论筛查结果，当结果存在分歧时交由第三位研究者仲裁。

三、文献质量的评价

文献质量的评价需要借助特定的工具，该系统评价使用了JBI关键评价工具对纳入的文献进行质量评价。JBI关键评价工具可用于13种研究类型，其中用于定性研究质量评价的评价工具由10个项目组成。2名研究者独立地根据JBI评价工具对纳入的定性研究进行方法学质量评分，以确定研究在设计、实施和分析中的偏倚风险。纳入研究的总分通过每个项目的得分相加计算得出。2名研究者的评分差异通过与第3名研究者讨论和协商解决。该系统评价定义低质量文献的标准是：被评为“否”的项目超过1个，或被评为“不清楚”的项目超过2个，或被评为“否”的项目达到1个并有任意被评为“不清楚”项目。

四、文献信息的提取

2位研究者使用根据文章的关键特征设计的标准化的电子表格独立地对文献信息进行提取。提取的信息包括一般研究特征（第一作者的姓名和出版年份）、研究设计（研究所在地、研究环境、研究开展的时间，评估PIMs的工具，资料分析方法）和研究人口细节（样本量，参与者的年龄范围和定性研究参与者的身份）等。定性研究文献的结果部分被逐字输入到文本分析软件中。对于纳入文献中不明确或缺失的数据，研究者通过电子邮件向作者咨询。文献信息的提取同样采用了2位研究者讨论以及必要时第3位研究者仲裁的方式，以确保信息的准确性和一致性。

五、定性数据的合成与分析

定量数据和定性数据在该系统评价中采用了不同的方法进行分析。来自定量研究的数据（PIMs 的发生率和影响因素）采用描述性分析，但由于研究对象、PIMs 测量方式和分析方法的异质性较为显著，研究者未开展 Meta 分析。定性研究的数据分析通过一种归纳性的主题分析法进行。具体方法是：研究者反复阅读和理解定性研究的结果部分文字，通过逐行编码建立初始代码本以确定数据相关的概念和子主题；2 位研究者使用该代码本对全部定性研究的结果部分进行独立编码，直到不再形成新的子主题。此外，对于最终合成的主题，研究者从原文中选择最贴切的引言作为解释的依据。2 位研究者之间的任何不一致均由第三位研究者进行讨论和裁决。

研究者邀请了杭州和深圳的 2 家社区卫生服务中心的 4 名患者、3 名全科医生和 1 名社区药师对系统评价的主要研究结果进行了审查和评论。在研究组中，有 2 名研究者曾在社区卫生服务中心担任全科医生，参与社区老年人的医疗保健和用药管理，他们均参与了研究方案的制定，以及解释和报告研究结果。

六、主要结果

该系统评价通过电子文献数据库检索出 13 167 篇文献，手工检索 86 篇文献，经过筛查后最终纳入 50 篇文献，其中 14 项为定性研究。在定性研究中，6 项研究以基层医生作为参与者，1 项研究访谈了社区药师，7 项研究使用了多职业的混合样本，9 项研究采用半结构访谈收集数据，4 项研究采用焦点小组访谈，1 项研究结合了半结构访谈和焦点小组访谈 2 种方法。纳入的 14 项定性研究中有 6 项研究被评价为高质量研究，但所纳入的定性研究均未能全部达到 JBI 质量评价标准，特别是均未报告研究所依据的哲学或理论。

定性系统评价结果方面，该系统评价从处方者、患者、环境和技术 4 个角度报告了为社区老年人实施药物优化的阻碍因素和应对策略。表 8-5 和表 8-6 分别展示了阻碍因素和应对策略的定性系统评价结果。

在阻碍因素方面，其一，处方者层面因素描述了关于处方者在药物优化知识和能力方面的不足，包括：①认知不足，基层医生不了解某些药物优化技术的概念和对药物相关风险的认识不足；②担忧不良后果，基层医生担心或害怕药物优化造成不良后果和利弊的不确定性；③诊疗惯性，基层医师不愿意更改其他医疗专业人员开具的 PIMs；④缺乏沟通，基层医生很少主动与患者讨论药物安全性和药物优化问题。

其二,患者层面因素描述了患者对药物优化抵触的原因,包括:①陌生事物,患者对药物不良反应事件潜在风险的认识不足以及他们不愿意了解;②药物依赖,患者对部分药物有生理上的成瘾性以及因追求感知的良好治疗效果而主动要求药物;③患者不依从性,患者因为误解或害怕更糟的结果不愿意改变药物治疗方案。

表 8-5 药物优化阻碍因素的合成结果

处方者层面因素	患者层面因素
认知不足 • 对药物优化认知不足 • 对潜在不合理用药存在误解 • 未认识到不良后果 **担忧不良后果** • 害怕调整药物造成更严重后果 • 害怕名誉损害和道德瑕疵 • 担忧医患关系恶化 **诊疗惯性** • 缺乏考虑长期药物治疗的动机 • 处方者的老年歧视 • 不愿意更改他人制定的药物方案 **缺乏沟通** • 与患者的沟通缺乏 • 与患者的个人接触不足	**陌生事物** • 缺乏潜在不合理药物的知识 • 没有兴趣了解更多信息 • 对药物优化存在误解 **药物依赖** • 药物成瘾 • 替代品无效 • 认可药物疗效 • 对潜在不合理药物的需求 • 依赖药物缓解痛苦 **患者不依从** • 不愿意改变生活方式 • 延迟实施药物调整 • 瞒报药物不良事件 • 对药物副作用的耐受性 • 患者的老年歧视
环境层面因素	**技术层面因素**
医疗缺乏整体性 • 处方者之间信息不通畅 • 跨专业协作不成熟 • 处方者之间缺少共识 • 基于特定疾病照护的局限性 **投入不足** • 基础设施不完备 • 电子病历系统存在缺陷 • 经济报酬不理性 **时间紧张** • 临床咨询时间有限 • 非临床任务	**实施复杂性** • 多重用药和共病的挑战 • 复杂的利弊权衡 • 未使用非药物干预替代物 • 过程耗时耗力 **指南不适用性** • 建议对个体不适用 • 指南建议之间的差异性 • 指南建议缺乏高质量证据支持

表 8-6 实施药物优化应对策略的合成结果

处方者层面因素	患者层面因素
• 以更简单的方式开始实施 • 采用渐进式方法密切随访患者 • 等待有利的环境 • 另辟蹊径避免更糟糕的结果 • 重复积极经验 • 药物审查和优化培训 • 将培训课程纳入继续医学教育 • 在处方决策中更具反思性 • 风险分层和临床监测	• 赢得患者的信任 • 持续的治疗关系 • 患者咨询和教育 • 掌握沟通技巧 • 电子化通信 • 医患共同决策 • 鼓励患者参与 • 公共卫生运动和广告宣传活动 • 让患者的照护人员协助药物管理
环境层面因素	**技术层面因素**
• 经济报酬和专业认可 • 多学科参与与合作 • 及时与其他健康专业人员沟通 • 跨学科交流的开放渠道 • 通过团队合作提高工作效率 • 安排特定的药物优化的时间	• 用药的信息化监测 • 在电子病历系统中集中存储可访问的信息 • 为医疗人员开发可互通信息的系统 • 提供可及的决策支持 • 制定常见共病管理指南 • 切实可行和具体的指导 • 可靠的信息来源

其三，环境层面因素描述了在基层医疗机构环境中实施的挑战，包括：①医疗缺乏整体性，医疗服务的分散以及基层医生和其他医疗专业人员之间的合作不足；②投入不足，激励措施达不到医疗人员期望，支持药物优化的基础设施不发达；③时间紧张，基层医疗人员的工作繁忙，用于和患者沟通与共同决策的时间有限。

其四，技术相关因素描述了实施药物优化的复杂性和指导的局限性，包括：①实施复杂性，基层医生在为老年人优化药物时面临的技术上的困难；②指南不适用性，现有临床指南缺少关于药物优化的可行且可靠的建议有关。

系统评价整理了药物优化的应对策略。在处方者层面，为基层医生提供关于药物审查和优化的培训是首要举措，可考虑将这类培训纳入继续医学教育中并鼓励药师的参与；其他措施包括重复的积极经验、反思性决策、定期临床监测，并实施渐进的方法与密切的患者随访。改善患者与医生的互动是应对患者层面阻碍因素的重点，需要落实医患共同决策，尝试电子沟通和培养基层医生关于沟通和健康教育的技巧，并适当借助宣传活动扩大基层医生或药师的影响力。在环境层面的因素方面，跨学科合作受到多数研究的关注，它建议基层医生通过电话与其他医疗人员及时交换信息，加强团队合作，并鼓励医疗机构提供更丰厚的经济激励。在技术层面的阻碍因素方面，相关建议包括优化电子病历记录和先进的技术援助，主要功能包括药物错误警报、集中可访问信息以及医疗保健专业人员之间的及时沟通等。

（尹学珺　柴小雲　徐志杰）

参考文献

［1］Downe S, Finlayson KW, Lawrie TA, et al. Qualitative Evidence Synthesis (QES) for Guidelines: Paper 1-Using qualitative evidence synthesis to inform guideline scope and develop qualitative findings statements [J]. Health Res Policy Syst, 2019, 17 (1): 76.

［2］刘雪寒, 鲁春丽, 郑偌祥, 等. 定性研究的综合方法概述及其在医学中的应用进展 [J]. 世界中医药, 2021, 16 (20): 3093-3099.

［3］Lewin S, Bohren M, Rashidian A, et al. Applying GRADE-CERQual to qualitative evidence synthesis findings-paper 2: how to make an overall CERQual assessment of confidence and create a Summary of Qualitative Findings table [J]. Implement Sci, 2018, 13 (Suppl 1): 10.

［4］拜争刚, 刘少堃, 黄崇斐, 等. 定性系统评价证据分级工具——CERQual 简介 [J]. 中国循证医学杂志, 2015, 15 (12): 1465-1470.

［5］黄崇斐, 拜争刚, 吴淑婷, 等. 定性系统评价的撰写方法介绍 [J]. 中国循证医学杂志, 2015, 15 (9): 1106-1111.

第九章

混合方法研究系统评价的实施步骤、相关规范及实例解析

混合方法研究是同时使用定性和定量研究方法来收集、分析数据资料，整合研究发现以及做出推断的一种研究方法。混合方法研究系统评价（mixed methods systematic review，MMSR）是全面且最大限度了解某一主题文献，涉及两种及以上研究方法，如定性和定量数据的系统评价方法，具有多种方法包容性，其结果基于多种类型数据进行全面整合，扩大了证据的广度和深度，并能产生更大范围应用的证据综合，能更有效地促进医疗卫生保健政策、临床指南和临床决策的制定。

第一节　概　　述

一、定义与作用

定量研究是对事物进行量的分析和研究，侧重于揭示数字描述下的各种本质问题。它可以帮助人们更加精准地认识社会现象，并从量上对各种社会现象进行分析，是进一步准确把握事物发展内在规律的必要途径。定性研究是指在自然环境条件下，通过现场观察、体验或访谈收集资料，对社会现象进行分析和深入研究，并归纳总结出理性概念，对事物加以合理解释的过程。定性研究可用于了解患者对于治疗的态度、认识、观点、期望、体验和选择等，了解医师和研究人员的医患关系、观点、医疗行为、经验和态度以及干预措施的可行性，或者研究项目实施过程的评价等。这两种研究方法本身各有优势与不足，使用某种单一方法可能无法充分解决某些问题。因此，寻找有机整合定量

证据和定性证据的方法极其重要，混合方法研究在该背景下应运而生。2007 年，第一本专门针对混合方法研究的国际期刊在其创刊号上把“混合方法研究”宽泛地定义为“研究者在单个研究或者某个研究方案中同时使用定性和定量研究方法来收集、分析数据资料，整合研究发现以及做出推断”。混合方法研究区别于定性研究以及定量研究之处在于，混合方法研究讲求实用主义，试图综合使用定性和定量两种研究路径，最大化地实现研究目的。

与混合方法研究的产生背景相似，无论是定性研究系统评价还是定量研究系统评价，仅仅专注于一种形式证据的系统评价只能提供一部分证据，在许多情况下其适用性十分有限，将会给临床实践者和决策者带来极大的困扰。而混合方法研究系统评价是全面且最大限度了解某一主题文献，涉及两种及以上研究方法，如定性和定量数据的系统评价方法，具有多种方法包容性，其结果基于多种类型数据进行全面整合，扩大了证据的广度和深度，并能产生更大范围应用的证据综合，能更有效地促进医疗卫生保健政策、临床指南和临床决策的制定。

然而，并不是所有问题的证据形成都适合采用混合方法研究系统评价。当研究的主要目的是了解变量关系、干预措施有效性等时，应采用定量研究系统评价；当研究的主要目的是探索某个问题、参与者观点、干预措施有效或无效的原因及影响因素等，应采用定性研究系统评价。混合方法研究系统评价在以下四种情形下使用才能发挥更好的作用：①当单一研究方法的系统评价不能完整地回答研究问题，有待进一步解释；②定性研究系统评价和定量研究系统评价结果矛盾；③为了利用第二种研究方法的系统评价来深化第一种方法的结果；④为了推广探索性研究的发现，如通过定性研究系统评价来了解哪些问题、变量等内容需要研究，然后采用定量研究系统评价来推广、检验前期探索结果。

二、产生与发展

2001 年，英国国家医疗服务体系（National Health Service）审评和传播中心发布了第二版关于对有效性研究进行系统评价的指南，指南中对不同类型证据的认识有所提高，在有效性评价的基础上加上定性研究的贡献得到认可。但是如何系统化地使用定性证据仍有待探索。2002 年，Pawson R 等人提出采用现实主义整合法对定量和定性证据进行整合，试图解释干预措施在不同的情景下如何促进决策。2004 年，Thomas 等在 BMJ 发表文章，提出将不同类型的研究数据纳入健康干预系统评价的价值，认为混合方法研究系统评价是一种为全面了解健康干预效果而将定性和定量研究相结合的系统评价方法，应基于定性研究系统评价构建的框架，将定量研究系统评价结果纳入后进行整合。2006 年，Sandelowski M. 等人根据现实主义整合法的不足提出使用分离法、整合法和条件法进行定量和定性证据的整合。2011 年 Crandell J.L. 等人提出应用贝叶斯法进行定量和定性证据的整合，认为应将不同研究方法的数据转化为相互兼容的格式，然后再进行证据的总结性陈述。

2014 年，JBI 混合方法研究综述方法学组综合了 Sandelowski 等人描述的混合方法综合的分离法（the segregated approach to mixed methods synthesis）和贝叶斯法（the Bayesian approach）制定了 MMSRs 指南。为了确保 MMSRs 指南的准确性以及与当前证据保持一致，2015 年至 2019 年期间，此指南得到持续发展与完善。2019 年 JBI 科学委员会批准此指南的修订，并于 2020 年发表了修订的实施混合方法研究系统评价的方法学指南，重点阐述了定量与定性证据的整合方法。

三、研究现状

随着循证医学的广泛传播和应用，基于当前可获得的最佳证据来制定卫生保健决策和支持临床实践活动成为一种发展趋势。系统评价作为一种研究证据合成方法，被认为是当前最高级别的证据而被广泛应用于临床实践。混合方法研究系统评价整合定性和定量证据，提高证据结论的科学性和人文性，因此也越来越受到重视。尤其是自混合方法研究系统评价方法学指南首次发布之后，其方法学及应用方面均有了极大发展。截至 2023 年 7 月在 MEDLINE 数据库可检索到 538 篇文题中包含 mixed methods synthesis 或 mixed methods systematic review 或 mixed methods review 的论文，且呈递增趋势。说明混合方法研究系统评价已经受到全球的高度关注。但中文文献数据库中目前尚未见混合方法研究应用的文献发表。相信随着混合方法研究及循证医学的不断发展，混合方法研究系统评价也会随之受到我国研究者的普遍关注。已发表的混合方法研究系统评价的应用主要包括以下三种情况：

（1）最常见的情况，是将有效性（定量证据）和患者体验（定性证据）证据结合起来，以便更好地理解一项干预措施是否以及如何发挥作用，并为随后的临床决策提供信息。譬如，尽管定量证据表明，使用蛆虫疗法在临床和经济上对伤口的清创是有效的，但是定性研究的证据表明，患者的负面体验和感知影响了该疗法的可接受性。如果没有“整合故事和数字的力量”，对使用蛆虫疗法治疗伤口的理解是不完整的，可能将阻碍最佳临床实践的决策和发展。

（2）此外，混合方法研究系统评价的概念基础由两种研究范式构成，即实证主义和建构主义，实证主义与定量研究有关，如患病率 / 发病率或描述性研究、研究变量间或因果关联的分析性研究。建构主义通常与探索感兴趣的复杂现象的定性研究相关。因此,实证主义范式中的客观数据可与建构主义范式中的主观意见和观点相结合。例如,Classen 和 Lopez 等人为了更好地了解老年驾驶员的安全问题,采用混合方法研究系统评价:初步的定量证据综合确定了老年驾驶者安全的风险和保护因素(即病因学研究)。随后进行了定性证据综合,获取老年人对其驾驶能力和安全的看法。如果不对定量和定性证据进行整合,无法获得与老年驾驶员安全相关的复杂性问题的完整全貌。

(3)根据提出的综述问题,混合方法研究系统评价可以检查定量和定性数据间的一致程度,以验证或三角分析研究结果和发现、识别现有证据的差异以及确定定量和定性数据是否涉及某一现象的不同方面,帮助寻找研究中的缺漏。混合方法研究系统评价也允许一种数据类型来探索、情境化或解释另一种数据类型的发现。

混合方法研究系统评价是一个新兴的研究领域。尽管进行混合方法研究系统评价有一定程度的复杂性,但其核心目的是整合定量和定性证据,形成对某一问题兼具深度和广度的理解,回答所提出的综述问题。

第二节 实施步骤与注意事项

一、实施步骤

成立于 1996 年的澳大利亚循证卫生保健研究中心乔安娜布里格斯研究所(Joanna Briggs Institute,JBI)是全球领先的循证实践机构之一。由 JBI 方法学组和 JBI 科学委员会在 2017 年发表,之后根据最新方法学进展于 2020 年更新的 JBI 审评员手册,详细介绍了不同类型证据的系统评价方法步骤。

JBI 混合方法研究系统评价方法学组综合了 Sandelowski 等人描述的混合方法综合的分离法和贝叶斯法制定了混合方法研究系统评价的方法学指南。虽然混合方法研究系统评价的定性和定量证据整合框架包括聚敛式方法(the convergent approach)和序列法(the sequential approach),但由于序列法极少被使用(约 5%),因此,JBI 混合方法研究系统评价的方法学指南主要集中在聚敛式方法上。而聚敛式设计(convergent design)可以分解为一系列方法,这些方法可被简化为两类:聚敛式整合法(convergent integrated,涉及数据转换,并允许研究者结合定量和定性数据)和聚敛式分离法(convergent segregated,涉及独立综合定量和定性数据,分别产生定量和定性证据,然后将其整合起来)。决定使用哪种方法取决于系统评价中提出问题的性质。下面提供了两项综述问题的例子，用于理解不同方法的划分标准。

例 1：“采用电子健康档案支持成年慢性病患者进行自我管理的阻碍和促进因素是什么？”

（1）此处的重点是阻碍和促进因素，可以通过定性研究（如通过对参与支持成年慢性病患者使用电子健康档案的医护人员进行现象学研究）以及定量研究（如通过对参与使用电子健康记录的医护人员进行调查，将其作为横断面研究的一部分）来解决。

（2）由于这个综述问题可以由定量和定性研究来回答，所以其遵循聚敛式整合法进行综合和整合。

例 2：“犬类辅助干预（canine-assisted interventions，CAIs）对长期居住在护理机构的老年人的医疗和社会保健有什么影响？”“长期居住在护理机构的老年人接受 CAIs 的体验是什么？”

（1）这两个问题都与一个共同现象有关（即老年人的 CAIs），但它们针对的是与之相关的两个不同层面：这些干预措施对老年人的影响（即干预措施对压力和焦虑等结局指标的影响），以及老年人对这些措施的体验或感知。有效性问题可以通过定量研究回答（如通过随机对照试验比较 CAIs 与标准干预措施），而体验 / 感知的问题则可以通过定性研究回答（如通过人种学研究，研究人员对接受这些干预措施的一组老年人进行实地调查）。

（2）由于这篇综述关注某一现象的不同维度，因此采用了聚敛式分离法进行综合和整合。

鉴于上述两种类型的混合方法研究系统评价的实施步骤类似，均包含拟定明确标题、介绍背景、确定综述问题、制定入选标准、制定检索策略、文献筛选、方法学质量评估、数据提取、数据整合等内容。因此将主要介绍相对更常用的使用聚敛式分离法进行混合方法研究系统评价的实施步骤。之后再在注意事项中补充聚敛式整合法与之不同之处。

1. 明确综述问题　与所有系统评价一样，MMSR 也应先明确综述问题，并思考与说明在综述中同时纳入定量和定性证据的理由，解释该综述将如何增加证据基础或为临床实践提供信息。对于采用聚敛式分离法进行证据综合的 MMSR，综述问题应侧重于某一特定感兴趣现象的不同层面或维度，并提出包含两种或两种以上基于不同方法综合的问题。

MMSR 应根据 PICO 原则，即研究人群（population）、干预（intervention）、对照（comparison/control groups）、结局（outcomes），以及 PICo 原则，即参与者（participants）、感兴趣的现象（phenomena of interest）、背景（context）制定综述问题，如：①基于正念的干预对护士的影响？②护士如何看待正念干预的益处和挑战？

2. 制定纳入标准 纳入标准应合理、充分和正当。在决定是否将某项研究纳入综述时将需考虑：

(1)人群：综述问题、标题和纳入标准中的参与者特征之间需有明确的联系。应详细说明开展综述需要考虑的参与者类型，考虑人群最重要的特征，例如年龄、疾病/状况、疾病严重程度、环境、性别、种族等。定量和定性问题的人群应相同。

(2)干预/对照：应具体说明干预措施/暴露因素的详细信息，例如干预措施的性质、频率、强度、时间以及干预实施者的详细信息，对照组也应收集相同信息。该部分主要与定量证据有关。

(3)关注的现象：现象指正在研究的体验、事件或过程。现象的详细程度可能因主题的性质或复杂性而异。另外，干预和现象之间应具有一致性。该部分主要涉及定性证据。

(4)结局：结局仅涉及定量部分，结局应该是可测量的、恰当的。综合考虑有效性和安全性结局。结局数量和范围的适当性取决于综述问题的具体情况。

(5)背景：背景仅涉及定性部分，可能包括但不限于文化因素、地理位置、特定的种族或性别，或特定环境(例如急症护理、初级医疗保健或社区)的详细信息。

(6)研究类型：纳入综述的原始研究所使用的方法应与综述问题相匹配，应说明检索选择的时间范围和语言限制的合理性。通常在混合方法研究系统评价中会考虑纳入定量、定性和混合方法研究。有些研究在决定是否纳入混合方法研究时，会考虑是否能从中有区分度地提取定量或定性证据。

3. 制定系统的检索策略 与其他类型综述一致，根据纳入与排除标准，确定文献检索框架及具体策略，选择合适的数据库，全面地检索所有的相关文献。需要注意的是，根据提出的综述问题，作者可能会发现用一种检索策略同时检索所有类型的证据是合适的，也可能需要为不同的综述问题制定单独的检索策略。应根据具体的综述问题、相关主题领域可用的文献数量以及研究者的检索专业知识确定。

4. 文献筛选 与其他类型综述一致，检索完成后，所有已确定的检索获得文献将被加载至文献管理软件，删除重复文献。然后根据 PRISMA 的要求进行筛选与报告。

5. 方法学质量评估 符合纳入条件的研究需根据原始研究类型选择对应的工具进行方法学质量评估。定性研究质量评估工具包括 CASP(critical appraisal skills program)、JBI 定性研究评估工具等。定量研究质量评估工具需根据不同研究设计类型选择：随机对照试验——Cochrane Risk of Bias tool；诊断试验准确性研究——QUADAS-2；非随机对照试验——ACROBAT-NRS；预后研究(队列研究)——QUIPS；病因学研究(队列研究、病例对照研究)——Newcastle-Ottawa scale 或 Downs and Black instrument。混合方法研究质量评估工具选择 MMAT(mixed methods appraisal tool)、

CMMAT（critical mixed methods appraisal tool）等，详见前述章节和有关文献。

方法学质量评估完成后，需明确属于以下何种情况：①所有研究，无论其方法学质量的结果如何，都将进行数据提取和综合（如有可能）；②经过质量评估，不符合一定质量阈值（由评价研究小组确定）的研究将被排除在外。

6. 数据提取　对于定量部分，数据将由两名独立研究者使用定量数据提取工具，从纳入综述的定量和混合方法（仅定量部分）研究中提取。提取的数据将包括与综述目的有关的人群、研究方法、干预措施和具有重要意义的结果的具体细节。

对于定性部分，数据将由两名独立研究者使用基于该综述问题与目的制定的定性数据提取工具，从纳入综述的定性和混合方法（仅定性部分）研究中提取。提取的数据将包括与综述目标相关的人群、背景、文化、地理位置、研究方法以及某一现象的具体细节。

对于采用聚敛式整合法的混合方法研究系统评价来说，数据分析过程涉及同一问题的数据形式转换，因此，在数据提取的过程中就应针对各个问题进行定性 / 定量数据的提取。可参考 JBI 针对采用聚敛式整合法进行系统评价的数据提取表，见表 9-1。

表 9-1　原始研究数据提取表：采用聚敛式整合法进行的混合方法研究系统评价

文献编号：________________________
数据提取人员：________________________　数据提取时间：________________________
文章作者：________________________　发表年份：________________________
期刊名称：____
研究类型：□定量研究　□定性研究　□混合方法研究
研究方法（例如：随机对照试验、现象学研究）：________________________
参与者数量：____
参与者特征：____ ____
研究关注的现象：____ ____
研究环境和其他背景相关信息：____ ____
与综述目的相关的研究结果或研究发现： 定量研究： 定性研究： 作者的结论： 综述人员的评论：

7. 数据综合和整合 数据综合与整合是混合方法研究系统评价的核心与难点，此处将进行详细介绍。

混合方法研究的核心在于定量和定性研究方法与结果的整合。混合方法研究系统评价中，定量证据和定性证据的整合至关重要，现有的多种整合方法主要包括聚敛式整合法和聚敛式分离法。

(1) 聚敛式整合法的综合与整合

1) 数据转换：聚敛式整合法，指的是将定量研究（包括混合方法研究中定量部分的数据）和定性研究（包括混合方法研究中定性部分的数据）中提取的数据进行结合（combining）的过程。即根据意义的相似性，将定量转定性的结果与其他直接从定性研究中提取的定性发现结合成不同主题。其中涉及数据转换（data transformation），指的是为了整合定性数据（qualitative data）和定量数据（quantitative data），将数据转化为相互兼容的形式的一种方法，既可通过将定性数据转化为定量数据（即量化，quantitizing），亦可将定量数据转化为定性数据（即质化，qualitizing）来实现。量化是定性数据被赋予数值的过程，而质化是指定量数据被转化成主题、类别、类型或叙述形式的过程。

对于数据转换，JBI 推荐对定量数据进行定性转化，因为对定量数据进行编码比对定性数据赋予数值更不容易出错。定性转化过程包括从定量研究中提取数据，并将其翻译或转换为描述性文本，以便与定性数据进行整合，其中涉及对定量结果的叙述性解释。定量数据定性转化（qualitized data）可能包括使用基于补充的描述性统计，如平均数或百分比分数（percentage scores）等字词类别来描述样本（或部分样本），定量数据定性转化后还可以使用聚类或因子分析进行剖析。另外，具有时间或纵向关系，或通过统计分析（如线性或 logistic 回归分析）检验关联的数据也有叙事潜力，因此可以通过确定分析中包含的变量进行定性化。通过定量数据的定性转化，研究者将定量数据转换为陈述性句子，在一定程度上回答了综述问题。

2) 综合与整合：研究者需要将定量研究的文字描述（质化数据）与直接从定性研究中提取的定性数据收集起来并汇总合并。然后，对所收集的数据进行反复和详细的检查，根据意义上的相似性来确定类别，这与定性综合（qualitative synthesis）的 Meta 聚合（meta-aggregation）过程相似。一种类别将整合两个或更多的定性数据、定量转定性数据或两者的结合。然而，在某些情况下，数据可能与其他数据的意义并不相同（即可能无法在不同的研究中相互转化），故而不能结合起来形成一种类别。在可能的情况下，类别将被汇总，并产生综述总体整合的结果。如图 9-1 所示。

(2)聚敛式分离法：指的是先进行独立的定量综合和定性综合，然后将这两种综合得出的证据进行整合。即分别独立进行定量和定性综合，然后整合两类综合得出的证据。与进行两个独立的部分综合相比(在非正式关联这两组证据的情况下)，通过整合定量和定性综合的结果，可以对感兴趣现象有更深入的理解。目前，指南在这种方法上只关注解决意义 / 体验(定性)和有效性(定量)问题的综述。

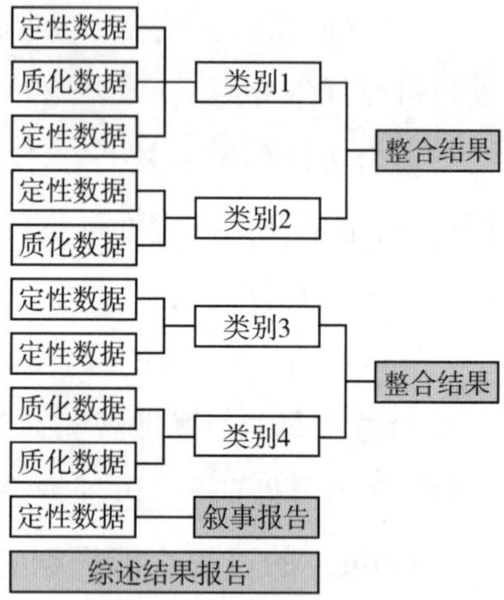

图 9-1　JBI 聚敛式整合法

上述例 2 中，定量数据可通过 Meta 分析的形式进行综合(否则以叙述性总结的形式)，确定犬类辅助干预对长期居住在护理机构的老年人的影响；而定性数据同样被汇总(就 JBI 方法而言，可通过 Meta 聚合过程，或者在 Meta 聚合不合适的情况下，可通过叙述性总结)以确定接受这些干预措施的老年人的体验 / 看法。两类综合是相互独立的，因此先做哪类并没有顺序之分，只需在定量和定性证据整合之前完成即可。定量和定性证据整合涉及并列综合的定量结果与定性发现，并将结果和发现组织或联系成一条论证线或论点以产生整体配置分析(配置法指的是将互补证据安排到一条论证线中。互补性是基于一种假设，即定量和定性证据针对的是与同一现象相关的不同研究问题、方面或维度)。此时，研究者应考虑如何(以及是否)通过使用一类证据来探索、情境化或解释另一类证据的结果 / 发现，使结果和发现相互补充。在这一步中，结果和发现虽然不能被简化，但可以组织成一个连贯的整体。这种方法使研究者可以反复比较定量综合的结果和定性综合的发现，根据参与者的体验(定性)来分析已经调查过的干预措施的有效性(定量)。以下五项聚敛式分离法中的问题可作为此过程的指导：①不同类型研究综合的结果之间是支持性的还是矛盾性的？②定性证据是否解释了干预措施有效或无效的原因？③定性证据是否有助于解释所包括的定量研究中效果的方向和大小差异？④定性研究中定量证据的哪些方面被或未被探讨？⑤定量证据中对定性证据的哪些方面被或未被检验？

在某些情况下，研究者可能会发现定量综合的结果与定性综合的发现之间不互补或没有关联。此时，当更深入的研究可能有助于解释矛盾的研究发现或者当定性发现和定量结果之间没有关系时，研究者可能会发现一些差异。图 9-2 说明了 JBI 聚敛式分离法的综合和整合，图 9-3 总结了两种方法的整体流程。

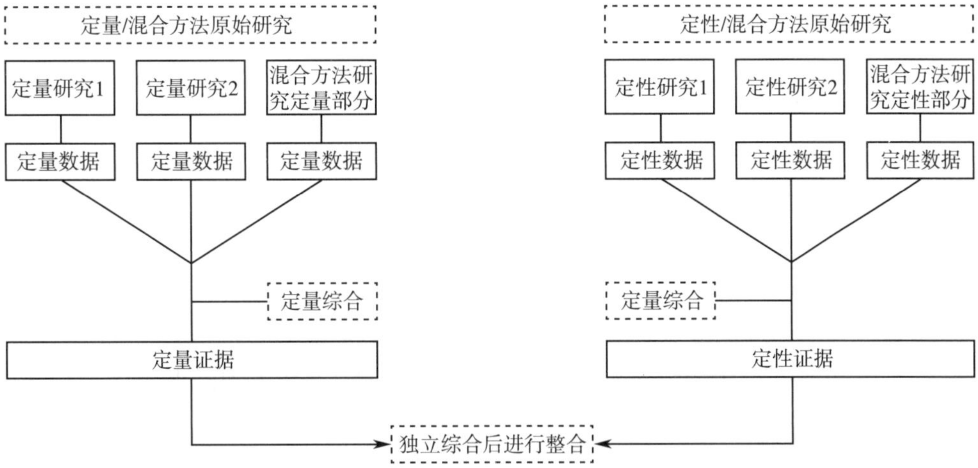

图 9-2　JBI 聚敛式分离法

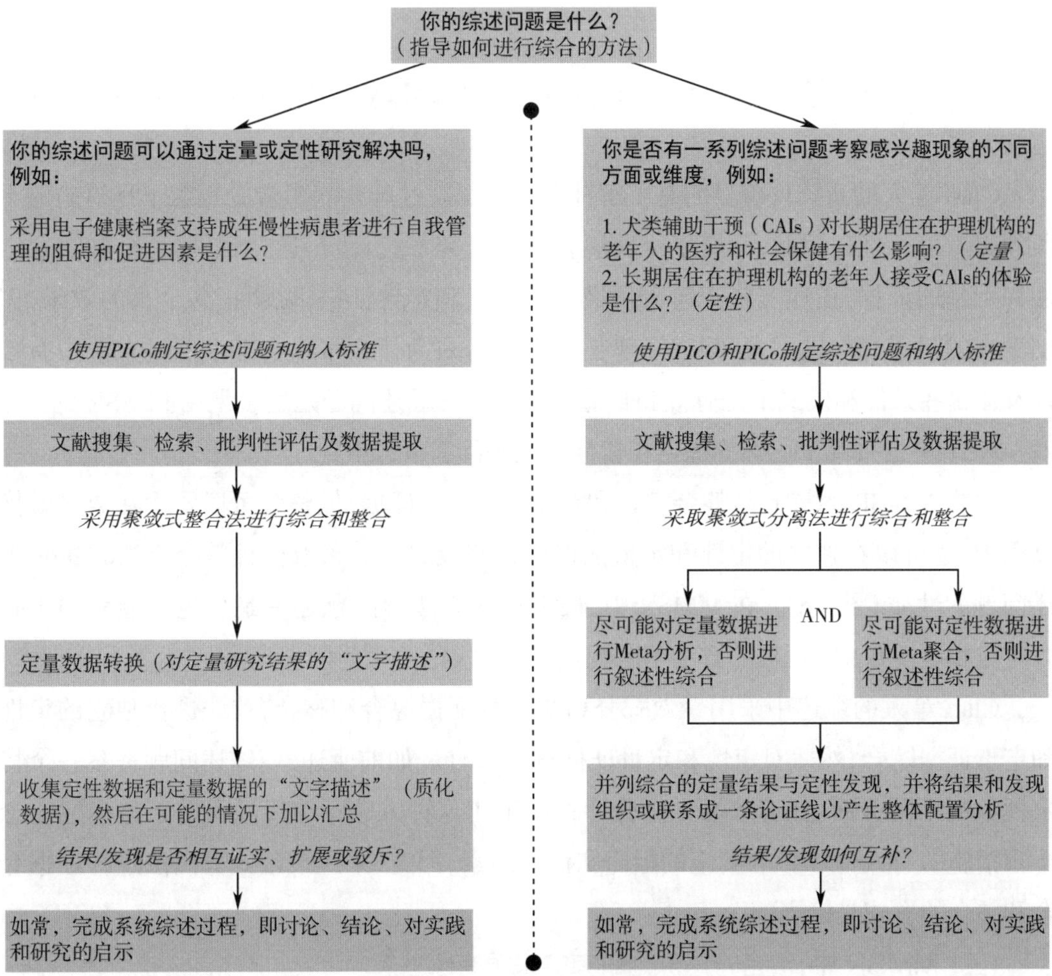

图 9-3　JBI MMSRs 方法

注　PICo：参与者、感兴趣的现象、背景；PICO：人群 / 患者、干预、对照、结局。

二、注意事项

混合方法研究系统评价应用越来越多，但是实施和报告的规范性仍有待提高。Lizarondo 等人通过系统评价总结了五个开展混合方法研究系统评价需考虑与关注的常见问题和注意事项。

（一）混合方法研究系统评价是回答问题的最佳方法吗？

无论进行何种类型的系统评价，确定主题后需要提出一个或多个具体的需要回答的问题。综述问题决定了应该采用哪种综述类型，选择 MMSR 的依据应该在综述的引言部分明确描述，并充分概述定性和定量的证据基础。

是否需要 MMSR 去回答研究问题，取决于综述问题的性质是否涉及以下情况：①检验定量和定性结果之间的一致程度（三角互证）；②识别现有证据的差异；③明确定量和定性数据是否涉及某现象的不同方面；④一种类型的数据可以探索、情境化或解释另一种类型数据的结果。如果上述情况都不适用，MMSR 可能不是最好的回答研究问题的方式。

Clari 等人的系统评价目的是了解针对慢性阻塞性肺疾病患者的正念干预措施的干预效果及可行性。因此，开展了一项混合方法研究系统评价，通过识别、总结和综合定性和定量的证据，描述实施正念干预措施的定量和定性证据，说明正念干预的效果，识别潜在的阻碍和促进因素，深入了解正念干预措施为什么可以在某个项目人群中有效以及在哪些条件和模式下是有效和合适的。这样的综述问题是适合采用 MMSR 的。

（二）是否采用了正确的综合和整合方法来回答问题？

尽管 MMSR 的核心是整合定性和定量的数据 / 证据，但整合可以发生在数据转换过程中，也可以在独立的定性和定量证据综合完成之后。采取何种整合方法取决于综述问题的性质（图 9-3）。在 MMSR 中，最常见的方法学问题之一是综述问题和用于整合定量和定性数据 / 证据的方法不匹配。

Clari 等人的综述中采用聚敛式分离法进行证据综合和整合，首先进行独立的定性和定量证据综合，然后对定性和定量证据进行整合。如前所述，当综述问题考察一个特定现象的不同方面（如有效性和经验）时，应采用这种方法。综述的目的正是描述正念干预措施的有效性和影响实施的阻碍和促进因素，因此，采用聚敛式分离法进行证据综合和整合的方式是恰当的。

（三）MMSR 中，混合方法原始研究的来源有哪些？

MMSR 结合了定性、定量和混合方法原始研究结果。尽管许多已发表的 MMSR 纳入了混合方法研究，但也有一些在其纳入标准中没有明确说明。在 MMSR 中有意或无意排除混合方法原始研究可能是由于这类研究设计给综述中的证据综合带来挑战。比如在某些情况下，混合方法原始研究的研究设计目的可能与研究者进行证据合成的方法不匹配，这可能导致数据冗余而又不能解决研究问题。然而，鉴于混合方法研究的报告指南和质量评价工具的发展，将这类研究纳入 MMSR 的可行性将会提高、挑战性也会变小。为了实现 MMSR 中不同类型证据的综合，混合方法原始研究通常被“分解”为定量和定性数据。当混合方法研究以两种单独的出版物形式呈现时，这种将数据分为定量和定性的方法尤其简单易行，比如在解释性序列设计中，目的是用一种方法来解释另一种方法的结果。当混合方法研究的结果被呈现在一种出版物中时(如结合性的调查和访谈数据)，只要可以明确地提取定量或定性部分的数据，“分解”就可以发生。

混合方法原始研究如何被纳入 MMSR，有一个较好的研究案例，Clari 等人的综述关注慢性阻塞性肺疾病患者正念干预的效果和可行性。该综述不仅纳入定量、定性研究，也纳入混合方法原始研究，提取了混合方法原始研究中定量和定性两部分数据流，并与其他类型原始研究中的定量和定性数据相结合。

相比之下，McKenzie 等人在 2021 年对儿童期身体残疾的年轻人和成年人参与体育活动的阻碍和促进因素的综述并没有报告是否纳入混合方法原始研究，只是说“定量或定性原始研究”。这意味着作者有可能遗漏了可能补充或加强本系统评价的来自混合研究方法的证据。

(四) 在哪里转化数据以及是如何做到的?

采用综合整合法的 MMSR 需要进行数据转换，用于整合两种不同的数据类型。当一类数据被转换为另一种形式时，就会发生转换。其中涉及将定性数据转化为定量形式(称为量化)或将定量数据转化为定性形式(质化)。JBI 指南主张对数据进行“质化”转换，即把定量数据转换成“文本描述”，如主题、类别或叙述，以便与定性数据整合。这种方法是值得推荐的，因为对定量数据进行转换通常比赋予定性数据数值更容易。

2021 年，Gonzalez 等人报告，他们在一篇研究有多种疾病的老年患者生命末期护理偏好的综述中使用了 JBI 方法。JBI 的数据转换方法主张“质化”，然而，该综述使用 Meta 分析将定性数据转化为数值形式(量化)，通过将口头计数转化为数字来进行定量综合。由于转换后的数据是简单地表示为陈述其偏好的人数范围并计算百分比，因此并不清楚这个过程是如何进行的。

当有必要进行数据转换时，应在综述中详细说明使用的具体方法和过程。此外，应在综述中提供原始数据和转换后的数据，让读者看到过程的“前后对比”。2021 年 Gray 等人关于冠状动脉旁路移植术后影响身体活动参与度因素的综述就是很好的例子，作者明确且详细地说明了质化过程，包括每个成员的贡献。作者还提供了一个包括定性数据和质化数据的表格，实现了数据转换过程和方法的透明化。

（五）缺乏整合，定量和定性证据部分在何处混合？

MMSR 的一个核心要素是定量和定性证据的整合，创造具有广度和深度的理解和证据以回答系统评价问题。尽管这是 MMSR 的一个关键特征，但在相关综述中这个过程要么缺乏，要么描述不清。根据系统评价的问题，这两组数据或证据的整合使研究者能够在现有的证据中进行三角分析或确定差异，和 / 或使用一种证据来探索、情境化或解释另一种证据的结果。

2021 年，在一项调查妇女对前列腺癌表现和筛查实践认知的综述中，Wiafe 等人选择聚敛式分离法进行综合和整合，即在独立综合后对定性和定量的证据进行整合。像前文提及的一样，该过程可以通过回答 JBI 聚敛式分离法中的五项问题来完成。尽管 Wiafe 等人对定性和定量结果进行了叙述性综合，但遗憾的是他们并没有试图回答问题（二）至（五）。

Davis 等人评估了远程和移动健康干预对成年炎症性肠病患者的疗效，并探讨了这一人群经历的好处和挑战。作者也像 Wiafe 等人那样采用了聚敛式分离法进行综合和整合，同时研究者通过回答五项问题正规地整合了研究结果。

因此，在进行混合方法研究系统评价时，应特别关注：

1. 应确保 MMSR 可以回答上述五个综述问题，并且与恰当的综合和整合方法一致；

2. 纳入的混合方法原始研究是必要的，并需要在综述的纳入标准中明确和详细说明；

3. 如果有必要进行数据转换，则要充分说明转换过程，包括使用的具体方法、过程以及描述原始和转换后的数据；

4. 无论采取何种方法，都应适当地整合定量和定性部分。如果采用聚敛式分离法进行综述，则应独立综合定性和定量数据后回答其中的五项问题。对于聚敛式整合法，这将涉及数据转换，并进行定量和定性数据的结合。

第三节　报告规范

混合方法研究系统评价的报告规范总体遵循 PRISMA，但该报告规范中未详细涉及混合方法研究内容。因此，建议采用 JBI 综述手册第八章阐述的混合方法研究系统评价报告指南。

（一）标题

标题内容应翔实，明确指出 MMSR 的主题和人群。标题形式建议为“××××××：混合方法研究系统评价”，以便于识别该类型的系统评价。例如，针对护士的正念干预：一项混合方法研究系统评价方案。

（二）摘要

摘要部分是一个 250~500 字的概述，阐明研究目的、引言、入选标准、方法、主要结果和结论。

1. 目的　可以使用 PICO 描述研究关键组成部分，陈述本系统评价的目标（大约一到两句话）。

2. 引言　简要描述关于该主题的已知内容以及该系统评价将为证据库添加的内容（大约两到三句话）。

3. 入选标准　总结与该系统评价相关的入选标准。

4. 方法　列出检索的关键信息来源、对检索范围的限制（例如语言）和日期范围。说明是否遵循成熟的系统评价方法中的主要内容，例如研究选择、质量评价、数据提取、数据综合与整合。应明确报告合成和整合方法。

5. 结果　一般应报告纳入研究的数量、类型、研究特征以及纳入研究的总体质量。报告定量综合结果和定性综合结果，并提出定量证据和定性证据相整合的主要结果。

6. 结论　根据系统评价结果，考虑纳入研究的方法学质量和局限性，做出恰当的结论，并简要表述该系统评价对实践和 / 或研究的关键意义。

（三）引言

MMSR 的引言应先描述所要开展系统评价的主题。引言中还需解释如何通过定量和定性研究回答该系统评价问题，以及解释该系统评价对证据库及临床实践的意义。此外，还应说明对数据库进行了初步检索，未发现关于该主题现有或正在进行的混合方法或单独方法的系统性评价。如果存在关于该主题的其他系统评价，则应详细说明拟开展系统评价与之不同之处。最后，引言应以评价的总体目标结束，该目标应抓住该系统评价的 PICO 核心要素。

（四）MMSR 问题

与所有系统评价一样，MMSR 也应先明确系统评价问题，并思考与说明在该系统评价中同时纳入定量和定性证据的理由，并解释该系统评价将如何增加证据基础或为临床实践提供信息。对于采用聚敛式分离法进行证据综合的 MMSR，综述问题应侧重于某一特定感兴趣现象的不同层面或维度，并提出包含两种或两种以上基于不同方法综合问题的具体要求。

（五）纳入标准

这一部分需清晰明确地说明将研究纳入系统评价的依据。入选标准应合理、全面，并陈述清晰 PICO 和 / 或 PICo 要素：

1. 人群　应详细说明开展系统评价需要考虑的研究对象类型，考虑其最重要的特征，例如年龄、疾病 / 状况、疾病严重程度、环境、性别、种族等。

2. 干预 / 对照　应具体说明干预措施 / 暴露因素的详细信息，例如干预措施的性质、频率、强度、时间以及干预实施者的详细信息，对照组也应收集相同信息。该部分主要与定量证据有关。

3. 关注的现象　现象指正在研究的体验、事件或过程。现象的详细程度可能因主题的性质或复杂性而异。另外，干预措施和现象之间应具有一致性。该部分主要涉及定性证据。

4. 结局　结局应该是可测量的、恰当的定量指标。需综合考虑有效性和安全性结局。结局指标的数量和范围的适当性取决于系统评价问题的具体情况。

5. 背景　仅涉及定性部分，可能包括但不限于文化因素、地理位置、特定的种族或性别，或特定环境（例如急症护理、初级医疗保健或社区）的详细信息。

6. 研究类型　纳入系统评价的原始研究所使用的方法应与该系统评价问题相匹配，应说明检索选择的时间范围和语言限制的合理性。通常在混合方法研究系统评价中会考虑纳入定量、定性和混合方法研究。有些研究在决定是否纳入混合方法研究时，会考虑是否能从中有区分度地提取定量或定性证据。

7. 方法　说明并适当引用在进行证据综合时采用的证据综合与整合方法。如果综述方案已在 PROSPERO 注册，可提供注册信息，包括注册号（例如 PROSPERO CRD42015425226）。

（六）检索策略

说明如何根据纳入与排除标准，确定文献检索框架及具体策略，检索哪些数据库，全面地检索所有的相关文献。需要注意的是，根据提出的综述问题，作者可能会发现用一种检索策略同时检索所有类型的证据是合适的，也可能需要为不同的综述问题制定单独的检索策略。应根据具体的综述问题、该主题领域可用的文献数量以及研究者的检索专业知识确定。

（七）信息来源

列举需要检索的数据库平台，以及未发表研究和灰色文献的来源，例如试验注册中心等。如果数据库 / 注册中心等来源于特定设计，研究者应明确指出，例如：Cochrane

Central Register of Controlled Trials(仅限定量研究)。

（八）文献筛选

应描述纳入文献的筛选过程,如通过标题和摘要筛选,全文阅读后筛选,以及如何解决研究者之间的分歧。例如,检索将文献导入管理软件,如 EndNote,NoteExpress 等,剔除重复文献,然后由两名研究人员根据纳入标准先进行标题和摘要的筛选。筛选完成的文献进一步下载全文,两名独立的研究人员通过全文阅读,根据纳入标准进行详细评估,进一步排除不符合纳入标准的文献。两名文献筛选人员之间如果产生分歧,通过讨论或咨询第三位研究人员共同讨论解决。

（九）质量评估

综述中应具体说明关键的方法学评价过程、所使用的评估工具和解决评估者之间分歧的流程。应明确提供基于关键评价结果排除研究的决策过程和详细信息。可描述为:符合纳入标准的文献由两名独立的评估人员使用 # 工具名称 # 对方法学质量进行严格评估。必要时,可联系论文作者对缺失数据进行说明或补充。如果有分歧,通过讨论或咨询第三位研究人员共同讨论解决。综述中需陈述对质量评估问题获得肯定、否定或不明确答复的信息,以及根据方法学质量排除研究的理由和标准(如适用)。

（十）数据提取

定量和定性数据由两名独立的研究人员使用数据提取工具进行数据提取。对于定量研究(以及混合方法研究中的定量部分),提取的数据包括关于人群、干预措施、研究方法和对综述问题有意义的结局的具体细节。对于定性研究(以及混合方法研究中的定性部分),提取的数据包括与综述问题相关的人群、背景、文化、地理位置、研究方法和关注现象的具体细节。研究人员之间出现的任何分歧将通过讨论或与第三位研究者协商解决。如有需要,将联系论文作者以补充数据。

（十一）数据综合和整合

本部分应描述定性和定量两部分分别使用的证据综合方法,以及将定性和定量证据进行整合的方法。更多信息可以参考实施部分对于数据综合和整合方法的描述。

（十二）结果

结果部分需分别介绍研究纳入情况、纳入研究的方法学质量、纳入研究的详细特征和描述,以及独立综合的发现与定量和定性证据整合的结果。

1. 研究纳入情况　本部分应使读者清楚了解纳入的研究是如何被确定和选择的。遵循 PRISMA 纳入文献筛选流程进行描述。需要注意的是,混合方法研究系统评价中应报告定量部分和定性部分纳入的研究数量。

2. 方法学质量　本部分应重点介绍使用何种质量评估工具评估方法学质量。定量研究（以及混合方法研究的定量部分）和定性研究（以及混合方法研究的定性部分）的总体方法学质量应有单独的叙述性摘要，可通过下述表格呈现质量评估的结果（表 9-2、表 9-3）。

表 9-2　使用某质量评估清单对纳入的定量研究进行批判性评估的结果

所纳入研究的编码或识别信息	问题1	问题2	问题3	问题4	问题5	问题6	问题7	问题8	问题9	问题10	问题11	问题12	问题13
研究 1	是	是	是	否	是	不清楚	是	否	是	不清楚	是	是	是
研究 2	是	否	是	是	是	不清楚	是	不适用	是	是	是	否	否

表 9-3　使用 JBI 定性研究质量评估清单对纳入研究进行批判性评估的结果

所纳入研究的编码或识别信息	问题1	问题2	问题3	问题4	问题5	问题6	问题7	问题8	问题9	问题10
研究 1	是	是	是	否	是	不清楚	是	否	是	不清楚
研究 2	是	否	是	是	是	不清楚	是	不适用	是	是

3. 纳入研究的特征　应描述纳入研究的总体特征，为研究结果提供背景资料和细节信息，以便读者确认纳入的研究符合综述问题的标准，包括纳入研究的基本特征和人口特征，例如研究的国家和地点、纳入研究的方法学质量、纳入研究的地理环境、受试者特征、干预措施特征以及关注的现象等与综述问题相关的因素。如果个别研究有特定的关注点也可以在此进行强调。

4. 综述结果　如下分为定量证据分析结果、定性证据分析结果以及两者的整合结果三部分进行报告。

（1）定量证据：本部分应根据综述问题以及干预措施和结局的类型进行组织，提供所有已进行的 Meta 分析结果的全面信息。Meta 分析的总结性结果应以点估计和置信区间的形式进行报告，并考虑可能存在的异质性。本部分还应展示 Meta 分析的森林图，并补充叙述性总结，并为所有已开展的 Meta 分析提供评论和解释。如果未能进行 Meta 分析，应包括叙述性总结。叙述性总结应全面汇总纳入研究的结果及其偏倚、优势和局限性。可用表格总结纳入研究的结果，并提供结果的背景信息，加强对综合结果的理解。

（2）定性证据：本部分应根据综述问题进行组织，并辅以充分的叙述来解释分类和综合结果。如果无法进行 Meta 综合总结，也应以叙述形式介绍研究结果。研究结果、分类和综合结果的表述应合乎逻辑，内容翔实。

(3) 定量证据和定性证据的整合：本部分应提供叙述性总结，体现对定量和定性证据的整合分析。其中应该包括解决以下所有问题的陈述：

1) 不同类型研究综合的结果之间是支持性的还是矛盾的？

例如，定量证据可能显示在接受干预后患者结局有所改善。这些结果与定性证据相互支持，该证据可能证明了患者从参与干预中感知到获益。在此示例中，定量证据支持定性证据，然而，在某些情况下，不同类型研究综合结果之间可能是相互矛盾的。例如，虽然定性证据可能描述患者感知从治疗中获益，但定量证据可能无法证明干预后患者症状减轻。

2) 定性证据是否解释了干预措施有效或无效的原因？

例如，定性证据的结果可能显示，患者将干预视为一种愉快的体验，有助于提高患者的幸福感，这解释和支持了患者对干预的高依从性，以及为什么大多数患者积极与医护人员合作，这将有助于解释干预的有效性。

3) 定性证据是否有助于解释定量研究中效果的方向和大小差异？

例如，定量证据的结果可能显示干预效果的差异，而在定性研究中可能也对该差异进行了探讨。如果结合定性证据的结果，定量证据中的某些结果可能会被更好地理解。

4) 定性研究中定量证据的哪些方面被或未被探讨？

例如，研究者可指出，定量研究中测量的一些结局，如与健康相关的生活质量、家庭关系、焦虑等，在定性研究中没有被探索，因此可以在未来的定性研究中进行调查。

5) 定量证据中对定性证据的哪些方面被或未被检验？

例如，定性证据的研究结果表明，干预措施可能产生某些可感知的积极影响(例如改善情绪)，而定量研究可能没有对这些影响进行测量，这将对未来的研究设计产生影响。

上述所有问题都应在综述结果部分得到回答，但根据综述中包含证据的实际情况，对上述问题的回答可能有主次之分。

(十三) 讨论

本节应详细讨论综述结果及其对实践和研究的重要性，并讨论综述过程出现的问题。应结合目前的文献、实践和政策进行讨论。还应包括与其他外部文献进行比较，并对照综述引言中确立的方向，对综述结果进行叙述讨论。

(十四) 结论和建议

本节应包括综述的总体结论。结论应以综述结果为依据，从综述结果中直接推断，回答综述问题。

1. 实践建议 结论部分应包括从定量证据和定性证据的整合结果中推断出实践建议。

2. 研究建议 应包括从定量证据和定性证据的整合结果中推断出对未来研究的建议,具体而言,可从整合分析期发现的证据差距中推断出对未来的研究建议,同时可在检索、研究选择、质量评价、数据提取和数据综合相关的综述过程中考虑现有研究的不足及对未来研究的建议。

(十五) 利益冲突

综述人员应做出声明,声明不存在任何利益冲突,或描述特定或潜在的利益冲突。

(十六) 资金来源

作者应详细说明综述项目的资金来源。明确说明所有资助者在综述过程中的任何作用。如果综述获得资助,则应说明资助者的任何潜在利益冲突。

(十七) 致谢

综述最后应作出致谢,例如:外部资金来源,或同事、机构对该综述的贡献。还应注明该综述是否有助于学位授予。

第四节 实例解析

以诺丁汉大学 Kerry Evans 团队于 2022 年在 *Journal of Medical Internet Research* 期刊上发表的"Remotely Delivered Interventions to Support Women With Symptoms of Anxiety in Pregnancy: Mixed Methods Systematic Review and Meta-analysis"为例,介绍混合方法研究系统评价的设计与实施要点。

一、研究背景

焦虑症状在妊娠期比较常见,严重的产前焦虑症状与妇女和婴儿的不良结局相关。为此,有研究建议对轻中度焦虑的女性进行低强度的心理治疗,防止症状加重并提供应对策略。另有多项研究表明互联网心理干预是有效的,远程干预很有必要。但是关于产前相关干预措施有效性的证据尚且有限,针对孕妇的远程心理干预措施的效果、安全性、可接受性和公平性等方面仍有待进一步进行系统评估。

二、研究目的

确定并评估远程、数字或基于网络的干预措施，包括干预措施种类、干预有效性、获得或参与干预的体验和观点等，以期为怀孕期间有焦虑症状的女性提供帮助。具体需要回答以下三个问题：①现有文献中评估和报告了哪些可改善怀孕妇女焦虑症状的远程、数字或基于网络的干预措施？②远程、数字或基于网络的干预措施在减少妊娠期焦虑症状方面的效果如何？③妇女在怀孕期间对获得和参与远程干预的看法、态度和经验是什么？

三、研究方法

本研究遵循 JBI 方法学指南进行混合方法研究系统评价，并根据聚敛式分离法对不同设计类型研究进行检索、定性和定量证据综合，并对综合证据进行整合的步骤实施。研究开展前，综述方案在 PROSPERO 上注册。

（一）文献纳入标准

根据 PICOS 设定文献的纳入标准如下：

1. 研究对象（population）　包括妊娠 3 个月内所有胎次 / 年龄段的孕妇。排除因严重和持久精神健康问题而接受专业精神卫生机构管理的孕妇；

2. 干预措施（intervention）　包括身心干预，如放松、瑜伽、冥想、正念、催眠疗法和冥想；社会支持干预，如支持性互动、小组讨论、同伴支持、电话支持和锻炼；教育干预，如分娩准备、教育课程、教育材料、心理教育干预和产前课程；心理干预，如认知行为疗法（cognitive behavioral therapy，CBT）、正念 CBT、团体 CBT、人际关系心理治疗、非指导性咨询、治疗、问题解决疗法；远程干预，包括基于网络的材料发布，通过电话、计算机软件、数字应用程序和数字论坛等的干预。

3. 对照组（comparators/control groups）　包括常规产前保健或其他类型的干预措施；

4. 结局评估（outcomes）　包括焦虑、恐惧、压力、痛苦的测量以及孕妇的观点、反馈和经验意见等；

5. 研究方法（study）　包括定量或定性原始研究，以及混合方法研究。

（二）文献检索和筛选

根据文献纳入标准制定检索策略，系统检索了以下数据库中 2000 年以来发表的英文文献：CINAHL；Embase；Health Technology Assessment Library；IEEE Xplore；JBI；Maternity and Infant Care；MEDLINE；PsycINFO；和 the Social Science Citation Indexthe

ACM Digital Library 等。并且检索现有系统评价和 Meta 分析中引用的参考文献，以尽可能全面检索与纳入相关研究。

2 名研究人员独立筛选文献的标题和摘要，确定潜在的相关文献。然后阅读全文，确定纳入系统评价的文献。最终确定纳入的文献由整个综述小组讨论商定。

（三）偏倚风险和文献质量评价

由 2 名研究人员使用 Cochrane 系列工具独立评估定量试验性研究的偏倚风险。包括选择偏倚、实施偏倚、测量偏倚、失访偏倚和报告偏倚的风险。定性、队列研究、前后对照研究采用对应的质量评价工具进行了方法学质量评估。虽然该综述没有根据质量评估结果排除任何研究，但在该综述的优势和局限性部分进行了讨论。

（四）数据提取

数据提取工作由 2 名研究人员独立完成。制作数据提取表提取研究特征、结果和质量评估条目，包含数字和文本数据。

（五）数据综合

1. 定性和定量研究数据的独立综合。制作表格呈现纳入文献的研究特征、结果、随机对照试验的偏倚风险评级和质量评估，同时进行叙述性描述。对纳入的试验性研究的定量数据进行 Meta 分析。

2. 定量研究综合结果转化（定量数据定性转化）及其与定性研究综合结果整合。

3. 采用聚敛式分离法，定量综合结果被转化为叙述性陈述，然后与定性综合发现进行比较、对比和并列展示，并进行定量与定性证据的整合以回答综述问题。

四、研究结果

研究共纳入 3 项定性研究（2 项干预性研究）和 14 项定量研究（13 项干预性研究）。研究人群包括一般产前人群和有焦虑和抑郁、害怕分娩、失眠和早产的孕妇。干预措施包括心理干预（认知行为疗法、解决问题）、正念和教育干预设计，许多干预措施采用了多维方法，包括认知行为疗法、放松和教育干预。大多数干预措施通过基于网络的平台提供，且在 13 项干预性研究中有 8 项研究的干预措施包括与训练有素的治疗师或教练取得直接联系，干预措施持续 2 周至 30 周。纳入研究的总体质量被评为中等，样本量小以及干预措施和研究人群的异质性导致定量研究的总体证据质量较低。根据综述问题，进行定量和定性证据的综合与整合。综合定量研究（14/17，82%）和定性研究（3/17，18%）的证据得出总体结论。以下围绕两个研究问题，分别考察定量证据、定性证据以及整合证据对问题的回答情况与支持程度。

1. 远程互动干预在减轻焦虑症状方面效果如何?

(1)定量证据:认知行为疗法和正念干预对有抑郁、焦虑和分娩恐惧症状的女性的有效性证据有限。基于互联网的认知行为疗法和正念干预显示出与降低焦虑评分相关的有益效果(SMD=-0.49,95%CI[-0.75,-0.22]和SMD=-0.48,95%CI[-0.75,-0.22])。当干预措施针对有心理症状的女性时,干预措施可能更有效;干预措施包括加强和治疗师、卫生保健专业人员或同龄人的联系;课程的完成率保持在50%以上;干预措施包括认知技能、放松或冥想。

(2)定性证据:2项定性研究的证据表明,基于互联网的认知行为疗法(internet-based cognitive behavioral therapy,ICBT)干预可能有助于帮助女性制定应对策略、处理不确定性并获得同伴和医疗保健专业人员的支持。远程互动干预措施的局限性包括缺乏针对特定恐惧和焦虑的适应性调整;缺乏对已积极完成相关模块行为的鼓励机制;无法形成安全、信任的专业关系;内容繁重。

(3)定性和定量证据综合:总体而言,有限的证据表明,当妇女有动力保持定期参与干预措施时,干预措施更有效。保持参与的策略包括:

1)个性化:通过与治疗师和医疗保健专业人员取得定期联系,讨论个人情况、症状或担忧来实现;将动画治疗师视为人类治疗师互动的替代;

2)相关性:对有特定症状的女性设计有针对性的干预措施;提供同辈论坛;以故事和小插曲的形式呈现内容;

3)技能和技巧:包括放松和基于认知技能的组成部分;

4)可行性:足够的课程来发展新技能,但不会太耗时。

2. 妇女对减轻焦虑症状的远程交付干预治疗有何看法?

(1)定量证据:有限的证据表明,在不包括治疗师和医疗保健专业人员或同伴支持部分,并且不针对有焦虑、抑郁或分娩恐惧症状的女性的研究中,失访率更高。2种基于互联网的认知行为疗法(ICBT)干预措施的参与者报告他们对干预感到满意,并认为有助于控制症状。

(2)定性证据:2项研究的有限证据表明,如果I-CBT干预提供应对焦虑和恐惧的灵活策略,以及获得治疗师个人支持的机会,那么女性就会重视对分娩恐惧的治疗。有分娩恐惧的女性更希望获得远程治疗难以提供的个性化建议。尽管一些女性更有信心通过远程信息传递表达自己的恐惧,但许多女性更愿意并积极寻求可替代的面对面治疗。

(3)定性和定量证据综合:总体而言,非常有限的证据表明,一些女性可能更喜欢面对面的治疗,以帮助她们保持积极性,并获得个性化的、量身定制的建议,以便于管理她们对怀孕和分娩的恐惧。然而,对于其他女性来说,提供与治疗师、医疗保健专业人员或同伴社区进行一定联系的远程交付干预可能允许足够的人际互动,从而使女性受益。远程交付干预还可以为女性提供更安全的匿名性,以帮助她们更有信心披露自己的症状。来自定性和定量证据的有限证据表明,女性重视与她们的经历产生共鸣的干预措施。妇女可能更有意愿完成那些与其需求和情况相关的干预措施。

(褚红玲　李文强)

参考文献

[1]《中国全科医学》定性和混合方法研究质量评价小组, 褚红玲. 2021 年中国基层卫生和全科医学研究方法学质量评价报告: 定性研究和混合方法研究部分 [J]. 中国全科医学, 2024, 27 (10): 1173-1178+1185.

[2] 张乐, 景城阳, 褚红玲, 等. 混合方法研究报告标准和案例解析 [J]. 中国全科医学, 2024, 27 (31): 3865-3869+3883.

[3] 褚红玲, 徐岩, 韩晟, 等. 定性和混合方法研究在患者参与药物研发中的应用 [J]. 中国新药杂志, 2023, 32 (14): 1392-1397.

[4] 褚红玲, 刘逸舒, 汪洋, 等. 全科医学研究中混合方法研究的设计和实施要点及案例解析 [J]. 中国全科医学, 2023, 26 (1): 118-125.

[5] 廖星, 胡瑞学, 李博, 等. 混合方法研究评价工具的介绍——MMAT [J]. 中国全科医学, 2021, 24 (31): 4015-4020.

[6] 褚红玲, 倪凯文, 曾琳, 等. 混合方法研究在真实世界研究中的应用 [J]. 中国循证医学杂志, 2018, 18 (11): 1203-1206.

第十章

基于文本和专家意见的系统评价的实施步骤、相关规范及实例解析

基于文本和专家意见的系统评价（the systematic review of text and opinion，SrTO）是在缺乏定性和定量研究证据的情况下，作为一种经验性补充证据，甚至是最佳证据的一种方法。SrTO方法的严格设计可以系统地概括各种观点，并形成推荐的意见，应用于中医药领域时，通过对专家意见、临床经验、名医经验、古代医书以及医案医话等中医药叙述文本进行严格而系统的整理，可以为中医药建立决策证据的基础提供原料，补充中医经验类证据系统评价的空白。

第一节　概　　述

一、定义与作用

SrTO是一种用于整合来自期刊、杂志、专著和报告等文本来源的专家意见、共识、评论、假设或断言的综述方法。在英文中，SrTO有多种表达方式，如"expert opinion synthesis""systematic reviews of narrative，text and opinion"。在本章中，文本证据（textual evidence）指的是医学专业人员对临床经验进行的叙述性（narrative）表达，也可被视为一种叙述性的知识，即narrative knowledge；而专家意见（expert opinion）则包括但不限于医学专家（群体）在理解知识经验的基础上，结合实践经验，通过个人、学术机构或者形成指南或共识的方式表达的言语或文字意见。中医药的医案医话和专家经验在本质和表现形式上，符合使用SrTO的范畴。专家经验来源于专家对知识和实践经验的深入理

解和应用。另一方面，中医医案医话记录古代至今的医师经验，它们是该学科及个体进行学术交流、传承和传播的载体，用以记录患者疾病的治疗、预后和转归，描绘患者的背景、生活环境、情绪关系等。中医药的循证评估领域引入 SrTO，能够推动中医药非常规证据评价的发展。在中医药临床研究中缺乏证据时，它可作为一种有益的补充。虽然 SrTO 对单个专家意见的证据整合并不等同于指南、专家共识等专家组意见，但通过透明且系统的方式，它可以从文本和专家意见或经验中提取可用证据。对于如中医药这样的学科，承载着中国传统文化价值理念，以人的经验为实践路径，以古籍医案为传承载体，而又缺乏现代研究手段，引入 SrTO 是十分合适且迫切需要。

二、产生与发展

SrTO 的发展可以追溯至循证医学的兴起和发展阶段。在许多情况下，特定疾病或治疗方法的研究难度极大，样本规模受限，或者由于伦理或实践问题，难以获取足够的定量研究证据来全面支持循证医学实践。针对这种情况，研究者开始关注其他形式的证据，如文本和专家意见。随着对这些叙述性证据的重视程度日益提高，人们开始尝试将它们纳入整体的证据评估框架。于是，SrTO 方法应运而生。在 SrTO 的发展过程中，研究者逐渐引入了一系列方法论和指南以确保其可靠性和可复制性。这些涵盖了从文本和专家意见的系统检索和筛选，到数据提取和分析方法的规范化，以及如何评估证据的质量和可信度等各个环节。在 2011 年，知名学者 Jordan 出版了一部基于叙事、文本、意见证据综合的专著，该书为此领域的研究打下了重要的理论和实践基础。随后在 2014 年，国际知名的循证方法学组织澳大利亚循证卫生保健研究中心乔安娜布里格斯研究所（Joanna Briggs Institute，JBI）推出了基于叙事、文本、意见的系统评价方法（systematic review of narrative，text and opinion），简称文本和专家意见系统评价。JBI 在其经典的证据综合手册中详细阐述了进行此类综述的步骤和要求，该手册中关于 SrTO 的章节最新一次更新于 2023 年 11 月。近几年，护理和全科医学等领域已经发布了多篇使用 SrTO 方法的研究。这些研究通过整合叙述、文本和专家意见，提出了针对医疗政策、管理模式和特定疾病治疗方法或临床实践的效果、安全性和有效性等问题的结论。它们为 SrTO 方法的实际运用提供了实证支持，同时为相关领域的临床实践提供了有益的参考。随着 SrTO 方法的继续发展和推广，相信会有越来越多的研究者注意到这种方法在其他学科领域的应用潜力。期待在未来，SrTO 能够进一步扩大其研究领域，并与定量和定性研究证据相结合，为更多广大的循证医学研究和临床实践提供全面而有力的支持。

三、研究现状

SrTO 在中医药领域中的应用具有极大价值。考虑到如何基于专家经验和医案医话这类经验性证据进行决策，以及如何提升此类证据应用的科学性和规范性，都一直是研究者关注的核心问题。在这个背景下，中医药领域引入 SrTO 有三个主要的优势。首先，SrTO 通过系统梳理和整合各类医案医话和古籍文献，有助于丰富和完善中医药的传统文本证据库。这些文本记录了丰富的中医药临床经验和理论知识，SrTO 的运用可以使我们更有效地提取和利用这些珍贵的信息。其次，SrTO 提供了一种规范且科学的方式，使得中医药领域的实践经验能够得以系统化地分析和评估。这对于整合专家共识、提炼经验规律和指导临床实践具有重要价值。最后，SrTO 可以补充和弥补现有证据的不足。由于中医药领域的特性，往往存在定量或定性研究证据不足的情况。SrTO 能够提供初步的证据支持，弥补现有证据的不足，为重要临床问题的应答提供有力支持。

综上，引入 SrTO 至中医药证据综合中，既能充实传统文本证据，又能提供对专家经验的科学评估，为中医药的循证医学实践提供更全面、可靠的支持，推动中医药学科的发展和创新。专家的经验是专家结合自己的理论背景和实践经验，对于医学知识的深入理解和实际应用。中医医案医话记录古今医家经验，是中医学术交流、传承与传播的重要载体。医案医话不仅记录患者疾病的治疗、预后与转归情况，还描述患者背景、生存环境和情感关系，是叙事医学在中医学中的具体体现。此外，医案医话还可与叙事医学中的平行医案相互补充。由此说明，将 SrTO 方法引入中医医案医话和专家经验的系统总结中，对于规范评价和转化应用传统中医药中的经验性证据具有积极意义。中医理论的发展强调学术流派的形成与融合，鼓励各家学说的产生和百家争鸣。这种思想在临床实践中的意义具体体现于，重视医家经验和专家意见的传承与运用，并保留有大量医学古籍和医案。为此，在现代中医药循证研究中，在每项研究开启之初，应将其所属疾病的理论传承和各家经验与观点进行系统梳理，进而用于指导后续的临床疗效和机制研究，做到有的放矢。然而，既往的梳理工作多依赖于一些常规的文献计量学或者普通的综述方法，没有形成一套系统化、透明化及标准化的探析方法。因此，来自 JBI 的 SrTO 可以为这一领域的研究提供方法支撑。

第二节 实施步骤与注意事项

一、实施步骤

2014年,JBI创建了专门关注文本和意见系统评价的SrTO方法学工作小组,该小组主要由JBI的研究人员组成。他们以JBI标准化流程为基础,经过精心设计和多次讨论,制定了SrTO方法的详细步骤和要求。这一方法的制作过程严谨透明,旨在确保SrTO方法的科学性和可靠性。方法学小组成员独立审查当时可知可及的理论背景,并制作详细方法学指南加入JBI证据综合手册(JBI Manual for Evidence Synthesis);随后,通过成员结对工作的方式,使用评估审查工具——NOTARI(JBI Narrative,Opinion,Text Assessment and Review Instrument,JBI综述管理系统CReMS软件中的工具模块,用以评估、提取和分析文本和意见的证据信息),制作叙事、文本、意见的系统评价资料提取表(JBI Narrative,expert opinion and text data extraction table)和关键评价清单(JBI Narrative,text and expert opinion key assessment list),并着重标注了不明确的领域以待讨论;随后以2个文本和意见系统评价为例,按照证据综合手册进行预试验,用以实际测试在主题选择过程中出现的适用性、严格性、数据提取和综合等方面的问题。SrTO方法学工作小组以每月举行线上和线下会议讨论的方式完成SrTO研发,同年11月于新加坡举行JBI国际研讨会,进行国际化讨论,以获得相关问题的进一步反馈,并于后续修改完善并持续更新,最新内容可见于JBI证据综合手册:https://jbi-global-wiki.refined.site/space/MANUAL。

SrTO的实施共包括纳入标准确定、检索策略制定、真实性/严格性评价、文本信息提取、文本信息综合5项内容[4],详细内容及要求如下:

(一) 纳入标准确定

1. 评价内容 制定纳入和排除标准有利于减少选择偏倚,从而提高研究结果的真实性和严谨性。按照PICO四要素分类,纳入标准建议包括以下内容:

人群/受试者类型(P,population/type of participants):明确描述研究涉及人群的总体特征。对于SrTO而言,人群描述可以相对宽泛,但纳入和排除文献的标准需要有充分的理由支持。干预/感兴趣的研究现象(I,intervention/phenomena of interest):详细描述研究关注的干预或感兴趣的研究现象。范围可以是广泛的或特定的,除了特定的干预措施(如药物、手术等),也可以包括医疗卫生领域中其他感兴趣的内容(如医疗管理模式、医疗政策等)。在某些情况下,可能需要说明干预或感兴趣的研究现象的性质、特点以及所处的背景情况。对照 / 情境(C,comparison/context):对照组可以提供对干预效果进行比较和评估的参照标准,在必要时应描述适用的情境。但对照组在 SrTO 中并不是必需的。结局(O,outcome):不需要详细说明具体的结局,但在必要时应说明结局的性质和特点。可以将结局分为主要结局和次要结局,以便更好地评估研究的结果。此外,纳入和排除标准还应考虑具体的文本类型(publications/narratives),即从哪些来源获取文本和专家意见。这些来源可以包括临床护理标准、临床实践指南、专家共识、叙述性病例报告、公开发表的论文、会议记录、政府工作报告、专业组织的在线报告等。同时,如果纳入专家意见,应明确限定专家的专业背景,即他们是否仅具备临床经验或理论背景,还是两者都具备。在进行检索时,需要重点检索与“文本”类型资料相关的信息,而不是研究类型资料。SrTO 方法不限制原始研究的类型,因此可以纳入临床指南和专家共识中包含文本意见的部分。通过制定明确的纳入和排除标准,研究者可以确保在 SrTO 研究中有针对性地选择适当的文献和专家意见。

2. SrTO 在中医药领域中的应用与改良　当应用 SrTO 方法进行信息提取和评价时,针对突出中医药经验总结特点的两种文献形式(现代医案医话和古代医学著作),我们可以进一步扩展说明其具体流程和步骤。其中现代部分基本保留 SrTO 原有流程及内容,古代医学著作部分则进行了相应改良。

(1)现代医案医话

P:描述人群年龄、性别、教育水平、职业等,同时还应包括中医相关疾病和证型分类,如纳入文献研究人群均为北京市甲型流感风热犯卫证患者。不要求纳入文献在基线、抽样方法、样本量等方面一致,但纳入排除需基于客观理由。如排除合并基础性疾病(如糖尿病、高血压)患者。I 和 C:描述干预措施,描述治疗措施的特点和适用情境。仍以甲型流感(简称甲流)医案为例,纳入文献干预措施为疏风解表、清热解毒类中成药,同时可描述医疗管理模式、医疗政策等(如《流行性感冒诊疗方案(2020 年版)》)。列举这类中成药的种类,适用场景为医院门诊。O:描述主要结局和次要结局的性质及特点。如主要结局为临床症状与体征的缓解,次要结局为实验室检查指标、胸部影像学检查、疾病病程等。文本类型:描述资料来源,如临床护理标准、临床实践指南、专家共识、叙述性病例报告、公开发表的论文、会议记录、政府政策报告、专业组织的在线报告等。

(2)古代医学著作

P:描述基线特征时应明晰患者的疾病、证型及其他相关特征,如“清代温病邪犯肺卫证患者”。I:描述干预措施及其他感兴趣的研究现象,同时描述作者的历史背景及身份(如朝代、地域、医学派系、个人生平),如“清代温病学派叶天士组方治疗温病邪犯肺卫证”。O：描述主要结局和次要结局的性质及特点。如主要结局为疾病痊愈，次要结局为症状改善程度和治愈时长。文本类型：描述是否限定文本类型（如古代医学著作），是否限定文献检索来源（如《温热论》）。

（二）检索策略制定

检索数据库主要有三大来源，见表10-1：①电子数据库。英文数据库可检索如PubMed（https：//pubmed.ncbi.nlm.nih.gov/），Embase（https：//www.embase.com/），Web of Science（http：//webofscience.com/）；中文数据库如中国知网（https：//www.cnki.net/），万方数字化期刊全文数据库（http：//www.wanfangdata.com.cn/），维普中文科技期刊数据库（http：//www.cqvip.com/），中国生物医学文献数据库（http：//www.sinomed.ac.cn/）；其他特定研究主题或研究问题的数据库，如古今医案云平台、国医典藏数据库等。②手工检索。由于中医古籍的特殊性，部分文献未完成电子化，版本较多，且可能分布于不同图书馆藏，此部分文献需通过查询目录（如《中国中医古籍总目》）手工检索。③灰色文献。常包括未发表论文、未出版书籍、会议文章、政府工作报告等。可通过检索政府网站，联系相关组织询问，检索相关媒体报道等途径获得。如“国家卫生健康委员会政策解读”“世界卫生组织（WHO）发布会发布”“国家标准”“国家中医药管理局确认的名老中医名单”等。

表10-1 可供检索的数据库来源举例

来源	分类	名称	网址
电子数据库	英文	PubMed	https：//pubmed.ncbi.nlm.nih.gov/
		Embase	https：//www.embase.com/
		Web of Science	http：//webofscience.com/
	中文	中国知网数据库	https：//www.cnki.net/
		万方数字化期刊全文数据库	http：//www.wanfangdata.com.cn/
		维普中文科技期刊数据库	http：//www.cqvip.com/
		中国生物医学文献数据库	http：//www.sinomed.ac.cn/
	其他数据库	古今医案云平台	https：//www.yiankb.com/
		国医典藏中医古籍数据库	https：//gydc.cintcm.com/
手工检索	《中国中医古籍总目》		—
	各图书馆馆藏		—
灰色文献	政府工作报告	中国政府网	https：//www.gov.cn/
	媒体报道	人民网（《人民日报》）	http：//www.people.com.cn/GB/
	其他	会议论文（谷歌学术等）	https：//scholar.google.com/
		未发表论文	联系作者获得
		未出版书籍	

(三) 叙事、文本、意见的真实性 / 严格性评价(质量评价)

质量评价内容包括 7 条,分别是:资料来源是否明确;资料来源是否在该专业领域被认可;观点是否代表人群(如患者、公众、用户)的利益;所提炼观点基于的经验是否可信,是否符合逻辑;已形成的观点是否为分析性的,是基于个人经验还是文献分析的结果;是否参考了现有的文献 / 证据(包括中医经典理论),以及与之不一致的地方是否进行了合理讨论;是否得到了同行支持。相应 "JBI 叙事、文本和意见的系统评价关键评价清单" 见表 10-2。

表 10-2 JBI 基于叙事、文本、意见的系统评价关键评估清单

评价人员__________ 评价时间 __________

研究作者__________ 研究年份__________ 研究编号__________

内容 / 选项	是	否	不清楚	不恰当
1. 来源是否明确?	□	□	□	□
2. 来源是否在该专业领域被认可?	□	□	□	□
3. 观点是否代表人群(如患者、公众、用户)的利益?	□	□	□	□
4. 专家观点所基于的经验是否可信,所提出的观点是否符合逻辑?	□	□	□	□
5. 已形成的论点是分析性的吗? 这个观点是基于个人经验还是文献分析的结果?	□	□	□	□
6. 是否参考了现有的文献 / 证据,以及与之不一致的地方是否合乎逻辑地进行了讨论?	□	□	□	□
7. 是否得到了同行支持?	□	□	□	□
	纳入	排除	尚需寻求更多信息	
总评价	□	□	□	

对 JBI 基于叙事、文本、意见的系统评价关键评估清单的解释如下:

(1) 来源是否明确:是否有署名作者。期刊、报纸或杂志上的匿名评论可能导致作者身份不明,但纳入文本的作者应该是可识别的。

(2) 来源是否在该专业领域被认可:出版物中需要说明作者的资格、目前的职位以及与特定团体的关系,评价者需要明确该作者在该专业领域有一定的地位。

(3) 观点是否代表人群(如患者、公众、用户)的利益:应结合综述目的来回答这个问题,以帮助未来读者明确原作者的撰写目的。如果综述主题与临床干预相关,或与医疗服务的某一方面相关,则只有包含临床结局的文献符合该综述范围。例如,综述的关注重点是处理行业间行为或权力关系的问题,则侧重于相关群体的文献才是符合的。

(4) 内容 4 和 5 可合并考虑,专家观点所基于的经验是否可信,所提出的观点是否符合逻辑,已形成的论点是不是分析性的,这个观点是基于个人经验还是文献分析的结果:

确定专家观点的理由或基础是否清晰，该论点论证的主线方向是什么。对每份文本文献要提出以下问题：结论或建议中的主要内容是什么？作者支持这些主要观点的论据是什么？论据是否支持主要观点？论证是否符合逻辑？是否明确界定了重要的术语？

(5) 内容6和7可合并考虑，是否参考了现有的文献 / 证据，是否得到了同行支持，以及与之不一致的地方是否合乎逻辑地进行了讨论。对所引用文献的稳健性进行考量，即如果该论点提到了现存的文献，它是一种无偏见的、包容性的表述，还是支持性描述？文中是否提供了任何参考来源，观点是否有更广泛的支持？也要考虑原作者是否表现出对文献中的替代或主流意见的认识。并且当该文献与其他或类似的论述相关联时，原作者作为知情者是否为相关文献的立场作出了辩护。

研究者需要关注证据真实性。由于叙事、文本和意见是在一定理论和实践背景下形成的观点，在主观理解和书面表达的过程中可能存在"言论偏倚"。影响文本和专家意见真实性的因素，可以分为内源性佐证和外源性佐证两方面：一是看证据自身逻辑是否具有自洽性，能充分说明观点，以及证据来源是否具有权威性，如历史著名医家及经典论著验方相较民间流传验方更具有权威性；二是证据是否得到了外部认证或验证，即得到其他文献、证据证明和同行支持，如古籍医案组方是否有经典理论或学派理论支持，是否得到现代研究验证。对证据进行真实性 / 严格性评价与分级，可以减少偏倚风险。

(四) 文本信息提取

"JBI 基于叙事、文本和意见的系统评价资料提取表"，见表 10-3。

表 10-3 JBI 基于叙事、文本、意见的系统评价资料提取表

评价人员__________ 评价时间__________

研究作者__________ 研究年份__________ 研究编号__________

研究描述		
文本类型		
代表人群		
研究立场		
应用场景		
地理环境		
文化背景		
论证逻辑分析		
作者结论		
评价者评论		
完成数据提取	是□	否□

对文本信息的提取表单填写说明如下：

1. 文本类型　描述文本和专家意见的类型，可对应纳入标准中的文本类型。如《温热论》、《关于印发全国流行性感冒防控工作方案(2020年版)的通知》(联防联控机制综发〔2020〕233号)、《甲型H1N1流感诊疗方案(2010年版)》(卫办医政发〔2010〕79号)等。

2. 代表人群　概括文本所针对的主要目标人群，描述细则可对应纳入标准中的人群。如"明清时期温病患者""甲流合并糖尿病老年患者"等。

3. 研究立场　认识和处理研究问题时，对观点所处地位和所持态度("支持""反对"或"中立")进行具体记录和描述。

4. 应用场景　描述叙事、文本、意见产生和实践的场景，包括如"医院""诊所""社区""学校"等。

5. 地理环境　主要描述国家、地区，城市或山区，气候等地理信息，有助于了解叙事文本产生的宏观背景。

6. 文化背景　与地理环境可相互补充，包括时代背景、朝代、作者中医学派系、民族等可能的文化信息。

7. 论证逻辑　具体描述论证逻辑所使用的方法，如"举例论证""对比论证""引用论证"等。

8. 分析　完成前七步数据提取后，需在"分析"栏目进行内容分析，方便后续作者结论总结和进行评价者评论。

9. 作者结论　原始文献作者已写明的结论，包括对主要结局和次要结局的具体描述(文本中可能不包含，需评价者概括总结，评价者需要反复仔细阅读每篇文献，保证论点归纳准确且具有代表性)。结论可分为"明确""可信""不支持"三个等级：(U)明确：不受质疑的证据，其中可能包括事实、直接的报告/观察和不可置疑的结论；(C)可信：根据数据和理论框架看似合理的结论；(UN)不支持：结果无数据支持。

10. 评价者评论　根据文本背景，综述评价人员需对叙事文本意见概括论点。由于后续的概括总结，有可能掺杂评价人员主观理解和判断，因此在进行信息提取前，综述人员应在研究描述中详细记录该文本或意见的原始内容，以便读者自行理解与判断，减少言论偏倚，增强普适性。

(五) 文本信息综合

文本信息综合采用归纳法生成"证据总结表"，可分为三步：使用上述资料提取表，对原始文献进行信息提取；判断信息的质量等级，并对含义相近的同类陈述进行分类和概括；在已分类概括的论点基础上，总结综合发现，从而生成"NOTARI(JBI叙事、意见、文本评估和综述工具)总结表”。总结表可分三级,初级为原始文献论点,中级为分类归纳论点,高级为综合结论。三步归纳没有严格的时间顺序,可以同时进行。当无法进行归纳总结时,可以直接叙述任何一级的研究结果。

NOTARI 总结表中的论点和结论可用作循证建议的基础。评价者需要在第一步论点的质量评级(“明确”“可信”“不支持”)的基础上,对概括与总结观点进行推荐等级评定,并报告为 A 级(“强”推荐)或 B 级(“弱”推荐)。

二、注意事项

目前,中医界对于研究方法的探索主要出于减少资源浪费、提高中医药信息资源利用率、降低研究偏倚的目的。这样的努力旨在验证中医药的疗效,为临床提供更好的服务,并使中医药与国际医学接轨。在这一过程中,中医界同仁广泛探索了一些研究方法,如中医药系统评价 /Meta 分析、中医药卫生技术评估和中医药临床实践指南。随之而来的是对中医药医案医话、经验性传承等证据的综述方法学进行的深入研究和探索,这些研究方兴未艾,蓬勃发展。作为一种尚未广泛推广的综述方法,SrTO 通过其系统透明的制作流程,有助于减少研究偏倚,并能一定程度上确保综述研究的严谨科学性和可行性。将 SrTO 引入中医药领域仍然需要不断地探索和改良。本文介绍的内容并非一成不变、被奉为圭臬。

未来,SrTO 方法可以在以下两个方面为中医药经验类证据的整合和评价提供借鉴。首先,它可以促进中医药经验类证据的系统化和标准化整合,合理利用国际认可的标准清单和工具,从看似不能科学重复验证的叙述文本中提炼中医名家思想,形成可用证据。中医药医案和专家经验常以数量较少的案例进行单篇论文发表,而专家经验汇总文献的证据质量往往较低,处于证据质量评估的最底端。个案的偶然性会导致研究出现高偏倚风险,难以在人群中广泛应用。未来应注重中医经验类证据生成的系统化和标准化,借用国际认可的标准清单和工具,提高证据质量。其次,未来的 SrTO 方法应注重证据来源,强调论据,以扩大经验类证据的代表性和普适性。由于中医药治疗手段的特殊性,如汤剂、针灸,研究中常出现需要合并西医常规治疗、无法设计完美对照组的现象,往往无法获得高质量的定量或定性研究,且时间和经济成本较高。中医药理论背景深厚,应用面广泛,治疗手段多样。中医药领域不仅有四大经典著作,还有历史中不同学派的理论延伸、发展与验证,从而产生了大量的医案和经验。经验性证据来源于实践,具有机动灵活性和较强的实用价值,值得充分挖掘和利用。然而,学术理论和流派相互联系又彼此独立,经验性证据常常零散,并且观点之间有时相似有时矛盾,经常只能自成一说。如果任由其堆砌,不进行梳理总结,不仅不能得到其他学科或者国际社会的认可，还会造成大量的研究浪费。因此，在未来的中医药研究中，应先将已被古籍医案和学术流派提出或验证的经验进行梳理和汇总，帮助理解疾病和治疗手段的中医学相关背景。同时，寻找各家学说和经验的共性与差异，剥除冗杂，使得专家经验脱离“一家之言仅为一家所用”的束缚，具有更强的普适性。这样的整合和评价可以使中医药经验类证据更具科学性和可信度，为临床实践提供更有效的指导。

孙思邈在《备急千金要方·大医精诚》曾言，为医者当“见彼苦恼，若己有之”，医患是命运共同体。关注临床问题，总结专家经验，应当收集临床一线的“叙述”。这些“叙述”通常不会以定量数据或定性问卷的形式出现，却能隐藏病因病机，传递背景信息。专家基于其理论背景和实践经验总结可行的治疗方案，能帮助研究者和年轻医生寻找问题切入点。医学是围绕人的科学，具有科学和人文的双重属性。在“生物 - 心理 - 社会”的医学模式下，现有常用方法不足以囊括证据的探索途径，中医药不仅要有生物医学上的发现和贡献，其人用经验、人文关怀、伦理哲学等与“心理 - 社会”相关的部分也应得到充分关注。从古代医籍和名老中医经验，到近现代临床医案医话，再到媒体、网站的专家经验发言，其中都含有大量医患诊疗的资料与信息，值得研究者挖掘、梳理和提炼，总结可用证据，以指导后续的研究与临床。因此，结合现代研究方法和传统医学经验，对临床一线的“叙述”进行收集、分析和评价，将有助于更全面地了解疾病的本质和治疗的有效策略。这种综合的方法可以促进医学研究的发展，并为临床实践提供更有效的指导，使医学在科学和人文的双重属性下取得更大的进步。

第三节　报 告 规 范

参考“第二节 实施步骤”部分相关清单。

第四节　实 例 解 析

一、基于文本和专家意见的系统评价在医学领域的应用实例

按照 JBI 证据综合手册要求，SrTO 的涵盖范围可扩宽至文字性、非研究性证据。

JBI 证据综合手册对证据综合过程中方案和全文的撰写分别作出了规定和建议。其中，方案的撰写内容包括：标题拟定和作者信息、方案标题、背景、研究目标或研究问题、纳入标准、检索策略、方法学质量的评估、文本信息提取、综述、参考文献；综述正文撰写内容包括：系统评价标题、作者、摘要、报告的主体内容、附录。与其他类型系统评价一致，SrTO 需要提前制订方案，可以帮助系统评价人员确定评价的范围及其价值（即其对已有证据的贡献和对决策者的潜在贡献），也能通过事先设定的纳入和排除标准，减少评价过程中造成的偏倚风险，从而提高结果的科学性。

已发表的 SrTO 实证研究或方案仅有几篇，主要聚焦于护理、全科医学、急救领域。2022 年 5 月，*JBI Evidence Synthesis* 发表了一篇文本与意见系统评价“矫正护士照护痴呆症囚患的培训与教育：一项文本和专家意见的系统评价”，根据 JBI 叙述、文本与意见系统评价指南进行了规范研究和报告。该综述于 2019 年发表计划书，严格按照 JBI 方案制定检索策略，来检索已发表和未发表的文章。检索时间截至 2020 年 11 月，只检索英文文献。由两位独立的评价人员对所有纳入文献进行质量评估、数据提取与汇总。根据表达含义的相似性进行分类概括形成第二级概括性论点，在第二级论点基础上总结得到综合结论，并形成了 NOTARI 总结表。最后，16 篇文献符合纳入标准，并分别进行了质量评价和数据提取。最终，从 103 个发现中总结出 5 个综合结论。该系统评价强调了照顾痴呆症囚犯的惩教护士在培训方面存在差距。惩教护士的培训应包括患者（囚犯）衰老变化、痴呆症筛查和管理等方面的信息。其他研究结果建议，需要制定政策和流程，为培训医护成为痴呆症专家提供保障，以及发展与社区专家的伙伴关系，使培训内容切合惩教环境。

二、基于文本和专家意见的系统评价在医学领域的应用条件

JBI 方法学小组通过科学标准化流程，研制了 SrTO 方法，这种方法具有独特性。虽然定量或定性研究仍是最佳证据来源，但在没有此类证据或可用证据不足以提供解决方案的情况下，SrTO 将成为宝贵且合理的证据和知识来源，为新研究产生新观点提供灵感和思路。临床医护工作者可从文本和专家意见中获得丰富且具体的信息，用以指导日常临床实践。于中医药而言，现有中医药指南与共识、系统评价的质量良莠不齐，中医药证据缺少，不利于临床决策。可以按照 SrTO 指南的建议与流程，进行中医医案医话和专家经验系统评价，广泛检索发表与未发表文献，如常用数据库和平台、纸质古籍、论著等多个渠道，从中提炼出有助于回答中医临床实践问题的可用证据。在运用此工具总结中医药经验类证据时，需注意结合中医药特点，不可生搬硬套，丢失中医诊疗和研究过程中的关键信息（如辨证施治的病症，不同自然和历史背景下的中医学派传

承特点等)；也不可脱离此工具本身的评价框架，不加甄别地保留全部原始信息(如历史上以讹传讹的治疗方式、被现代证伪的理法方药等糟粕信息)，以免减少系统评价方法、去伪存真、严谨求实的科学价值。

(廖 星　张 乐)

参考文献

[1] Sackett DL, Rosenberg WM, Gray JA, et al. Evidence based medicine: what it is and what it isn't.[J] BMJ, 1996, 312 (7023): 71-72.

[2] Subbiah V. The next generation of evidence-based medicine [J]. Nat Med, 2023, 29 (1): 49-58.

[3] 张乐, 吴雪, 景城阳, 等. 基于文本和专家意见的系统综述方法在中医经验类证据整合评价中的应用 [J]. 北京中医药, 2023, 42 (5): 491-496.

[4] 闫雨蒙, 李博, 李泽宇, 等. 口述史研究与叙事医学对发展中医临床医学人文精神的启示 [J]. 中医杂志, 2020, 61 (17): 1506-1511.

[5] Gaston S, Porritt K, Jordan Z. Correctional nurse education and training to care for and support prisoners with dementia: a systematic review of text and opinion [J]. JBI Evid Synth, 2022, 20 (5): 1275-1323.

第十一章

网状 Meta 分析的实施步骤、相关规范及实例解析

网状 Meta 分析（network meta-analysis，NMA）将包含 3 种及以上干预措施的证据体里所有研究的相互关系以证据图的形式呈现，并结合直接比较和 / 或间接比较，基于 Meta 分析技术进行加权合并的一种 Meta 分析方法。NMA 可以解决治疗同种疾病的多种处理因素之间相互比较这一难题，对尚未开展直接比较的两种处理方法，可通过间接比较来估计两者间的效应关系，突破了两两比较的局限，可同时比较多种处理并进行排序，从而为决策者制定临床指南和医保赔偿政策提供重要参考证据。

第一节　概　　述

一、定义与作用

经典 Meta 分析是通过定量合并的方法得到两种处理因素 A 与 B 效果孰优孰劣的结论。但是，政策制定者或医生和患者在做实际决策时，往往更希望得到同一临床问题涉及的所有干预措施的比较数据，从而回答同一证据体中哪种干预措施疗效更佳的问题。要回答这个问题，理想的情况是设计一个大型随机对照试验（randomized controlled trial，RCT），同时纳入所有相关的处理措施，但遗憾的是，这种 RCT 规模相当庞大、耗时费力，很难获得足够资金支持；另外，由于药物生产者之间存在竞争关系，在一个 RCT 中纳入所有的处理措施往往不切实际。因此，在实效研究中，很难获得同一证据体中所有药物相互比较的证据，尤其是两个强竞争药物之间的研究证据。近年来新发展的方法 NMA 可以解决治疗同种疾病的多种处理因素之间相互比较这一难题，对尚未开展直接比较的两种处理方法，可通过间接比较来估计两者间的效应关系，突破了两两比较的

局限，可同时比较多种处理并进行排序，从而为决策者制定临床指南和医保赔偿政策提供重要参考证据。

NMA 被认为是经典 Meta 分析的扩展，也称为混合治疗比较 Meta 分析（mixed treatments comparison meta-analysis）或多处理比较 Meta 分析（multiple treatments comparison meta-analysis）。3 种术语都分别有着自身不同的解释和含义，混合治疗比较 Meta 分析要求同时存在一个或者多个闭合环，基于间接比较结果及间接比较结果与直接比较结果的合并结果同时分析三个及以上干预措施效果差异；多处理比较 Meta 分析强调是对 2 种以上干预措施进行比较的 Meta 分析；NMA 中的网状主要来自对证据图的解释，证据图的形状是网状结构，因此，NMA 就是基于形成证据图的研究对不同的干预措施进行分析。

此外，调整间接比较和混合治疗效应可视为 NMA 常见的两种研究设计，其命名应该基于证据图中是否含有闭合环进行。当证据图中含有闭合环，某些干预措施间既有直接比较也有间接比较，这样可对两者进行合并，得出合并结果，称为混合治疗效应比较的 Meta 分析；当证据图中不含有闭合环，所有干预措施间只有间接比较，称为调整间接比较的 Meta 分析。

综上，NMA 可定义为将包含 3 种及以上干预措施的证据体里所有研究的相互关系以证据图的形式呈现，并结合直接比较和 / 或间接比较，基于 Meta 分析技术进行加权合并的一种 Meta 分析方法。该方法可同时比较证据体中多个干预措施之间治疗效果的差异，并按效果优劣进行排序。

二、产生与发展

自 20 世纪 90 年代的单组间接比较到 2014 年 NMA 理论体系的成熟，其间伴随着统计方法和软件的不断完善，具体发展历程如下：

20 世纪 90 年代，研究者从不同研究中选择不同干预措施的数据，比较这些不同干预措施间效果差异，但单组间接比较忽略了可能影响研究结果的因素在研究间的可比性，直接叠加不同研究的数据，破坏了 RCT 的随机性，增加了结果的偏倚，使结果不可靠性增加。

Bucher 等于 1997 年提出通过共同对照比较两个干预措施间疗效差异，即调整间接比较。2002 年，Lumley 等采取频率统计方法合并直接比较和间接比较结果，首次提出 NMA 和不连贯性的概念，比调整间接比较方法更先进，可同时实现多个间接比较和直接比较与间接比较结果的合并，这种分析本质上就是混合治疗效应的 Meta 分析，相对于直接比较和间接比较结果，具有较高的统计学效能和精确性。

2003 年,Song 等验证了 Z 检验的可靠性,但 Z 检验只适合纳入两臂研究的 NMA。2004 年,Lu 等采用贝叶斯方法合并直接比较和间接比较结果,首次提出混合治疗效应。这种方法主要通过 WinBUGS 软件实现,比较灵活方便,是目前 NMA 应用最广的方法,开创了 NMA 新局面。2006 年,Lu 等提出不一致性因子,采用贝叶斯模型计算闭合环中的不一致性因子,但该方法不容易判断是否存在不一致性。

2009 年,加拿大渥太华大学 Wells 等研发的间接比较软件(indirect treatment comparison,ITC)是最早可进行调整间接比较的软件。2010 年,Dias 等提出两种不一致性的检验方法:后推法和点分法。后推法根据合并结果和直接比较结果计算间接比较结果,分析直接比较和间接比较结果间的不一致性;点分法是将某一对照措施的结果拆分为直接比较和间接比较结果,比较两者间的一致性。

2011 年,White 等更新 Stata 软件中的 mvmeta 程序包,为频率统计方法开展 NMA 提供模块化的程序支持。2012 年,White 发表 Stata 软件的 network 命令,是目前基于 Stata 实现 NMA 最为简单的命令。2013 年 Dias 等提出广义线性模型,并提供亚组分析、Meta 回归、异质性检验和风险偏倚调整分析模型,至此 NMA 的统计方法和模型已趋近完善。2013 年,Chaimani 等发布 Stata 软件 netmeta 程序包,可实现以图的形式展示 NMA 的主要要素:证据关系图、NMA 结果、不一致性结果、疗效排序及证据贡献图等。2013 年,荷兰格罗宁根大学 van Valkenhoef 等开发的 ADDIS 软件可同时实现直接比较 Meta 分析、NMA 和风险收益评估,其界面简单,操作容易。2014 年,在 NMA 中应用证据推荐分级的评估、制订与评价(grading of recommendations assessment, development and evaluation,GRADE)框架评估其证据质量的论文陆续发表,标志着 NMA 已经初步形成较为成熟的理论体系。

第二节 实施步骤与注意事项

一、实施步骤

NMA 的具体实施步骤与经典 Meta 分析类似,可总结为十大步骤:确定临床或公共卫生问题、转化为研究问题、确定研究方案、文献检索、制订纳入与排除标准并筛选文献、文献信息提取、偏倚风险评价、统计分析、结果的解释和报告以及结果的实时更新。本节主要针对以上步骤中具有 NMA 独有特征的几个步骤展开。

为了更直观地展示 NMA 的步骤和方法，本节以 2023 年 5 月发表在 *Frontiers in Endocrinology* 杂志上的文章“Efficacy and safety of traditional Chinese medicines combined with conventional Western medicines in the treatment of type 2 diabetes mellitus：a network meta-analysis of randomized controlled trials”作为案例，通过该案例的研究设计和图表，详细阐述 NMA 开展的整体思路。

基于 RCT 中西医结合治疗 2 型糖尿病疗效和安全性的网状 Meta 分析

目的　综合分析近十年来中西医结合治疗 2 型糖尿病（diabetes mellitus type 2，T2DM）的临床随机对照试验，探讨不同中西医结合治疗 2 型糖尿病的临床疗效和安全性。本研究旨在为临床指导 T2DM 的治疗提供具体建议。

方法　在 CNKI、万方、VIP、SinoMed、PubMed、Embase、Web of Science 等网站进行文献检索。检索时间限定在 2010 年至今。文献类型为中医结合西医干预治疗 2 型糖尿病的对照临床试验研究。疗效评价的结局指标包括空腹血糖（FBG）、餐后 2 小时血糖（2hPG）、糖化血红蛋白（HbA1c）、不良反应、临床疗效。采用 Stata 15 和 RevMan 5.4 软件进行网络 Meta 分析和经典 Meta 分析。

结果　参芪降糖颗粒联合磺脲类、参芪降糖颗粒联合二甲双胍、津利达颗粒联合胰岛素与单用西药比较，空腹血糖[MD=-2.17，95%CI=(-2.50，-1.85)]、餐后 2 小时血糖[MD=-1.94，95%CI=(-2.23，-1.65)]、临床疗效[OR=1.73，95%CI=(0.59，2.87)]。降低 FBG、2hPG 及临床疗效均有显著影响。

结论　中药联合西药治疗 2 型糖尿病的疗效明显优于单用西药。通过网状 Meta 分析，得出不同中药对不同结局指标的最佳干预措施。

（一）确定研究问题

首先，NMA 的选题应遵循一定原则。在判断某一研究问题是否值得探究时，可采用 FINER 标准，即研究问题应该是可行的（feasible）、有趣的（interesting）、创新的（novel）、符合伦理标准的（ethically），且与科研领域重要相关的（relevant）。在传统的系统评价和 Meta 分析中，一个完整的研究问题应该明确：研究对象（participants，P）、干预（interventions，I）、对照（comparisons，C）、结局（outcomes，O）和研究类型（study design，S），简称 PICOS 原则。

1. 确定研究对象　首先要定义研究人群的标准，即任何研究对象一定要符合所研究疾病的公认诊断标准，最好选择诊断的“金标准”。若诊断标准不同，可能会导致研究间的异质性，需要进一步分析探讨。其次要确定研究对象其他重要的基本特征，如年龄、性别、种族、研究实施场所等。一般来说,除非有潜在的生物学或社会学理由,否则应当避免因研究者自身兴趣而根据年龄、性别或种族等作为筛选标准把研究对象局限在某类特定人群。如果不能确定不同亚组人群在干预效果上是否存在显著差异,优先考虑的做法应该是先纳入所有相关的研究对象,后续通过亚组分析或Meta回归等方法检测不同人群的疗效是否存在异质性。

2. 确定干预措施 研究者需确定要纳入哪些干预措施及对照措施。这个要素是NMA与经典Meta分析的主要区别所在,前者会同时纳入多种干预措施,而后者每次分析只能纳入两种干预措施。只有在同一个证据网络中相互连接起来的干预措施,才能通过NMA评价它们之间的效果差异。当确定了干预措施之后,应根据具体情况考虑干预措施的内容、使用强度、使用频率、联合干预、实施方式(如给药方式可以是口服、外用、静脉注射等;教育项目实施可以是面对面的患者教育、提供健康教育宣传资料、通过视频等不同方式)、实施者(医生、护士、健康促进者以及其他人员等)以及是否需要对实施者进行培训或实施者的资质如何等。在NMA中需将某一种干预设置为共同对照,其他所有的干预措施均与共同对照进行比较。共同对照组通常是安慰剂组或无治疗组,也可以是标准干预措施组。

3. 确定结局指标 一般分为主要结局指标和次要结局指标。主要结局指标应是最重要的、可用来帮助决策的临床终点指标,是评价干预效果的主要依据,最好包括有效性和安全性结局,如生存率(死亡率)、临床事件(如脑卒中等临床诊断)、患者报告结局(如生活质量)、严重不良事件等。研究者可先列出所有与研究问题相关的结局指标,并进行排序,从中选择与研究问题联系最密切、评价疗效最重要的结局指标。主要结局指标数量一般不宜过多,1~3个较合适。那些没有被选为主要结局但有临床意义的评价指标,则被列为次要结局指标。这类指标可以是间接或替代结局指标,如实验室结果或影像学结果,也可以是进一步印证或支持主要结局的指标,如某些辅助评价的临床评分。这些指标与临床终点指标相比并不太重要,但它们有助于疗效解释或体现干预措施效果的完整性。

4. 确定研究类型 NMA一般主要纳入RCT,因为RCT是评价干预措施效果"金标准",且与观察性研究相比,RCT往往更能满足NMA的同质性、相似性和一致性的假设。从NMA的统计建模来说,合并随机对照试验和观察性研究是可行的,但由于观察性研究在患者选择、治疗措施、对照措施、结果指标定义、随访时间等方面往往存在异质性,进而会影响NMA的相似性和一致性假设。尽管现在已经有NMA方法可以对随机对照试验和观察性研究进行合并,但研究者仍应该慎重考虑合并观察性研究的必要性及其对合并结果的影响。另外,对于评价诊断试验准确性的NMA,一般只纳入相关的观察性研究。

根据以上思路，可对本节案例中所关注的研究问题进行剖析，该研究通过 NMA 比较了中西医结合疗法对 T2DM 的患者的疗效和安全性，关于该研究问题的 PICOS 如下：

研究对象 P（population）：确诊 T2DM 的患者；

干预措施 I（intervention）：中西医结合疗法；

对照组 C（control）：单用西药；

结局指标 O（outcomes）：空腹血糖（FBG）、餐后 2 小时血糖（2hPG）、糖化血红蛋白（HbA1c）、临床疗效、不良反应发生率；

研究设计 S（Study design）：RCT。

（二）文献检索及筛选

确定研究问题后，研究者即可根据前文提到的 PICOS 原则制订对应的检索策略，并在多个文献库或共享平台中进行文献检索，该步骤的关键点为：检索资源的选择和检索策略的制订。

1. 检索资源的选择　首先，研究者可通过在系统评价注册平台中针对该研究问题检索是否已有 NMA 研究发表，或根据实际情况进行新的 NMA 研究注册或现有 NMA 的更新。目前常用的 Meta 分析注册平台包括两个：Cochrane 图书馆和 PROSPERO 注册平台。Cochrane 系统评价数据库（*Cochrane Database of Systematic Reviews*，CDSR）是 Cochrane 图书馆（https：//www.cochranelibrary.com/）的重要资源之一。NMA 研究者可在该平台检索已注册的 NMA 具体信息，也可以与对应专业领域的 Cochrane 协作网专家取得联系，按照要求进行 NMA 研究的注册。PROSPERO 注册平台（https：//www.crd.york.ac.uk/prospero/），是在英国国家卫生研究所（the National Institute for Health Research，NIHR）支持下建立的一个非 Cochrane 系统评价注册平台，包含健康和社会关怀，福利，公共卫生，教育等多个方面的系统评价注册。该平台的注册与检索功能均与 CDSR 相近，但步骤更加简单，注册周期也更短。

NMA 资料的主要来源是从生物医学文献库中检索已发表的研究报告，包括期刊论文、图书、学位论文等，可通过常用的几个大型线上文献库，按照制订的检索策略进行检索后获得。目前普遍认为，CENTRAL、MEDLINE 和 Embase 三个数据库是国内外进行 NMA 的最重要的信息源。除此之外，还可根据实际的研究领域和研究目的，检索相应的专业电子数据库、地区性期刊库、学位论文库等。

其次，研究者还可以检索临床试验注册平台中发布的研究数据，临床试验证据是 NMA 研究中最重要的证据来源，常用的临床试验注册网站包括：中国临床试验注册中心(Chinese Clinical Trial Registry，ChiCTR，http：//www.chictr.org.cn/)；北美临床试验数据中心(https：//clinicaltrials.gov/)；国际临床试验注册平台搜索门户(International Clinical Trials Registry Platform Search Portal，http：//www.who.int/trialsearch)等。这些临床试验注册平台向公众提供了大量临床研究数据的详细信息，包括研究基本信息、研究设计、招募情况、具体干预措施分组等情况，部分已经完成或发表的试验，还会在原有注册信息的基础上公布基线信息、结局信息、文章发表情况等。这些信息均对外公开，使用方便，质量有一定保证，能为 NMA 提供可靠的证据。

最后，除了上述证据来源外，还应考虑到尚未正式发表的文献，即灰色文献。据统计，会议摘要中有一半以上的试验报告都未发表全文。Cochrane 方法学研究显示，有 5 个评价研究都表明公开发表的试验报告疗效都优于灰色文献试验。因此，不考虑会议摘要和其他灰色文献会影响 NMA 的结果。会议摘要信息通常发布在专业数据库、会议增刊或专门的网站上，例如：美国临床肿瘤学会(American Society of Clinical Oncology，ASCO，www.asco.org/ASCO/Meetings)等。另外，NMA 研究者还可通过已发表文献的引文数据获得额外信息，主要通过检索引文数据库实现，最常用的 Web of science 网站(https：//www.webofscience.com/wos/)，是目前全球最大、覆盖学科最多的综合性学术信息资源，共收录了自然科学、工程技术、生物医学等 254 个科研学科中 7 800 多个全球最具影响力的核心学术期刊。它既可以像 MEDLINE 数据库一样作为原始文献数据库检索，也可通过检索已知文献，核查其引用的文献来为 NMA 提供更全面的证据，是其他常用检索方法的重要补充。

2. 检索策略的制订　合理、详细的检索策略既是提高文献查全率、查准率及确保 NMA 质量的关键前提，也是检索结果得以重现的前提。制定检索策略时应注意：①不应过分依靠已有的检索策略或检索过滤工具，由于 NMA 的检索策略目前还处于不断完善的过程，检索时应注意针对不同的数据库和不同的检索平台选择检索词和制定检索策略；②咨询文献检索专家，在制订 NMA 检索策略时若能得到文献检索专家或者图书馆工作人员的支持和指导，将会提高 NMA 中相关研究检索的全面性、准确性及可靠性；③如果 NMA 的共同对照较明确，如安慰剂，可在检索实施过程中加入共同对照，如果共同对照尚不明确，建议实施检索时，仅限定研究设计相关的检索词。

NMA 最好的检索方式是自由词和主题词相结合。检索策略应该清楚报告以下信息：①检索资源：应该报告检索资源名称及所属者名称和时间范围，如果实施了手工检索，应该详细报告手工检索的信息；②检索词：应该包括自由词和主题词以及自由词的同义词。如果使用了检索滤器，也应该报告；③检索限制：说明限制类型以及原因，如果没有任何限制，也应该在文章中报告；④检索时间：除了报告检索资源的时间区间外，还应该报告检索的实施时间，如果更新了检索，还需报告更新检索实施时间；⑤检索实施者：检索实施者的名字和资质；⑥检索结果：报告检索的最终结果和各个数据库的检索结果和其他检索的结果。

3. 文献的筛选　研究者在完成全部资源平台的检索后，应将每个平台检索出的文献分别存档，合并导入文献管理软件并去除重复文献。接下来进入文献筛选的过程，研究者应根据研究目的制订详细的纳入与排除标准，应条目清晰且涵盖到所有检索到的文献，根据文献的标题和摘要信息逐篇进行初筛，对初筛结果为纳入的研究，逐篇下载全文并根据全文内容进行复筛，最终确定纳入研究。文献筛选过程应由 2 位经过培训且具备循证医学理论知识和实践技能的研究者同时独立进行并核对结果，对 2 人不一致或存在争议的结果，可向同样符合条件的第 3 位研究者咨询或讨论后决定。

在本节案例研究中，研究者根据研究目的系统检索了中国知网、万方、维普、SinoMed、PubMed、Embase、Web of Science 中的相关研究，共检索到相关文献 2 488 篇，去重后对 1 330 篇文献通过阅读标题和摘要进行初筛，排除 968 篇文献，对剩余的 362 篇文献通过阅读全文复筛，排除 298 篇，最终纳入 64 篇文献，文献筛选流程图如图 11-1 所示，以专业软件生成截图为例。

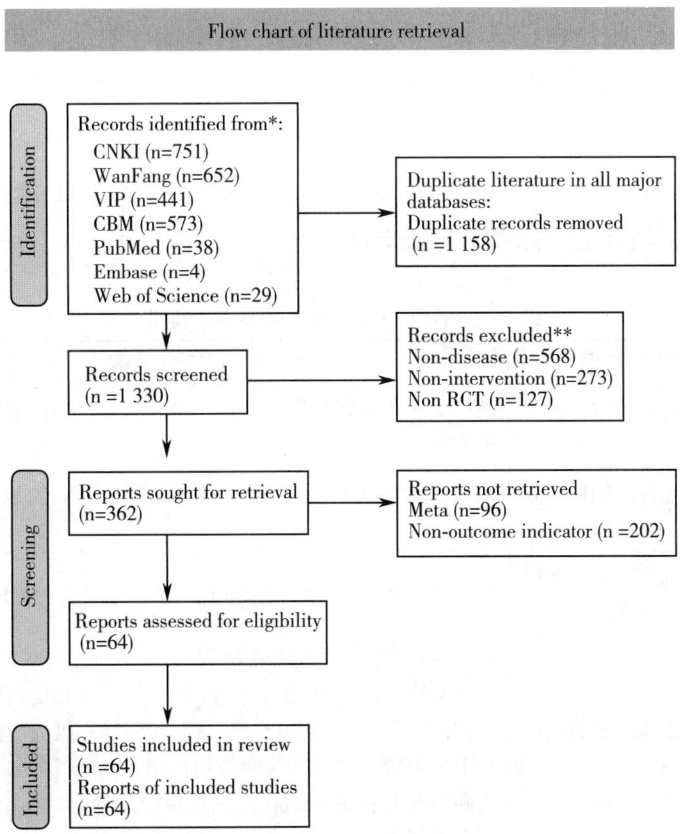

图 11-1　文献筛选流程图

（三）数据提取与偏倚风险评价

确定纳入研究后，研究者应根据研究目的制订信息提取表，提取内容应涵盖研究基本信息（文献标题、作者、年份、开展地区、人群基线特征、样本量、特殊研究设计等）、干预措施信息（文献中各组所接受的干预措施种类、剂量、剂型、频次等）、结局信息（连续性指标的基线及结局值，或结局与基线的差值、二分类结局指标的发生事件数或人数等）、偏倚风险评价信息（根据研究者选择的偏倚风险评价工具进行逐篇评价）及其他特殊情况。

NMA 纳入的原始研究主要为 RCT，Cochrane 协作网推荐研究者采用由方法学专家、编辑和系统评价员共同制订的“Cochrane 偏倚风险评估工具（Cochrane collaboration’s tool for assessing risk of bias in randomized trial，RoB）”对纳入 RCT 进行评价。RoB 工具在 2008 年正式发布第一版，2011 年更新，在 2016 年对 RoB 工具进行修订并在持续更新中。其中，RoB 1.0 主要包括 7 个条目：随机序列的产生、分配方案隐藏、对受试者和干预措施实施者施盲、对结果评价者施盲、结果数据的完整性、选择性报告研究结果及其他来源偏倚，每个条目可判定为低风险、高风险和不确定；RoB 2.0 主要包括 5 个评价条目：随机化过程中的偏倚、偏离既定干预措施的偏倚、结局数据缺失的偏倚、结局测量的偏倚和选择性报告结果的偏倚，其中偏离既定干预的模块分为干预分配和干预依从两个不同的评价角度，每个条目可判定为低风险、有一定风险和高风险，每个条目中信号问题可逐一判定为：是（Yes，Y），可能是（probably yes，PY），可能否（probably no，PN），否（No，N）和不可知（no information，NI）。表 11-1 和表 11-2 分别展示了 RoB 1.0 和 RoB 2.0 的具体条目评价标准。

表 11-1　RoB 1.0 评价条目及评价标准

评价条目	评价结果	评价标准
随机序列产生的方法	存在选择性偏倚的可能性小	随机方法采用随机数字表或计算机软件，或用抛硬币、掷骰子、抽签等方法
	存在选择性偏倚的高度可能性	采用不恰当或不充分的随机方法，如按照生日，或就诊顺序，或病床号码单双号分组
	存在选择性偏倚的可能性不清楚	只提到“随机”分组，而未描述具体产生分配序列的方法
分配方案隐藏	存在选择性偏倚的可能性小	• 由专人产生并决定分配序列，此人不能参与纳入受试者 • 分配序列产生后加密保管，如采用不透光信封封存分配序列，保管在保险箱中；如为电子版文档，使用计算机加密保管等 • 中央随机是最好的隐蔽分组措施，可同时满足以上两条要求。中央随机是指由专门机构产生随机分组序列，纳入受试者时，试验者用电话或网络通信系统索取该受试者的入组编号

续表

评价条目	评价结果	评价标准
分配方案隐藏	存在选择性偏倚的高度可能性	未采用隐蔽分组或采用错误的方法分组和保存分配方案
	存在选择性偏倚的可能性不清楚	只提到隐蔽分组而未描述实施过程和方法，无法判断正确与否
盲法	发生实施偏倚和测量偏倚的可能性小	采用双盲或模拟剂，或采用没有必要施盲的测量指标
	存在实施偏倚和测量偏倚的高度可能性	未采用任何盲法，并且采用主观指标，或非劣效检验或等效检验试验未隐藏试验目的
	存在实施偏倚和测量偏倚的可能性不清楚	对于主观指标，或对心理暗示特别敏感的疾病，如仅采用单盲，或自称实施盲法，但未描述如何施盲及施盲对象
结果数据的完整性	不完整结果资料偏倚风险可能性小	如果所有受试者都完成了试验，没有失访、退出、改变组别，并且也没有因不良反应未完成所有试验计划，或采用病死率、不良反应率作为结果测量指标
	存在不完整结果资料偏倚的高度可能性	失访率或因各种原因退出的比例大于 20%，无论是否采用意向性分析
	存在不完整结果资料偏倚的中等可能性	失访率或因各种原因退出的比例不大于 15%，无论是否采用意向性分析
选择性报告研究结果	选择性报告结果偏倚可能性小	• 有研究方案，发表文献中也报告了所有预先指定的指标 • 没有研究方案，但所有期望的结局指标，包括在发表文献中预先指定的指标均有报告
	存在选择性报告结果偏倚的高度可能性	• 未报告所有预先指定的主要结局指标 • 报告的一个或多个主要结局指标采用预先未指定的测量和分析方法 • 报告的一个或多个主要结局指标采用未预先指定 • 未报告主要结局指标
	存在选择性报告结果偏倚的可能性不清楚	信息不全，难以判断是否存在选择性报告结果偏倚
其他偏倚	无其他偏倚	纳入研究无其他偏倚来源
	存在其他偏倚的高度可能性	至少存在一种重要偏倚风险 • 利益相关：试验者是试验药物或新技术的发明人，可能会出于证明试验药物或新技术的疗效优于或不差于对照药物的目的，利用选择性偏倚、测量偏倚获得有利的结果；或药物生产者为了获得理想的结果影响结果测量或试验报告的发表；试验过程中受试者接受其他干预措施 • 受试者不正确地服用试验药物 • 试验过程中对照组接受了试验药物（沾染） • 编造数据 • 结果测量仪器或方法不准确 • 不按照设计方案实施试验 • 受试者报告的结果不真实
	存在其他偏倚的可能性不清楚	信息不全，难以判断是否存在其他偏倚

表 11-2　RoB 2.0 评价条目及评价标准

领域	信号问题	供选答案
随机化过程中的偏倚	1.1 研究对象是否随机分配?	Y/PY/PN/N/NI
	1.2 是否实施分组隐匿?	Y/PY/PN/N/NI
	1.3 组间基线差异是不是由随机化过程导致的?	Y/PY/PN/N/NI
偏离既定干预措施的偏倚(干预措施分配的效果)	2.1a 受试者是否知道他们在参与试验?	Y/PY/PN/N/NI
	2.1b 若 2.1a 回答 Y/PY/NI: 在试验中受试者是否知道他们分配到哪种干预措施?	NA/Y/PY/PN/N/NI
	2.2 在试验中护理人员和干预措施提供者是否知道受试者分配到哪种干预措施?	Y/PY/PN/N/NI
	2.3 若 2.1 或 2.2 回答 Y/PY/NI: 是否存在由于研究环境造成的偏离既定干预措施的情况?	NA/Y/PY/PN/N/NI
	2.4 若 2.3 回答 Y/PY: 偏离既定干预措施的情况是否很可能影响结局?	NA/Y/PY/PN/N/NI
	2.5 若 2.4 回答 Y/PY/NI: 偏离既定干预措施的情况是否在组间均衡?	NA/Y/PY/PN/N/NI
	2.6 是否采用了恰当的分析方法估计干预措施分配的效果?	Y/PY/PN/N/NI
	2.7 若 2.6 回答 N/PN/NI: 分析受试者时分组错误是否有(对结果)造成实质影响的潜在可能?	NA/Y/PY/PN/N/NI
偏离既定干预措施的偏倚(干预措施依从的效果)	2.1 在试验中受试者是否知道他们分配到哪种干预措施?	Y/PY/PN/N/NI
	2.2 在试验中护理人员和干预措施提供者是否知道受试者分配到哪种干预措施?	Y/PY/PN/N/NI
	2.3 [如果适用]若 2.1 或 2.2 回答 Y/PY/NI: 重要的计划外的干预措施是否在组间均衡?	NA/Y/PY/PN/N/NI
	2.4 [如果适用]未完成干预措施的情况是否有可能影响结局?	NA/Y/PY/PN/N/NI
	2.5 [如果适用]不依从干预措施的情况是否有可能影响受试者结局?	NA/Y/PY/PN/N/NI
	2.6 若 2.3 回答 N/PN/NI, 或 2.4 或 2.5 回答 Y/PY/NI: 是否采用了恰当的分析方法估计干预措施依从的效果?	NA/Y/PY/PN/N/NI
结局数据缺失的偏倚	3.1 是否所有或几乎所有随机化分组的研究对象都可以获取结局数据?	Y/PY/PN/N/NI
	3.2 若 3.1 回答 N/PN/NI: 是否有证据证明结局数据的缺失没有对结果造成偏倚?	Y/PY/PN/N/NI
	3.3 若 3.2 回答 N/PN: 结局数据的缺失是否有可能依赖于其真值?	NA/Y/PY/PN/N
	3.4 若 3.3 回答 Y/PY/NI: 结局数据的缺失比例是否在两组间不同?	NA/Y/PY/PN/N/NI
	3.5 若 3.3 回答 Y/PY/NI: 结局数据的缺失是否很可能依赖于其真值?	NA/Y/PY/PN/N/NI

续表

领域	信号问题	供选答案
结局测量的偏倚	4.1 结局测量方法是否不恰当?	Y/PY/PN/N/NI
	4.2 结局测量或认定是否有可能有组间差异?	Y/PY/PN/N/NI
	4.3a 若 4.1 和 4.2 回答 N/PN/NI：结局测量者是否知道在进行试验?	NA/Y/PY/PN/N/NI
	4.3b 若 4.3a 回答 Y/PY/NI：结局测量者是否知道受试者接受哪种干预措施?	NA/Y/PY/PN/N/NI
	4.4 若 4.3b 回答 Y/PY/NI：如果知道接受哪种干预措施，是否有可能影响结局测量?	NA/Y/PY/PN/N/NI
	4.5 若 4.4 回答 Y/PY/NI：如果知道接受哪种干预措施，是否很可能影响结局测量?	NA/Y/PY/PN/N/NI
选择性报告结果的偏倚	5.1 结果的数据分析是否与在获取揭盲的结局数据之前就已预先确定的分析计划相一致?	Y/PY/PN/N/NI
	5.2 正在评价的数值结果是否很可能是从多个合格的结局测量（例如：多个分值、多个定义标准、多个时间点）的结果中选择性报告的?	Y/PY/PN/N/NI
	5.3 正在评价的数值结果是否很可能是从多个合格的数据分析方式的结果中选择性报告的?	Y/PY/PN/N/NI

值得注意的是，2019 年修订版的 RoB 2.0 提供了一个启用宏的 Excel 文件，该文件可在 Risk of bias 官网（https://www.riskofbias.info/）下载并使用，该文件可以根据研究者输入的条目信息自动判断每个领域的偏倚风险，并自动绘制出偏倚风险图，这份官方提供的文件使得 RoB 评价工作更加程序化、标准化，同时也大大降低了人为因素的干扰。

除 RCT 外，队列研究及病例对照研究可采用纽卡斯尔 - 渥太华量表（Newcastle-Ottawa scale，NOS），横断面研究可采用美国卫生保健质量和研究机构（Agency for Healthcare Research and Quality，AHRQ）横断面研究评价标准，定性研究可采用 Joanna Briggs 循证卫生保健中心质性研究评价标准（JBI-QARI）等评价工具。

在本节案例中，研究者采用了 RoB 1.0 对纳入的 64 个研究进行评价，纳入 RCT 整体显示了相对较低的偏倚风险，各条目的评价结果如图 11-2 所示，图中红色代表“高风险”，黄色代表“不清楚”，绿色代表“低风险”。

（四）网状 Meta 分析方法

频率学派和贝叶斯学派是当前 NMA 的两个主要学派。频率学派是基于概率的频率解释，将概率解释为大量重复试验后频率的稳定值；贝叶斯学派是基于观察数据及参数条件概率解释，在获得数据后可计算未知参数条件概率，即后验概率。当前频率学派和贝叶斯学派均广泛应用于 NMA 中。

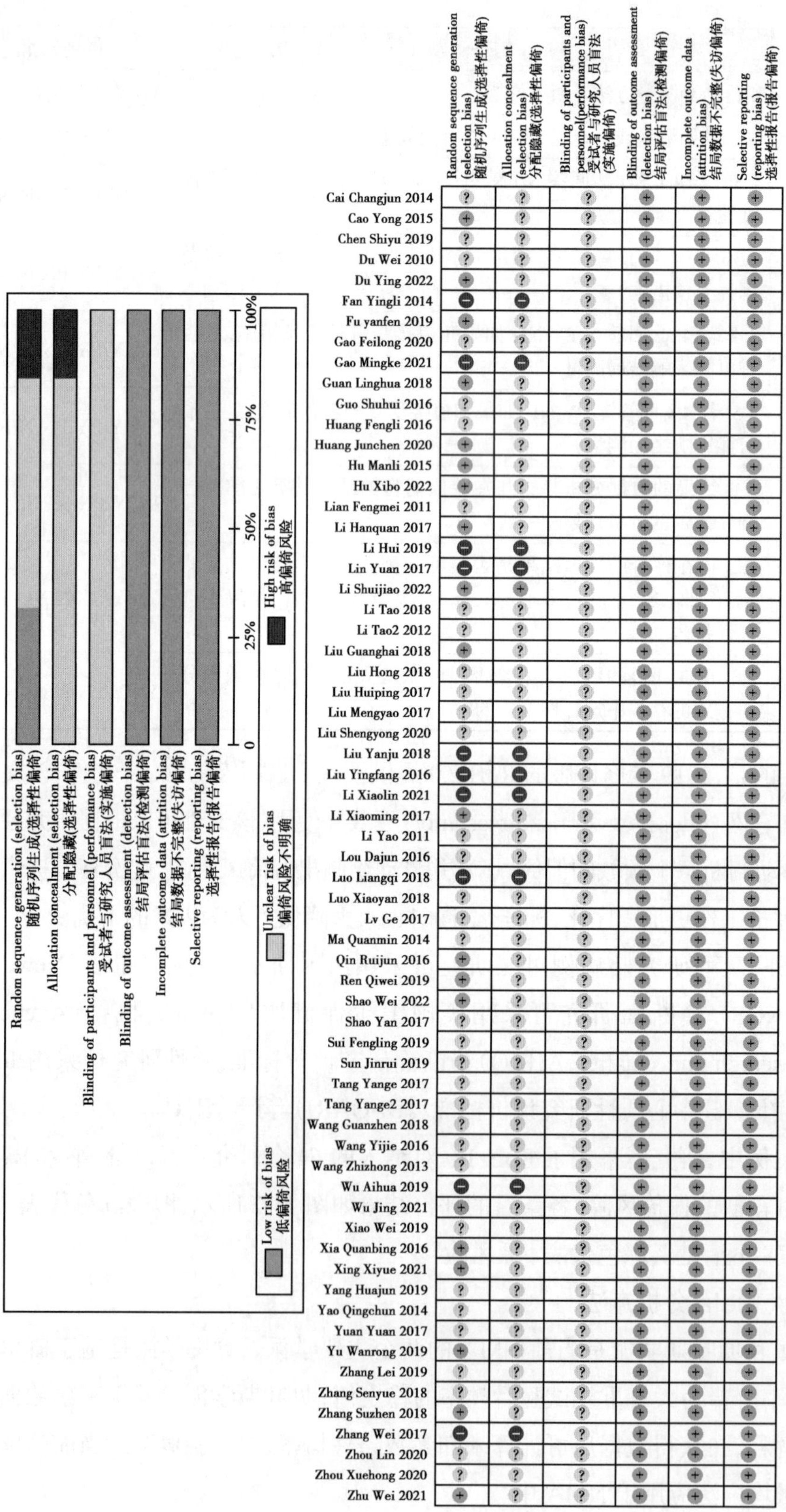

图 11-2 案例偏倚风险评价结果

+：低偏倚风险，？：偏倚风险不明确，-：高偏倚风险

频率学方法与贝叶斯方法最本质的区别在于两者对概率的解读方式不同。贝叶斯方法有先验分布，这是贝叶斯统计最鲜明的特征；贝叶斯分析将未知参数视为随机变量，而频率统计将其视为固定但未知的数值；贝叶斯推断允许概率与某一未知参数相联系，这里的概率可以是频率方法概率的解读，也可以是贝叶斯方法的解读。贝叶斯解读还允许研究者对特定参数设置值保留自己的理解；贝叶斯结果可以是一个从试验或研究中得到关于参数的一个后验概率分布；而频率统计结论是接受或拒绝假设检验，或是看结果是否包含在某一样本推断下的置信区间内。与频率学方法相比，贝叶斯方法优势在于：①不仅可有效地整合数据，灵活建模，还可利用所得到的后验概率对所有参与比较的干预进行排序，分出优劣顺序。而频率统计在排序上目前仅能依靠两两比较的相对效应值及其 95%CI；②因为频率统计方法在参数估计时采用最大似然法，通过不断的迭代去估计最大似然函数，容易出现不稳定而得到有偏倚的结果，而贝叶斯法不存在这个问题，所以比频率统计方法的估计值更准确。

最常用的实现频率学 NMA 的软件包括 Stata、SAS 和 R 软件，均具有良好接口和可扩展性，功能强大。此外，某些为 Microsoft Excel 软件编写的插件也可实现频率学 NMA，如 MetaXL 自 4.0 版之后也提供了 NMA 功能。基于频率学派进行 NMA 的常用模型和实现软件详见表 11-3。

表 11-3 基于频率学派的 NMA 模型及常用实现软件

模型或方法	软件	扩展包或命令
Bucher 法（逐步策略）	R	netmeta 包
	Stata	indirect 命令
广义配对模型	MetaXL	MANetwork 模块
Meta 回归模型	R	nlme 包、metafor 包
	Stata	metareg 命令
	SAS	mixed 程序
两步法线性模型	Stata	mvmeta 命令、network 组命令
	SAS	mixed 程序、nlmixed 程序、glimmix 程序
多元 Meta 分析模型	R	mvmeta 包、metafor 包
	Stata	mvmeta 命令、network 组命令
	SAS	mixed 程序
图论法	R	netmeta 包
组分网络 Meta 分析模型	R	netmeta 包

贝叶斯学派最常用的软件是 WinBUGS，OpenBUGS 是 WinBUGS 的开源版本，两者均可进行贝叶斯 NMA。除此之外，SAS 也自带贝叶斯分析模块，采用 Proc MCMC 程序可以直接进行贝叶斯 NMA；R 软件可以通过 gemtc、pcnetmeta、ncnet、nmaINLA 等程序包调用 WinBUGS 或 OpenBUGS 实现贝叶斯 NMA；ADDIS 软件（aggregate data drug information System）也可方便快捷地实现贝叶斯框架下的 NMA。

目前常用的 NMA 数据统计分析模型主要有层次模型、多元 Meta 分析模型、Meta 回归模型、两步策略线性模型等，虽然模型各异，实质上是等效的，基本上是广义线性模型的拓展，没有优劣之分，都可以在贝叶斯框架和频率学框架下实现，由相关统计学软件拟合，研究者可以根据自己的技能和偏好进行选择。

（五）结果的解释与报告

一个完整的 NMA 结果部分应包含：三个基本假设的检验结果、偏倚风险评价结果、发表偏倚识别结果、NMA 混合比较的相对效应值结果，以及干预措施疗效排序结果，本节主要针对后 3 项详细展开。

1. 发表偏倚的识别　与经典 Meta 分析一样，发表偏倚也是影响 NMA 结果真实性的重要偏倚来源，需要对其进行识别与处理。有研究发现，如果某种干预措施相关的研究存在发表偏倚，会严重影响整个证据网络的合并结果。虽然通过促进原始研究的注册和阴性结果的发表等措施，可从根本上控制和减少发表偏倚，但目前发表偏倚在医学研究领域依然非常普遍。NMA 中的发表偏倚可通过绘制漏斗图进行粗略识别，也可进一步计算统计指标进行假设检验。

校正比较漏斗图（comparison-adjusted funnel plot）是将经典漏斗图扩展应用到 NMA 中，评价干预网络中是否存在小样本效应。如果漏斗图不对称，则提示发表偏倚有可能存在。由于 NMA 涉及多种干预措施的比较，不同比较干预之间的相对效应本身就有可能存在差异，因此需要在漏斗图上对所比较的干预进行合理的调整，这也是校正比较漏斗图与经典漏斗图的主要区别所在。在绘制时，需要计算不同比较的研究效应估计量，图的横轴表示某研究中的某个配对比较的效应量与所有同类比较的合并效应量之差；纵轴则与经典漏斗图相同，一般为效应量的标准误，如果没有小样本效应则校正比较漏斗图将围绕着零位线对称。

需要强调的是，在绘制校正比较漏斗图时，首先必须对所有干预措施进行编号排序。这种排序是基于某种小规模研究效应假设进行的，例如，若假设新药更可能出现小规模研究效应，那么可以按照药物的新旧对所有比较的药物进行编号排序。此外，校正比较漏斗图中一般还会出现一条回归线，是根据所有研究效应值所做的线性回归，可提示小规模研究效应的方向。

2. 相对效应值的结果报告　NMA 相对效应值的结果通常展示为两两比较的阶梯图，其中包含所有两两比较的干预措施名称、其相对效应值及其 95%CI。若 95%CI 未跨过无效线，则说明该比较对的两种干预措施在该结局下的疗效存在统计学差异。

以本节案例的空腹血糖结果为例，研究者绘制了该结局的网状证据结构图（图 11-3），其中每个圆点代表一个干预措施，圆点的大小代表该干预措施研究对象的多少，任意两个圆点之间的黑色连线代表对应的两种干预措施之间有直接比较，黑线的粗细代表研究数量的多少。可见，绘制该网状图即可直观展示 NMA 证据结构以及各组之间研究数量的基本情况。

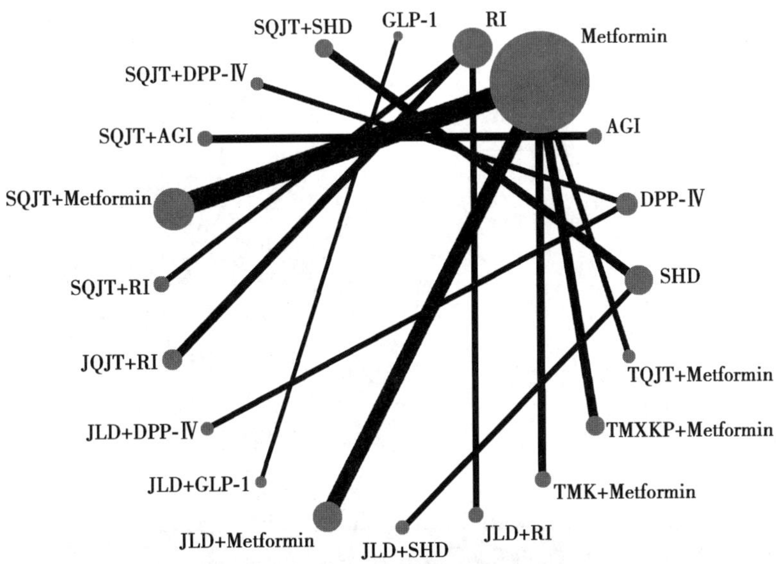

图 11-3　网状证据结构图

本节案例中相对效应值的结果展示为阶梯图，如图 11-4 所示，结果显示与单纯磺酰脲类药物（SHD）相比，参芪降糖颗粒（SQJT）联合 SHD 和津力达颗粒（JLD）联合 SHD 的降糖效果均更佳（MD 分别为 –2.17，95%CI=–2.50~–1.85 和 –1.68，95%CI=–2.25~1.11）等等。NMA 中涉及的所有干预措施之间两两比较的结果均可在阶梯图中得到充分展示。

3. 疗效排序的结果报告　干预措施疗效排序是 NMA 中特有的亮点，NMA 能够对网状证据体中的干预措施根据疗效优劣或安全性高低进行排序，在频率学派和贝叶斯学派中均可实现，通常报告为排序概率图、排序概率表、累计排序概率图或累计排序概率图曲线下面积等。需要注意的是，研究者应谨慎使用和解释基于统计软件获得的干预措施排序结果，个别干预措施可能存在因样本量小，统计效能较低而导致排序结果不稳定。

SQJT+SHD																			
−1.28 (−7.70, 513)	SQJT+Metformin																		
−0.50 (−1.15, 0.16)	0.79 (−5.65, 7.22)	JLD+SHD																	
−1.38 (−7.49, 4.72)	−0.10 (−8.94, 8.74)	−0.89 (−7.01, 5.24)	JLD+RI																
−1.50 (−16.44, 13.43)	−022 (−16.47, 16.03)	−1.00 (−15.95, 13.94)	−0.12 (−16.25, 16.01)	SQJT+DPP-IV															
−1.08 (−37.02, 34.87)	0.21 (−36.30, 36.71)	−0.58 (−36.53, 35.37)	0.31 (−36.15, 36.76)	0.42 (−38.50, 39.35)	JLD+GLP-1														
−1.53 (−7.61, 4.55)	−0.25 (−9.08, 8.57)	−1.04 (−7.13, 5.06)	−0.15 (−0.85, 0.55)	−0.03 (−16.15, 16.05)	−0.46 (−36.91, 35.99)	SQJT+RI													
−1.52 (−27.06, 24.03)	−0.24 (−26.57, 26.10)	−1.02 (−26.57, 24.53)	−0.14 (−26.40, 26.13)	−0.02 (−29.61, 29.57)	−0.44 (−44.54, 43.65)	0.02 (−26.24, 26.27)	SQJT+AGI												
−1.80 (−8.21, 4.62)	−0.51 (−0.96, −007)	−1.30 (−7.73, 5.14)	−0.41 (−9.26, 8.43)	−0.29 (−16.54, 15.95)	−0.72 (−37.23, 35.79)	−0.26 (−9.09, 8.57)	−0.28 (−26.61, 26.06)	TMK+Metformin											
−1.97 (−16.91, 12.98)	−0.68 (−16.94, 15.57)	−1.47 (−16.42, 13.48)	−0.58 (−16.72, 15.55)	−0.46 (−1.15, 0.22)	−0.89 (−39.81, 38.03)	−0.43 (−16.56, 15.69)	−0.45 (−30.04, 29.14)	−0.17 (−16.43, 16.09)	JLD+DPP-IV										
−1.82 (−8.25, 4.62)	−0.53 (−1.17, 0.11)	−1.32 (−7.77, 5.13)	−0.43 (−9.29, 8.43)	−0.32 (−16.57, 15.94)	−0.74 (−37.25, 35.77)	−0.28 (−9.13, 8.56)	−0.30 (−26.64, 26.04)	−0.02 (−0.71, 0.67)	0.15 (−16.11, 16.41)	TQJT+Metformin									
−1.85 (−8.26, 4.57)	−0.57 (−0.96, −0.17)	−1.35 (−7.78, 5.08)	−0.46 (−9.31, 8.38)	−0.35 (−16.59, 15.90)	−0.77 (−37.28, 35.74)	−0.31 (−9.14, 8.51)	−0.33 (−26.66, 26.01)	−0.05 (−0.53, 0.42)	0.12 (−16.13, 16.37)	−0.03 (−0.69, 0.63)	JLD+Metformin								
−1.94 (−8.03, 4.14)	−0.66 (−9.49, 8.17)	−1.45 (−7.55, 4.65)	−0.56 (−1.26, 0.14)	−0.44 (−16.56, 15.66)	−0.87 (−37.32, 35.58)	−0.41 (−0.93, 0.11)	−0.43 (−26.68, 25.83)	−0.15 (−8.98, 8.68)	0.02 (−16.11, 16.15)	−0.13 (−8.97, 8.72)	−0.10 (−8.93, 8.73)	JQJT+RI							
−1.93 (−8.35, 4.49)	−0.65 (−1.09, −0.22)	−1.44 (−7.87, 5.00)	−0.55 (−9.40, 8.30)	−0.43 (−16.68, 1580)	−0.86 (−37.37, 35.66)	−0.40 (−9.23, 8.43)	−0.42 (−26.75, 25.92)	−0.14 (−0.65, 0.37)	0.03 (−16.22, 16.29)	−0.12 (−0.80, 0.57)	−0.09 (−0.55, 0.38)	0.01 (−8.82, 8.84)	TMXKP+Metformin						
−3.28 (−39.22, 32.67)	−2.00 (−38.50, 34.51)	−2.78 (−38.73, 33.17)	−1.90 (−38.35, 34.56)	−1.78 (−40.70, 37.14)	−2.20 (−2.73, −1.67)	−1.75 (−38.20, 34.71)	−1.76 (−45.86, 42.33)	−1.48 (−37.99, 35.03)	−1.31 (−40.24, 37.61)	−1.46 (−37.97, 35.05)	−1.43 (−37.94, 35.08)	−1.33 (−37.79, 35.10)	−1.35 (−37.85, 35.16)	GLP-1					
−2.82 (−28.37, 22.72)	−1.54 (−27.88, 24.79)	−2.33 (−27.88, 23.22)	−1.44 (−27.70, 24.82)	−1.32 (−30.91, 28.27)	−1.75 (−45.84, 42.35)	−1.29 (−27.55, 24.97)	−1.31 (−1.72, −0.89)	−1.03 (−27.36, 25.31)	−0.86 (−30.45, 28.73)	−1.01 (−27.35, 25.33)	−0.98 (−27.31, 25.36)	−0.88 (−27.14, 25.36)	−0.89 (−27.23, 25.45)	0.45 (−43.64, 44.55)	AGI				
−2.17 (−2.50, −1.85)	−0.89 (−7.30, 5.51)	−1.68 (−2.25, −1.11)	−0.79 (−6.89, 5.30)	−0.67 (−15.61, 14.26)	−1.10 (−37.04, 34.84)	−0.64 (−6.71, 5.43)	−0.66 (−26.20, 24.89)	−0.38 (−6.79, 6.03)	−0.21 (−15.15, 14.73)	−0.36 (−6.79, 6.07)	−0.33 (−6.73, 6.08)	−0.23 (−6.31, 5.85)	−0.24 (−6.65, 6.17)	1.10 (−34.84, 37.05)	0.65 (−24.90, 26.19)	SHD			
−2.76 (−17.69, 12.17)	−1.48 (−17.73, 14.77)	−2.26 (−17.21, 12.68)	−1.38 (−17.51, 14.75)	−1.26 (−1.69, −0.83)	−1.68 (−40.60, 37.24)	−1.23 (−17.35, 14.89)	−1.24 (−30.83, 28.34)	−0.97 (−17.21, 15.28)	−0.80 (−1.33, −0.26)	−0.94 (−17.20, 15.31)	−0.91 (−17.16, 15.33)	−0.82 (−16.94, 15.30)	−0.83 (−17.08, 15.42)	0.52 (−38.40, 39.44)	0.06 (−29.53, 29.65)	−0.59 (−15.52, 14.34)	DPP-IV		
−2.69 (−8.77, 3.38)	−1.41 (−10.23, 7.41)	−2.20 (−8.29, 3.90)	−1.31 (−1.91, −0.71)	−1.19 (−17.31, 14.93)	−1.62 (−38.07, 34.83)	−1.16 (−1.53, −0.79)	−1.18 (−27.43, 25.08)	−0.90 (−9.72, 7.93)	−0.73 (−16.85, 15.40)	−0.88 (−9.72, 7.96)	−0.85 (−9.67, 7.98)	−0.75 (−1.11, −0.38)	−0.76 (−9.59, 8.07)	0.58 (−35.87, 37.04)	0.13 (−26.13, 26.39)	−0.52 (−6.59, 5.55)	0.07 (−16.05, 16.18)	RI	
−2.57 (−8.98, 3.84)	−1.28 (−1.54, −1.03)	−2.07 (−8.50, 4.36)	−1.18 (−10.02, 7.66)	−1.06 (−17.31, 15.16)	−1.49 (−38.00, 35.02)	−1.03 (−9.86, 7.79)	−1.05 (−27.38, 25.29)	−0.77 (−1.14, −0.40)	−0.60 (−16.85, 15.65)	−0.75 (−1.33, −0.16)	−0.72 (−1.02, −0.41)	−0.62 (−9.45, 8.20)	−0.63 (−0.99, −0.28)	0.71 (−35.80, 37.22)	0.26 (−26.08, 26.59)	−0.39 (−6.79, 6.01)	0.19 (−16.05, 16.44)	0.13 (8.69, 8.95)	Metformi

图 11-4　案例 NMA 结果阶梯图

对于某一测量指标干预措施的排序可应用排序概率和多维标图法实现，下文介绍几种展示 NMA 排序结果的报告图表。

排序概率图（rankogram）：以柱状图或曲线图形式表示各干预的排序概率，研究者可进行直观评估。当干预措施之间差异较大时，排序概率图可帮助研究者较快预判最优或最劣干预措施。排序概率图的优势在于可为研究者提供干预措施排序的初步判断，但拥有较高排序概率的干预措施并不一定是最有效的，仍有许多不确定因素可干扰排序，如置信区间（credibility interval）的宽度。若单纯以排序概率判断干预的优劣，可能得出错误的结论。

排序概率表（rank probabilities）：由行数与列数等于总干预数的表格组成，首行为排序，首列为干预措施，表格中的数据为排序概率，即干预措施排列在第 n 位的概率。

累积排序概率图（cumulative ranking plot）：根据累积数据制作出各干预措施的累积排序概率图，横坐标为排序，纵坐标为可能性。

累积排序概率图下面积（surface under the cumulative ranking，SUCRA）：为汇总累积排序概率的指标，SUCRA 的值介于 0~1 之间，当 SUCRA 为 1 时提示干预措施绝对有效，而为 0 时则提示干预措施绝对无效。根据 SUCRA 值的大小可进行干预措施优劣的排序。但当疗效评估尺度不一致时，使用 SUCRA 可导致错误的结论。

在本节案例的空腹血糖结局中，NMA 疗效排序结果的展示选择了累积排序概率图和排序概率表，图 11-5 可见，在该结局中参芪降糖颗粒联合磺酰脲类（SQJT+SHD）的疗效排在所有干预措施的最前面。

二、注意事项

NMA 是基于三个基本假设进行的，分别为：同质性假设、相似性假设和一致性假设。在进行 NMA 证据合并时，只有同时满足这些假设，才能保证合并结果的准确性。

（一）同质性假设

同质性是经典 Meta 分析中重要的前提假设，一个高质量的 Meta 分析相当于开展了一个多中心的研究，在理想情况下，Meta 分析中所纳入的各项原始研究均趋向于同一个结果，即各个原始研究之间具有同质性。与同质性相对的概念是异质性，即系统评价与 Meta 分析不同研究之间存在的各种差异。

1. 研究内变异与研究间变异　虽然系统评价和 Meta 分析的制作过程设定了严格的纳入和排除标准，尽可能保证纳入 Meta 分析各原始研究之间的相对同质，但各原始研究之间不可避免地存在或多或少的差异，很难做到完全同质。根据其来源的不同，可将差异分为研究内变异和研究间变异两大类。

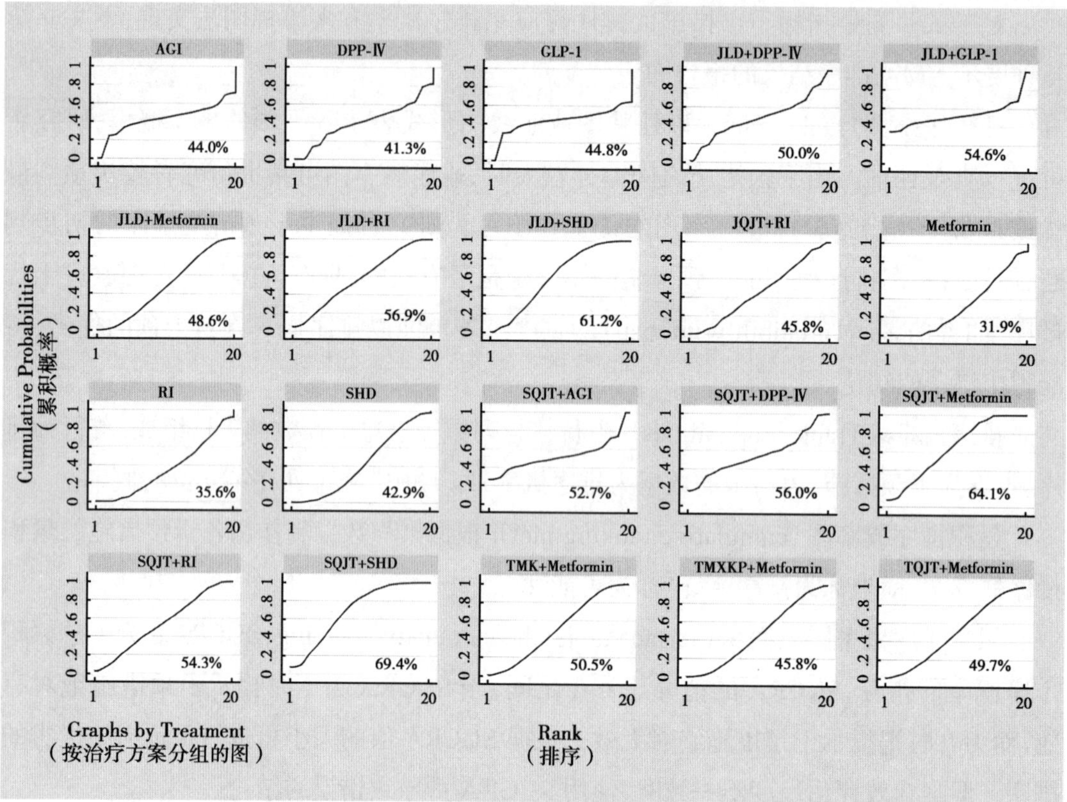

Treatment（治疗方案）	SUCRA	PrBest（最优概率）	MeanRank（平均排序）
SHD	42.9	0.0	11.9
DPP-Ⅳ	41.3	0.0	12.2
AGI	44.0	0.0	11.6
Metformin	31.9	0.0	13.9
RI	35.6	0.0	13.2
GLP-1	44.8	0.0	11.5
SQJT+SHD	69.4	6.5	6.8
SQJT+DPP-Ⅳ	56.0	15.4	9.4
SQJT+AGI	52.7	26.2	10.0
SQJT+Metformin	64.1	6.9	7.8
SQJT+RI	54.3	2.2	9.7
JQJT+RI	45.8	0.1	11.3
JLD+DPP-Ⅳ	50.0	2.0	10.5
JLD+GLP-1	54.6	35.2	9.6
JLD+Metformin	48.6	0.0	10.8
JLD+SHD	61.2	0.6	8.4
JLD+RI	56.9	4.3	9.2
TMK+Metformin	50.5	0.1	10.4
TMXKP+Metformin	45.8	0.0	11.3
TQJT+Metformin	49.7	0.5	10.6

图 11-5　案例 NMA 的疗效排序结果

（1）研究内变异：通常由随机抽样误差所致，即使两个研究的总体效应完全相同，不同的研究间也会因随机抽样误差而得到不同的结果，但与真实的效应差别不大，也就是我们通常所说的固定效应。

(2)研究间变异：是由于研究对象本身来自不同的总体所致，即使干预措施、研究人员、随访和其他方面都相同，其实际结果也不同，不同总体间的真实效应本来就有所差别，也就是通常所说的随机效应，它描述了研究组间的差异。

2. 异质性　一个系统评价纳入的研究难免会有差异。系统评价中研究间任何种类的变异都被称为异质性。根据异质性产生的环节，可以将异质性分为临床异质性、方法学异质性和统计学异质性。

(1)临床异质性(clinical heterogeneity)：因各原始研究中研究对象、干预措施、对照措施及研究结局的不同所导致的研究结果之间的差异，主要表现为①研究对象的差异，包括各研究间研究对象纳入与排除标准的差异，研究对象所代表的总体之间的差异，研究规模的大小，研究现场的不同等。例如，各研究所纳入的研究对象虽然均为诊断为某一疾病的患者，但不同研究间研究对象的平均年龄、男性所占百分比、合并症比例、所患疾病病程、所患疾病的严重程度等方面都可能存在一定的差异。②干预和对照措施的差异，包括治疗剂量、药物的剂型、给药途径、生产厂家、生产批号和日期、有无合并用药、给药疗程等。③研究结局的差异，包括结局的诊断标准、结局的测量时间和测量方法、随访周期和时间长短等。

(2)方法学异质性(methodological heterogeneity)：因试验设计或实施过程中的各种风险偏倚因素所导致的研究结果之间的差异，主要表现为①研究设计的差异，如研究是否随机，研究设计采用的是平行设计、交叉设计还是整群设计，研究过程中是否采用了盲法，采用的是单盲、双盲还是三盲，样本量大小的差异等；②研究实施过程中的差异，如研究对象的依从性、不同研究的失访和退出情况、研究不同分组中研究对象的交叉和沾染情况、分析策略等。

(3)统计学异质性：在不同研究中所评估的干预效应中的多样性被称为统计学异质性，并且它是研究之间临床多样性和/或方法学多样性的结果。统计学异质性表明所观察干预效应间的差异比所期望的仅由随机误差(机遇)所致的差异大。当发现显著的统计学异质性时，可进行亚组分析或 Meta 回归等方法探索异质性来源。

3. 异质性的检验　在 NMA 中，异质性的存在将影响直接比较的结果，进而也会影响间接比较和混合比较的结果，从而影响到最终结果的解释和临床决策。因此，在 NMA 的分析过程中，必须对是否存在异质性进行检验。NMA 与经典 Meta 分析类似，均涉及多项研究结果效应的合并，因此必须明确只有符合同质性假设的研究才能合并，若研究间差异过大，则不能盲目进行统计学的合并。虽然在 NMA 的制作过程中，通过设定严格统一的纳入和排除标准，在一定程度上保证了纳入研究的同质性，但由于众多潜在混杂因素的存在，仍可能出现一些研究不同质的情况，因此在对各原始研究的结果进行合并前需进行异质性检验。NMA 的异质性检验方法与经典 Meta 分析相同，即对证据网络中所有直接比较的异质性进行评估，常用的方法包括比较研究间的患者和试验的特征是否一致，比较结果效应量的大小和精确性（如 Cochrane Q 检验定性比较各研究间的效应差异是否有统计学意义、I^2 统计量来定量评估异质性大小），比较固定和随机效应模型的结果差异大小等。如果纳入研究同质，则可采用固定效应模型进行合并；如果存在异质性，则可采用随机效应模型进行合并。

（二）相似性假设

相似性（similarity）主要针对调整间接比较，即所有研究间以及不同对照组间影响效应量的因素相似。例如，以干预措施 C 作为桥梁，通过 A vs C 以及 B vs C 的效应值来估计干预措施 A vs B 的间接比较效应值时，重要的临床特征和方法学特征在 A vs C 的证据和在 B vs C 的证据中的分布要相似。这里重要的临床特征和方法学特征是指那些可能影响效应估计值的因素（即效应修饰因素）。需要注意的是，所谓的相似性并不是要求 A vs C 以及 B vs C 所涉及的研究在重要的研究特征上都相似，而只是要求它们在两种证据集中的分布相似即可。从统计学角度来讲，相似性也被称为可传递性（transitivity），即调整间接比较基于共同对照得到两个干预措施的效果差异，或研究间和不同对照间影响效应量的因素是可比的；从结果的角度来讲，相似性也被称为可交换性（exchangeability），即在不同的环境下，所有研究的效果是相似的。

相似性是 NMA 所特有的关键假设，其定义为影响效应量的因素在间接比较所涉及的不同对照间具有相似的分布，根据其来源可分为临床相似性和方法学相似性。

1. 临床相似性（clinical similarity）　影响效应量的重要临床特征，包括研究对象、干预措施、对照措施、研究结局及研究地点等在研究间和不同对照间的分布是相似的，表现为：①研究对象的重要临床特征，包括各研究间研究对象纳入与排除标准的差异，研究对象所代表的总体之间的差异，研究规模的大小，研究现场的不同等。如图 11-6 所示，以干预措施 C 作为桥梁，通过 A vs C 以及 B vs C 的效应值来估计干预措施 A vs B 的间接比较效应值时，虽然 A vs C 以及 B vs C 的原始研究所纳入的研究对象均为诊断某一疾病的患者，但年龄、所患疾病病程、所患疾病的严重程度这些因素均会显著影响到干预措施的效应（通常为重要的预后因素或效应修正因子），那么满足相似性假设则是指年龄、所患疾病病程、所患疾病的严重程度这些重要临床特征在 A vs C 的证据和在 B vs C 的证据中的分布要相似。②干预和对照措施的各项特征，包括治疗剂量、药物的剂型、给药途径、生产厂家、生产批号和日期、有无合并用

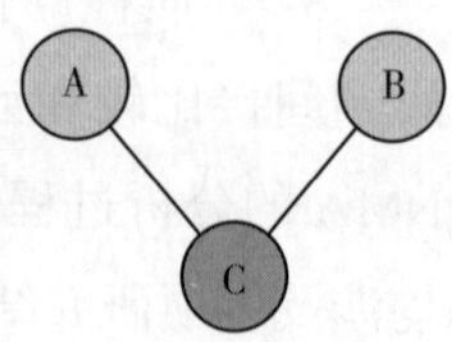

图 11-6　临床相似性示意图

药、给药的疗程等各方面的特征要在研究间和不同对照间的分布相似。③研究结局的各种关键特征，包括结局的诊断标准、结局的测量时间和测量方法、随访周期和时间长短等方面的特征要在研究间和不同对照间的分布相似。

2. 方法学相似性（methodological similarity）　影响效应量的研究设计相关因素，如偏倚风险，在研究间和不同对照间是相似的，表现为：①研究设计的各项重要特征，如研究是否随机，研究设计采用的是平行设计、交叉设计还是整群设计，研究过程中是否采用了盲法，采用的是单盲、双盲还是三盲，样本量大小等各项可能影响到干预措施相对效应的重要特征在研究间和不同对照间的分布相似。②研究实施过程中的各种可能会影响到干预措施效应的重要特征，如研究对象的依从性、不同研究的失访和退出情况、研究不同分组中研究对象的交叉和沾染情况、分析策略等，要在研究间和不同对照间的分布相似。

3. 相似性的检验　在 NMA 中，相似性是否存在影响调整间接比较结果的可靠性，进而也会影响到混合比较结果的可靠性，从而影响到最终结果的解释和临床决策。因此，在 NMA 的分析过程中，必须对相似性进行检验。目前，对于 NMA 中相似性的评估没有明确的检验方法，一般只能通过间接方法，即评估可能影响研究结果的混杂因素在研究间及不同对照间的可比性，主要包括内部真实性因素（如研究对象特征、随访时间和研究结局指标等）和外部真实性因素（如试验开展的地点和当地的卫生政策等）。该定性评估存在一定的局限性，不能保证对所有可能的混杂因素进行描述和评估。比较研究间及不同对照间临床和方法学特征的相似性（如研究对象特征、试验设计等基线资料）是目前检验相似性最为常用的方法，通常需要研究者从上述几个方面对纳入的各配对比较的原始研究进行临床和方法学相似性的比较，多以叙述式的方法讨论或可通过对相关因素作描述性分析来进行探讨。

（三）一致性假设

一致性假设是 NMA 所特有的，指直接证据与间接证据所得出的效应值是否一致。如果某两个干预措施的相对效应（如 A vs B）既有直接证据（如 A 和 B 头对头直接比较的原始研究），又有间接证据（如以 C 为共同对照，通过 A vs C 和 B vs C 来得到 A vs B 之间的间接比较结果），那么就可以比较直接证据和间接证据之间的差异大小。如果两者没有统计学差异，则认为符合一致性假设，可以对这两类证据进行合并。如果出现不一致性，则提示直接比较和间接比较证据在某些临床特征和 / 或方法学上存在差异，此时需探讨不一致性的可能来源并考虑是否对这两种证据进行合并，通常采用 NMA 亚组分析或 Meta 回归来探讨不一致性的可能来源。

有闭合环的涉及混合比较的 NMA 必须满足一致性假设，最理想的状态是所有研究在临床特征和方法学特征上均保持一致，然而纳入研究难免在以上特征存在差异，研究者必须考虑直接比较结果和间接比较结果之间的差异。一致性评估的结果通常以图表形式呈现，包括局部不一致性（local inconsistency）和整个证据网络的全局不一致性（global inconsistency）两部分。当前检测不一致性评估的方法包括：Bucher 假设检验、后推法、节点拆分法，以及拟合不一致性模型等。

1. Bucher 假设检验　是最简单的不一致性评估方法，通过 Z 检验比较直接和间接结果间的一致性，但这种方法只适用于双臂随机对照试验（每个研究仅含有两个干预措施）的 NMA。

对于二分类变量，分别以 lnORab（SelnORab）、lnORab′（SelnORab）表示干预措施 A 与 B 直接、间接比较结果及其标准误，则：

$$\Delta = \text{lnORab} - \text{lnORab}'$$

$$\text{Se}(\Delta) = \sqrt{(\text{SelnORab})^2 + (\text{SelnORab}')^2}$$

$$Z = \frac{\Delta}{\text{Se}(\Delta)}$$

不一致性也可通过比值比之比（ratio of odds ratios，ROR）及其 95% 置信区间（confidence interval，CI）来说明 ROR=exp（Δ），其 95%CI 为 exp（Δ ± 1.96 Se（Δ）），进而通过 95%CI 判断直接比较证据和间接比较证据是否一致。

对于连续变量，不需要对效应量取对数，可直接按照效应量（均数差 mean difference，MD）进行计算。可用 MD（直接比较结果和间接比较结果的差值）及其 95%CI 来判断不一致性，根据 Z 值计算对应 P 值，进而判断直接结果和间接结果是否一致。

2. 后推法　由于假设检验统计方法中，间接比较结果的获取可能存在一定难度，有方法学家转而从最终的网状结果与直接比较结果后推的方式获取间接比较结果的效应量与标准误，并利用假设检验方法判断直接比较和间接比较结果间的不一致性（计算方法同 Bucher 法）。

3. 节点拆分法　针对有闭合环的 NMA，将一个闭合环中的某一个比较结果拆分为直接比较结果和间接比较结果。节点拆分法可计算直接比较证据和间接比较证据之间的差异，通过 P 值的大小进而判断是否存在不一致性。目前，MTC 软件、Stata 软件及 ADDIS 软件均可采取该方法进行不一致性的判断。

4. 不一致性模型　在进行 NMA 时，合并直接比较和间接比较结果通常采用一致性模型（consistency models），即假定直接比较结果与间接比较结果是一致的，但事实上这种假设未必令人满意。因此，国外学者提出使用不一致性模型（inconsistency models）

对结果进行估计，不一致性模型最大优势是将不一致性因子引入模型中。

一致性模型与不一致性模型的基本理念如下：

一致性模型需满足：

dBC=dAC−dAB（d 表示差异）

在不一致性模型中，引入不一致性因子 ωABC，即直接比较和间接比较之间存在差异，需要满足：

dBC=dAC−dAB+ωABC

分别计算一致性模型和不一致性模型，比较两者的结果差异，如果不一致性模型显示出很好的模型拟合，就说明可能存在不一致性，反之，则认为不存在不一致性。

以上 4 种方法中，Bucher 假设检验适合双臂研究，后推法、点分法和不一致性模型适合任意类型 NMA。

第三节　报告规范

网状 Meta 分析的撰写步骤与经典 Meta 分析相似，但在经典 Meta 分析同质性基础上，还需考虑调整间接比较研究间的相似性和直接与间接证据合并的一致性。在传统 Meta 分析两两比较的基础上，还需采用相应软件进行多组比较；结果在呈现传统 Meta 分析结果的基础上，还需呈现网状 Meta 分析结果。系统评价与 Meta 分析优先报告条目（preferred reporting items for systematic reviews and meta-analysis，PRISMA）一直是国内外研究人员撰写和报告高质量的系统评价与 Meta 分析的重要借鉴和参考，NMA 提出后，PRISMA 也随之进行了修改和扩展，即 NMA 优先报告条目（NMA-PRISMA），具体内容见表 11-4。

表 11-4　NMA-PRISMA 内容及详细条目表

内容 / 条目	编号	条目
标题		
标题	1	表明本研究是网状 Meta 分析的系统评价（或使用网状 Meta 分析相关术语进行标识）
摘要		
结构化摘要	2	使用结构化格式，包括： 背景：主要目的。

续表

内容 / 条目	编号	条目
结构化摘要	2	方法：数据来源；研究纳入标准、研究对象和干预措施；质量评价和合成方法，如网状 Meta 分析。 结果：研究数量和纳入患者数量；合并值及其置信 / 可信区间；也可对治疗方案的优劣排序进行讨论。作者也可以选择共同对照，对两两比较的结果进行简单总结。 讨论 / 结论：局限性、结论及主要研究结果的意义。 其他：资助来源、系统评价注册号与注册名
引言		
理论基础	3	介绍当前已知的理论基础，包括进行网状 Meta 分析的原因
目的	4	明确描述所研究的问题，包括研究人群、干预措施、比较组、结局及研究设计（PICOS）
方法		
研究方案及注册	5	表明是否事先制定了研究方案，如有，则说明在何处能获得该方案（如网络下载地址）；如有可能，还应提供注册号等注册信息
纳入标准	6	详述文献的纳入标准，包括研究特征（如 PICOS、随访时间等）及报告特征（如发表年份、语言、发表状态等），并说明其理由。阐明该网状 Meta 分析涉及的干预措施，并且注明该网状图中是否存在多个干预措施合并为一个结点的情况（并说明理由）
信息来源	7	介绍检索的全部信息来源（如文献数据库及其时间跨度、为获得其他研究信息而跟作者联系）及最新的检索日期
检索	8	至少报告一个电子数据库的完整的检索策略，包括所使用的限制项，以保证该检索结果可被重复
研究选择	9	描述研究选择的过程，如筛选、合格性评估、纳入系统评价和 Meta 分析的过程等
数据提取	10	描述从研究报告中提取数据的方法（如经过预实验后完善数据提取表，双人独立、重复提取数据等），向原始研究的作者索取和确认数据的过程
数据变量	11	列举和定义所有变量（如 PICOS，资助来源等），并对变量的任何假设和简化形式进行说明
网状图	S1	描述网状图的评估方法以及潜在的偏倚；包括数据是如何整合成网状图的，以及如何在网状图中体现证据的基本特征
单项研究偏倚	12	描述单项研究偏倚风险的评价方法（说明评价是针对研究还是仅针对结局），并描述在数据合并中将如何使用偏倚评价的结果
效应指标	13	说明主要的效应测量指标（如相对危险度 RR、均数差 MD 等）。并对其他效应评价指标进行说明，如干预措施排序和 SUCRA 值，以及呈现 Meta 分析合并结果的修正方法
分析方法	14	描述每一个网状 Meta 分析进行数据处理和结果合并的方法。这部分内容应该包括，但不局限于以下： 多臂研究的处理； 方差结构的选择； 贝叶斯分析先验分布的选择； 模型拟合的评估

续表

内容 / 条目	编号	条目
不一致性评估	S2	描述网状 Meta 分析中直接比较和间接比较的一致性评估的统计方法，以及存在不一致性时的处理方法
研究集的偏倚	15	对于可能影响合并结果的偏倚（如发表偏倚、研究内选择性报告结果等），应说明其评估方法
其他分析	16	描述其他分析方法，并说明哪些是事先计划的分析。这部分内容应包括但不局限于以下内容：
		敏感性分析或亚组分析；
		Meta 回归；
		网状图的其他构建方法；
		贝叶斯分析中选用不同的先验分布（适用时）
结果		
研究选择	17	分别描述筛选、合格性评价以及纳入到综述的研究数量，并说明各阶段排除的理由，最好列出流程图
网状结构呈现	S3	提供一个网状图，使得干预措施间的关系可视化
网状图概括	S4	简要概括网状图的特点。这部分内容可以对单个干预措施和两两比较时所涉及的研究数量、受试者数量，以及对网状证据结构中直接证据的缺失情况和可能存在的潜在偏倚等信息进行解读
研究特征	18	对每个进行信息提取的研究，应描述各研究的特征（例如样本量、PICOS、随访时间等），并提供引文出处
单项研究内部偏倚	19	展示各单项研究可能存在偏倚的相关数据，如有可能，列出偏倚对结局影响的评价结果
各单项研究结果	20	对所有结局指标（获益或危害），每个研究均应展示：①每个干预组的汇总数据；②干预组之间的效应估计值及其置信区间。当涉及较复杂的网状信息时，展示方法可适当调整
合并的结果	21	展示每项 Meta 分析的结果，包括置信 / 可信区间。在复杂的证据网状中，作者可以重点关注和某个特定对照（如安慰剂或标准治疗）的比较，并在附录中呈现此结果。可以考虑使用效应对照表和森林图来展示相互比较的结果。若采用了其他综合测量指标（如干预措施排序），该结果也需要呈现
不一致性探索	S5	描述不一致性分析的结果。这部分内容可能包括：用于比较一致性和不一致性模型的拟合优度指标、模型间统计学检验的 P 值、对网状图局部不一致性估计的结果等信息
研究集的偏倚	22	展示研究集中可能存在的任何偏倚的评估结果
其他分析的结果	23	如进行了其他分析，需描述其结果（如敏感性分析、亚组分析、Meta 回归分析、网状图的其他构建方法以及贝叶斯分析所选用的先验分布等）

续表

内容 / 条目	编号	条目
讨论		
总结证据	24	总结研究的主要发现,包括每一个主要结局指标的证据强度;考虑这些结果对主要利益相关者(如卫生服务提供者、使用者及政策制定者)的参考价值
局限性	25	探讨研究层面及结局层面的局限性(如偏倚风险),以及系统评价层面的局限性(如未能获得所有相关研究、报告偏倚等)。讨论前提假设的符合程度,如可传递性和一致性。以及对构建网状结构图的相关问题进行说明(如未纳入某特定比较的原因)
结论	26	结合其他相关证据,提出对研究结果的总结性解读,及其对进一步研究的启示
资助		
资助来源	27	描述该系统评价与网状 Meta 分析的资助来源和其他支持(如提供数据),及资助者在完成该系统评价中所起的作用。这部分信息应包括:资助是否来自利益相关的药厂以及作者之间是否存在专业上的利益冲突,以判断是否可能影响到该网状 Meta 分析中干预措施的推广使用

除此之外,多个机构,例如英国国家卫生医疗质量标准署(National institute for health and care excellence,NICE)和国际药物经济学及结果研究协会(International Society for Pharmacoeconomics and Outcomes Research,ISPOR)等也发布了 NMA 的报告规范。与经典 Meta 分析相比,NMA 包含了更多的干预措施,纳入了更多的原始研究,因此更需要对报告撰写进行规范,作者在投稿时也应根据 NMA-PRISMA 或其他报告规范,提供对应的核查表作为文章的补充说明附件。

第四节 NMA 证据质量评价

NMA 的制定流程以及方法学已经比较成熟,ISPOR 组织先后制定了 3 部专门论述如何制定、解读和评价 NMA 的手册。此外,关于 NMA 报告规范的 PRISMA 扩展版亦于 2016 年发布,但很少有研究专门介绍如何在 NMA 中应用 GRADE 对其进行证据质量分级。在 GRADE 之前,很多 NMA 仅仅是通过评价纳入研究的偏倚风险来推测总体证据质量,这种方法由于没有考虑到其他偏倚因素而存在很大局限性。如果不对 NMA 进行证据质量分级,可能对读者理解 NMA 结论的真实性和可靠性造成障碍,甚至会误导读者。

一、GRADE 证据分级原理与评价流程

GRADE 工作组开发了一整套科学透明的证据分级体系,目的在于评价不同干预

措施对患者的重要结局(如全因死亡、心绞痛复发等)产生影响的可信程度,即证据质量。评价的主要内容包括五个降级因素,分别为:纳入研究的方法学质量(risk of bias,偏倚风险);研究关注的人群、干预措施以及结局指标的外推性(indirectness,不直接性);不同研究间结果的一致程度(inconsistency,不一致性);不同研究合并结果的精确程度(imprecision,不精确性);对符合标准研究纳入的全面程度(publication bias,发表偏倚)。还包括大效应量(large effect)、剂量效应关系(dose-response gradient)和相关混杂(plausible confounding)三个升级因素。

需要注意的是在不同研究类型的系统评价中,GRADE 分级标准侧重的内容存在一定差异,由于 NMA 主要是基于 RCT,因此 GRADE 在 NMA 中应用的基本原则主要是考察上述 5 个降级因素,具体流程 GRADE 工作组已经在相关文章中做了详细阐述。但与其他类型系统评价或 Meta 分析相比,NMA 中同时纳入直接比较和间接比较证据,因而分级过程会相对复杂一些,除了要考虑上述 5 个降级因素之外,还需要考虑间接比较中不同组别在人群基线特征、共同对照以及结果测量方面的不可传递性(intransitivity)以及直接比较和间接比较结果的不同质性(incoherence),即不一致性(inconsistency)。针对 NMA 的特殊性,GRADE 工作组建议分 4 步对其进行证据质量分级:第 1 步,将直接比较和间接比较的效应量和置信区间分开呈现;第 2 步,对每一组直接比较和间接比较的证据质量分别进行分级;第 3 和 4 步,确定和呈现基于直接比较和间接比较 NMA 结果的证据质量。

二、CINeMA 软件的操作流程

CINeMA(confidence in network meta-analysis)是 2017 年瑞士伯尔尼大学社会与预防医学机构最新发布的在线使用的专门用于评价 NMA 证据质量的工具,评价的主要内容仍然基于 GRADE 五个降级因素,分别为:偏倚风险、间接性、不一致性、不精确性和发表偏倚。评价框架思路主要基于 Salanti G. 等 2014 年发表于 *PloS One* 的文献,该软件评价框架可直接分析并给出直接比较对 NMA 的贡献,在此基础上评价 NMA 的可信度(credibility)。该软件的开发,大大提升了 NMA 的 GRADE 的评价质量和效率。

研究者可由 CINeMA 官网(http://cinema.ispm.ch)进入到 CINeMA 进行在线操作。网页上方列出了该网站进行 GRADE 评级的步骤,用户还可以点击网页右上角的"Documentation"来对 GRADE 评价进行系统学习。

三、NMA GRADE 的应用进展

虽然 GRADE 工作组提出了对 NMA 进行证据质量分级的四步法,进一步完善了

GRADE 在 NMA 中运用的理论基础，但具体分级的过程中，分级人员需要对 GRADE 的基本理论和原则很熟悉，并进行预试验，以保证对分级标准理解的一致性。此外，还需要考虑间接比较中不同组别间的不可传递性以及直接比较和间接比较结果的不同质性。当然 GRADE 在 NMA 中的应用也存在一些问题，如当直接比较和间接比较的结果一致性较差时，GRADE 工作组也难以权衡其对最后结果证据质量的影响。但 GRADE 依然是当前针对 NMA 进行证据质量分级最有价值的工具。相信随着 NMA 的文献数量增多，以及研究质量的逐步提高，GRADE 在 NMA 中的运用将会逐渐成熟和普及。

（孙　凤）

参考文献

[1] Salanti G. Indirect and mixed-treatment comparison, network, or multiple-treatments meta-analysis: many names, many benefits, many concerns for the next generation evidence synthesis tool [J]. Research Synthesis Methods, 2012, 3 (2): 80-97.

[2] Cipriani A D, Barbui C P, Salanti G P, et al. Comparative efficacy and acceptability of antimanic drugs in acute mania: a multiple-treatments meta-analysis [J]. Lancet, 2011, 378 (9799): 1306-1315.

[3] Bucher H C, Guyatt G H, Griffith L E, et al. The results of direct and indirect treatment comparisons in meta-analysis of randomized controlled trials [J]. J Clin Epidemiol, 1997, 50 (6): 683-691.

[4] White I R, Barrett J K, Jackson D, et al. Consistency and inconsistency in network meta-analysis: model estimation using multivariate meta-regression [J]. Res Synth Methods, 2012, 3 (2): 111-125.

[5] Chaimani A, Higgins J P T, Mavridis D, et al. Graphical tools for network meta-analysis in STATA [J]. PLoS One, 2013, 8 (10): e76654.

[6] Puhan M A, Schünemann H J, Murad M H, et al. A GRADE Working Group approach for rating the quality of treatment effect estimates from network meta-analysis [J]. BMJ, 2014, 349: g5630.

[7] 刘凤琪, 石舒原, 杨智荣, 等. 网络 Meta 分析研究进展系列 (三): 网络 Meta 分析的研究信息共享策略与平台发展 [J]. 中国循证心血管医学杂志, 2020, 12 (8): 899-903+911.

[8] Phillippo D M, Dias S, Ades A E, et al. Multilevel network meta-regression for population-adjusted treatment comparisons [J]. Journal of the Royal Statistical Society Series A, 2020, 183 (3): 1189-1210.

第十二章

分子流行病学研究系统评价的实施步骤、相关规范及实例解析

分子流行病学是传统流行病学与分子生物学交汇融合而形成的一门学科。分子流行病学是采用先进的实验技术测定生物学标志,同时结合流行病学现场研究方法,从分子水平上阐述疾病的病因及相关影响因素,并提出相应防治措施的科学。分子流行病学的研究内容主要包括疾病病因的探讨、疾病危险因子致病机制的研究、疾病易感性的测定、疾病流行规律的研究以及疾病防治措施的研究。分子流行病学研究系统评价是针对分子流行病学研究进行的系统评价,实施步骤与临床研究类一致。

第一节 概 述

一、定义与作用

（一）内涵

流行病学是调查人群中疾病和健康分布,探索影响因素,并由此制定预防措施的一门学科,其在疾病预防、治疗及危险因素研究方面起着重要作用。随着生物学技术尤其是分子生物学技术的发展,其已经渗透到医学领域的各个方面。分子生物学不断应用于流行病学,并由此形成了一门新的分支学科——分子流行病学(molecular epidemiology)。分子流行病学是传统流行病学与分子生物学交汇融合而形成的新兴学科。

分子流行病学是采用先进的实验技术测定生物学标志,同时结合流行病学现场研

究方法，从分子水平上阐述疾病的病因及相关影响因素，并提出相应防治措施的科学。可从以下3个方面去理解：①分子流行病学是传统流行病学与分子生物学技术间的一门交叉学科；②其主要研究对象是生物学标志；③与传统流行病学不同的是，其还研究暴露因子在疾病发生过程中的作用，进而测量易感性标志，提出预防措施。

（二）涵盖内容

分子流行病学研究包括5个方面的内容：

1. 疾病病因的探讨　疾病的发生与环境因素和遗传因素都紧密相关。以遗传因素为主的疾病通常与基因相关，而很多以环境因素为主的疾病，也要从基因方面去探索其发生，因为环境因素可通过引起机体基因突变或异常表达来造成疾病的发生。

2. 疾病危险因子致病机制的研究　从分子层面研究导致疾病发生的危险因素，分析危险因素从暴露开始至疾病发生过程的每个环节。

3. 疾病易感性的测定　机体对疾病存在一定的感受性，称之为易感性。随着分子生物学与免疫学的发展，相关研究发现，机体对很多疾病都存在易感性，且其往往与机体的特定基因型、序列或表达产物有关。

4. 疾病流行规律的研究　从分子层面对传染源、传播途径等方面进行探索，这方面研究最多的是传染性疾病。

5. 疾病防治措施的研究　从分子层面，研究疾病发生发展过程中的相关因素、关联作用及机制，为科学防治提供基础。

二、生物标志的种类

生物标志是可以测量的、能代表生物结构和功能的大分子物质，包括细胞的、生物化学的、免疫的或分子的改变。总体上分为三类：暴露标志（exposure biomarker）、效应标志（effect biomarker）和易感性标志（susceptibility biomarker）。

（一）暴露标志

暴露标志是与疾病或健康状态有关的暴露因素的生物标志。根据内外进入机体前后状态可分为外暴露标志和内暴露标志；根据与DNA相互作用与否，又可分为基因毒性致癌物暴露标志物和非基因毒性致癌暴露标志物。

1. 外暴露标志　外暴露标志主要指暴露因素进入机体之前的标志，如微生物、毒素、粉尘、烟雾、化学致癌物等。

2. 内暴露标志　内暴露标志是指暴露因素进入机体之后的标志。对于传染性疾病，内暴露标志包括感染状况、抗原抗体检测和病原体基因监测；对于慢性非传染性疾病，内暴露标志包括内暴露剂量和生物效应剂量。

3. 基因毒性致癌物暴露标志物 常见的致癌物修饰DNA碱基的DNA加合物包括顺铂加合物、黄曲霉毒素鸟苷加合和8-羟基脱氧鸟苷和多环芳烃来源加合物。DNA加合物不仅可以用来作为分子暴露标志物，也可作为效应标志物，用来评价致癌物的基因毒性。目前，血清蛋白和血红蛋白已被广泛用于暴露标志物研究。

4. 非基因毒性致癌暴露标志物 非基因毒性致癌物一般不直接结合到DNA分子上就可发挥作用，其主要通过细胞毒性和促进有丝分裂的方式导致癌症的发生。这类物质包括雌激素、环孢毒素和己烯雌酚等。

（二）效应标志

效应标志是机体暴露后能反映生化、生理或其他方面变化的物质。对于传染病而言，效应标志是酶学、免疫指标和病原体基因方面的变化；对于慢性非传染性疾病，效应标志主要是癌基因激活、点突变和染色体异常。

1. 染色体损伤 致突变物可导致染色体和染色单体畸变。染色体畸变易导致环形染色体、无着丝粒染色体片段和双着丝粒染色体的出现。染色单体畸变则包括染色体内交换、外交换和断裂。Sorsa等的研究表明染色体畸变率似乎与癌症的发生风险存在联系。

2. 姐妹染色体交换 与染色体畸变相比，其在评价致癌突变物方面更敏感、快速和简单。

3. 微核 无着丝粒染色体片段聚集或整个染色体在复制后期的移动期间被滞留易导致微核的出现，因此微核存在被认为有染色体畸变发生。

4. 非整倍体 非整倍体是指机体细胞内的染色体数目是典型单倍体的多倍数。在发生癌症的机体内常发现非整倍体。

5. 癌基因激活和抑癌基因失活 癌基因激活或抑癌基因失活都可导致癌细胞无法控制地繁殖。*P53*是最常见的抑癌基因。

（三）易感性标志

易感性标志是反映机体对疾病发生、发展敏感程度的指标。通常选择易感基因和免疫学指标作为易感测定标志。癌症易感性与以下几种因素相关。

1. 代谢差异 一般情况下，致癌物都需要通过代谢进行激活，进而发生作用。研究发现，代谢激活能力强的机体患癌症的风险较高。

2. DNA修复 由于DNA修复泛白的遗传缺陷，光敏性皮炎机体接触紫外线暴露后患皮肤癌的风险性增加。

3. 异常的原癌基因或肿瘤抑制基因表达 癌症的发生与遗传易感性或与肿瘤细胞增殖分化相关的抑制基因的遗传突变有关。

三、分子流行病学研究常用的技术方法

（一）基因诊断与分型

1. 基因诊断　应用分子生物学手段检测机体内遗传物质结构或表达水平变化的技术，称为基因诊断。基因诊断技术包括核酸分子杂交、聚合酶链式反应（polymerase chain reaction，PCR）和连接酶链反应（ligase chain reaction，LCR）。目前较为常用技术是核酸分子杂交和PCR。

（1）核酸分子杂交：核酸分子杂交技术是采用基因探针与变性后的DNA或RNA进行杂交，形成稳定杂合双链分子。此技术是一种快速诊断致病基因和致病微生物的方法。基因探针是带有标志物的，且顺序已知的核酸序列（DNA或RNA）。常用标志物有同位素32P或35S、地高辛素、生物素、发光生物素、荧光素等。

（2）聚合酶链式反应：PCR是指在DNA聚合酶催化下，以母链DNA为模板，利用人工合成引物在体外扩增目的基因的技术。使用逆转录酶将RNA反转录成cDNA后，就可利用PCR技术检测RNA。

2. 基因分型　基因分型是利用分子生物学技术测定机体基因型的技术，主要包括：质粒分析、限制性片段长度多态性（restriction fragment length polymorphism，RFLP）、聚合酶链式反应-限制性片段长度多态性（PCR-RFLP）、单链构象多态性（single strand conformation polymorphism，SSCP）、聚合酶链式反应产物-单链构象多态性（PCR-SSCP）和随机PCR等。

（1）质粒分析：质粒分析是指通过分析细菌或真菌携带的质粒特征来揭示菌株间的内在差异。其侧重于分析细菌染色体外DNA，因此对于不含质粒的菌株，该技术具有局限性。

（2）RFLP：RFLP是采用适当的限制性内切酶消化DNA，通过琼脂糖凝胶电泳分离酶切产物，确定特定DNA片段大小。

（3）PCR-RFLP：PCR-RFLP是将PCR技术与RFLP技术相结合，分析目的基因酶切片段分布的差异，在变异碱基、变异方向明确的条件下，PCR-RFLP可检测点变异。

（4）PCR-SSCP：PCR-SSCP分析是通过PCR扩增特定靶序列，将扩增产物变性为单链，然后进行中性聚丙烯酰胺凝胶电泳，DNA单链的迁移率除了与DNA长短有关外，更重要的是取决于DNA构象。

（二）大分子蛋白或酶学分析

1. 免疫组化分析　免疫组化是应用免疫学原理，通过化学反应使标记抗体的显色剂显色来确定组织细胞内抗原，进而对其进行定位与定性研究。

2. 外膜蛋白分析 革兰氏阴性菌的细胞膜具有独特的外膜结构，在内外环境条件或基因表达发生改变的条件下，外膜结构或组分会随之发生改变，因此外膜蛋白分析可用于研究革兰氏阴性菌的变性和致病力。

3. 多位点酶电泳分析(MEE) 多位点酶电泳分析(multilocus enzyme electrophoresis, MEE)是以基因指导表型为理论，以酶学特征为生物标志，通过分析酶电泳图谱的变化，估计酶所对应的基因位点的变异，可以说是一种间接的基因分型方法。

第二节 实施步骤与注意事项

一、实施步骤

分子流行病学研究类系统评价 /Meta 分析的方法与临床研究类一致，建议采用 Cochrane Handbook for Systematic Reviews of Interventions 中推荐的 10 大步骤：第一步，提出要评价的问题。第二步，制定研究的纳入及排除标准。第三步，制定检索策略并检索研究。第四步，筛选研究和收集资料。第五步，评估纳入研究的偏倚风险。第六步，分析数据并在适合的情况下进行 Meta 分析。第七步，解决报告偏倚。第八步，陈述结果和制作结果摘要表格。第九步，解释结果与得出结论。第十步，完善和更新。

二、注意事项

与临床研究相比，分子流行病学研究类系统评价制作时，方法学没有临床研究那样完善。主要体现在：

(一) 方法学质量评价工具欠缺

当前，尚缺乏专门针对分子流行病学研究类研究的方法学质量评价工具，已经发表的系统评价，要么不进行方法学质量的评价、要么作者们自己制定几条标准进行评价、要么采用报告规范，如用于加强遗传关联研究报告质量的声明(strengthening the reporting of genetic association stndies, STREGA)来进行评价。实际上，报告规范评价的是报告质量，用于评价方法学质量是不妥的，但不失为当前缺乏方法学质量评价时的一种替代方案。

(二) 遗传关联性研究要考虑更多模型及哈迪 - 温伯格平衡定律

基因 - 疾病关联性研究的 Meta 分析一般采用的是已发展成熟的随机试验方法。由于从父母到子女遗传物质的传递过程中存在所谓的“孟德尔随机化”，其中的混杂作用往往容易被忽视(或因进行了人群分层而未被忽视)。这就导致尽管已通过对年龄、性别等因素进行匹配而对研究进行了调整,但在 Meta 分析中却仍然采用的是未经调整的分析方法。

全基因组关联性研究的发展对进行基因关联性 Meta 分析产生了一定的影响。尽管在原则上,在系统评价时提取感兴趣变异的综合数据可以采用同候选基因研究相同的提取方式。但在实际操作中,许多全基因组关联性研究的目的主要是探查是否存在关联性而并非量化,以及对潜在偏倚进行评价。此外,感兴趣的基因变异可能并不包含在所探查的全基因组内。当对某些未知的基因型进行测算时,一些推荐的测算方法往往需要更多的详细数据,同时尚不清楚基于较少的综合数据和连锁不平衡信息的一种较简单而朴素的方法是否可用来进行测算。

另外,将对基因 - 疾病关联性 Meta 分析中的其他方面情况进行详细讨论,包括:遗传模型的选择、哈迪 - 温伯格平衡定律处理以及连锁不平衡中的已知标志物的关联组合。而最后这一个领域的发展将使得在全基因组关联性研究中进行复杂数据的合成成为可能。

(三) 报告规范尚不完善

PRISMA 报告规范制定团队制作了大量扩展版,针对基础研究类的系统评价 / Meta 分析的报告规范近几年也被相关研究团队研制出来,如中医药领域动物实验系统评价报告规范(PRISMA-ATCM)。目前,除流行病学观察性研究 Meta 分析报告规范、MOOSE 声明(meta-analysis of observational studies in epidemiology)可作为基础参考外,已有几种针对遗传关联性研究的报告规范,亦可作为参考:基因芯片 Meta 分析报告清单、人类基因组流行病学协作网(the human genome epidemiology network,HuGENet)报告指南、*PLoS ONE* 遗传关联性研究的 Meta 分析清单。对于蛋白、预测预后标志物等系统评价,在制作的时候,我们建议根据 Cochrane 干预性或诊断性系统评价报告规范,或 PRISMA 干预性或诊断性系统评价的报告规范进行报告。

第三节　报告规范

因缺乏相应的报告规范,本节对现存的几种遗传关联性研究的报告规范进行展示。

(一) 基因芯片 Meta 分析报告清单

一般有两种类型的数据可以用于 Meta 分析:第一类是原始数据(基因芯片实验的 CEL 结果文件),另一类是已经发表的或经过运算后的基因芯片结果。

基因芯片的 Meta 分析相对于传统 Meta 分析有其自身的特点，故其需报告的条目也不尽相同。表 12-1 展示了报告该类 Meta 分析的清单。

表 12-1　基因芯片 Meta 分析报告清单

步骤	清单内容
筛选合适的基因芯片研究	
1	设定研究目的和研究方案
2	定义纳入 / 排除标准和合适的关键词
3	根据相关关键词在表 12-2 中列出的网站中检索相关文献
4	在表 12-2 中列出的资源库中检索相关基因芯片研究
5	联系相关领域的专家和合作者获取已经发表或未发表的数据
6	在相关文献的参考文献中查找其他相关研究
7	根据纳入 / 排除标准再次核对所选择的研究
从研究中提取数据	
8	浏览相关文献获取原始数据（如 CEL 文件等）
9	如果全文中不包含可下载原始数据的链接，检索相关基因芯片资源库或研究者网页。如果仍未成功，写信联系作者
10	如果多篇研究使用了重复数据，选择最全面的数据集，并将任何训练和验证数据集合并在一起
准备单个数据集	
11	查找、剔除任何低质量的芯片
12	将原始数据处理成基因表达数据矩阵
13	检测批次效应，尤其是大样本研究
14	过滤芯片中质量的探针（可选）
15	合并任何技术性重复（如重复测量等）
16	核对来自不同平台的基因表达数据的一致性
注释单个数据集	
17	查找探针序列或序列最特异的探针注释信息
18	聚类探针序列或将序列最特异的探针注释到基因水平。对所有数据集使用相同的注释工具
处理探针与基因间的多对多关系	
19	舍弃任何不能比对到任何基因 ID 的探针
20	针对研究中的每一个基因 ID，计算该研究特异的估计值
21	如果某一研究中单个探针对应多个基因 ID，则将该探针注释到多个基因 ID
22	如果某一研究中单个基因 ID 对应多个探针，则通过选择其中一个探针或合并所有探针进行汇总

续表

步骤	清单内容
合并研究特异的估计值	
23	针对每个基因ID，查找能够提供有用信息的相关研究。当某一基因ID出现在最少的研究中的数目设定后，舍弃出现次数少于该数目的基因ID（可选）
24	针对每个基因ID，使用Meta分析的方法合并其研究特异性估计值。记录相应的汇总统计量
25	针对每个基因ID，计算名义*P*值，并根据多重检验校正
分析、呈现及解释结果	
26	使用留一分析法（leave-one-out analysis）进行敏感性分析
27	使用图表的形式呈现汇总统计量
28	使用计算工具分析结果（例如基因集富集分析等）
29	如有可能，使用其他技术或不同样本进行验证
30	评估证据的可靠性，局限性和当前结果的可推广性

表12-2 常用的基因表达谱研究在线数据库

数据库	网址
ArrayExpress	http：//www.ebi.ac.uk/arrayexpress/
CIBEX	http：//cibex.nig.ac.jp/data/index.html
Gene Expression Omnibus（GEO）	http：//www.ncbi.nlm.nih.gov/geo/
ONCOMINE	http：//www.oncomine.org/
SMD	http：//smd.stanford.edu/
YMD	http：//medicine.yale.edu/keck/ymd/
ArrayDB	http：//genome.nhgri.nih.gov/arraydb/
ExpressDB	http：//arep.med.harvard.edu/ExpressDB/
L2L	http：//depts.washington.edu/l2l/
M^2DB	http：//metadb.bmes.nthu.edu.tw/m2db/
M^3D	http：//m3d.mssm.edu/

（二）人类基因组流行病学网络（HuGENet）报告指南

HuGENet制作了相关的手册，并在手册中规定了遗传关联性研究的Meta分析报告的通用格式，表12-3展示了该格式。

表 12-3　HuGENet 指南的报告通用格式

报告要求包括的内容	
封面	
	标题(是否进行了 Meta 分析？是新进行的还是更新的) 联系的详细信息
摘要	
	提供下述条目下相关问题讨论的简要单页结构概要。若可能，提供包括基因名称、疾病名称、“流行病学”、“系统评价”或“Meta 分析”等名词术语
背景	
基因	鉴别已评价的基因，如果知道的话，提供染色体定位、基因产物和功能的简短回顾
基因变异和频率	如果知道的话，提供已知的影响基因产物的等位基因突变 对这些变异在不同人群和种族的纯合性和杂合性频率进行概述。若已有相关患病率的系统评价，直接概括其结果；若无，则依据关键文献中的数据进行简要的综述(注：与系统评价相关的特定基因变异的阐述在方法学部分的“选择标准”中阐述)
疾病或其他结局	鉴别哪些疾病或其他结局与哪些基因是被认为存在相关性的。简要归纳描述性流行病学和确认的及可疑的危险因素(包括其他的基因)。如果有的话，查阅以前类似的系统评价，应简洁。如果可行，应概述当前系统评价中的疾病 / 结局与假设相关性的基本原理(注：系统评价关注的特定疾病或结局在下面方法中的“选择标准”中进行阐述)
目的	提供当前系统评价目的的简洁概要
方法	
选择标准	规定本系统评价纳入的基因、基因变异、疾病和参与者类型 规定纳入调查相关性的研究类型(例如：设计与实施) 规定纳入调查交互作用的研究类型(例如：设计与实施)、基因和环境暴露，如果系统评价包括了这些内容的话
研究识别	描述用于鉴别相关研究的方法和 / 或其他资源的信息。列出所有检索的电子数据库，包括每一个所检索数据库的详细检索策略、检索时段，以及与原始研究的作者进行的沟通
资料收集和分析	描述研究筛选、资料收集(包括从已发表的报告和企图检索未发表或部分 / 有选择性发表的报告中的数据提取)、偏倚风险评价、单项研究分析的方法、Meta 分析的方法、处理异质性和潜在偏倚的方法
结果	
纳入研究	包括展示纳入研究基本信息的表格(研究地点、时间、设计、病例组和对照组的参与者类型)
研究的质量和方法学	对研究质量和方法学的评价
关联分析	根据不同人群中相对危险、绝对危险、和 / 或归因危险，总结目标等位基因突变与疾病和结局之间的关联性量级
交互作用	讨论与疾病相关的等位基因突变是否与其他危险因素存在交互作用。只要有可能，就总结这些交互作用的量级。描述任何用于校正分析的校正变量
讨论	
主要发现	概括系统评价与 Meta 分析的主要发现

续表

报告要求包括的内容	
局限性	简洁评论证据的质量。讨论所关注的相关信息的数量、单项研究的有效性和其他偏倚（例如：发表偏倚和其他报告偏倚）
生物学	评论与相关性有关的可获得机制方面的证据
潜在的公共卫生影响和结果的其他启示	a. 潜在的公共卫生影响：总结人类基因组的流行病学信息中关于基因变异对潜在的公共卫生应用，例如根据特定基因型可采取的干预、设定个体的允许暴露阈值 b. 对我们理解疾病的启示 c. 对研究的启示：应总结出现有证据基础中的优势和差距；应提出建议，鼓励开展相关研究以填补空白，例如可能需要开展哪些研究使总结的遗传知识对公共卫生产生影响
潜在的利益冲突	
参考文献	
互联网站点	
	包括各类遗传学数据库、在线资源、教育资源、共识性声明、政策声明和支持团体的相关链接

（三）*PLoS One* 遗传关联性研究 Meta 分析的清单

为规范遗传关联性研究的 Meta 分析报告，2014 年 *PLoS One* 杂志的编辑在社区微博上发表了针对遗传关联性研究 Meta 分析的清单，要求投稿作者填写此清单并回答相关问题。同年，*American Journal of Epidemiology* 杂志声明支持 *PLoS One* 杂志的这一清单，并更新了 HuGE Review 的部分内容，要求投稿作者按照此标准进行撰写遗传关联性研究的 Meta 分析。表 12-4 展示了该清单的内容。

表 12-4　*PLoS ONE* 遗传关联性研究的 Meta 分析清单

序号	清单条目内容	文中页码
引言		
1	详述所研究多态性的原因；若仅分析了单个多态性，详细说明其他多态性未被纳入 Meta 分析的原因	
2	详述所研究人群及临床条件的原因	
方法		
3	详细说明所采用的检索策略；概述所有电子检索策略，针对至少一个数据库列出其关键词的具体组合方式及其所采用的限定条件。说明多态性或基因（如 SNP 数）同义词是否被检索	
4	详述所选择研究的纳入排除标准。请在附件中列出所有被排除的文献及其原因	
5	详述如何评价纳入研究的质量	
6	说明联系研究作者寻求其他研究和缺失数据的步骤	
7	说明如何对环境因素进行调整，若未实施调整，概述其原因	
8	说明处理异质性 / 研究间变异的方法	

续表

序号	清单条目内容	文中页码
9	说明如何评估哈迪温伯格平衡定律和连锁不平衡定律	
10	说明所选研究模型的合理性（每一等位基因 vs. 每一基因型 vs. 遗传自由模型，随机效应模型 vs. 固定效应模型）	
11	说明是否完成敏感性分析	
12	说明是否对人群分层的影响进行了评估	
13	说明是否评估了研究的具体结果，若是，请列出（例如，森林图）	
结果		
14	总结纳入 Meta 分析研究的流程图，并将其作为文章的第一幅图	
15	详细报告等位基因 / 基因型频率	
16	报告每个分析中效应量的估计值及 P 值	
讨论		
17	讨论 Meta 分析的局限性，包括基因型误差 / 偏倚和发表偏倚	
18	若 Meta 分析认定所研究人群的某一亚组具有遗传关联性，而其他组没有，讨论这些结果的含义，如果可以的话，可以考虑具体亚组发表偏倚的可能性	
19	讨论研究问题中样本量大小的适宜性以及研究的效力	

（四）流行病学观察性研究 Meta 分析的报告规范

MOOSE 声明（meta-analysis of observational studies in epidemiology）是在 1997 年由美国疾病预防控制中心资助，召集专家讨论并制定的流行病学中观察性研究的系统综述报告规范，于 2000 年发表。该规范旨在为观察性研究 Meta 分析的研究者、评审者及读者提供标准化报告框架。该规范要求研究报告涵盖 6 大模块（背景、检索策略、方法、结果、讨论、结论）共 35 个条目，系统规范报告流程，提升透明度。随着基因 - 疾病关联研究的不断进展，出现了很多单核苷酸多态性等的 Meta 分析，这类 Meta 分析仍可参考 MOOSE 报告规范。即 MOOSE 规范适用于观察性研究（队列研究、病例 - 对照研究、横断面调查等），也适用于基因 - 疾病关联研究（如基因多态性的 Meta 分析）。

表 12-5　MOOSE 声明

内容	条目序号	条目内容
研究背景	1	定义研究问题
	2	陈述研究问题假设
	3	确定研究结局
	4	暴露 / 干预措施
	5	研究设计类型
	6	研究人群

续表

内容	条目序号	条目内容
文献检索策略报告	7	文献检索员的资质(例如图书管理员和研究者)
	8	文献检索策略,包括文献检索的时间范围和使用的关键词
	9	尽可能获取所有文献,包括研究文献作者的个人通讯信息
	10	检索的数据库和档案库
	11	使用的检索软件名称及版本号,包括使用的特殊功能(如进行主题词及下位词的扩展检索)
	12	手工检索(如已有文献的参考文献清单)
	13	列出纳入和排除的文献,以及判断标准
	14	处理非英语文献的方法
	15	处理只有摘要和未发表文献的方法
	16	介绍个人通讯信息的情况
研究方法	17	描述检索文献是否与研究问题的假设相关或合适
	18	数据选择和编码的基本原则(如有完善的临床编码规则或便于编码)
	19	数据分类和编码的记录(如多个文献评价者、盲法以及文献评价者之间的一致性)
	20	混杂的评估(如入选研究中病例和对照的可比性)
	21	评价研究质量,包括对质量评价者采用盲法,对研究结果的可能预测因子进行分层分析或者回归分析
	22	评价研究异质性
	23	详细介绍统计分析模型,以便能重复该研究(如详细描述采用的固定效应模型或随机效应模型,采用该研究模型分析研究结果的理由,剂量 - 反应关系模型,或者累积 Meta 分析)
	24	提供合适的统计图表
研究结果	25	绘图总结各研究结果和合并的结果
	26	列表描述入选各研究结果
	27	研究结果的敏感性分析(如亚组分析)
	28	报告统计结果的不确定性
讨论	29	定量地评价偏倚(如发表偏倚)
	30	解释排除标准的合理性(如排除非英语文献)
	31	评价入选研究的质量
研究结论	32	产生观察结果的其他可能原因
	33	结论的外推性,即根据研究所得的数据,在文献综述所涉及的领域,对研究结论进行适当外推
	34	为以后该问题的研究提供指导意见
	35	公布研究资助来源

第四节 实例解析

因缺乏中医药相关的分子流行病学研究系统评价的案例，本节选用常见的、中西医均适用的3种类型系统评价进行介绍：基因多态性与疾病易感性及严重程度、甲基化与疾病易感性及严重程度、基因多态性与药物功效。

一、单核苷酸多态性与疾病易感性及严重程度

引用文献：Salameh H, Raff E, Erwin A, ET AL. PNPLA3 Gene Polymorphism Is Associated With Predisposition to and Severity of Alcoholic Liver Disease. Am J Gastroenterol, 2015, 110(6): 846-56.

（一）研究背景及问题转化

1. 研究背景　酗酒是肝硬化发生的常见原因，而且是肝移植的适应证。有关遗传因素与酒精性肝病(alcoholic liver disease, ALD)发展关系的数据一直存在争议。最近，Dallas Heart Study 对西班牙裔、非裔、欧裔美国人进行了全基因组筛查，发现 *PNPLA3* (Patatin-like phospholipase domain protein 3) 基因中的一个单核苷酸多态性 rs738409 C>G(在位置148处发生异亮氨酸到蛋氨酸的替换，1148M)与肝内脂质含量存在较强的关联。另外，*PNPLA3* 基因型与谷丙转氨酶(alanine aminotransferase, ALT)水平增高和肝脏脂肪含量之间的强烈关联在其他的人群中也被验证过。尽管此基因发现在非酒精性脂肪性肝病病人中与脂肪变性存在关联，也有数据揭示其与包括丙型肝炎肝硬化和酒精性肝硬化在内的其他肝脏疾病也存在关联。本项系统评价与 Meta 分析旨在对 *PNPLA3* rs738409 多态性与 ALD 病谱的关联性进行探究。

2. 研究问题转化　遵照“PICOS”的原则，对本项系统评价与 Meta 分析的研究问题进行转化。

研究主题(P)：ALD 疾病谱。

暴露因素(I)：*PNPLA3* rs738409 C>G 多态性。

结局(O)：ALD 的易感性及严重程度。

研究设计类型(S)：病例 - 对照研究或队列研究。

（二）研究方法

1. 纳入 / 排除标准　纳入此 Meta 分析的研究必须符合：①包含有酒精依赖的病

人；②对 *PNPLA3* 变异体（rs738409C>G）进行研究；③对 ALD 病谱进行定义；④是发表的完整文章。排除标准包括：①未报告基因频率及 / 或比值比（odds ratio，OR）数据；②在 ALD 病人中包含有其他肝脏疾病病理的患者，且没有单独的数据。

2. 检索策略　在 PubMed/MEDLINE、Embase 和 Cochrane 中检索有关 *PNPLA3* 多态性与 ALD 关联的完整英文文章。所有数据库检索的截止日期是 2014 年 12 月。在选择文章时基于标题和摘要对全文进行审阅。两位独立的研究者对检索到文章的参考文献进行了手动检索从而获得更多的可能相关文章。

3. 研究选择和资料提取　由两位研究者单独地根据纳入标准和排除标准对研究进行了选择，并且从纳入研究中单独地提取了资料。对于存在的争议，研究者们共同对存在争议的研究进行审阅。

从纳入研究中提取的信息包括：①研究特征；②研究人群；③在健康对照者和 ALD 病人中 *PNPLA3* 多态性的基因型频率（rs738409 的 CC、CG 和 GG）；④ OR 值。联系纳入研究的对应作者获得个体病人数据（individual participant data，IPD）。

4. 研究终点 / 结局　包括：①患酒精性脂肪肝（alcoholic fatty liver，AFL），酒精性肝损伤（alcoholic liver injury，ALI），酒精性肝硬化（alcoholic cirrhosis，AC）或肝细胞癌（hepatocellular carcinoma，HCC）的饮酒者与健康对照者相比；②饮酒者中 ALD 的严重程度。

5. 评价纳入研究的质量　由两位研究者单独地对纳入研究的质量进行了评估，使用的是用于病例 - 对照研究的纽卡斯尔 - 渥太华量表（Newcastle-Ottawa scale，NOS）。两个作者之间的争议通过对原始的研究进行共同的重新评估来解决。

对纳入研究中的基因型频率是否符合哈迪 - 温伯格定律（Hardy-Weinberg equilibrium，HWE）法则，进行了检验。如果一项研究出现了显著的 HWE 偏离，将遵照建议通过将偏离 HWE 的研究（如果有的话）删除之后进行敏感性分析。

6. 统计分析　采用 OR 及其 95% 置信区间（confidence interval，CI）展示 rs738409 与 ALD 患病率的关联强度。对于所有的分析都使用随机效应模型对汇总数据进行分析。利用 I^2 检验（截断值 ≥ 50%）及 χ^2 检验（$P<0.10$）得到研究间方差从而对异质性进行检验。若分析中仅有两个研究存在异质性，便对这两篇研究进行审阅，看是否有任何差异导致了异质性的存在。若异质数据存在于两篇以上的纳入研究中，则采取阶梯式方法：①删除包含混合种族人群的研究；②排除 OR 最大和最小的两项研究；③在必要的时候做 Meta 回归分析。为了检验发表偏倚的程度，在未校正分析中利用了 Egger's 检验和 Begg's 检验。森林图由两位单独的研究者进行评估。在分析中检验异质性和 Meta 分析时分别至少检验两项和三项研究。

为了检验 rs738409 与 ALD 病谱的独立关联，利用 IPD 数据为病人参数建立了广义线性混合模型。选择此统计方法是为了考虑到研究间的差异，且等同于我们在主要分析中使用的随机效应模型。考虑到五篇研究中仅有两篇包含了有关 BMI 的信息，故没有根据此变量对数据进行控制。通过与 *PNPLA3* 的各种多态性作比较，对一个特定结果的最初的未校正 OR 进行评估。然后，逐步地将年龄和性别加入此模型中来检验 *PNPLA3* 多态性的独立关联以及个体人口统计学资料对结果的影响。所有的统计分析利用 Comprehensive Meta-analysis 软件进行。

(三) 研究结果

1. 纳入研究的基本特征 最初检索到了总共 254 篇文献。在查看了文章的标题和摘要之后，总共得到了 14 项研究进行全文审查。其中的 4 项研究因为数据无法用于分析及 / 或不是完整的文章而被排除，最终纳入 10 项研究共包含 4 112 个病例进行 Meta 分析。

基于 NOS 量表，5 项研究被认为是高质量研究。另外，7 项研究中对照人群的基因型频率均符合 HWE。

2. *PNPLA3* 多态性（rs738409）在 ALD 病人中与健康对照者的比较 总共分析了 7 项研究中的 2 878 个病例和 4 091 个对照者。*PNPLA3* rs738409 多态性在 AFL（1 项研究）、ALI（3 项研究）、AC（7 项研究）和 HCC 病人（2 项研究）中与健康对照者做了比较。

酒精性脂肪肝：在利用一项研究中基于人群的多中心样本进行数据汇总时发现 AFL 病人中 rs738409 CG 和 GG 基因型相较于 CC 基因型的 OR 与对照组中类似，分别为 0.74（0.54–1.03）和 0.62（0.13–2.93）。两个分析的值是同质的，各自的值为 I^2=0%、P=0.69 和 I^2=45.98%、P=0.17。

酒精性肝损伤：ALI 病人与健康对照者比较，rs738409 CG 基因型较 CC 基因型的 OR 是 1.45（1.24–1.69）；数据是同质的（I^2=0%、P=0.995），且 Egger's 检验（P=0.569）和 Begg's 检验（P=0.5），发现不存在发表偏倚。rs738409 GG 基因型相较于健康对照者的 OR 为 2.22（1.50–3.28）；数据是同质的（I^2=0%、P=0.524），Egger's 检验（P=0.182）和 Begg's 检验（P=0.120），没有发现发表偏倚。

酒精性肝硬化：AC 病人与健康对照者比较，CG 基因型相较 CC 基因型的 OR 是 2.09（1.79–2.44）；数据是同质的（I^2=0%、P=0.989），且 Egger's 检验（P=0.17）和 Begg's 检验（P=1.0），表明不存在发表偏倚。rs738409 GG 基因型的 OR 是类似的，为 3.37（2.49–4.575）；数据是同质的（I^2=0%、P=0.42），且 Egger's 检验（P=0.46）和 Begg's 检验（P=0.31），没有发现存在发表偏倚。

肝细胞癌：HCC 病人与健康对照者比较，rs738409 CG 基因型与 CC 基因型比较时

OR 为 2.87（1.61–5.10）；数据是同质的（I^2=35.43%、P=0.21）。GG 基因型的 OR 是类似的，为 12.41（6.99–22.03），且数据是同质的（I^2=0%、P=0.41）。

3. *PNPLA3* 多态性（rs738409）与酒精型肝脏疾病的严重程度　包含 3 711 个 ALD 病人的总共 8 项研究用于此结果分析。

AC vs.AFL：在一项研究中，CG 和 GG 基因型的 OR 分别是 2.62（1.73–3.97）和 8.45（2.52–28.37）。

AC vs.ALI：rs738409 GG 基因型相较于 CC 基因型的 OR 为 1.98（1.24–3.17）；研究间有明显的异质性（I^2=67.04%、P=0.048）。Egger's 检验（P=0.11）和 Begg's 检验（P=0.12）没有显示任何发表偏倚。在将其中一项研究删除之后进行的敏感性分析显示了类似的效应 2.59（1.69-3.98），且不存在异质性（I^2=0%、P=0.66）。rs738409 GG 基因型相较于 CC 基因型的 OR（95%CI）为 3.86（1.18–12.60）；数据是异质的（I^2=76%、P=0.039）。AC 病人在这两项纳入文献中的比例（一项为大约 80%，另一篇项仅为 22%）的差异可能为异质性的存在作出了解释。因为此分析仅有两项研究，故不能对发表偏倚进行检验。另外，在一项研究中 GG 基因型相较于 CG 基因型的 OR 为 2.90（1.53–5.49）。

HCC vs.AC：CG 基因型与 CC 基因型比较 OR 为 1.43（0.76–2.72）；数据是同质的（I^2=33%、P=0.22）。类似地，GG 基因型较 CC 基因型的 OR 为 2.81（1.57–5.01）；然而，此分析显示了显著的异质性（I^2=70.38%、P=0.018）。Egger's 检验（P=0.36）和 Begg's 检验（P=0.049 0）没有发现发表偏倚的存在。在将最低和最高 OR 的研究删除之后进行的敏感性分析表现出类似的效应 2.91（1.44–5.86），且没有异质性（I^2=20.37%、P=0.26）。GG vs. CG 的 OR 是 2.10（1.22–3.63），且数据是同质的（I^2=0%、P=0.912）。

4. 亚组分析　种族分析：在将其中一项研究删除之后，汇总效应大小与包含此研究时所得的结果基本一致。ALI 与健康对照者比较时 CG vs. CC 的 OR 为 1.45（1.17–1.78）；AC 患者与健康对照者比较时，CG vs. CC 的 OR 为 1.99（1.61–2.46）；AC 患者与 ALI 患者比较时，CG vs. CC 的 OR 为 2.59（1.69–3.98）。对高质量研究的分析：在对 5 项高质量研究进行分析后，数据未发生改变。

IPD 数据分析：从 5 项研究中得到了 2 033 例 ALD 病人（734 例 ALI、1 153 例无 HCC 的 AC 患者，以及 146 例 HCC 和 AC 的共病患者）的 IPD 数据。AC 患者与健康对照者比较，CG vs. CC、GG vs. CC 和 GG vs. CG 的 OR 汇总数据分别为 1.84（1.47–2.31）、4.40（2.98–6.50）和 2.40（1.62–3.55）。HCC 与健康对照者比较时的 OR 是类似的，分别为 2.96（1.88–4.66）、13.30（7.61–23.27）和 4.50（2.71–7.46）。对 IPD 数据进行的广义线性混合模型分析表明 AC 患者与 ALI 患者比较时，CG vs. CC、GG vs. CC 和 GG vs.

CG 的未校正 OR 分别为 1.9（1.3–2.9）、3.0（2.0–4.6）以及 1.6（1.1–2.3）。逐步地将年龄和性别加入该模型中发现 OR 并未改变，且方向是一致的。对于 AC 患者中的 HCC 患者，未校正的 OR 分别为 1.5（0.5–2.6）、2.9（0.8–11.1）和 2.1（0.1–68.1）。HCC 的数据仍然具有显著性，但是置信区间却较大，这可能是因为样本量较小导致的，因为进行此分析时仅利用了两项研究中的 358 例病人。

（四）研究结论

本系统评价与 Meta 分析结果表明 *PNPLA3* rs738409 多态性可以增加 ALD 整个病谱中的疾病在酗酒者中的发病风险和 AC 及 HCC 在 ALI 病人中的发病风险；需要更多的研究来阐明在适度饮酒者中 *PNPLA3* 与脂肪变性的关系。*PNPLA3* 基因可能是 ALD 治疗以及 ALD 病人中移植供体器官选择的一个潜在靶点。

（五）案例剖析

本文选题紧扣临床实际需求，是一篇对临床实践及未来研究颇具启示的系统评价，具有较高的价值。本文的方法学质量和报告质量均较高，特别值得一提的是，同时采用了 IPD 的数据。本文的统计分析部分介绍得较为详细，便于读者进行确认及学习。对图表及文字能够进行很好的结合使用，避免了重复啰唆累赘的表述。这些都是值得学习借鉴的地方。

第一，本文的制作时间是在 PRISMA 报告规范发布之后，且 MOOSE 规范中确实是先行报告文献检索部分、再报告纳入排除标准，这是与实际制作时的逻辑顺序是相反的。因为只有先制定了纳入排除标准，才能够根据纳入排除标准去执行检索；否则，依据什么去制定检索式及执行检索呢？故本文遵照 MOOSE 规范，把这两个环节的顺序调整一下应该会更好。第二，本文纳入的为分子流行病学的研究，使用了针对经典病例 - 对照研究和队列研究的 NOS 工具评价纳入研究的方法学质量；考虑到当前尚无较权威的用于评价遗传关联性研究方法学质量的工具，可以使用 NOS 工具，但结合遗传关联性研究的特点稍作具体条目的修订会更好。第三，本文将终点 / 结局单独作为一节，这是没有必要的，一般而言，结局 / 终点是作为“PICOS”的要素之一放在纳入排除标准中进行报告的。第四，检索时间应该精确到具体年月日，因为月初检索和月末检索之间可能相去甚远。

当然，瑕不掩瑜，尽管本文有值得进一步完善的地方，但紧扣临床需求去选题，以及较高的质量是本文能够发表在专业领域前沿期刊的重要原因。

二、甲基化与疾病易感性及严重程度

引用文献：Fang C，Wei XM，Zeng XT，et al. Aberrant GSTP1 promoter methylation is associated with increased risk and advanced stage of breast cancer: a meta-analysis of 19 case-control studies. BMC Cancer, 2015, 15: 920.

（一）研究背景及问题转化

1. 研究背景　乳腺癌（breast cancer, BC）是女性最常见的恶性肿瘤之一，作为一种高度异质性的疾病，是引发女性死亡的主要原因。在乳腺癌的发病原因分析中，遗传和环境因素及两者之间的交互影响发挥着极为关键的作用。越来越多的证据表明，肿瘤相关基因的表观遗传变化与乳腺癌的发生和发展也密切相关，并可作为癌症诊断与治疗的指标。谷胱甘肽 -S- 转移酶（glutathione S-transferase, GSTs）基因定位于染色体 11q13，是一种肿瘤抑制基因，研究证实异常的 *GSTs* 甲基化可发生在不同的肿瘤类型中。本项 Meta 分析旨在评价 *GSTP1* 基因启动子甲基化在乳腺癌的表达及其与患者的临床分期和组织学分级之间的相关性。

2. 研究问题转化　遵照"PICOS"的原则，对本项 Meta 分析的研究问题进行转化。

研究主题（P）：乳腺癌。

暴露因素（I）：*GSTP1* 启动子甲基化。

结局（O）：乳腺癌的易感性、临床分期及组织学分级。

研究设计类型（S）：病例 - 对照研究。

（二）研究方法

1. 纳入 / 排除标准　纳入符合以下标准的研究：①研究主题为 *GSTP1* 基因启动子甲基化与乳腺癌发病风险相关性的文献；②研究设计为病例 - 对照研究；③研究对象为乳腺癌患者，且病理诊断明确；④可提供完整的二分类数据，研究内容包括 *GSTP1* 基因启动子在肿瘤患者和正常对照者中的甲基化表达水平；⑤甲基化检测方法均以聚合酶链式反应（polymerase chain reaction, PCR）为基础。

2. 文献检索　通过系统地检索 PubMed、Embase 和 Web of Science databases 数据库，获得自建库以来至 2015 年 1 月 31 日公开发表的探究 *GSTP1* 基因启动子甲基化与乳腺癌发病相关的文献。同时，追溯相关文献的参考文献，并辅以手工检索，以保证检索文献的全面性。

3. 资料提取　纳入研究的相关信息由两名评价员独立提取，主要包括以下内容：第一作者，发表年份，对照组来源，研究对象的种族，样本类型，样本量，甲基化频数，甲基化检测方法，肿瘤患者的临床分期及组织学分级。

4. 统计分析　主要采用 RevMan 5.2 软件完成。由于所纳入研究为病例 - 对照研究，故合并效应值选择统计效应量比值比（OR）及其对应的 95% 置信区间（95%CI）。采用 Cochran Q 和 I^2 检验评估合并数据的异质性，若 $P \geqslant 0.10$ 且 $I^2 < 40\%$，则认为合并

数据同质性较好，采用固定效应模型进行合并分析；否则采用随机效应模型。通过敏感性分析来评估单个研究对整体结果的影响程度。此外，根据患者的种族、样本类型和甲基化检测方法进行亚组分析，探究可能的异质性来源。采用漏斗图定性检测是否存在发表偏倚，同时采用 Egger's 检验对发表偏倚进行定量检测。

（三）研究结果

1. 纳入研究的基本特征　初步检索出相关文献 81 篇，经过筛选最终纳入 17 篇文献，包含 19 项病例 - 对照研究，且均为英文文献。作者采用流程图给出了文献筛选的过程；采用表格较为详细地呈现了纳入研究的基本特征。

2. *GSTP1* 基因启动子甲基化与乳腺癌发病风险相关性　基于 19 项病例 - 对照研究的 Meta 分析结果表明与正常对照组相比，乳腺癌患者具有显著更高的 *GSTP1* 甲基化频率（OR=7.85，95% CI=5.12–12.01），即 *GSTP1* 基因启动子甲基化能够显著增加 7.85 倍的乳腺癌发病风险。

按照种族、样本类型和甲基化检测方法进行了亚组分析。结果表明：① *GSTP1* 甲基化能够显著增加白高加索人群（OR=7.23，95% CI=3.76–13.90）和亚洲人群（OR=11.71，95% CI=5.69–24.07）的乳腺癌风险；②通过组织标本检测的异常甲基化显示能够显著增加乳腺癌的发病风险 10.32 倍（OR=10.32，95% CI=5.97–17.85），通过血液标本检测的异常甲基化则能够增加 4.02 倍的风险（OR=4.02，95% CI=1.12–14.38）；③采用定量的甲基化检测方法显示能够显著增加乳腺癌 4.73 倍的发病风险（OR=4.73，95% CI=1.84–12.12），半定量的可显著增加 10.33 倍的风险（OR=10.33，95% CI=3.32–32.10），非定量的则可显著增加 12.55 倍的风险（OR=12.55，95% CI=5.72–27.55）。

3. *GSTP1* 基因启动子甲基化与乳腺癌分期　基于 8 项病例 - 对照研究的包括 832 例乳腺癌患者的 Meta 分析结果显示，与早期患者相比，*GSTP1* 基因启动子甲基化异常在晚期患者中更容易观察到（OR=1.84，95% CI=1.32–2.58）。基于 5 项病例 - 对照研究的结果显示，*GSTP1* 基因启动子甲基化异常与乳腺癌患者组织分级不具有相关性（OR=0.74，95% CI=0.43–1.26），各研究间同质性好（I^2=0%，P=0.69），故采用固定效应模型。

4. 敏感性分析　采用血液标本和定量方法检测 *GSTP1* 甲基化时存在中度异质性，故对此结果进行了敏感性分析。在剔除 Brooks 等的研究后，采用血液标本检测的异质性消失了（从 I^2=54% 及 P=0.07 变为 I^2=0% 及 P=0.71），采用定量方法检测的异质性也消失了（从 I^2=45% 及 P=0.08 变为 I^2=0% 及 P=0.43），这表明异质性很可能是 Brooks 等的这项研究导致的。然而，Meta 分析的结果并未因剔除该项研究而发生显著性的改变。对所有 Meta 分析结果采用依次逐项剔除纳入单项研究的方法进行敏感性分析，亦显示所有 Meta 分析结果是具有良好稳健性的。

5. 发表偏倚　基于 *GSTP1* 甲基化与乳腺癌的风险制作漏斗图，显示该漏斗图左右不对称，这表明本 Meta 分析很可能存在发表偏倚。Egger's 检验结果亦提示存在发表偏倚（P=0.003）。再通过剪补法（trim-and-fill method）进行校正的结果未发表的研究很可能是导致发表偏倚的原因。进行剪补法校正之后的整体 Meta 分析结果（OR=4.20，95% CI=2.75-6.41）与未校正的相似，这进一步表明本 Meta 分析结果的稳健性和可靠性。囿于纳入研究数目限制，未对肿瘤分期及组织分级的结局进行发表偏倚检测。

（四）研究结论

本 Meta 分析结果表明，异常 *GSTP1* 基因启动子高甲基化与乳腺癌发病风险增高显著相关，敏感性及亚组分析表明总体结果具有稳健性。此外，晚期乳腺癌患者中 *GSTP1* 基因启动子甲基化的发生率显著高于早期患者。由于纳入研究数量有限，仍需开展高质量、大样本的研究予以进一步验证。

（五）案例剖析

总体而言，本研究遵循 MOOSE 报告规范，分析过程较严谨，研究结果具有可靠性和稳健性。作者采用漏斗图定性检测发表偏倚，同时采用 Egger's 检验对其进行定量检测，并通过"剪补法"进行校正。这些都是值得借鉴的。

首先，作者未采用相关标准对纳入研究的质量进行评定，可能与目前尚无公认的质量评价工具有关。其次，由于纳入研究数量有限，未使用漏斗图检测 *GSTP1* 甲基化与乳腺癌患者临床分期及组织学分级的发表偏倚。再次，MOOSE 报告规范在纳入排除标准和文献检索环节逻辑顺序是不妥当的，故建议写作时按照先制定纳入排除标准、再行文献检索的顺序进行，这样更符合逻辑和实际。最后，本文在方法学部分指出所有分析均采用 RevMan5.2 软件，然而该软件并不具备执行剪补法及绘制剪补法森林图、执行 Egger's 检验的功能，显然是作者使用了 STATA 等具备此功能的软件，但却未能在方法学部分进行报告，这是本文的明显不足。

整体而言，本 Meta 分析仍旧是依托临床实际进行的选题，质量较高，结果可以为临床提供一定的参考。

三、基因多态性与药物功效

引用文献：Lotta LA，Sharp SJ，Burgess S，et al. Association Between Low-Density Lipoprotein Cholesterol-Lowering Genetic Variants and Risk of Type 2 Diabetes：A Meta-analysis. JAMA，2016，316（13）：1383-1391.

（一）研究背景与问题转化

1. 研究背景　在心血管疾病预防中，他汀类药物（statins）是降低低密度脂蛋白胆固醇（low-density lipoprotein cholesterol，LDL-C）疗法中选用的药理制剂，采用此类药物进行治疗与体重增加以及新发 2 型糖尿病发病率上升相关。依折麦布是 LDL-C 转运体 *Niemann-Pick C1-Like 1*（*NPC1L1*）的抑制剂，已被证实是一种降脂药物，不过目前尚不清楚使用该药物是否与不良的代谢疾病风险特征相关。在心血管二级预防治疗中，除了辛伐他汀之外添加依折麦布这种做法的功效得到了"降低低密度脂蛋白胆固醇改善临床疗效：维妥力（Vytorin）药效国际性临床研究（IMPROVE-IT）"的支持。就在该试验的相关结果发表前后，也有一些研究报道了在预防心血管疾病事件中，如何使用 *NPC1L1* 中的基因多态性来预测 *NPC1L1* 的抑制功效。本 Meta 分析目的就是利用 *NPC1L1* 中自然发生的降 LDL-C 等位基因来研究 *NPC1L1* 抑制与 2 型糖尿病之间的潜在相关性；还关注了编码降 LDL-C 疗法目前或预期的其他分子作用靶点的基因当中或附近的可降低 LDL-C 的等位基因。

2. 研究问题转化　遵照"PICOS"的原则，对本项系统评价与 Meta 分析的研究问题进行转化。

研究主题（P）：2 型糖尿病和冠状动脉疾病。

暴露因素（I）：可降低 LDL-C 的基因多态性。

结局（O）：2 型糖尿病和冠状动脉疾病的发病风险。

研究设计类型（S）：病例 - 对照研究或队列研究。

（二）研究方法

1. 研究设计　针对遗传相关性研究进行 Meta 分析来探究靠近 *NPC1L1* 基因可降低 LDL-C 的多态性与 2 型糖尿病之间的相关性。研究编码降 LDL-C 疗法目前或预期的其他分子作用靶点的基因（即 *HMGCR*、*PCSK9*、*ABCG5/G8* 和 *LDLR*）当中或附近的降 LDL-C 等位基因与 2 型糖尿病、冠状动脉疾病以及连续心血管代谢特征之间的相关性。

2. 研究对象　评估降 LDL-C 的等位基因与 2 型糖尿病之间相关性的 Meta 分析包括 50 775 名 2 型糖尿病患者以及 270 269 名对照者，这些研究对象来自欧洲癌症及营养的前瞻性调查 - 相互作用研究（EPIC-interact study）、英国生物库研究（UK Biobank study），以及糖尿病遗传学复制和 Meta 分析（DIAGRAM）。针对 2 型糖尿病与 *HMGCR* 基因 rs12916 多态性之间的相关性所进行的分析包含了之前由 Swerdlow 等人报道的另外 11 项研究。在来自 EPIC- 相互作用研究以及英国生物库研究的 14 657 名无血缘关系的 2 型糖尿病患者和 118 854 名对照者中，根据可用的个体层面上的基因分型数据，在按照年龄、性别和 BMI 进行划分的亚组中分析 *NPC1L1* 基因多态性联合后的相关性。

3. 合并其他数据 针对这些分析中所包括的基因多态性,LDL-C 相关性评估值是遗传相关性结果中获得的,这些结果是从全球脂质遗传联盟的 188 577 名研究对象中取得的[Nat Genet,2013,45(11): 1274-1283]。除了 2 型糖尿病,在针对全基因组联相关性研究所进行的大型 Meta 分析中,还评估了可降低 LDL-C 的等位基因与冠状动脉疾病以及连续心血管代谢特征之间的相关性。针对冠状动脉疾病的数据来自冠状动脉疾病全基因组联复制和 Meta 分析(CARDIoGRAM)以及冠状动脉疾病(C4D)遗传(CARDIoGRAMplusC4D)联盟 Meta 分析[Nat Genet,2015,47(10): 1121–1130]。针对血糖特征,包括空腹血糖(n=133 010)、口服葡萄糖负荷 2 小时后的血糖水平(n=42 854)以及空腹胰岛素水平(自然对数转换; n=108 577),相关数据来自血糖及胰岛素相关特征联盟 Meta 分析(MAGIC)[Nat Genet,2012,44(6): 659-669; Nat Genet,2012,44(9): 991-1005; Nat Genet,2010,42(2): 142-148]。针对人体测量特征,包括 BMI(n=333 495)和腰臀比(n=224 047),相关的数据则来自人体测量特征遗传研究(GIANT)联盟[Nature,2015,518(7538): 197-206; Nature,2015,518(7538): 187-196]。

在探索性分析中,运用外显子测序研究中的 8 373 名 2 型糖尿病患者和 8 466 名对照者评估了 *NPC1L1*、*HMGCR*、*PCSK9*、*ABCG5*、*ABCG8* 和 *LDLR* 基因中承载的截断蛋白质多态性以及可能有害的错义多态性[2 型糖尿病多种族测序(T2D-GENES)联盟、2 型糖尿病遗传学(GoT2D)联盟和 DIAGRAM 联盟。网址为 http://www.type2diabetesgenetics.org/; 获取时间为 2016 年 5 月 26 日]。

4. 选择基因多态性 针对 *NPC1L1* 基因附近的 2 个可降低 LDL-C 的基因多态性联合起来与 2 型糖尿病之间的相关性所进行的分析是本研究的基础分析。通过 GCTA 软件,渐进条件分析发现这些多态性显著影响 LDL-C 水平。在敏感性分析中,研究了靠近 *NPC1L1* 基因的 5 个可降低 LDL-C 的等位基因联合起来的相关性(之前是用来预测依折麦布的功效的)。

为了与 *NPC1L1* 基因进行比较,还研究了编码降 LDL-C 疗法目前或预期的其他分子作用靶点的基因(即 *HMGCR*、*PCSK9*、*ABCG5/G8* 和 *LDLR*)当中或附近的其他可降低 LDL-C 的等位基因。还分析了 3 个在 *HMGCR* 基因当中或附近降 LDL-C 的多态性,此前有研究显示,这 3 个多态性可以模拟他汀类药物的功效以及代谢效应。在 *ABCG5/G8* 和 *LDLR* 基因位点处,还研究了之前用来探究 LDL-C 与冠状动脉疾病之间遗传关系的多态性。在 *PCSK9* 基因位点处,除了 rs11591147(p.R46L)多态性之外,还研究了另外 8 个可能可独立降低 LDL-C 的多态性联合起来之后的相关性。分析中所包含的基因多态性都与 LDL-C 存在强烈且特定的相关性。

依据来自全球脂质遗传联盟[Nat Genet,2013,45(11): 1274-1283]的大规模

LDL-C 相关性数据，用 GCTA 软件实施近似条件分析，以此来识别在 *NPC1L1* 和 *PCSK9* 基因位点处的针对 LDL-C 的显著相关性信号。除了使用在某一参考人群中的连锁不平衡模式之外，这种方法还使用遗传相关性结果，在解释了 1 个或以上的指数基因多态性之后，评估某一区域的基因多态性的相关性。为此，该软件就要使用结果水平的数据在给定的区域内识别出可能独立的相关性信号。在 *PCSK9* 位点，基于一个数量更少的具有个体层面基因型信息的样本群体，在调整了 rs11591147 基因型状态之后，针对多态性与 LDL-C 之间的相关性实施了正式的条件分析。

5. 统计分析　剑桥大学医学研究理事会流行病学部利用可用的资源生成或聚集 Meta 分析所需的基因相关性数据。针对每一种基因多态性和结果，运用依据固定效应模型的倒方差加权 Meta 分析来获取合并评估值。采用 I^2 统计量来量化异质性。针对每一个基因，采用孟德尔随机化统计方法来评估可降低 LDL-C 的基因多态性与结果之间的相关性。此外，使用基因多态性与 LDL-C 之间相关性的评估值以及基因多态性与结果之间相关性的评估值来针对每一个基因计算 LDL-C 降低与结果之间相关性的评估值。针对给定的某个基因，当模型包含诸多的多态性时，就采用加权的泛化线性回归法来合并评估值，这种方法考虑到了基因多态性之间的关联。从 SNAP 软件或是从 1 000 基因组项目阶段 3 有关欧洲后裔的数据（http：//browser.1000genomes.org/）中获取关联值。对结果进行缩放来代表基因预测 LDL-C 每降低 1-mmol/L（38.7-mg/dL）的 OR。假定 EPIC-interact 研究子队列中的 2 型糖尿病发病率就是未暴露个体中的基线发病率（即在随访的每 1 000 个人中每年的发病病例为 3.76 例），以此来评估绝对风险差异。之后，用遗传分析中所获得的 OR 来乘以这个基线率，以此获取处于危险中的发病率。绝对风险差异评估值是用处于危险中的发病率减去基线发病率。用基因预测 LDL-C 降低 1mmol/L，每 1 000 人当中每年的发病事件数来表达绝对风险差异。用 Stata 14.1 版、R 3.2.2 版以及 METAL 2011-03-25 版软件来进行统计分析。双侧 *P* 值小于 0.05 则被视为具有统计学显著性。

（三）研究结果

1. *NPC1L1* 基因中的降 LDL-C 等位基因与 2 型糖尿病的风险　在 *NPC1L1* 基因中，能够降低 LDL-C 的等位基因与冠状动脉疾病呈负相关［基因预测 LDL-C 降低 1mmol/L（38.7-mg/dL），对应的 OR 为 0.61（95% CI=0.42–0.88；*P*=0.008）］，且直接与个体的以及共同的 2 型糖尿病相关［基因预测 LDL-C 降低 1mmol/L（38.7-mg/dL），对应的 OR 为 2.42（95% CI=1.70–3.43；*P*<0.001）；预计的绝对风险差异：针对基因预测 LDL-C 降低 1-mmol/L（38.7-mg/dL），每 1 000 人当中每年的发生病例为 5.3 例］。针对这两个多态性与 2 型糖尿病之间相关性的评估在 Meta 分析纳入的所有研究中都是一致的。

在 *NPC1L1* 基因位点周围(有近 400 个以 rs2073547 多态性为首的千碱基),人们已经知道,靠近 *GCK* 基因的地方存在 2 型糖尿病以及血糖特征的相关性信号。说明了 *GCK* 基因中的变化之后,*NPC1L1* 处与 2 型糖尿病的相关性也没有改变。之前 Ference 等曾把 5 个多态性当作 *NPC1L1* 受到抑制的代用品,当对这 5 个多态性的相关性进行建模,相关性评估仍然保持不变。可以得到 14 657 名 2 型糖尿病患者以及 118 854 名对照者个体层面的基因分型数据,在这些研究对象中,依据年龄、性别或 BMI 进行亚组分析,没有证据显示 *NPC1L1* 等位基因与 2 型糖尿病的相关性在这些分析中存在异质性。外显子测序相关性结果也没有提供证据表明,与对照组相比,2 型糖尿病患者富集了截断 *NPC1L1* 蛋白质的等位基因,在携带一个截断等位基因的个体中,罹患 2 型糖尿病的 OR 为 1.12(95% CI=0.88–1.43),但与对照者相比,预计可能有害的 *NPC1L1* 错义多态性在 2 型糖尿病患者中过多(OR=1.26,95% CI=1.07–1.47; P=0.005)。

2. 在其他基因处的 2 型糖尿病相关性　*HMGCR* 基因的降 LDL-C 等位基因与 2 型糖尿病、冠状动脉疾病这两种疾病的相关性方向相反。*PCSK9* 的功能丧失多态性 p. R46L(rs11591147)与 2 型糖尿病风险升高相关[基因预测 LDL-C 每降低 1mmol/L,罹患 2 型糖尿病的 OR 为 1.19(95% CI=1.02–1.38; P=0.03); 预估的绝对风险差异:基因预计 LDL-C 每降低 1mmol/L,每 1 000 人中每年的发病病例为 0.7 例]。在 *PCSK9* 基因处,对 LDL-C 相关性数据的分析表明存在显著的相关性信号。在正式的条件分析中,有证据表明至少存在 2 个显著的相关性信号(rs11591147 和 rs471705)。使用 GCTA 软件的近似条件分析结果表明存在 9 个显著的相关性信号(rs11591147 外加其他 8 个基因多态性)。包含这几个额外的信号后,与 2 型糖尿病之间的相关性同单独 p. R46L 一个多态性与 2 型糖尿病之间的相关性相似,基因预测 LDL-C 每减少 1mmol/L,使用 rs11591147 外加 rs471705,罹患 2 型糖尿病的 OR 为 1.21(95% CI=1.04–1.41; P=0.01); 使用 rs11591147 外加其他 8 个多态性,OR 为 1.16(95% CI=1.03–1.31; P=0.02)。在 *ABCG5/G8* 和 *LDLR* 基因位点处的降 LDL-C 等位基因与 2 型糖尿病之间的相关性没有统计学显著性。没有证据证明,在 *HMGCR*、*PCSK9*、*ABCG5*、*ABCG8* 和 *LDLR* 基因中的预计可能有害的错义多态性或是截断蛋白质的等位基因与 2 型糖尿病之间存在相关性,不过风险评估值的 95%CI 普遍都比较宽,表明这些基因多态性并不普遍,而且该项分析的样本量也相对较小。

3. 与 2 型糖尿病风险之间的基因特定的相关性证据　给定基因预测的 LDL-C 减少程度,对疾病风险相关性进行的分析发现,所有基因对冠状动脉疾病风险的降低程度都是相似的(遗传相关性中异质性 I^2=0%,P=0.93)。不过,针对相同的 LDL-C 减少程度,与 2 型糖尿病风险之间的相关性则随基因的不同而不同了(I^2=77.2%,P=0.002)。降

LDL-C 等位基因与连续血糖特征以及人体测量特征之间的相关性的大小和方向都不同，说明存在改变 2 型糖尿病风险的基础的基因特定机制。譬如，在 *HMGCR* 基因位点，存在与 BMI 和腰臀比的相关性，不过在 *PCSK9* 基因位点，则存在与更高的空腹血糖水平以及餐后 2 小时血糖水平的相关性。

（四）研究结论

在本 Meta 分析中，暴露于 *NPC1L1* 基因或其他基因当中或附近的可降低 LDL-C 的基因多态性与升高的 2 型糖尿病风险相关。这些数据为探究降 LDL-C 疗法可能导致的不良反应提供了更深的见解。

（五）案例剖析

本文紧扣临床问题进行的选题，方法学质量很高，工作量也很大，这必须得一个团队密切合作才能完成。大量资料的提取、数据的分析、软件的使用等，任何一个小数点出了问题都可能导致从头开始返工。采用正文和附件的形式清晰明了地展现了全部过程及结果，对一些大型的研究进行了详细的介绍，便于读者理解及阅读原文。再者，本文还是用全基因组联研究 Meta 分析。

尽管本文从报告规范的角度来看，在资料和方法部分对报告规范条目的符合程度不高，但报告规范所需要的信息基本上都清楚地报告了，这应该是因为文章的工作量及需要展示的内容过于庞大，严格按照报告规范会把一些内容拆分开来，不利于读者阅读及理解。再者，本文没有进行方法学质量的评价，这应该与当前尚无公认的遗传关联性研究的方法学质量评价工具有关。

整体而言，本文结合实际需求展开，正如结论所言，可以为临床用药提供证据，这也是本文最大的价值所在；也告诉我们选题一定要紧密结合临床实践的实际需求展开。认真分析研究本例文，不仅可以很好地理解遗传关联性研究 Meta 分析的制作要点、理解全基因组联研究 Meta 分析的制作要点，还可以学习较多的软件及相关数据库资源等。

（曾宪涛）

参考文献

[1] 曾宪涛, 任学群. 分子流行病学研究与系统评价/Meta 分析 [M]. 北京: 中国协和医科大学出版社, 2018.

[2] 曾宪涛, 田国祥, 张超, 等. Meta 分析系列之十五: Meta 分析的进展与思考 [J]. 中国循证心血管医学杂志, 2013, 5 (6): 561-563, 587.

[3] Stroup D F, Berlin J A, Morton S C, et al. Meta-analysis of observational studies in epidemiology: a proposal for reporting [J]. JAMA, 2000, 283 (15): 2008-2012.

第十三章

动物实验系统评价的实施步骤、相关规范及实例解析

动物实验是基础医学研究的重要手段，其结果对下一步设计和实施临床试验具有重要参考价值。动物实验系统评价与临床研究系统评价的实施步骤类似，但纳入的是国内外所有已发表或未发表的临床前动物实验研究。动物实验系统评价可以大大降低将动物实验所获结果引入临床时的风险，同时还可帮助随后开展的临床试验计算效能时，增加其估计疗效的精度，降低假阴性结果的风险，用于决定动物实验结果何时可被临床接受，以终止不必要的临床试验，更好地促进动物实验向临床研究的转化。

第一节　概　　述

一、定义与作用

动物实验系统评价是指按照一定的纳入 / 排除标准，全面收集国内外所有已发表或未发表的临床前动物实验研究，对其进行全面分析的一种二次研究方法，若研究间具有足够的同质性，可采用 Meta 分析方法进行定量数据合并。

动物实验作为基础医学研究的重要手段，占比很大且产生了大量的数据，同时，动物实验的结果对下一步设计和实施临床试验具有重要参考价值。但临床前动物实验在设计、实施和报告等诸多环节方面的局限性，使得同类研究结果间出现差异，甚至结论相悖，导致其研究成果的转化和应用率不高。例如大部分临床前动物实验所获的结论常未经严格而系统的评估就作为开展后续临床试验的支持证据，导致其远期效果不佳，临床试验和药品上市后撤出的代价极大。

动物实验系统评价可以从以下几个方面提高从动物到人体的转化：①相关干预措

施的有效和安全性证据很难从人体研究中获取。②系统评价的过程可以很好地揭示每个纳入动物实验可能存在的偏倚和方法设计方面的不充分性。因此，对证据的误解率会降低。③使动物实验之间在设计差异，以及动物实验与临床试验在设计方面的差异变得越来越透明化。④在开始临床试验前可有效评估和优选最佳的实验动物模型。

因此，基于动物实验的系统评价可以大大降低将动物实验所获结果引入临床时的风险。同时，还可帮助随后开展的临床试验计算效能时，增加其估计疗效的精度，降低假阴性结果的风险，用于决定动物实验结果何时可被临床接受，以终止不必要的临床试验，更好地促进动物实验向临床研究的转化。

二、产生与发展

英国 Sandercock 教授 2002 年在 *Lancet* 发表的述评文章中发出这样的疑问："在 Cochrane 协作网发展的早期，Iain Chalmers 爵士曾经在上个世纪预言如果对临床研究领域开展全面、广泛的基于临床试验的系统评价时，医疗卫生保健领域下的很大一部分观念将会改变。现在他的预言被验证是正确的，那么，从现在开始，如果系统地综合每个特定领域下动物实验研究的结果，我们的治疗观念也会被随之改变吗？"因此，英国 Sandercock 教授在书评文章中倡议"需要将基于相关动物实验的系统评价研究结果，作为决定是否开展任何一个新的临床试验的先决条件"。

此后，英国、荷兰等多个国家，相继成立专门机构和组织，以推动本国动物实验系统评价研究的发展，以提高动物实验的质量及研究过程的透明化，促进动物实验向临床研究的转化，并通过编辑原则提高其科学报告水平、增加动物实验结果的转化价值。2004 年，爱丁堡大学临床脑科学研究院的 Malcolm Macleod 和 David Howells 等教授创立英国动物实验研究的系统评价 /Meta 分析研究机构（Collaborative Approach to Meta Analysis and Review of Animal Data from Experimental Studies，CAMARADES），旨在促进卒中领域临床前动物实验系统评价的开展和实施，以全面了解其转化失败原因，促进其成果转化和利用。到了 2010 年，CAMARADES 机构发起国际合作项目，成立 RATS 小组（Reviewing Animal Trials Systematically Group），旨在促进全球范围内临床前动物实验系统评价的开展，并全面评估临床前动物实验的质量和可靠性。

2008 年，动物实验系统评价研究中心（the Systematic Review Centre for Laboratory animal Experimentation，SYRCLE）在荷兰拉德堡德大学成立，旨在提高动物实验的方法质量及研究过程的透明化，并制定动物实验系统评价指南和相关教育培训材料。2012 年，荷兰议会通过决议，要求政府有责任确保系统评价成为动物实验研究的必要环节。2013 年在加拿大魁北克市召开的 Cochrane 年会，荷兰 SYRCLE 中心组织了特别会议和研讨会，以讨论临床前动物实验系统评价的价值和其与 Cochrane 协作组的可能联系。在研讨会上与会专家认为有必要在 Cochrane 协作组建立一个关于临床前动物实验系统评价的官方方法学组，用于发展和制定相关的方法学体系，以提高临床前动物实验的质量，促进其结果向临床试验的转化。

三、研究现状

尽管对动物实验进行系统评价，目前已被认为是有效提升动物实验对临床研究指导价值的有效途径，而且，近年来动物实验系统评价的发表数量亦呈现不断上升的趋势。但令人遗憾的是，动物实验系统评价的整体质量存在着不同程度的局限性，即使发表在高质量期刊上的研究，其质量仍然不容乐观。2006 年，Luciano 等人对已发表的动物实验系统评价进行评价，结果显示：50% 的研究未评估纳入原始动物实验的偏倚风险，17% 的研究未评价发表偏倚。Faggion 等人全面检索了 PubMed 和 LILACS 数据库中口腔科领域动物实验系统评价研究，并使用 AMSTAR 工具评估其方法学质量，结果显示：54 篇动物实验系统评价中，35 项研究被评为低质量，高质量研究仅有 2 项。此外，国内学者等对中文期刊发表的动物实验系统评价的方法学质量进行分析显示：虽然自 2008 年我国第一篇动物实验系统评价发表以来，其数量逐年增长，但在方法学和报告质量方面依然存在较多问题，如 61.1% 未对纳入研究的质量和发表偏倚进行评价，22.2% 的研究仅检索了中文数据库，50.0% 的研究限制了文献检索的语种，83.3% 的研究未提供文献筛选流程图。可见，目前国内外已发表的动物实验系统评价方法学质量偏低，报告透明度不高，报告不充分和不完整现象较为普遍，当前迫切需要采取有效措施规范和促进其质量的提升。

第二节　实施步骤与注意事项

实施步骤

动物实验系统评价的制作流程如图 13-1 所示，共包含 8 个步骤。

（一）提出并明确研究问题

系统评价的目的是为医疗保健措施的管理和应用提供决策依据，同临床试验系统评价一样，动物实验系统评价同样可用于解决基础医学研究中遇到的危险 / 病因因素、干预措施等问题。而且，动物实验系统评价在纳入动物的同时，也可以同时纳入基于人体的试验。此外，提出的问题是否恰当、清晰、明确，关系到一个动物实验系统评价是否具有重要的临床意义，是否具有可行性，并影响整个研究方案的设计和制订。

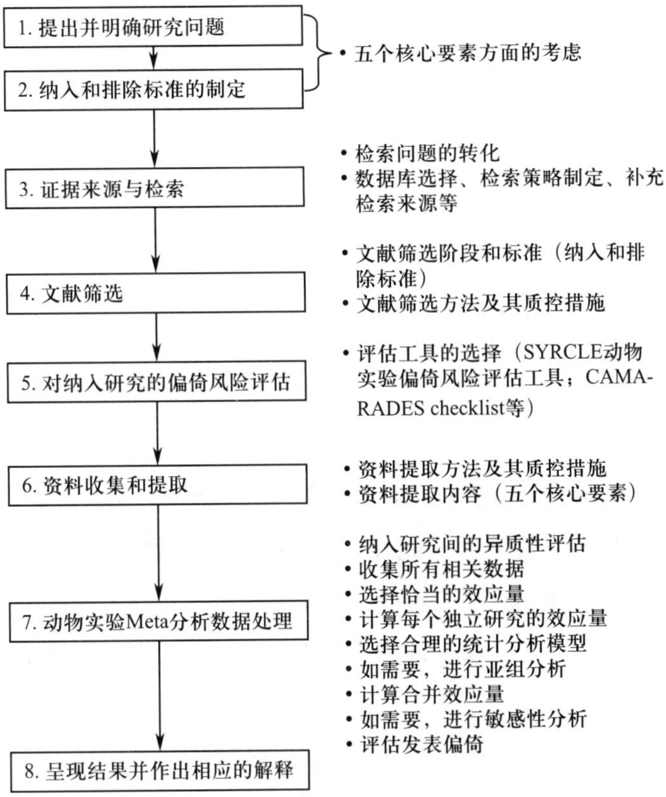

图 13-1　动物实验系统评价实施步骤

类似于基于临床试验的系统评价需用 PICO（participants，intervention，comparisons，outcomes）4 要素来结构化研究问题，一个明确的动物实验系统评价研究问题需包含以下 5 个方面的核心要素：

1. 感兴趣疾病 / 健康问题（disease of interest/health problem）；
2. 动物 / 种属（population/species）；
3. 干预措施 / 暴露因素（intervention/exposure）；
4. 对照措施（comparisons）；
5. 结局测量指标（outcome measures）。

例如预探讨“干细胞对慢性颞叶癫痫的治疗效果如何”，针对这一研究问题，按以上原则对问题进行结构化：

1. 感兴趣的疾病 / 健康问题：慢性颞叶癫痫；
2. 动物及其种属：不限制动物种属；

3. 干预措施：干细胞治疗，不限制干细胞的具体类型和具体来源；

4. 对照措施：空白对照；

5. 结局测量指标：主要结局指标包括癫痫发作频率、持续时间和幅度，记忆和学习结果；次要结局指标包括细胞迁移、细胞融合和细胞分化。

（二）制定纳入和排除标准

用纳入标准定义研究的主体，用排除标准定义研究主体中具有影响结果因素的个体。同临床试验系统评价一样，动物实验系统评价的纳入 / 排除标准，也应体现结构化问题中所涉及的核心要素。

本章以 "Zhang J，Jiang Y，Shang Z，et al. Biodegradable metals for bone defect repair：A systematic review and meta-analysis based on animal studies［J］. Bioact Mater. 2021，6(11)：4027-4052.（下文中用 BM 代指）" 研究为例，来具体说明如何制定动物实验系统评价的纳入和排除标准。

1. 动物物种及其种属（包括感兴趣的疾病 / 健康问题）　纳入的主体可以是健康动物，或患有不同疾病的动物模型等。此外，还需考虑是否限定动物种属、亚种等，及对实验动物的质量控制和模型标准化等方面的限制。

例如：在 "BM" 研究中，纳入了骨缺损动物模型，对动物的种属和造模方式并未进行限制。

2. 干预和对照措施　研究主体包括实验组和对照组的治疗方案，也可对两组治疗方案的各种比较组合都进行详细的规定。如果在采用规定的治疗药物和对照药物之外，给动物采用其他药物或治疗措施，则可因混杂因素影响研究结果，因此，这样的个体需排除。此外，还需考虑是否限定药物剂量及给药方式等。

例如：在 "BM" 研究中，干预组为可降解金属，包括可降解金属及其合金，改性的可降解金属及其合金（复合材料、涂层改性、表面改性）；对照组为：①非可降解金属，如钛、钛合金、不锈钢、钴铬合金；②可吸收高分子材料，如聚乳酸等；③其他材料：磷酸钙陶瓷，自体骨，同种异体骨，可吸收或可降解复合材料（如陶瓷）等传统临床应用的材料。

3. 结果测量指标　在动物实验系统评价中，结局指标可来自对活体动物所测得的结果，也可以来自组织和 / 或细胞层面的结果。与临床试验系统评价相似，最好也可以将所有指标按照主要指标、次要指标和重要的毒副作用等相关指标进行区分。同时，必要时需阐述清楚测量指标的判校标准。

例如：在 "BM" 研究中，测量指标包括：

(1) 骨缺损修复相关指标：主要测量指标有 3 个，①新骨形成：通过影像学手段检测到骨缺损部位或周围有密度增高影（骨小梁、骨痂等）；通过组织切片观察到新生骨组织及成骨细胞等。②骨缺损修复：通过影像学手段检测到骨缺损部位新骨生成及骨缺损尺寸变小直至愈合。③ BV/TV：通过影像学分析（micro-CT）计算植入物周围骨体积 / 组织体积的百分比。次要测量指标为植入物周围与骨组织接触面积百分比，通过影像学及组织学分析的方法来计算。

（2）植入物降解相关指标：①降解：通过影像学分析（micro-CT）及组织学分析（组织切片）检测植入物的降解 / 腐蚀情况；②氢气生成：通过影像学分析观察气体阴影，或通过组织学分析检测到植入物周围有气泡产生。

4. 研究类型　动物实验是临床前试验的重要组成部分。因此，两者在许多方面存在一定的相似性，其实验设计类型亦是如此，类似于临床试验的各种设计类型，区别仅是前者的实验对象为动物而已。如确定纳入主体为随机对照实验，则需要进一步考虑是否对“隐蔽分组”“盲法”等措施进行限制。

例如：在“BM”研究中，纳入了对照实验，不限制是否进行随机分组；但为了消除生物活性金属离子可能通过全身调节机制对缺损骨再生效果的影响，排除了自体对照实验类型。

（三）证据来源与检索

总体而言，动物实验系统评价检索方法和策略的实施过程为图 13-2 所示的 5 个步骤。

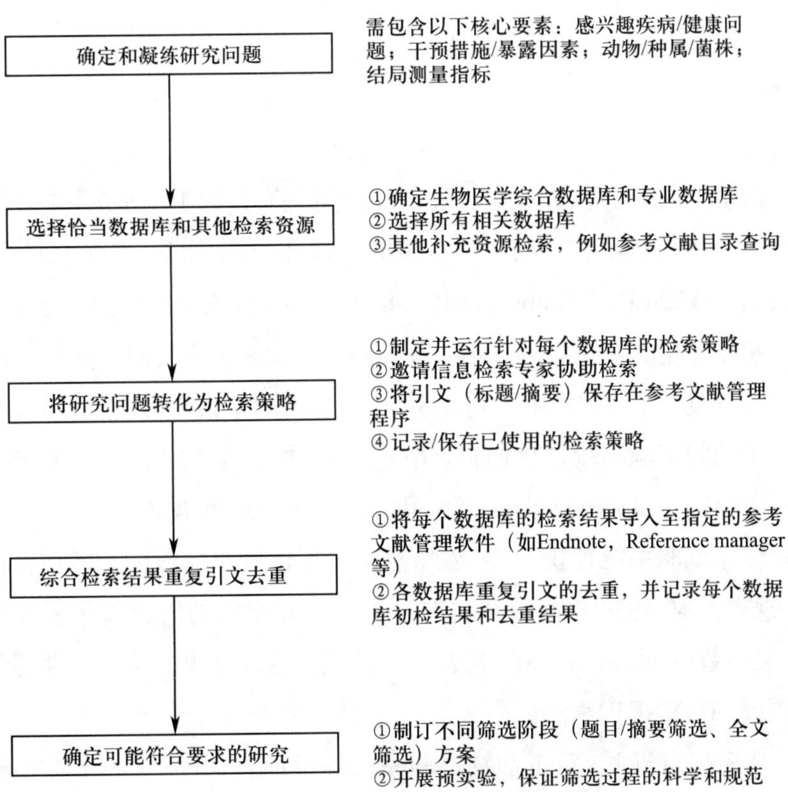

图 13-2　动物实验系统评价的检索步骤

1. 确定和凝练研究问题 在选择恰当的数据实施检索之前，首先需要明晰和结构化该系统评价问题，以帮助检索策略的制定者，清晰了解该系统评价的研究范围和目的，以最终确定和选择恰当的检索词。

动物实验系统评价检索词的选择和确定，主要基于其构建的研究问题中所包括的5个方面的核心要素，其中，涉及“感兴趣疾病/健康问题”和“干预措施/暴露因素”方面的检索词为必选的检索词，涉及“动物/种属”和“对照措施”方面的检索词则需根据系统评价的范围和目的进行取舍，如该系统评价研究是否限定特定的动物及其种属，是否限定对照措施范围和种类等。一般而言，检索词中并不涉及“测量指标”方面的检索词，例如一个研究可能会探讨某个结局指标，但结局指标在一篇文章的标题或摘要中难以得到较好的描述，将其作为检索词会增加不相关文献。此外，有些部分则需要描述更精确，如在检索中使用“Mice，129 Strain”而不是“Mice”，将其作为检索词可以减少人工筛检的工作量。

2. 选择恰当数据库和其他检索资源

(1)数据库资源：对于动物实验系统评价而言，目前尚无针对动物实验系统评价检索数据库数量的公认最低标准要求。国外有学者推荐动物实验系统评价应该至少检索2个书目型数据库，但并未对具体数据库选择进行说明。作为常用的综合生物医学数据库，MEDLINE和Embase可以利用标准化学科术语分配的标准主题词进行检索，同样应该被广泛用于动物实验的检索。此外，Web of Science可通过检索已知的相关源文献和核查引用源文献的每一篇文献来为系统评价检索文献，是动物实验系统评价检索数据库的重要辅助之一。另外，BIOSIS Previews是目前最大的生命科学与生物医学数据库，广泛收集了与生命科学和生物医学有关的文献，例如生物学、医学、药学等。Ramos-Remus等人比较MEDLINE、Embase、BIOSIS Previews检索结果的差异发现：每个数据库仅能获得纳入研究的9%~70%不等，差异较大。Maria等人研究表明MEDLINE和Embase的重复程度仅为30%，单独检索其中一个数据库会导致超过25%相关研究丢失。因此，对于动物实验系统评价而言，建议至少需要检索MEDLINE、Embase数据库。若条件允许，还应检索Web of Science和BIOSIS Previews数据库。

此外，和临床试验系统评价一样，动物实验系统评价也应根据作者所在国家及其主题选择性检索本国家、地区和特定专题的数据库。如中国的研究人员需要至少检索中国生物医学文献数据库(SinoMed)，或者某一特定主题下数据资源，如毒理学研究领域可选择增加检索TOXNET等。

(2)其他补充检索资源：对于动物实验系统评价而言，并无统一推荐的补充检索标准和方法。我们可以在参考Cochrane手册中对临床试验系统评价补充检索推荐意见基础上，对以下资源进行补充检索：①补充检索 Google Scholar、Scoups 等资源；②对相关系统评价，或 Meta 分析，或其纳入研究的参考文献目录进行检索；③检索专利数据库、制药企业网站、未公开发表的报告文摘和研究简报等。

3. 检索策略的制定和实施　制定全面的检索策略需要熟悉与研究课题相关的主要概念，以及了解各个数据库检索平台的特性，建议在检索过程中邀请有文献检索技巧的检索协调员或医疗卫生图书馆员的参与。其具体检索策略制定的原则与临床试验系统评价相似，但需要注意的是，为提高“动物实验”的检索效率，Hooijmans 等人与 De Vries 等人分别开发出在 PubMed 数据库与 Embase 数据库中，对于动物实验的检索过滤器，该过滤器在 PubMed 数据库与 Embase 数据库中，至少能够增加 7% 和 11% 的检索量。

4. 检索结果的综合与去重　传统收集和整理文献资料需要花费很多时间和精力，文献管理主要是利用 Word 和 Excel 表格查找相应文献存储名，对应电子阅读器打开阅读和做笔记。当电子文献积累到一定数量时进行二次检索就很困难，特别是当来自多个数据库的检索结果有重叠时，借助专业的文献管理工具，即文献管理软件，可以达到事半功倍的效果。EndNote、Reference Manager 和 NoteExpress 等是常见的参考文献管理软件，可以帮助系统评价研究者有效地管理大量文献。每个数据库的检索结果均需导入参考文献管理软件中进行整合，并通过参考文献管理软件自动去重功能，辅以人工阅读引用信息，达到对不同数据库检索结果去重的目的。

5. 确定可能符合要求的研究　确定符合研究要求的文献过程与后续的文献筛选过程一致，故在此不再赘述。

（四）文献筛选

动物实验系统评价文献筛选流程及方法与临床试验系统评价相同。需要制定不同筛选阶段（题目 / 摘要筛选、全文筛选）的筛选方案，即系统评价制作过程中，进行文献的选择和纳入时包括初筛（the first screening）和全文筛选（the full-text screening）两个步骤。初筛是通过仔细阅读所检索到的全部文献的题目和摘要来完成。在初筛阶段，通过阅读文献的题目和摘要，来判断该研究与系统评价的研究问题相关或不相关。相比较于全文筛选标准，初筛标准相对简单且易于操作，常常主要考虑文献在研究类型、所关注的研究对象特征和所关心的干预措施这 3 个方面的符合度。此外，在初筛阶段，建议进行初筛的作者执行较为宽松的排除标准，因为文献一旦被排除，就没有机会再次被讨论和纳入。因此，除非非常肯定该文献与研究课题不相关，否则文献应该被留下，进入全文筛选阶段。另外，对于排除的文献，需要给出具体的排除理由。在初筛完成之后，就要进行全文筛选，首先对于初步筛选出的可能合格的文献需进一步获取全文，然后通过仔细阅读文献全文，提取文献中的相关信息，以确定该研究是否符合系统评价的纳入标准,并最终决定是否纳入该文献。一般来说,为了增加全文筛选过程的透明化和可追溯,提高系统评价研究过程的可信度以及提供对每个文献研究的决策记录,需要设计全文筛选表格来协助完成全文筛选。

开展预实验,保证文献筛选过程的科学性和规范性:对于多数系统评价,需要进行文献筛选的预实验,即根据计划书预先制定的纳入和排除标准,设计文献筛选表格(主要指全文筛选表格)之后,选取10~12篇文献研究(应该包括肯定纳入的、可能纳入的和排除的文献),基于纳入和排除标准进行筛选,讨论该系统评价研究纳入和排除标准是否恰当和合适。预实验可以用于重新界定和澄清纳入和排除标准,同时也可以训练文献筛选者,保证纳入和排除标准可以同时被两个以上的评价者使用。

（五）对纳入研究的偏倚风险评估

偏倚是在研究的设计、实施、资料收集及结果分析中所采用的方法不当而造成研究结果系统性偏离真实值的情况。因此,评估每个纳入研究的内在偏倚风险是制作系统评价的重要步骤之一。

之前用于评估动物实验质量的条目/清单较多,但不同清单和工具针对的研究领域不同,且不同清单和工具关注动物实验方法学质量的侧重点也不一样,故尚无统一标准。2014年,基于Cochrane随机对照试验偏倚风险评估工具,由来自SYRCLE中心的Hooijmans等多名学者研究、起草和制定的SYRCLE动物实验风险评估工具(SYRCLE's risk of bias tool for animal studies)发布,该工具也是迄今全球唯一一个专门适用于动物实验内在真实性评估的工具。因此,我们也推荐研究者使用该评估工具,对纳入动物实验研究的偏倚风险进行全面评价。

SYRCLE动物实验偏倚风险评估工具共包括10个条目,偏倚类型主要包括"选择偏倚、实施偏倚、测量偏倚、减员偏倚、选择性报告偏倚和其他偏倚"6大类,与Cochrane偏倚风险评估工具一致,但涉及领域略有不同,其中条目2、4、5、6、7为在Cochrane偏倚风险评估工具的基础上新增或修改的条目。10个条目的评估结果最终以"是""否"和"不确定"表示,其中"是"代表低风险偏倚,"否"代表高风险偏倚,"不确定"代表不确定风险偏倚,其具体详见表13-1。

表13-1　SYRCLE动物实验偏倚风险评估工具

条目	偏倚类型	涉及领域	具体描述	结果判断
1	选择偏倚	序列生产	描述分配序列产生的方法,以评价组间可比性	分配序列的产生或应用是否充分或正确
2	选择偏倚	基线特征	为保证实验开始时两组基线可比,需描述所有可能的预后因素或动物特征	各组基线是否相同或是否对混杂因素进行了有效调整

续表

条目	偏倚类型	涉及领域	具体描述	结果判断
3	选择偏倚	隐蔽分组	描述隐蔽分组的方法，以判断动物入组前或入组过程中干预分配的可见性	隐蔽分组是否充分或正确
4	实施偏倚	动物安置随机化	描述动物房中安置动物的方法	实验过程中动物是否被随机安置
5	实施偏倚	盲法	描述对动物饲养者和研究者施盲，以避免其知晓动物接受何种干预措施的具体方法；提供其实施盲法有效性的任何相关信息	实验中是否对动物饲养者和研究者实施盲法，以使其不知晓动物所接受的干预措施
6	测量偏倚	随机性结果评估	描述是否随机选择动物用于结果测量评估，以及选择动物的方法	结果评价中的动物是否经过随机选择
7	测量偏倚	盲法	描述对结果评价者施盲，以避免其知晓动物接受何种干预措施的具体方法；提供其实施盲法有效性的任何相关信息	是否对结果评价者施盲
8	减员偏倚	不完整数据报告	描述每个主要结局数据的完整性，包括失访和在分析阶段排除的数据；说明这些数据是否被报告以及每个干预组下（与最初随机分组的总数相比）失访或排除及任何重新纳入分析的原因	不完整数据是否被充分或正确说明和解释
9	报告偏倚	选择性结果报告	说明如何审查选择性报道结果的可能性及审查结果	研究报告是否与选择性结果报告无关
10	其他偏倚	其他偏倚来源	说明不包括在上述偏倚中的其他一些重要偏倚	研究是否无其他会导致高偏倚风险的问题

（六）资料收集和提取

动物实验系统评价资料的收集和提取与临床试验系统评价相似。首先，需要确定收集的内容包括动物实验的来源、合格性、方法学、研究对象、干预措施、结果数据等方面。然后，需要确定资料收集途径、方法和合格人员的选择。其次，当原始文献中某些相关资料信息不全时（如数据报告不规范、方法细节报告不充分等），所采取的处理方法，例如是否联系作者获取信息，或作者联系不到如何处理等。

（七）动物实验 Meta 分析数据处理

动物实验 Meta 分析的基本实施步骤可包括如图 13-3 所示的 5 个步骤。

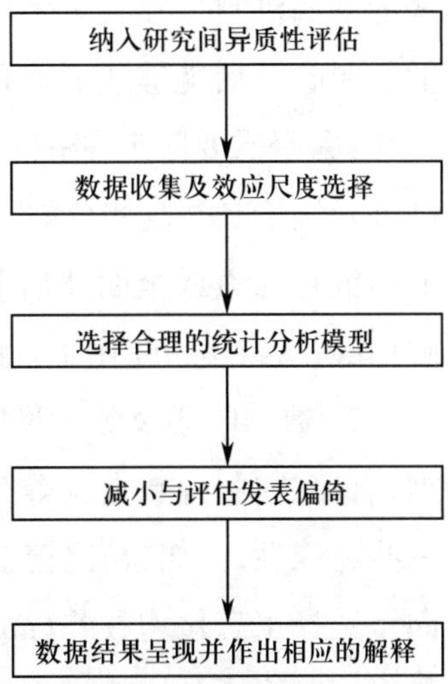

图 13-3　动物实验 Meta 分析的实施步骤

1. 纳入研究间异质性评估　由于动物实验 Meta 分析

通常解决的是比原始实验更广泛的研究问题，因此，纳入的研究在动物种属、结果类型、测量时间等方面具有多样性。为了能够对某一特定的研究问题提供有指导意义的证据，进行 Meta 分析的研究必须在研究对象、干预措施、实验设计和结果等方面进行充分异质性评估。

动物实验 Meta 分析中，异质性可分为研究内和研究间两方面。动物实验研究内异质性主要来自：①研究对象：同一种属或品系动物在饲养过程中因疾病或外界环境影响，在实验过程中其对相同干预措施及环境因素的反应存在差异；②动物安置：实验动物安置的不同可导致其生存条件的差异，如当饲养动物的笼子处于不同高度或位置时，其光照强度与温度等均存在细微差异，因此，如果在动物饲养过程中，研究人员未对动物进行随机化安置，则可能造成动物因不同的外界环境而产生不同的反应。

相较于动物研究内的异质性，动物研究间异质性更明显，主要包括：①研究对象：各研究间纳入和排除标准的差异，实验动物所代表的群体差异，实验规模的大小、实验场所不同以及对照个体的选择所造成的差异等。②干预措施：药物的剂量与剂型、给药途径与时间、干预措施的组合方式与作用时间的差异等。③实验设计：如实验动物是否随机分组、是否实施隐蔽分组、是否实施盲法、样本量是否合理、实验动物模型是否充分一致、实验过程中对结局指标的定义和测量方法是否一致、纳入研究可能由于研究目的不同导致对实验动物的选择、数据的收集与评价的倾向性出现差异。④统计学：因随机误差和多种偏倚的存在，动物实验结果仅能近似反映研究的真实效应。若研究结果与真实效应的差异超出了随机误差的范围，则会导致各研究间存在较大的统计学异质性。⑤结果合并：不同种属动物，由遗传决定的生物学基础不同，在解剖结构、代谢过程、疾病的发病机制等方面均存在差异，则需考虑合并的合理性；不同种属或品种的实验动物的结果合并后能够代表何种动物的合并结果，其代表的研究总体是否产生了更大不确定性；是否需要限定最低的样本量以使各研究具有较好的同质性和代表性；研究所得的结果及结论是否真实可靠，结果报告是否充分正确。此外，虽然使用多个种属动物模型的研究可探索或全面评估干预措施的有效性和安全性，但不同研究的动物模型是否足够标准化，或是否使用了公认而稳定的模型以降低研究间异质性等。

2. 数据收集及效应尺度选择　动物实验系统评价中，数据基本类型例如二分类数据、有序数据、计数数据等与临床试验相似，其效应量的选择原则也基本相同。但也有一些特殊性，例如，相比较于均数差（mean difference，MD），动物实验系统评价中更加倾向于选择正态化均数差（normality mean difference，NMD）进行合并统计量分析。NMD 是将实验组干预措施产生的效应与对照组动物自身的效应进行比较，其应用的前提是对照组的动物是未接受任何干预措施的“正常”动物，且能够获得其自身的效应，同时，实验组和对照组之间的效应可用比例尺度进行量化比较。

3. 选择合理的统计分析模型　随机效应模型和固定效应模型是基于不同的假设对研究结果进行合并的两种统计方法。固定效应模型假设纳入研究间的差异仅由随机误差引起，各研究具有相同的潜在真实效应；随机效应模型允许各研究间因研究特征等方面的差异而存在不同的潜在效应，其比固定效应模型具有更宽的置信区间。

统计分析模型的选择取决于纳入研究间异质性的大小。若各研究间存在的异质性较大，则需通过亚组分析、Meta 回归分析等方法探索异质性的来源，使之达到同质后再使用固定效应模型；若经过异质性分析和处理后，各研究间的异质性依旧较大，则考虑选择随机效应模型。动物实验因其研究性质和多样性，导致各研究间通常具有较大的异质性，随机效应模型可能是更为恰当的模型选择。

4. 减小与评估发表偏倚　虽然发表偏倚在动物实验和临床试验中均可能出现，但在动物实验中可能更为严重。相较于阳性结果，阴性或中立实验结果被发表的概率较低，因此不报告阴性或中立实验结果会导致高估干预措施效果。Sena 等人的研究发现：急性缺血性卒中动物实验研究领域中，约 14% 的原始动物实验未被发表，这些未发表的原始动物实验导致的缺失数据使其结果比实际值高了 30%。

系统化地全面收集与当前研究问题有关的全部资料是控制发表偏倚的唯一措施。对动物实验而言，除必检数据库 PubMed、Embase 和 Web of Science 外，还应检索 BIOSIS Previews 等相关数据库。此外，会议摘要、灰色文献、参考文献目录检索都是必要的补充检索手段。

5. 数据结果呈现并作出相应的解释　在动物实验 Meta 分析中，数据结果的呈现方法和解释与临床试验系统评价并无差别，请参考相关章节。

（八）呈现结果并作出相应的解释

动物实验系统评价的结果呈现应包括动物实验检索和筛选、纳入动物实验基本特征、纳入动物实验偏倚风险评估结果、证据图和 Meta 分析结果等多个部分。通过列表来展示每个研究的特点及其偏倚情况，Meta 分析的结果通常可通过森林图来展示，漏斗图可展示可能存在的发表偏倚。

第三节　实施和报告规范

动物实验系统评价已被认为是探索提升动物实验对临床研究指导价值的有效途

径，有助于降低其结果向临床转化时的风险。近年来，其发表数量呈现不断增长的趋势，但令人遗憾的是，越来越多的研究显示，国内外已发表的动物实验系统评价的报告质量偏低，报告不充分、不完整现象仍较为普遍。医学研究报告指南是促进医学研究报告质量提高的重要手段之一。

2006 年 Peters 等人提出动物实验系统评价报告规范，但并未并考虑动物实验的不同类型和中医药研究特点。虽然 PRISMA（preferred reporting items for systematic reviews and meta-analysis）指南在一定程度上为提高系统评价的报告质量提供了保证，但已发表中医药动物实验系统评价的质量仍然存在着不同程度的局限。特别是，对中医药干预措施的基本原理和动物特征的描述不够。2022 年，兰州大学基础医学院马彬教授团队，联合国内多家循证医学方法学和中医药研究领域的科研机构，基于 PRISMA 清单制定了中医药动物实验系统评价的报告指南（PRISMA-ATCM）。PRISMA-ATCM 包括题目、摘要、引言、方法、结果、讨论 6 大部分共 17 个条目（表 13-2）。

表 13-2　中医药领域动物实验系统评价报告指南条目

序号	条目	PRISMA 条目清单	中医药动物实验系统评价核心扩展条目（Essential）	中医药动物实验系统评价推荐扩展条目（Recommendation）
标题				
1	标题	阐明研究是系统评价或 Meta 分析，抑或两者皆是	阐明研究是动物实验系统评价或 Meta 分析，抑或两者皆是	说明动物种属和 / 或疾病模型
			阐明研究的干预类型是中医药干预	如可能，说明中医药干预名称（如草药名称 / 中药复方名称）
结构式摘要				
2	结构式摘要	提供结构式摘要包括背景、目的、资料来源、纳入研究的标准、研究对象和干预措施、研究评价和综合的方法、结果、局限性、结论和主要发现、系统评价的注册号	提供疾病动物模型信息（如种属、雌雄）和人类疾病名称	如可能，说明动物品系、年龄 / 月龄等
				如涉及中医疾病，应说明中医证候名称（如气虚证）
			说明中医药干预的干预类型（草药 / 中药复方）或名称	
背景				
3	理论基础	介绍当前已知的研究理论基础	简述疾病动物模型的模型建立基础及背景	如涉及动物模型的评价，需说明动物疾病模型选择的依据
				如可能，简述中医药干预措施对疾病的作用原理，最好应用中医理论

续表

序号	条目	PRISMA 条目清单	中医药动物实验系统评价核心扩展条目（Essential）	中医药动物实验系统评价推荐扩展条目（Recommendation）
4	目的	通过对研究对象、干预措施、对照措施、结局指标和研究类型（participants，interventions，comparisons，outcomes，study design，PICOS）5 个方面为导向的问题提出所需要解决的清晰明确的问题	阐明中药干预在应用于人体和不同动物模型时的量效转化关系及依据	如研究目的涉及解决与人类疾病相关的问题，则需简述该研究与人体生物学的关联程度
			说明开展该系统评价对于临床转化的意义	
方法				
5	计划书和注册	如果已有研究方案，则说明方案内容并给出可获得该方案的途径（如网址），并且提供现有的已注册的研究信息，包括注册号	说明供动物实验系统评价注册的平台信息，包括平台名称、网址、注册号等信息	
6	纳入标准	将指定的研究特征（如 PICOS 和随访的期限）和报告的特征（如检索年限、语种和发表情况）作为纳入研究的标准，并给出合理的说明	6a. 提供疾病动物模型信息：动物的选择标准、疾病模型的建立标准	动物基本信息包括来源、国际命名、种属、品系、遗传背景、雌雄、年龄 / 月龄、动物所处生命阶段（幼年，成年或老年）
				如涉及中医疾病模型，应说明中医证候模型的特点、辨证依据、建模方法和评价标准
			6b. 提供实验组中医药干预信息	如中药复方、草药名称及选择标准（参见 CONSORT-Herbal Medicine、CONSORT-CHM Formulas 相关内容）
			6c. 提供对照组干预措施信息	如不同剂量的中药对照、安慰剂对照或其他对照名称（参见 CONSORT-Herbal Medicine、CONSORT-CHM Formulas 相关内容）
			6d. 结局指标信息：说明结局指标名称、测量方法和判效标准	如包含中医辨证结局指标（如舌象变化），说明中医辨证结局指标评价标准，明确定义该指标并提供出处
				说明动物生化、病理及分子学等指标与人体相关指标的转化方法和评价标准

续表

序号	条目	PRISMA 条目清单	中医药动物实验系统评价核心扩展条目（Essential）	中医药动物实验系统评价推荐扩展条目（Recommendation）
7	信息来源	针对每次检索及最终检索的结果描述所有文献信息的来源(如资料库文献,与研究作者联系获取相应的文献)	无	
8	检索	至少说明一个资料库的检索方法,包含所有的检索策略的使用,使得检索结果可以重现	无	
9	文献筛选	说明纳入研究被选择的过程(包括初筛、合格性鉴定及纳入系统评价等步骤,还可包括纳入 Meta 分析的过程)	无	
10	资料提取	描述资料提取的方法(例如预提取表格、独立提取、重复提取)以及任何向报告作者获取或确认资料的过程	无	
11	资料条目	列出并说明所有资料相关的条目(如 PICOS 和资金来源),以及作出的任何推断和简化形式	11a. 报告动物模型信息和疾病信息,包括动物基线特征(种属、品系、雌雄、年龄/月龄等)、疾病名称等	如涉及中医疾病模型,应分别说明中医证候模型名称、证型等
			11b. 报告关于中医药干预措施的信息,包括种类、名称、剂量、给药途径、频次及疗程	如为草药(包括天然草药产品和市售草药产品),参照 CONSORT-Herbal Medicine 相关内容报告
				如为中药复方(包括自制方剂和专利方剂),参照 CONSORT-CHM Formulas 相关内容报告
			11c. 报告关于对照组干预信息,包括名称、给药途径、剂量、频次和给药时间等	如涉及中医药对照,报告同 11b
			11d. 报告主要结局指标和次要结局指标,包括名称、测量方法、随访时间	如包含与中医相关的结果(如舌象变化),则需要描述与中医辨证相关的症状和体征变化、证候转归及随访时间

续表

序号	条目	PRISMA 条目清单	中医药动物实验系统评价核心扩展条目（Essential）	中医药动物实验系统评价推荐扩展条目（Recommendation）
12	单个研究偏倚	描述用于评价单个研究偏倚的方法（包括该方法是否用于研究层面或结局层面），以及在资料综合中该信息如何被利用	无	
13	概括效应指标	说明主要的综合结局指标，如危险度比值（risk ratio）、均值差（difference in means）	无	
14	结果综合	描述结果综合的方法，如果进行了 Meta 分析，则说明异质性检验的方法	无	如原始纳入研究包含多组比较数据，则需说明选择部分组别数据进行呈现、合并的依据与方法
15	研究偏倚	详细评估可能影响数据综合结果的可能存在的偏倚（如发表偏倚和研究中的选择性报告偏倚）	无	
16	其他分析	对研究中其他的分析方法进行描述（如敏感性分析或亚组分析，Meta 回归分析），并说明哪些是预先制定的	无	
结果				
17	研究筛选	报告初筛的文献数，评价符合纳入标准的文献数以及最终纳入研究的文献数，同时给出每一步排除文献的原因，最好提供流程图	无	
18	研究特征	说明每一个被提取资料的文献的特征（如样本含量、PICOS 和随访时间）并提供引文出处	18a. 详细报告疾病动物模型信息及疾病信息，包括每一项纳入研究动物基线特征（种属、品系、雌雄、年龄 / 月龄等）、疾病名称等	如涉及中医疾病名称及证型，应分别说明，具体内容参见 CONSORT-CHM Formulas、CONSORT-Herbal Medicine
			18b. 详细报告中医药干预及其治疗方案的具体信息，包括每一项纳入研究的干预种类、名称、剂量、给药途径、频次及疗程	如为草药（包括天然草药产品和市售草药产品），参照 CONSORT-Herbal Medicine 相关内容报告
				如为中药复方（包括自制方剂和专利方剂），参照 CONSORT-CHM Formulas 相关内容报告

续表

序号	条目	PRISMA 条目清单	中医药动物实验系统评价核心扩展条目（Essential）	中医药动物实验系统评价推荐扩展条目（Recommendation）
18	研究特征	说明每一个被提取资料的文献的特征(如样本含量、PICOS 和随访时间)并提供引文出处	18c. 详细报告所使用对照组干预措施信息，包括每一项纳入研究对照组干预名称、给药途径、剂量、频次和给药时间等	如涉及中医药对照，报告同 18b
			18d. 详细报告所有预先计划呈现的结局指标信息，包括每项纳入研究结局指标名称、测量方法、随访时间	如包含与中医相关的结果(如舌象变化)，则需要描述每项纳入研究与中医辨证相关的症状和体征变化、证候转归及随访时间
19	研究内部偏倚	说明每个研究中可能存在偏倚的相关数据，如果条件允许，还需说明结局层面的评估(见条目 12)	无	
20	单个研究结果	针对所有结局指标(有效性或有害性)，说明每个研究干预组结果的简单合并(a)，以及综合效应值及其置信区间(b)，最好以森林图形式报告	无	
21	结果综合	说明每个 Meta 分析的结果，包括置信区间和异质性检验的结果	无	
22	研究间偏倚	说明研究间可能存在偏倚的评价结果(见条目 15)	无	
23	其他分析	如果有，给出其他分析的结果(如敏感性分析或亚组分析，Meta 回归分析，见条目 16)	无	
讨论				
24	总结证据	总结研究的主要发现，包括每一个主要结局的证据强度；分析它们与主要利益集团的关联性(如医疗保健的提供者、使用者及政策决策者)	总结主要研究结果，包括对动物模型选择合理性的解释，以及基于内部和外部的有效性讨论结果的外推性	与同类已发表研究结果的对比(如有)
				对涉及人类疾病模型向临床转化的可能性进行合理的推断及解释，并报告研究结果对临床实践的启示

续表

序号	条目	PRISMA 条目清单	中医药动物实验系统评价核心扩展条目（Essential）	中医药动物实验系统评价推荐扩展条目（Recommendation）
25	局限性	探讨研究层面和结局层面的局限性(如偏倚的风险),以及系统评价的局限性(如检索不全面,报告偏倚等)	说明纳入疾病动物模型与人类疾病的关联程度的大小及局限性	讨论动物模型不同建模方法及不同种属动物选择差异等对结果的影响
			讨论中医药干预作用于动物模型与作用于人体的局限性	讨论因草药不同剂量或中药复方不同药物加减的配伍差异等对结果的影响
26	结论	给出对结果的概要性的解析,并提出对未来研究的提示	无	
其他				
27	资金支持	描述本系统评价的资金来源和其他支持(如提供资料)以及资助者在完成系统评价中所起的作用	分析研究结果与主要利益相关者的关联性或利益冲突	

第四节　实例解析

本节以“补片材料对肩袖损伤的修复效果:基于动物实验的系统评价研究”为例,对范围综述研究进行解析。

一、研究背景和目的

动物模型是研究组织工程和再生医学医疗产品的作用机制、有效性和安全性的主要转化途径。在过去的几十年里,动物的肩部模型已被广泛用于研究肩袖修复策略,新的修复材料在进行临床试验和应用临床之前,必须在动物模型上得到充分验证。目前,已有一些动物实验对肩袖补片材料在动物模型中的生物力学性能和肩袖修复效果进行了不同程度的研究,但仍存在一定的局限性,如补片材料的有效性和安全性结果存在相互矛盾等。因此,在开展新的动物实验之前,非常有必要通过科学严谨的方法,对当前所有肩袖补片材料动物实验研究在安全和性能方面进行系统全面的分析和比较。

二、研究方法

(一) PICO

该系统评价的目的是评价肩袖补片对肩袖损伤修复效果。具体的 PICO 如下：

P：肩袖损伤在体动物模型，不限制动物种属及建模方式；I：补片修复，不限制补片的材料类型及补片方式，不限制是否添加细胞 / 因子；C：①单纯进行肌腱 - 肌腱或肌腱 - 骨骼界面手术缝合；②进行补片修复；O：①组织学修复相关指标；②生物力学测试相关指标。

(二) 检索结果及纳入研究基本特征

该研究进行了计算机检索 PubMed（建库至 2020 年 11 月）和 Ovid-Embase（1974 年至 2020 年 11 月）。最终纳入的 74 篇研究发表时间介于 2001 年至 2020 年间，分别来自美国、中国、日本等 11 个国家。纳入研究中共使用 4 种不同动物种属，包括大鼠（35 项研究），兔子（22 项研究），羊（10 项研究）和犬类（7 项研究），绝大多数纳入的研究（77.0%）是使用小动物模型来探索各种补片材料的组织学修复效果和生物力学性能。评估肩袖损伤修复效果最常用的方法是组织学染色（97.3%）和生物力学测试（81.1%）。

三、研究结果

(一) 纳入研究质量评价结果及证据体评价结果

图 13-4 为纳入研究的偏倚风险评价结果。在纳入的 74 个动物实验中，仅 28 个研究为随机对照实验，有 3 项研究报告了随机分组的方法，但其中只有 1 项研究实施了隐蔽分组；26 个研究的基线特征均衡，但是所有的研究均没有报告是否对动物饲养者及研究者实施盲法；仅 5 个研究对实验动物进行随机化安置；有 16 个研究报告结果评价过程中动物为随机选择；16 个研究报告对结果评价者实施盲法；52 个研究的实验动物纳入了最后的分析；所有研究虽无法获取研究计划书，但是均清楚地报告了全部预期结果；对于其他的偏倚来源，有 33 项研究未报告资金资助或利益冲突声明，有 7 项研究是以死亡后剩余的动物为对象分析的。

由于组织学结局指标下纳入的动物实验在实验设计方法、动物种属、年龄、肩袖损伤模型、肩袖补片材料的种类、结局指标的评估标准和随访时间等方面存在高度异质性，仅进行描述性分析，而对生物力学测试指标中的最大失效负荷和刚度这两类定量数据进行 Meta 分析。本文通过多个森林图呈现 Meta 分析结果，这里展示其一，以专业软件生成截图为例（图 13-5）。

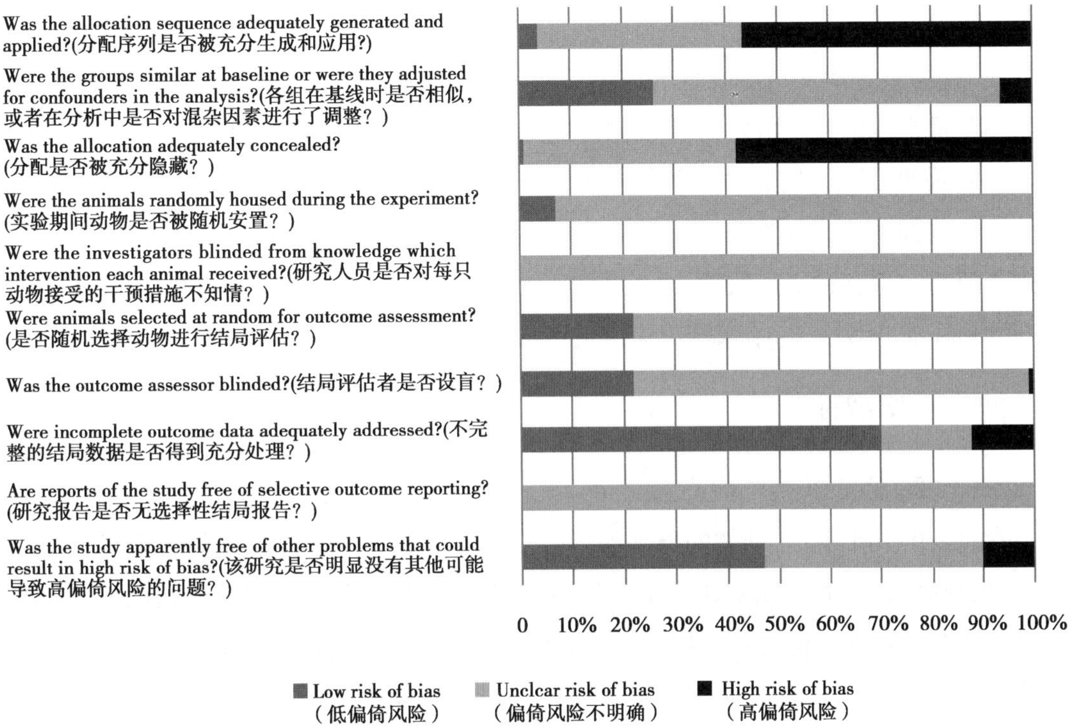

图 13-4　纳入研究偏倚风险结果汇总图

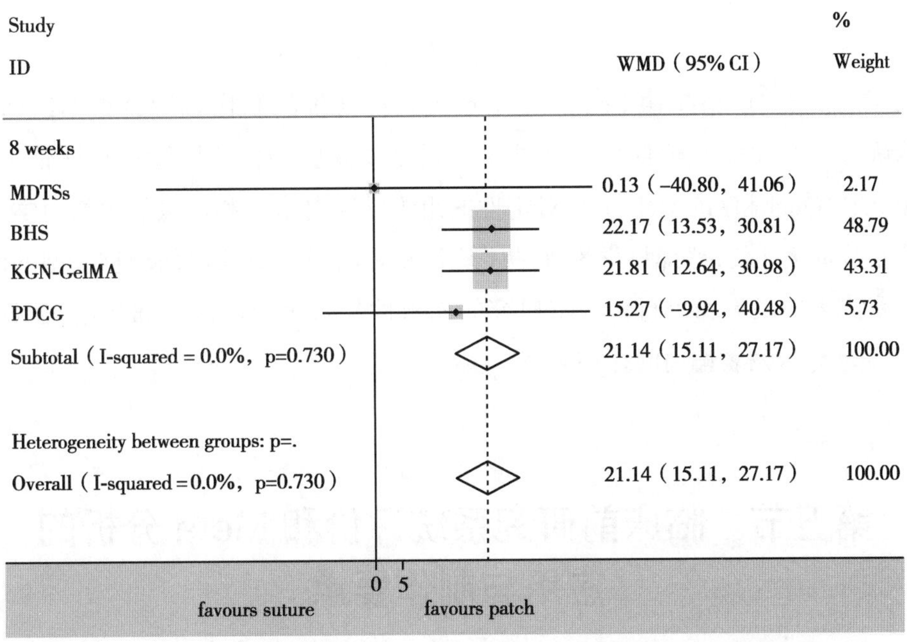

图 13-5　生物源性材料对比单纯缝合组对肩袖修复最大失效负荷的森林图

（二）总结

该系统评价总结了在动物模型中，肩袖补片材料对肩袖损伤后的修复产生一定积极作用，能够较好地促进腱骨界面胶原纤维的形成和改善生物力学性能。目前生物源性材料是最常用的补片材料，自体组织在任何动物模型中的修复效果最好，大鼠是最常用的动物模型，尽管兔模型的肩袖损伤比大鼠模型的损伤大，但兔模型的修复效果更好。鉴于目前纳入研究在实验设计方面存在一定的局限性和测量标准的不一致性，导致现有研究结论存在不一致性，今后需进一步优化实验设计和建立标准化的动物模型、实现评估标准一致性，为临床转化提供更可靠的实验室证据支持。

四、案例解读

（一）选题意义

在过去的几十年里，动物的肩部模型已被广泛用于研究肩袖修复策略，新的修复材料在进行临床试验和应用临床之前，必须在动物模型上得到充分验证。目前已有一些动物实验对肩袖补片材料在动物模型中的生物力学性能和肩袖修复效果进行了不同程度的研究，但仍存在一定的局限性。本案例通过对当前所有肩袖补片材料动物实验研究在安全和性能方面进行系统全面的分析和比较，为后续肩袖补片动物实验研究的开展和实施以及其临床转化应用提供参考意见和证据支持。

（二）优势与不足

本系统评价是基于动物实验，评价肩袖修复材料对肩袖损伤后修复效果的研究，具有以下的优点：严格按照 Cochrane 干预类系统评价的制作流程进行本次研究，基于国际认可的 SYRCLE 偏倚风险评估工具对动物实验的偏倚风险进行评估，并依据 GRADE-CERQual 和 GRADE 工具对定性的组织学结局指标和定量的生物力学结局指标进行证据质量评估，严谨科学地评估了肩袖补片材料从肩袖损伤动物模型的研究向临床试验转化的风险和可行性。本研究的局限性是未对会议摘要和灰色文献进行检索，这可能会导致发表偏倚的存在。

第五节　临床前研究系统评价和 Meta 分析的应用与制作要点

临床前研究（preclinical studies）包括动物实验和体外实验（in vitro）的药理、毒理、药代动力学等研究，是药品、医疗器械等医疗产品取得生产上市批准的重要条件，也是探索及阐释诊疗干预措施的生物学机制、评估安全性和有效性的关键手段。临床前研究系统评价和 Meta 分析在评估临床前研究的质量与现状（优势与不足）、提供最佳实践方案、减少研究浪费、促进研究可重复性和指导临床实践 / 转化方面具有重要作用。对临床前研究开展高质量的系统评价和 Meta 分析，评价临床前研究质量，综合评估干预的潜在利弊关系、效应估计值、置信区间范围，探索不同研究结局之间异质性的可能来源，能够促进实验动物的伦理使用（即动物福利的保障），增强已有研究证据的利用程度，进而提高临床试验参与者的安全性，改善医疗保健服务水平。

临床前研究系统评价的研究工作主要集中在动物研究领域。国际上，CAMARADES 协作组（Collaborative Approach to Meta-Analysis and Review of Animal Data from Experimental Studies）和荷兰 SYRCLE 中心（SYstematic Review Centre for Laboratory animal Experimentation）研发制定开展动物研究系统评价的支持性框架、教育材料和指南，促进了该领域发展。在我国，兰州大学基础医学院成立了临床前 meta research 研究中心，循证构建了动物实验系统评价与细胞实验系统评价的制作流程。2022 年，兰州大学循证医学中心制定发布了用于报告中医药动物实验系统评价的报告指南（PRISMA-ATCM），推动了中医药临床前研究系统评价的规范化进程。

既往系列动物实验系统评价制作的相关指南为中医药临床前系统评价的实施、报告提供了规范指导，参考现有临床前研究系统评价相关制作方法，在动物研究系统评价的基础上，增加了对体外研究的综合，旨在更为全面地整合中医药临床前研究证据。开展临床前研究的系统评价的基本步骤与常规系统评价类似，需要经过 9 个步骤，由于二者侧重点与研究数据有所不同，具体开展过程中存在差异。本节从定义研究问题、组建研究团队、撰写注册研究方案、系统全面检索、文献筛选、纳入研究的评价、数据提取、数据综合（Meta 分析）和报告 9 个步骤，介绍中医药领域临床前研究系统评价和 Meta 分析的制作流程与方法。中医药临床前研究系统评价基本步骤及关键要点见表 13-3。

表 13-3　中医药临床前研究系统评价和 Meta 分析制作步骤及关键要点

制作步骤	关键要点
1. 定义研究问题	明确中医药临床前研究问题及其研究价值，确定研究范围与类型
2. 组建研究团队	包括中医药临床前研究专家、方法学专家等多学科背景专家
3. 撰写注册研究方案	可在 PROSPERO、OSF 网站注册方案
4. 系统全面检索	至少检索 2 个数据库；检索策略可用 PRESS 指南评估
5. 文献筛选	结合临床前研究与中医药理论特点设置纳入和排除标准

续表

制作步骤	关键要点
6. 纳入研究的评价	动物研究可用 SYRCLE's RoB 工具与 ARRIVE2.0 指南等、体外研究可借助 QUIN 工具、涉及定性研究部分可参考使用 GRADE-CERQual 工具；
7. 数据提取	构建信息提取表；注意中医病证类型、中药道地药材与加工炮制
8. 数据综合 /Meta 分析	无 Meta 分析：参考 SWiM 系统评价报告指南； 有 Meta 分析：注意标准化、归一化处理；考量研究异质性、数据独立性与“小样本研究效应”；可使用随机效应模型、亚组分析、Meta 回归、轮廓增强漏斗图等方法
9. 临床前研究的报告	遵循 PRISMA 声明和 / 或 PRISMA-ATCM

注　PROSPERO：国际系统评价前瞻性注册平台；OSF：开放科学框架；PRESS：电子检索策略同行评议；SYRCLE：荷兰动物实验系统评价研究中心；RoB：偏倚风险；ARRIVE：《动物研究：体内实验报告》；QUIN：体外研究质量评价工具；GRADE-CERQual：定性研究系统评价证据分级；SWiM：无 Meta 分析综合；PRISMA：系统综述和荟萃分析优先报告的条目；PRISMA-ATCM：中医药动物实验系统综述和荟萃分析优先报告的条目。

需要注意的是，尽管动物实验系统评价与临床试验系统评价具有相似的研究流程，但在诸多细节方面仍存在较多差异，但限于版面，本章节仅梳理和归纳了动物实验系统评价在制作过程中的主体框架和流程，对进一步的细节以及实际操作环节内容可进一步参考《系统评价 /Meta 分析在基础医学领域的应用》(兰州大学出版社，2018 年)一书。

（马　彬　王文雅）

参考文献

[1] 许家科, 赵璐璐, 廖绪亮, 等. 循证构建动物实验系统评价制作流程 [J]. 中国循证医学杂志, 2017, 17 (11): 1357-1364.

[2] 唐晓宇, 李涵, 孙帝力, 等. 动物实验系统评价/Meta 分析检索方法的介绍 [J]. 中国循证医学杂志, 2018, 18 (5): 515-520.

[3] 尚志忠, 姜彦彪, 赵冰, 等. 动物实验 Meta 分析的数据处理 [J]. 中国循证心血管医学杂志, 2019, 11 (12): 1437-1440+1445.

[4] 张婷, 王欢, 邢丹, 等. GRADE 在动物实验系统评价中的应用与挑战 [J]. 中国循证医学杂志, 2019, 19 (2): 248-252.

[5] Zhao B, Hu K, Zeng X, et al. Development of a reporting guideline for systematic reviews of animal experiments in the field of traditional Chinese medicine [J]. J Evid Based Med. 2022, 15 (2): 152-167.

[6] Hooijmans CR, de Vries RBM, Ritskes-Hoitinga M, et al. Facilitating healthcare decisions by assessing the certainty in the evidence from preclinical animal studies [J]. PLoS One, 2018, 13 (1): e0187271.

[7] Hooijmans CR, Rovers MM, de Vries RB, et al. SYRCLE's risk of bias tool for animal studies [J]. BMC Med Res Methodol, 2014, 14 (1): 43.

[8] Ineichen B V, Held U, Salanti G, et al. Systematic review and meta-analysis of preclinical studies [J]. Nature Reviews Methods Primers, 2024, 4 (1): 72.

第十四章

试验序贯分析在系统评价中的应用实例解析

Meta 分析是系统评价中的一种统计学方法，它将多个临床试验的结果进行系统的定量综合，通过增大样本量来增加研究结果的可靠性。然而，并非所有 Meta 分析的结果都是准确可靠的，随机误差便是影响 Meta 分析结果可靠性的因素之一。系统评价的证据来源于 Meta 分析中多个试验结果的累积，需要随着新的临床试验的发表更新，当新的试验结果出现，重新进行 Meta 分析便会增加随机误差。样本量估算是临床试验设计中的重要环节，也是确保研究结果真实可靠的关键。若系统评价纳入的试验数目较少、样本量较小，得到的结论往往会被后来纳入大样本试验的系统评价否定，这是因为较小的样本量会带来更大的随机误差，加之可能存在发表偏倚，从而夸大了干预措施的疗效。因此，系统评价或 Meta 分析同样需要样本量估算来避免随机误差的影响，确保综合分析结果的可靠性。试验序贯分析（trial sequential analysis，TSA）就是用于系统评价或 Meta 分析样本量估算的方法。当 Meta 分析纳入的病例数没有达到足够的样本量时，应用 TSA 会最大程度地减少因随机误差而产生的假阳性结果。Meta 分析是回顾性研究，TSA 得到的期望信息量（required information size，RIS）就是 Meta 分析的样本量，指的是 Meta 分析获得统计学差异所需要的病例数。一般认为 Meta 分析所需的病例数应当不小于一个设计良好的、有足够统计学把握度的、单个的随机对照试验所需要的样本量。Meta 分析旨在尽可能早地发现医疗干预措施疗效的证据，TSA 通过估算 RIS 为临床试验提供了一个终止标准，即 Meta 分析累计的病例数达到期望信息量时，类似的临床试验便可终止，从而避免科研和医疗资源的浪费。

第一节　概　　述

一、Meta 分析中的随机误差

Meta 分析的某些“阳性”结果可能源于机遇(随机误差)的作用,而非干预措施潜在的“真实”效应。同理,某些中性或“阴性”(“非阳性”)Meta 分析结果也可能由于欠缺统计学把握度和精确度,出现“机遇产生的结果”。这两种类型的误差即常见的假阳性结果(或Ⅰ类错误)和假阴性结果(或Ⅱ类错误)。Meta 分析的结果往往通过一些检验统计量结合 P 值或相应的置信区间,判断为“阳性”或“阴性”。当某个 Meta 分析中的试验数目较小且患者样本量较小时,可能就会因为随机误差导致错误的结果。相反地,如果试验数目量及患者样本量足够大时,检验统计量和干预措施效应估计值就通常会趋向于“真实值”。图 14-1 的(A)和(B)为检验统计量变化趋势的一个实例。在这两种情况下,在某个较早的阶段推断统计量是否具有统计显著性是错误的,但是随着患者数目的增加,数据最终均趋向于“真实的”统计显著性一侧。

只有当随机误差或不精确性“足够大”时,在统计学检验和干预措施效应值估计的过程中随机误差和不精确性才会带来问题。当进行多个统计检验时,每个检验都有一定的概率出现假阳性结果或假阴性结果。数据累积性分析过程中,采用的统计检验越多,得到假阳性或假阴性结果的概率就越高。如图 14-1(A)中的前两个高峰处得到的就是假阳性结果,因此,Meta 分析样本量的估算可以尽量避免随机误差对统计分析结果的影响。

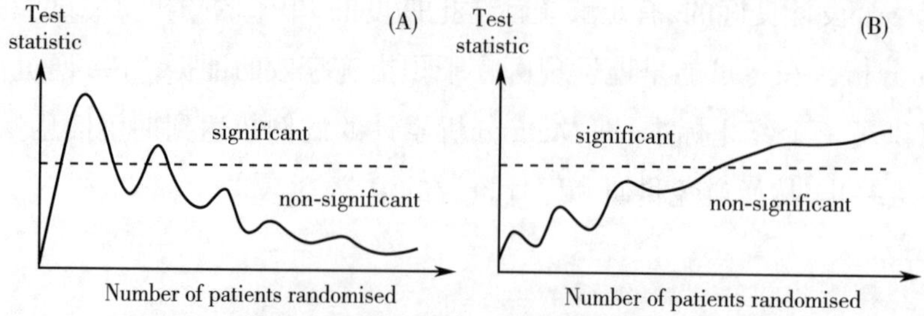

图 14-1　随机患者数增长下检验统计量趋势(两项 RCT)

图 14-1 展示了在两项随机临床试验 A 和 B 中,随着纳入试验进行随机分配的患者数目(number of patients randomised)变化,结局测量时检验统计量(test statistic)的趋势

变化(significant：显著的，non-significant：不显著的)。

二、定义证据强度——信息量

如果系统评价和Meta分析纳入了所有现有的临床试验，那么这些系统评价和Meta分析可被视为现有的最佳证据。然而，“现有的最佳证据”并不等同于“充分的证据”或“有力的证据”。有证据显示，在早期的阳性Meta分析研究中，观察到的多个干预措施效应值的合并结果，在累积更多的证据后易于改变。以二分类变量的结局指标为例，Meta分析要考虑所纳入的研究样本是否保证了足够的事件发生数量，进行Meta分析的样本数量是否达到了目标值。这一目标值就是Meta分析所需的信息量(information size，IS)，即样本量，当达到样本量后统计量就会趋于稳定。同时要注意的是，Meta分析中可能存在由于试验人群、干预措施和方法不同而产生异质性的问题。因此，Meta分析样本量估算需要进行校正——即提高，以确保因异质性产生的方差在允许范围内。

三、达到信息量之前的统计显著性检验

Meta分析不断更新时，结果会反复接受统计显著性检验。在随机对照试验中，对累积性数据反复进行显著性检验会增大Ⅰ类错误的风险。模拟试验显示，如果在Meta分析中反复进行显著性检验，且以P值小于0.05为标准，认为证据具有“统计显著性”，那么Ⅰ类错误的实际风险在10%到30%之间。如果应用某干预措施作为治疗手段的医疗决策是基于这样的结果得出，意味着10项这样的治疗决策中有1~3项是不合理的。为解决这个问题，可以通过对显著性临界值(监测界值)或检验统计量进行校正的方式，如图14-2，使得到统计显著性的标准更加严格，减少假阳性结果的发生。

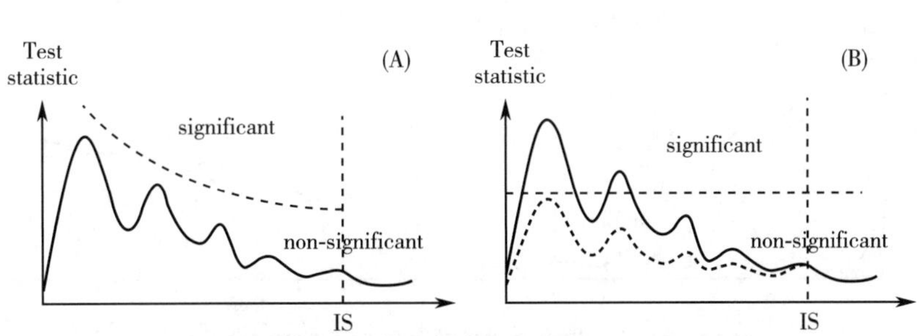

图14-2　两项累积Meta分析假阳性控制：多重校正法

图14-2展示了在两项累积性Meta分析A和B中，显著性临界值校正(A)以及校正检验统计量(B)，以避免出现假阳性统计检验结果(test statistic：检验统计量，significant：显

著的，non-significant：非显著的，IS：所需信息量）。

四、达到信息量之前的无效性检验

Meta 分析常用来指导未来的研究，在开始一个未来的临床研究前，研究者需要了解目前关于研究领域知识的准确总结。如果一个 Meta 分析发现某干预措施无（重要）效应，研究者需要辨别该发现是因为把握度不够、还是因为干预确实无效应。通常我们认为“无效”是因为把握度不够，除非达到一个合适的信息量。在某些情况下，我们可以提前得出治疗效果应不可能达到预期效应的结论，因此可以阻止研究者花费大量的资源在不需要的研究上。

试验序贯分析提供一种能尽早得出无效应结论的技术。最早被随机临床试验用来进行中期分析的“无效性界限”，现在已经用于为“无效”提供界值。如果试验干预确实优于对照干预，我们期望检验统计量围绕一个向上倾斜的直线波动，最后获得统计学意义（当 Meta 分析有足够的把握度）。当一个干预措施真正有效的 Meta 分析纳入患者和事件都很小，获得有统计学意义结果的可能性会因为把握度不够而很低。当积累更多的证据时，获得阴性结果的可能性就会降低。无效性界限反映的是由于证据强度不同而带来的阴性结果风险的不确定性（例如患者数量的积累）。在界值之上，检验统计量可能因为把握度不够而没有统计学意义，但仍有机会在 Meta 分析的信息量超过所需信息量前发现有统计学意义的效应。在界值之下，检验统计量非常小，几乎不可能发现有统计学意义的效应。图 14-3（A）举例说明了试验干预不优于对照干预，在超过需要信息量前，检验统计量穿过无效性界限（向上倾斜的凹形曲线）。图 14-3（B）举例说明了试验干预统计学显著优于对照干预，检验统计量一直在无效性曲线之上（因为有潜在的效应），最后获得统计学意义。

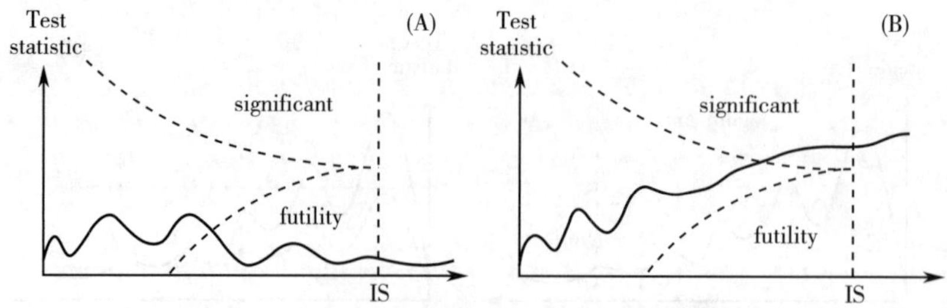

图 14-3　干预非优效与优效情景的无效性边界实例

图 14-3 展示了试验干预不优于对照干预（已经开展了许多试验）（A）和试验干预统计学显著优于对照干预（已经开展了许多试验）（B）的无效性界限实例（test statistic：检验统计量，significant：显著的，futility：无效的，IS：Meta 分析所需信息量）。

五、试验序贯分析与传统 Meta 分析的关系

传统的 Meta 分析方法不考虑现有证据的数量，理所当然地认为干预措施效应的统计显著性是可靠的，而不考虑应计入的事件发生数目和患者人数。相反地，干预措施效应未达到统计显著性则通常被视为不可靠，基于有限的事件发生数目和患者人数得出干预措施效应和 P 值的证据通常是不可靠的。

试验序贯分析是一种结合多种技术的方法。它把需要的证据量化，提供需要信息量的具体数值，并且提供了根据证据的量化强度和多样性的统计学显著性校正方法，无效性界值也通过一个相似的统计框架来建立。总之，试验序贯分析能提供一个信息量，即干预效应的统计显著性界值以及无效性界值。用试验序贯分析方法得出的结论比传统 Meta 分析的结论更可靠，减少了因为 Meta 分析不精确和重复显著性检验造成的早期假阳性结果。

第二节　相关方法学要点

试验序贯分析方法仅适用于二分类变量数据与连续型变量数据的 Meta 分析样本量估算。当新的研究发表，一项原有的 Meta 分析更新，进行了新的统计检验，在 Meta 分析不断增加新数据的过程中，实际上是进行了累积 Meta 分析，对累积数据进行重复显著性检验，我们不仅需要测量和计算现有的证据强度，同时也要控制统计误差（Ⅰ类错误和Ⅱ类错误）风险。控制Ⅰ类错误的方法包括校正显著性界值（监测界值）或对统计量本身进行惩罚（获得一个较小的统计量），控制Ⅱ类错误的方法是设置无效性界值，本节将分别进行介绍。

一、Meta 分析得出确切结论所需的信息量

（一）传统的信息量

一种传统的观点是，一项 Meta 分析想要得出确定性结论，所需的信息量至少应该等同于一个大型的、有足够把握度的干预性研究能够得出显著真实有效性结论所需的样本量。则一个 Meta 分析所需的最小信息量（患者数量）可以通过以下这个人们所熟知的计算公式得出：

$$IS_{Patients}=2\cdot(Z_{1-\alpha/2}+Z_{1-\beta})^2\cdot 2\cdot\sigma^2/\delta^2 \qquad 式 14\text{-}1$$

在这个公式中，α为Ⅰ类错误，β为Ⅱ类错误，$Z_{1-\alpha/2}$和$Z_{1-\beta}$为$(1-\alpha/2)$和$(1-\beta)$的标准正态分布百分位数。δ表示对干预效果的预先估计。对二分类变量来说，$\delta=P_C-P_E$，其中P_C和P_E分别表示对照组和干预组结局事件的发生率；对于连续性变量，$\delta=\mu_1-\mu_2$，其中μ_1和μ_2分别表示对照组和干预组结局指标的均值。对于连续性变量，σ^2为两组合并的方差。对于二分类变量，$\sigma^2=P^*(1-P^*)$，其中$P^*=(P_C+P_E)/2$。

（二）二分类数据中累积患者数的替代估计方法

二分类变量的Meta分析中，Meta分析的信息量和精确度依赖于事件发生或结局发生的数量。因此，在计算Meta分析的信息量时，选择事件数进行估算要比患者数更适合。如果Meta分析纳入的所有试验里，被随机分配接受两种干预措施的患者数量都是相等的，那么所需事件数可以通过下式进行计算：

$$IS_{Events}=P_C*IS/2+P_E*IS/2 \qquad \text{式 14-2}$$

其中IS_{Events}是Meta分析所需的事件数，P_C和P_E和前述的意义相同。

（三）异质性校正因子

Meta分析中涉及的临床试验所包含的研究对象通常覆盖宽泛的人群，并且使用不同的干预方案，不同的研究设计以及具有不同层次的方法学质量，相比单个临床试验还会产生一些额外的变异，这些额外的变异被称为异质性。由于变异增加会削弱结果的精确度，估计信息量时必须考虑Meta分析中包括异质性在内的所有变异。估算信息量时，体现异质性的一种方法是在所计算的信息量上乘以一个异质性校正因子(heterogeneity-adjustment factor)。异质性校正因子是为Meta分析模型制定的概念化假设。在固定效应模型中，假设所有的试验都可以被看作可重复的相同试验(在这里指设计和实施过程)，固定效应的Meta分析信息量可以像独立临床试验样本量计算方式那样算出来。在随机效应模型中，假设纳入的试验来源于合理的试验分布(在这里指设计和实施过程)，显然，随机效应模型的变异总是大于固定效应模型。那么，异质性校正因子必须解释Meta分析导致的从固定效应假设到随机效应假设过程所增加的变异。一个精确的校正可以使得异质性校正因子等于随机效应模型Meta分析的总变异与固定效应模型Meta分析的总变异之间的比值，因此，异质性校正因子总是等于或者大于1。计算公式如下：

$$AF=\frac{V_R}{V_F}=\frac{\sum_{i=1}^{k} w_i}{\sum_{i=1}^{k} w_i^*} \qquad \text{式 14-3}$$

V_R代表随机效应模型Meta分析中的总变异，V_F代表固定效应模型Meta分析的总变异，w_i表示试验在固定效应模型中的权重，一般可以通过研究内方差的倒数来计算，w_i^*表示试验在随机效应模型中的权重，一般通过研究内和研究间方差之和的倒数来表示。

（四）估计对照组事件率和预期干预效应

做 TSA 时，对照组事件率和预期干预效应的估计是计算所需信息量的决定因素。对于二分类变量数据，对照组事件率 P_C 可以通过临床经验和现有研究的证据来估计，真实干预效应 P_E 的先验估计通常以相对危险度降低（RRR）来表达。试验组的期望事件率可以通过公式 $P_E=P_C(1-RRR)$ 算出，并代入公式计算信息量。当然，当对临床效应的估计不准确时，由对照组事件发生率推算治疗组的事件发生率也具有风险。干预效应估计的失真很多时候是高估，这主要归咎于选择性报告偏倚及一系列临床研究常见的偏倚。因此基于既往研究估算 Meta 分析信息量时，还应该对既往研究进行偏倚风险的评估。基于多个低偏倚风险研究报告的干预效应来估算信息量更加可靠。然而当进行 Meta 分析信息量估算时，往往证据尚少，而即使已能获得大量低偏倚风险的文献，多个研究合并效应的可靠性仍然会受限于可能存在的随机误差、时滞偏倚以及发表偏倚等，因此利用既往研究数据进行信息量估算时，还应考虑上述偏倚是否存在。

在实践中，仅凭一种方法估算 Meta 分析的信息量并不现实。在单个临床试验的样本量估算中，需要考虑一系列因素，包括合理的干预效应范围、对照组事件率、Ⅰ类及Ⅱ类错误发生率。最后估算出来的样本量不是一个数，而是一系列考虑了不同情况的区间内的多个数值，一般可以选择一个数值作为主要的样本量估算值，而将其余的用作敏感性分析。Meta 分析的信息量估算也应该如此，可依据低偏倚风险研究所提供的 P_C 和 RRR 值与考虑最好和最差情况下估算的多个干预效应值，得出所需信息量的大致估算区间。

二、累积检验统计量

Meta 分析的统计学显著性检验与统计量 Z 值有关，每当原有的 Meta 分析被更新，Z 值也会被重新计算，因此随着更多的研究纳入，Meta 分析会产生一系列的 Z 值，观察显著性检验的演变，基于一系列累计的信息（累积的患者、事件）与相应的 Z 值，可以绘制出一条曲线，该曲线被称为 Z 曲线。

Meta 分析中传统的显著性检验无法体现统计量、P 值和证据强度与显著性检验重复次数之间的关系，一次显著性检验一旦超过了所需信息量大小则被认为是可靠的，当一个累积 Meta 分析经过一次或多次显著性检验（在超出其信息量大小之前）时，这种情况变得复杂。一般来说，使用单一检验界值进行重复显著性检验常会扩大Ⅰ类错误，（重复的）显著性检验使用的累计数据越多，Ⅰ类错误就越大，这会不断增加 Meta 分析得出假阳性结果的风险。

三、α 消耗函数和试验序贯监测界值

解决上述问题的方法是校正 Z 值的临界值，允许 I 类错误风险恢复到所期望的最大风险值。我们对每一次显著性检验设立一个 I 类错误 α，则相应存在一个临界值 c，如果进行 k 次显著性检验（即 1 次初始 Meta 分析以及 k–1 次更新），相应存在 k 个临界值：$cc_1, \cdots, c_k$，也存在 k 个 I 类错误：α：$\alpha_1, \cdots, \alpha_k$。所有 I 类错误合计为 α，这个合计的 I 类错误 α 不能超过所设立的 I 类错误最大风险。

这样对 Z 曲线界值的依次排列形成的边界称为监测界值（monitoring boundaries），即显著性界值。在 Meta 分析中，这样的临界值用在序贯地纳入 Meta 分析的一系列试验中，因此我们把它们称作试验序贯监测界值（trial sequential monitoring boundaries）。在 Meta 分析中应用试验序贯监测界值进行分析的方法被称作试验序贯分析。

试验序贯监测界值的运用需要对 k 个最大 I 类错误风险值和密集数值积分作出预先设定。设置 I 类错误风险值 $\alpha_1, \cdots, \alpha_k$ 的一个简单的方法就是 α- 消耗法（或 α- 消耗函数）。α- 消耗函数随着时间单调递增，可以根据累计信息量求出每个显著性检验时累积的最大 I 类错误风险 $\alpha_1, \cdots, \alpha_k$。自变量为信息分数（information fraction，IF），计算方法是将累积信息量除以所需的信息量。因变量是累积的 I 类错误，当给定一个信息分数，则可以直接求得相应情况下进行统计检验时的最大 I 类错误。随着信息分数的增加，可接受的 I 类错误也会增加。α- 消耗函数提供了任何 IF 下量化 I 类错误风险的方法，以确保总 I 类错误风险在达到所需信息量前始终小于 5%。单调递增的 α- 消耗函数与单调递减的 Z 统计量相对应。

当显著性检验等距运行时，相应的 α- 消耗函数体现在 Z 界值上也是等距的，常用的方法有把握度家族 α- 消耗函数（power family α-spending functions），其中对 Meta 分析更新的次数 rho（rho>1）进行设定。而此类基于把握度方法的问题在于，Meta 分析的更新次数与频率往往并非均衡确定。O'Brien 和 Fleming 以及 Lan 和 DeMets 随后提出了 IF 可以灵活增长的 α- 消耗函数，本章中统一称作 O'Brien-Fleming 监测界值（boundaries）。

如图 14-4 所示，坐标轴中横坐标为信息分数，纵坐标为累积 I 类错误水平，当 rho=1 时，把握度家族 α- 消耗函数为一条直线，当 rho 大于 1 时，函数形态与 O'Brien-Fleming 消耗函数一样，成为一条单调上升的曲线。O'Brien-Fleming 消耗函数曲线在早期阶段仅有较少的数据累积时，所估计的边界比较保守，但随着更多的数据累积，边界的上升幅度会大大增加。这与 Meta 分析在早期由于纳入信息有限，需要更多地考虑随机误差与异质性相符。另外，在任意信息量间距合理（一般不少于所需信息量的 1%）的点进行新的显著性检验，相对而言不容易受到之前检验次数的影响。Meta 分析需要更

新并且进行显著性检验的时点以及频率并不总是很明确,因此 O'Brien-Fleming 消耗函数边界更加适用。

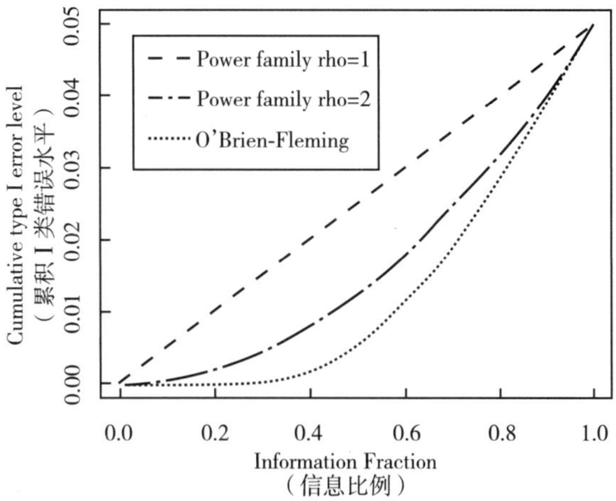

图 14-4　把握度家族 rho 为 1 或 2 时两种消耗函数形态展示

图 14-4 展示了当把握度家族 rho（power family rho）为 1 或 2 时的 α - 消耗函数形态和 O'Brien-Fleming α - 消耗函数形态。

如图 14-5,假设一项 Meta 分析所需的信息量为 4 000 名患者,但可获得的信息量为 1 000 名。Z 统计量大于 1.96。使用传统单一检验界值,此 Z 值显示统计学有显著性。使用 O'Brien-Fleming 监测界值,则此样本量下需要更大的 Z 值才可推断出统计学显著性。因其未与监测界值相交,因此 Meta 分析尚无法得到肯定结论。

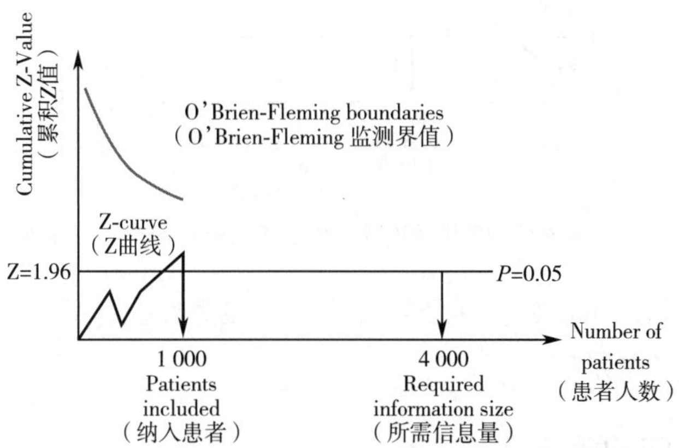

图 14-5　进行四次累积 Meta 分析后仍无结论的示例

图 14-6 所示例子中,所需信息量还是 4 000 名患者,现在可获得样本量有 2 000 名。第 5 次检验的 Z 统计量小于 1.96,不论基于传统方法或 O'Brien-Fleming 监测界值,结果都是不确定的。然而前面 Z 值已经在累积过程中计算出来了,包括一个比 1.96 大的值(第 4 次检验)。这个例子呈现了累积 Z- 曲线如何在早期 Meta 分析中穿过了显

著性界值，而在后期的 Meta 分析中并不具有显著性差异。O’Brien-Fleming 监测界值可以防止较早出现假阳性结果。

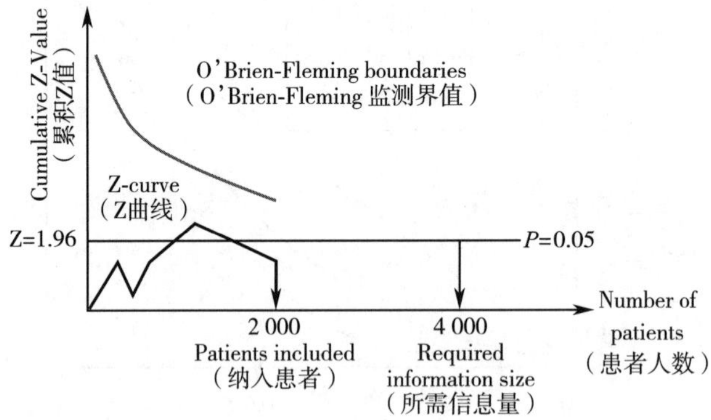

图 14-6　在第五次累积显著性检验中出现假阳性 Z 值示例

图 14-7 所示例子中，所需信息大小和可获得信息大小与图 14-6 中一样。在这里，Z 值在第五个显著性检验中计算显示“非常充分”；Z- 曲线穿过了 O’Brien-Fleming，表明对干预效果评估所需的信息量大小已足够使 Meta 分析得出肯定的结论。

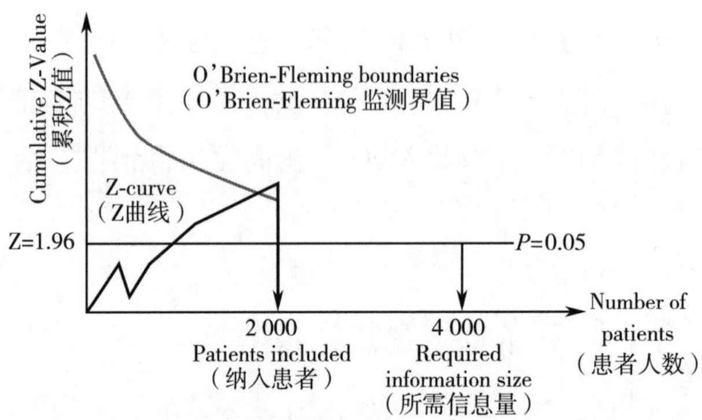

图 14-7　在第五次累积显著性检验后与 O’Brien-Fleming 边界相交示例

图 14-7 展示了该 Meta 分析在经第五次累积显著性检验后与 O’Brien-Fleming 边界相交得出确定结论的示例。

四、置信区间的校正

与重复进行显著性检验会影响总的 I 类错误相似，其也能影响置信区间（confidence interval，CI）。如果 Meta 分析经过重复检验而产生了一系列 95% 置信区间，其包含总体真值的概率必然小于 95%。与重复显著性检验的校正类似，我们也可以对重复置信区间的 I 类错误 α 水平进行控制，使得每个置信区间 I 类错误水平的总和不超过特定范围。

五、根据迭代对数法则对 Z 统计量进行惩罚

另一种解决 Meta 分析中重复显著性检验问题的方法是根据现有证据强度和已经进行的显著检验次数对 Z 值进行校正（惩罚）。高级概率论中，如果将标准正态分布中的数值，比如 Z 值，除以所观察数据对数的对数，所得分数值肯定在 $-\sqrt{2}$ 和 $\sqrt{2}$ 之间，这个法则被称为迭代对数法则。利用这个法则，可以在 Meta 分析中将一个服从标准正态分布的统计量除以现有信息量对数的对数，从而控制 I 类错误的扩大。将每次显著性检验得到的 Z 值进行校正（惩罚），得到 Z^* 值，其满足公式：

$$Z_j^*=\frac{Z_j}{\sqrt{\lambda\ln(\ln(I_j))}} \qquad \text{式 14-4}$$

其中 Z_j 是常规 Z 值，I_j 是第 j 个显著性检验的累积统计信息（式 14-5），λ 是控制 I 类错误最大值的常量。先后有统计学家对二分类变量及连续变量 Meta 分析中的常量 λ 进行模拟估算，在连续变量的 Meta 分析中，当双侧检验 I 类错误 α 为 0.05 时，λ=2 能够较好地控制 I 类错误。在二分类变量的 Meta 分析中，λ 的推荐值也有模拟估算，但是所估算的取值仅适合较为局限的研究情境，此处不再展开。

在此需要介绍另一个概念——统计信息，又称 Fischer 信息，其为数据集（假定的统计模型）中信息的一个统计指标。该指标为 Meta 分析提供了一个简单的方法进行信息量估算。Meta 分析数据类似于单个试验的累积数据，所需的数据信息可以由下式算出：

$$IS_{Statistical}=(Z_{1-\alpha/2}+Z_{1-\beta})^2/\delta^2 \qquad \text{式 14-5}$$

式中 $IS_{Statistical}$ 表示 Meta 分析中实际获得的统计信息，α 代表 I 类错误所允许的最大风险，$Z_{1-\alpha/2}$ 是标准正态分布的（1-α/2）百分位数，β 代表Ⅱ类错误所允许的最大风险，$Z_{1-\beta}$ 为标准正态分布的（1-β）百分位数，δ 表示对干预效果的预先估计。

六、β 消耗函数与无效界值

当 Meta 分析的结果显示差异无统计学意义时，我们需要判断这种无差别的原因是把握度不够，还是不同干预间的确无差异。

与证明差异有统计学意义相似，我们需要对统计假设的临界值进行界定，使得重复检验的总体Ⅱ类错误 β 不被夸大。控制 I 类错误 α，我们依靠 α 消耗函数界定显著检验的边界，控制Ⅱ类错误 β，同样可以按照相似的方法，依靠 β 消耗函数来定位非优效检验的临界值。β 消耗函数也是关于信息分数的函数，IF 的取值为 0 到 1 之间，IF 为 0 时 β 消耗函数永远等于 0，IF 为 1 时 β 消耗函数永远等于 β。在 0 和 1 之间的任意一点，相应的 β 消耗函数等于第 i 次非优效性检验的累积临界值，其中 O'Brien-Fleming 函数

是最为推荐的一种方式。

图 14-8 展示了包括重复非优效性和显著性检验的 Meta 分析。在这个 Meta 分析中，所需信息量为 4 000 名患者。当达到 2 000 名患者时，Meta 分析结果是不确定的，因为它未与显著性界值或非优效的界值相交。Z 值曲线的走向表明在达到 3 000 名患者时，Meta 分析如何变得有确定意义。在 A 例中，Z 曲线穿过了非优效界值，说明试验组干预并不比对照组干预优越。在 B 例中，Z 值穿过了与 O'Brien-Fleming 监测界值，表明试验组干预比对照组干预优越。

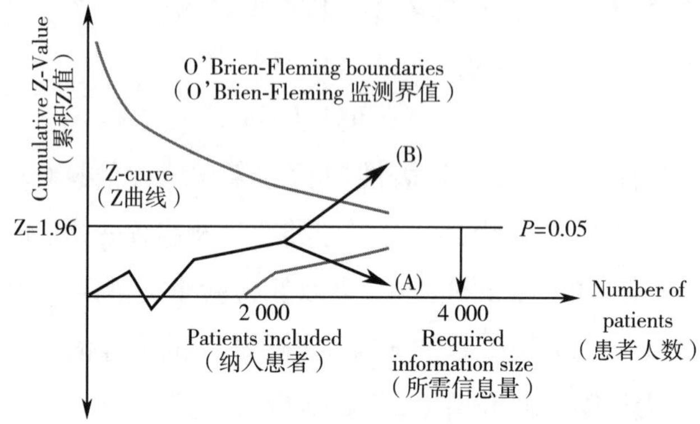

图 14-8　重复非优效和显著性检验的 Meta 分析示例

图 14-8 展示了包括重复非优效［与（A）交叉的短折线］和显著性［与（B）交叉的长弧线］检验的 Meta 分析示例。

图 14-9 是一个包含了所有 TSA 内容的 Meta 分析，这些内容包括：所需信息量、双侧显著性监测界值、非优效检验及非劣效检验界值。在该例中，所需信息量为 4 000。在患者数达 3 000 左右时，Z 值落在了内楔的部分，此时，可得出干预效果不比预期好的结论。

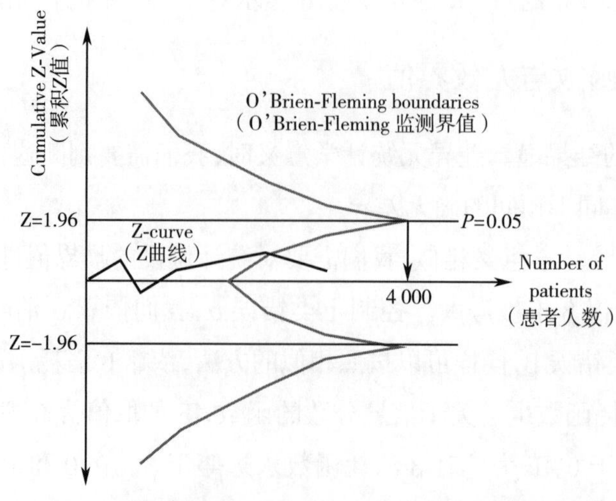

图 14-9　Meta 分析重复非优效、非劣效和显著性检验的界值示例

第三节 实例分析

一、研究背景

冠状动脉旁路移植术(coronary artery bypass grafting,CABG)主要的手术方式包括常规体外循环辅助下冠状动脉旁路移植术(on-pump CABG)与非体外循环冠状动脉旁路移植术(off-pump CABG),其中前者存在不良反应的风险,因而后者受到关注。目前比较两种手术的临床试验数量众多,其中有的研究发现两种方法无差异,有些结论为 off-pump 带来更低的临床不良事件。本系统评价对原始研究进行合并,同时考虑到原始研究若存在高偏倚风险,则可能高估干预效应,因此对纳入原始研究的随机、盲法、意向性分析等进行评价并根据偏倚风险在 Meta 分析中进行亚组分析。另一方面考虑 Meta 分析中样本量不足将带来随机误差从而高估干预效应,本研究采用 TSA 方法对 Meta 分析的所需信息量进行了计算。

研究者按照年份依次累加 Meta 分析中的原始研究,当同一年中不止一项试验发表,则根据第一作者姓氏按照字母排序。每加入一项新的原始研究数据,就重新进行一次显著性检验。

二、实例解读

(一) 信息量计算的相关报告

研究的背景部分先介绍了研究者在此 Meta 分析中进行 TSA 分析来计算信息量的原因,是控制多重检验造成的随机误差。论文的方法部分,研究者报告了 TSA 分析的详细情况。研究者分别基于通常认为有效效应的相对危险度降低 20%,以及综述中纳入的低偏倚风险试验的相对危险度降低来计算。根据原始研究的发表年限,研究者将每年新发表的研究加入 Meta 分析,如果同一年有多于一篇研究论文发表,则根据第一作者姓氏首字母的顺序依次加入研究数据。通过观察监测界值是否在达到所需信息量前被穿过来判断是否能得出研究结论。如无特殊说明,TSA 分析中的 I 类错误设为 5%, II 类错误设为 20%。

研究基于每一项结局进行了 TSA 分析,在结果部分根据所计算出的信息量对干预效应进行判断。其中心房颤动(房颤)这一结局我们会在接下来作为实例介绍。讨论部分研究者认为 TSA 分析是对证据的可靠程度进行评价的有用工具。

研究对 Meta 分析所需信息量的报告较为详细，基本符合 PRISMA 声明的要求，但对 TSA 软件的应用未提及原因可能是该研究的作者和原 TSA 手册的撰写者为同一团队，但为了保证研究的可重复性，应当在正式发表的论文中介绍软件的使用。

（二）结论的确证

研究者以结局事件房颤为例，纳入的原始研究中共涉及 3 634 名患者（包括 2 个零事件试验）的 30 项试验报告了房颤发生情况。根据传统的显著性检验水准，在降低房颤发生方面，off-pump CABG 显著优于 on-pump CABG（RR 值为 0.69，95% CI 为 0.57~0.83）（图 14-10）。

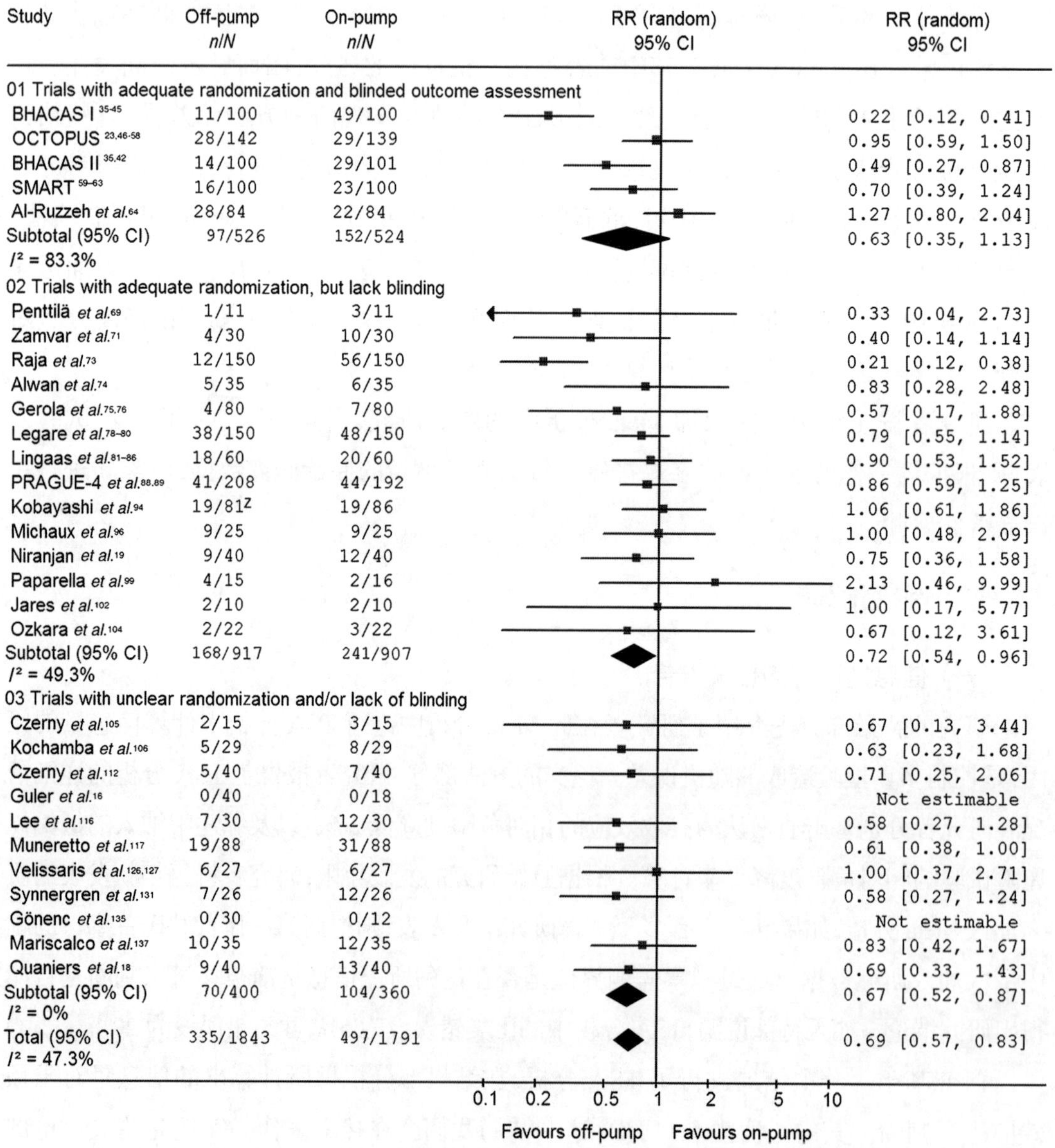

图 14-10 off-pump CABG 对照 on-pump CABG 疗效的森林图

在低偏倚风险试验（1 050 名患者）的 Meta 分析中，疗效并不显著（RR 值为 0.63，95% CI 为 0.35~1.13），异质性估计值 I^2 为 77%，差异性估计值 D^2 为 79.0%。

研究者为本例计算两个信息量。第一，α 值为 1%，β 值为 10%，预期干预疗效的相对危险度降低 20% 时，我们计算出所需的信息量为 7 150 名患者。之所以选择 RRR=20%，是因其被认为代表了此临床情境下的合理干预疗效。第二，研究者基于综述中纳入的低偏倚风险试验的干预效应结果（RRR=36.9%），计算出所需信息量为 1 964 名患者。

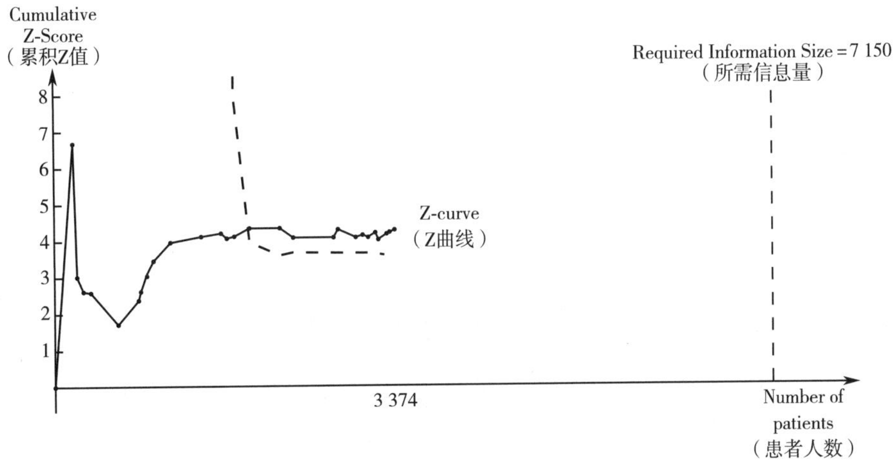

图 14-11　房颤干预目标效应序贯分析预设参数验证

图 14-11 证实或拒绝房颤（对照组比例为 27.6%，α 值为 1%，β 值为 10%）相对危险度降低 20%（先验估计值），校正异质性所需信息量为 7 150 名患者（右侧垂直红色虚线）。左边向内倾斜的红色虚线表示最初的 14 项试验的试验序贯监测界值，蓝色实线是累积 Z 曲线（或 Z 曲线）［Cumulative Z-Score：累计 Z 分数（累积 z 值），Number of patients：患者数，Required Information Size：所需信息量］。

所有信息量的计算均基于Ⅰ类错误的上限为 1% 及Ⅱ类错误的上限为 10%（即 90% 把握度）。所有信息量均基于差异性估计值 D^2 进行异质性校正。信息量均基于体外循环事件比例为 27.6%（本对照组中事件比例的中位数）的假定。

累积 Z 曲线同时穿过了两个信息量估计值的监测界值（图 14-11 和图 14-12），从而确证了 off-pump CABG 在降低房颤方面优于 on-pump CABG。

图 14-12 证实或拒绝房颤（对照组比例为 27.6%，α 值为 1%，β 值为 10%）相对危险度降低 36.9%（低偏倚风险估计）的校正异质性所需信息量为 1 964 名患者（垂直红色虚线）。左侧向内倾斜的红色虚线是最初 14 项试验的试验序贯监测界值。蓝色实线是累积 Z 曲线。（Cumulative Z-Score：累计 Z 分数，Number of patients：患者数，Required

Information Size：所需信息量）。

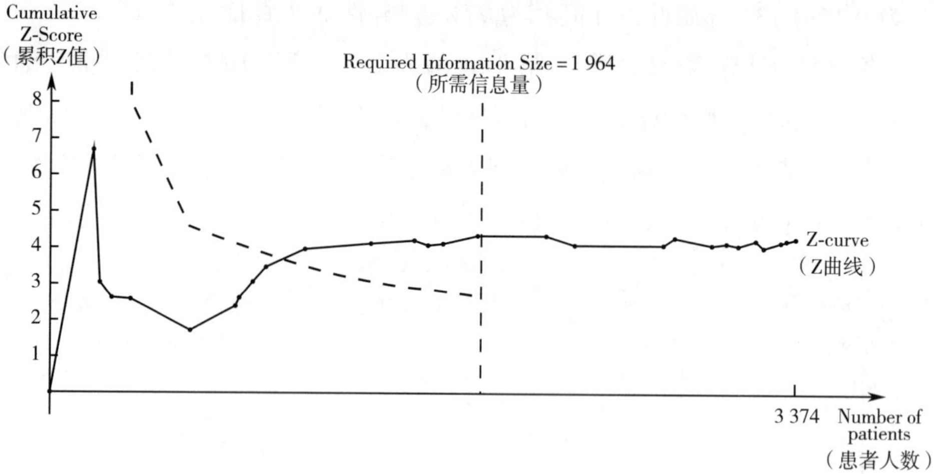

图 14-12　房颤低偏倚目标效应序贯分析验证

（三）避免过早的高估

在 CABG 治疗房颤的同一例子中，也可用来说明常规 Meta 分析过程中，如何过早出现疗效高估。根据常规显著性检验水准（P<0.05），纳入第一项试验后，干预措施对房颤的临床效应已经具有了统计学意义。除一项外，其他所有累积性 Meta 分析随后的 P 值均小于 0.05。事实上，大多数随后的 P 值均小于 0.01。经验证据表明，当仅有有限数量的事件数与患者数被累积时，即使具有统计学意义，合并疗效估计值仍不稳定。坚持确定一项 Meta 分析是否超过其所需信息量，以可能确保可靠的合并估计值。

表 14-1 显示了本例中每年年末治疗效果随时间的演变。可以看到最初两年中，基于 P 值小于 0.01（常规 99% 置信区间），合并相对危险度被严重高估。随后三年中，合并相对危险度被高估了至少 10%。2003 年，Meta 分析超过了基于低偏倚风险估计的信息量计算的监测界值。

2004 年，Meta 分析中的样本超过了所需信息量 1964。同样在 2004 年，基于 20% 的先验相对危险度降低（priori relative risk reduction），Meta 分析跨越了监测界值。传统和校正后的置信区间在 2002 年和 2004 年之间收敛。

表 14-1　CABG 治疗房颤累积 Meta 分析的时间演变

年份	总数量			综合效应	99% 置信区间	
	试验	事件	病例		原始	校正
1999	1	55	200	0.24	0.14~0.42	0.03~7.74
2000	3	74	288	0.39	0.15~0.99	0.02~7.18
2001	5	143	649	0.57	0.24~1.34	0.12~2.87

续表

年份	总数量			综合效应	99% 置信区间	
	试验	事件	病例		原始	校正
2002	8	204	932	0.52	0.30~0.90	0.22~1.21
2003[a]	10	285	1 168	0.55	0.37~0.81	0.35~0.85
2003[b]	13	391	1 722	0.53	0.35~0.79	0.34~0.83
2004	19	641	2 832	0.61	0.46~0.82	-
2005	20	679	2 999	0.63	0.49~0.85	-
2006	25	768	3 310	0.67	0.53~0.86	-
2007	27	775	3 372	0.67	0.53~0.86	-

[a] 第一次穿过监测界值，[b] 该年年末

表 14-1 显示了综合效应的变化(相对危险度估计)，按照试验、事件和患者的累积数量，于每年年末列出了合并效应的传统和校正后的 99% 置信区间。校正后的 99% 置信区间是基于与所需信息量有关(1 964 名患者)的 α- 消耗函数，该 α- 消耗函数是基于低偏倚风险试验提示的相对危险度估计确定的。

这个例子中，累积 Meta 分析的过程体现了为什么基于相对小样本事件和病例数(本例中指事件数低于 100 且病例数低于 300)的合并估计值不可信。除非累计达到至少 100 例事件数和 1 000 例病例数，否则此 Meta 分析中的点估计值不具备充分的可信度。校正后的置信区间用于避免 Meta 分析在早期阶段得出虚假推论，同时在合理范围内接近原始的置信区间，使累积病例数量接近所需的 Meta 分析信息量。

三、软件的使用

(一) 软件的安装和启动

TSA 软件可从丹麦哥本哈根临床试验中心(Copenhagen Trial Unit)网站 www.ctu.dk/tsa 进行下载。软件可在所有支持 Java™ 语言的操作系统上运行。

TSA 软件安装所需的所有文件均被放在一个 ZIP 压缩包里解压后得到 TSA.jar，RM5Converter.jar 和 TEMPLATES.TPL 三个文件，同时有两个名称分别为 lib 和 samples 的文件夹。

TAS.jar 压缩包中包含 TSA 应用程序；RM5Converter.jar 压缩包中包含一个特定程序，能够实现将 RevMan5 中的数据(目前仅适用于二分类结局指标)转化为适用于 TSA 分析的数据格式。

TEMPLATES.TPL 文件包含监测边界模板(monitoring boundary templates)，在对不同资料分别进行序贯分析时可作为默认值使用。模板文件的内容受 TSA 软件控制。

文件夹 lib 中包含 TSA 程序应用所需的多种支持包。文件夹 samples 中则包含本手册提供的示例“.TSA”文件。将整个 TSA 压缩包解压至硬盘上某一个文件夹中即完成了本程序的安装。

（二）软件的使用

1. 启动 TSA 启动后会弹出启动窗口菜单栏。创建一个新的 Meta 分析。在启动菜单栏选择文件(File)新建 Meta 分析(New Meta-analysis)，会弹出一个对话框(图 14-13)，选择将进行 Meta 分析的数据类型，确定两个进行比较的干预措施，定义“阴性(Negative)”或“阳性(Positive)”结局指标类型。点击 Create 创建一个新的 Meta 分析。创建成功后，在 TSA 程序菜单栏的下方有五个选项卡，分别为：Meta 分析(Meta-analysis)，试验(Trials)，TSA，图形(Graphs)和多样性(Diversity)(图 14-14)。

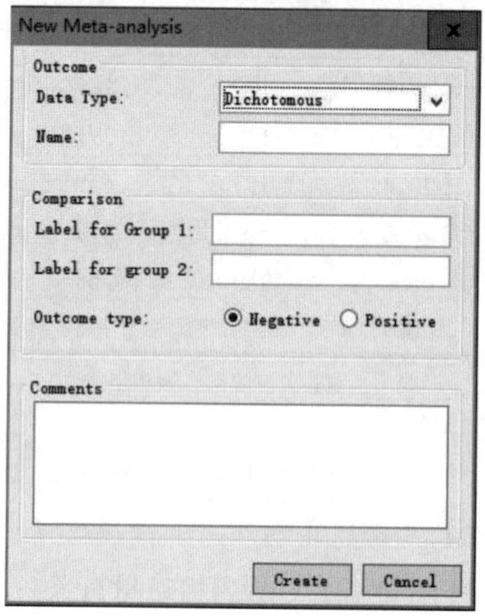

图 14-13 新的 Meta 分析创建对话框

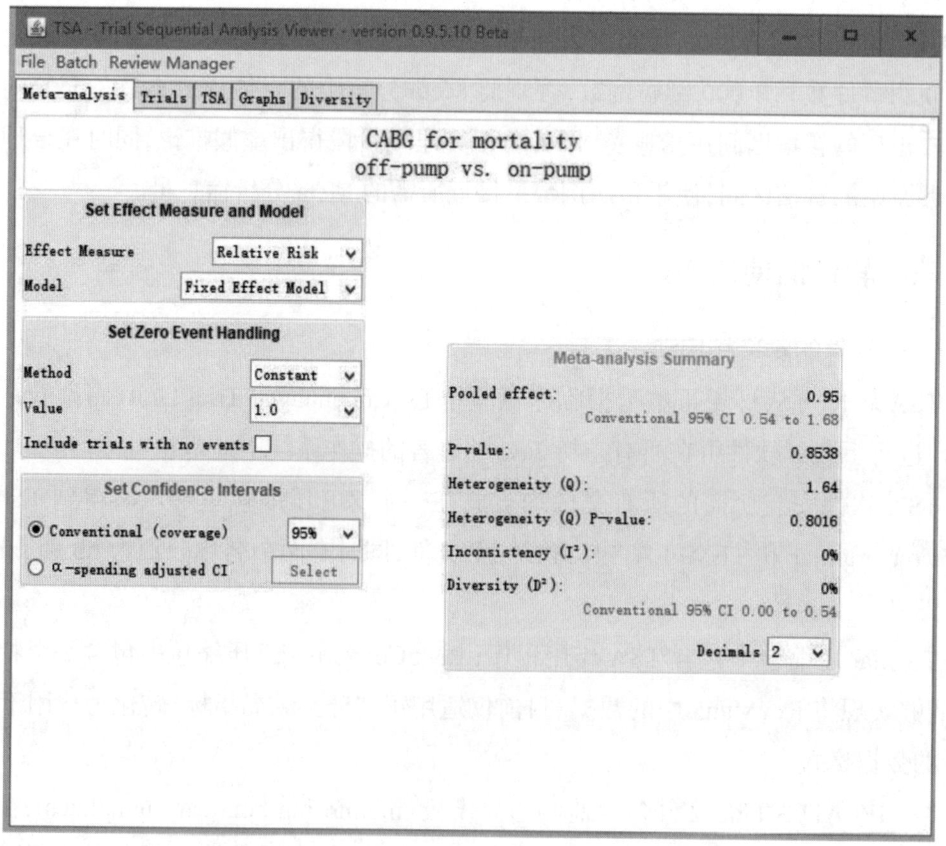

图 14-14 新建 Meta 分析并已输入数据的开始窗口

2. 添加、编辑和删除试验　如果需要对 Meta 分析中的试验进行添加，编辑或删除操作时，选择试验（Trials）选项卡。

要添加新的试验，需要在添加二分类变量 / 连续性变量性试验（Add Dichotomous/Continuous Trial）区填写相关信息。分别在“研究（Study）:”和“年份（Year）:”栏中输入研究名称或标题及研究发表年份字段。此外，可以对试验是否为低偏倚风险等级做出评价并勾选。在分析二分类结局指标时，需要分别输入干预组和对照组中事件发生数和各组病人总数。在分析连续型变量相关数据时，需要分别输入干预组和对照组的均值，标准差和每组样本量（病人数）（图 14-15、图 14-16）。

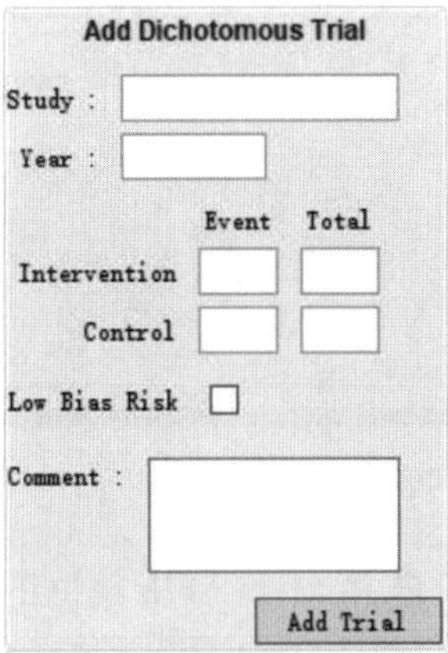

图 14-15　二分类变量数据输入框

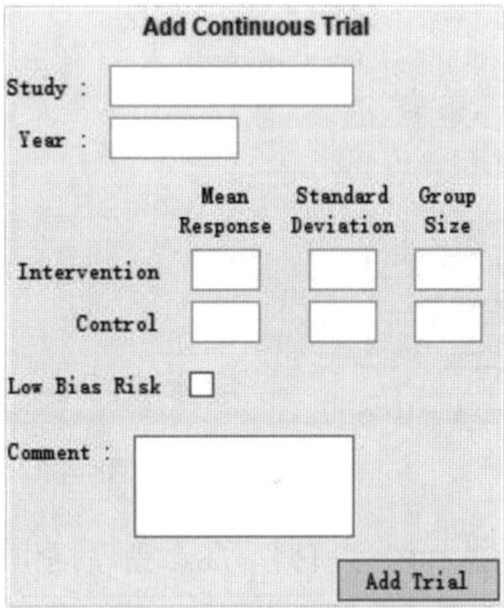

图 14-16　连续型变量数据输入框

在窗口右侧共有四列（图 14-17），分别为研究（study），偏倚风险（bias risk），忽略（ignore）和数据（data）。添加试验之后，试验清单会出现在其中。清单中第三列可以选择在进行 Meta 分析时忽略某（几）个试验，第四栏则显示各试验数据。

（三）自定义 Meta 分析设置

TSA 程序提供多种选择进行 Meta 分析，含多种效应估计方法，多种统计模型，零事件处理方法（针对二分类结局指标）和置信区间范围。这些选项均可在 Meta 分析（Meta-analysis）选项内进行设置。

窗口左侧为效应估计和模型设置（Set Effect Measure and Model）区，零事件处理设置（Set Zero Event Handling）区和置信区间设置（Set Confidence Intervals）区。窗口中间是 Meta 分析概要（Meta-analysis Summary）区。

1. 选择统计指标　TSA 程序中效应估计方法与 Revman 一致。单击效应估计和模型设置（Set Effect Measure and Model）选项下的效应估计（Effect Measure）下拉列表即可。

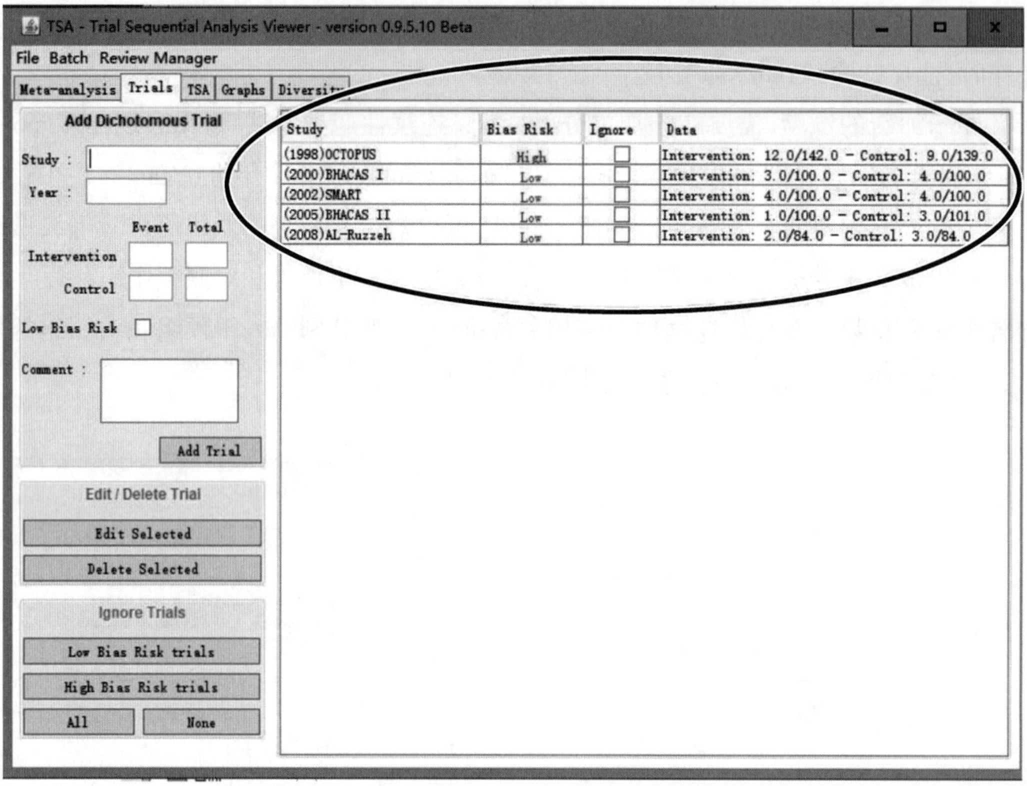

图 14-17　已添加试验的列表

2. 选择统计模型　TSA 程序提供了四种可用于合并 Meta 分析数据的统计模型，其中三种基于随机效应模型。单击模型（Model）下拉列表完成设置。

3. 选择零事件数据处理方法　TSA 程序提供三种零事件数据处理方法。单击方法（Method）下拉列表完成设置。有时需要设置连续性校正因子。TSA 程序中，校正因子为两组校正因子总和（也称“校正因子值”）。例如，Revman 中计算连续性校正因子总和的方法为 1=0.5+0.5（因为两组事件数计算时均增加了 0.5）。单击值（Value）下拉列表，选择校正因子总和计算方法。当然，也可以选择将连续性矫正法用于零事件试验，勾选纳入零事件试验（Include trials with no events）后的方框即可。

4. 选择置信区间的类型　TSA 程序提供多种置信区间类型。置信区间范围可设置为 95%，99%，99.5% 或 99.9%。单击置信区间设置（Set Confidence Intervals）区中的“常规性（范围）[Conventional（coverage）]”单选框，点击右侧下拉列表选择所需区间范围。如果应用 α- 消耗函数构建并校正了显著性检验边界，也可以选择 α- 消耗校正性置信区间。

（四）校正后的显著性检验（应用 TSA）

TSA 目前提供两种显著性检验校正方法，分别为 O'Brien-Fleming α- 函数消耗法和迭代对数法。TSA 中还包含 O'Brien-Fleming α- 消耗法和无效性检验相结合的方法。使用上述方法,需单击 TSA 选项卡[位于试验(Trials)选项卡右侧],出现 TSA 操作对话框(图 14-18)。

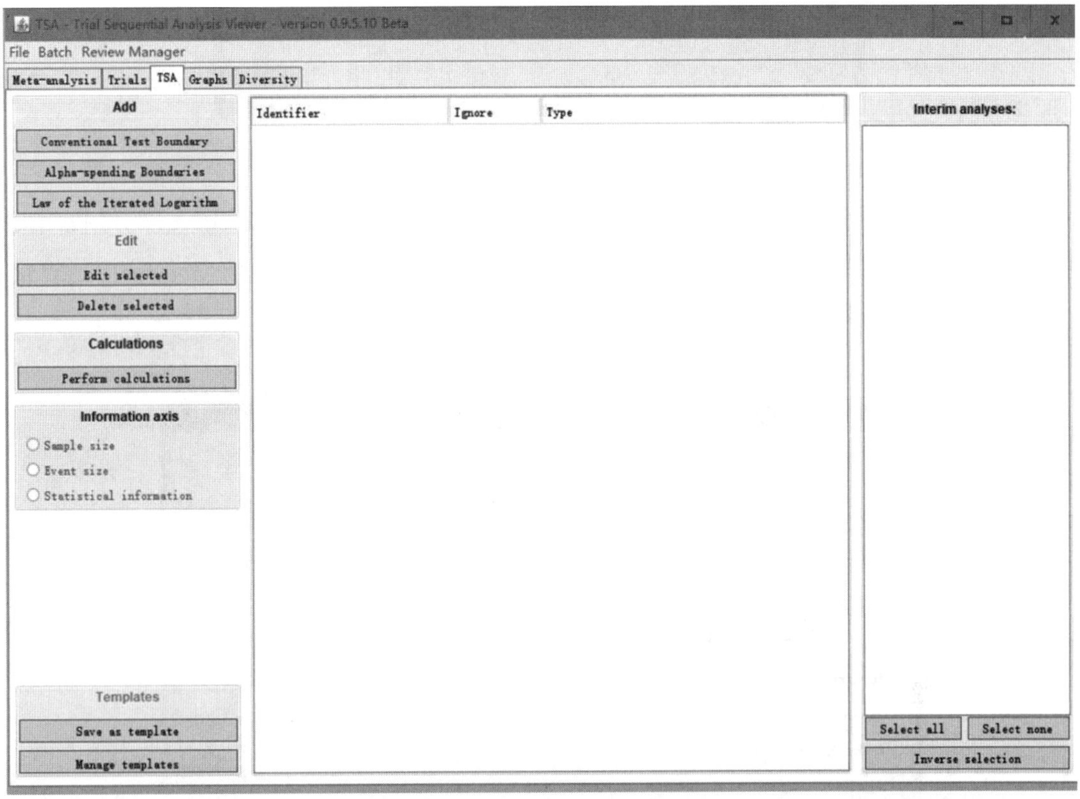

图 14-18　TSA 选项卡操作界面

1. 添加显著性检验　该窗口的左上侧为添加(Add)区,包含常规检验边界(Conventional Test Boundary),α- 消耗边界(Alpha-spendingBoundaries)和重对数律法(Law of the Iterated Logarithm)按钮。单击其中任意按钮都会在 TSA 程序界面中弹出新的窗口。该窗口包含多个字段,设置显著性检验类型。

(1) 常规显著性边界:常规检验边界(Conventional Test Boundary)选项允许添加 Z 曲线边界,对检验最大 I 型错误风险即 α 的单一显著性检验。例如,双侧 α=5% 的单一显著性检验的常规边界为两条处于 1.96 和 –1.96 的水平线(图 14-19)。

对二分类结局指标的 Meta 分析,应注意的是当结局指标为阳性指标而非阴性指标时,上限和下限检验的功能是相反的。当已对常规界值进行命名并明确设置后,可点击添加按钮来添加界值。

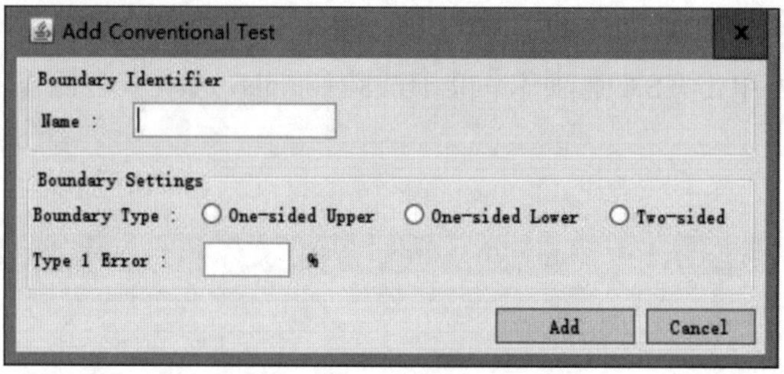

图 14-19 常规检验设置窗口

(2)α- 消耗界值：α 界值选项采用 α- 消耗方法来添加 Z 曲线(Z-curve)的经校对的监测界值。二分类变量 Meta 分析的 α 界值的设置窗口与连续型变量 Meta 分析估算信息量时是不同的(图 14-20，图 14-21)。

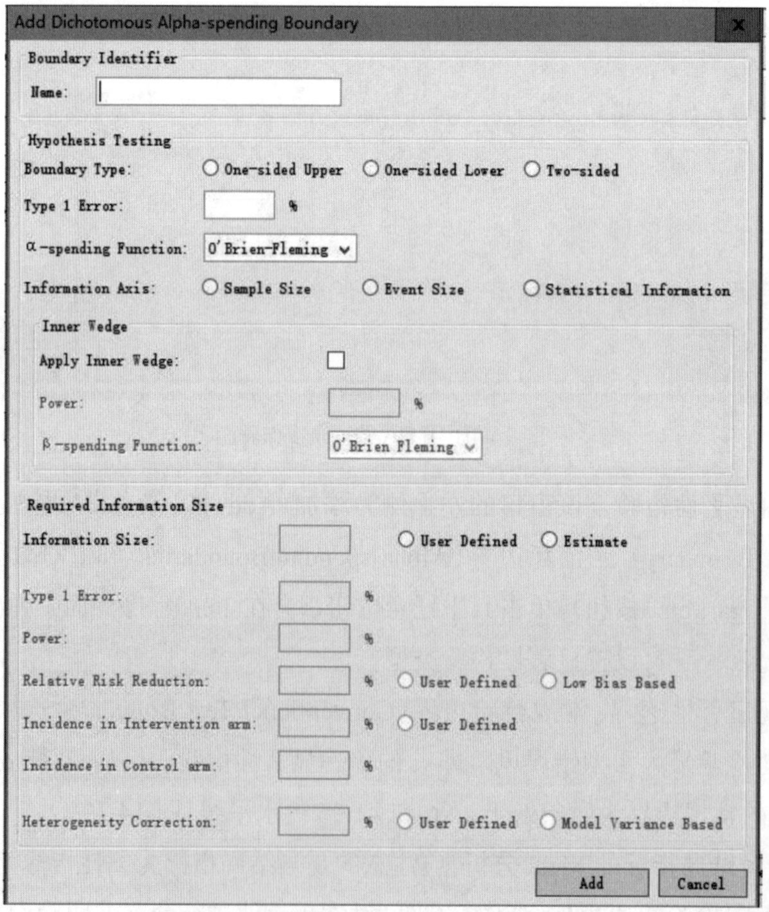

图 14-20 二分类变量 α- 消耗检验设置窗口

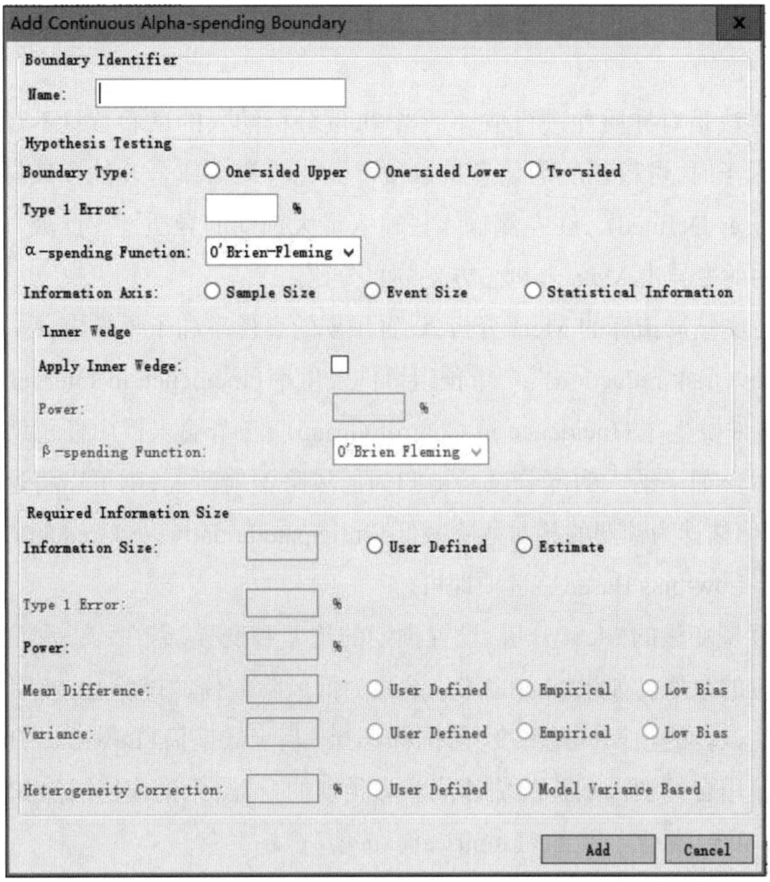

图 14-21 连续变量 α-消耗检验设置窗口

对二分类变量的 Meta 分析，应注意的是当结局指标为正性指标而非负性指标时，上限和下限的检验功能是相反的。

勾选“应用内插（Apply Inner Wedge）”检测无效性（如应用内插无效界值）。当输入信息量估算参数后，无效界值的Ⅱ类错误（或把握度）将被自动设置。目前对于 β 消耗函数 TSA 仅有 O’Brien-Fleming 功能。

信息量估算需要先输入变量。勾选“用户定义（User defined）”可键入自己设定的信息量；勾选“估计（Estimate）”按钮，则软件自动计算所需信息量。软件会根据用户计算的信息类型生成信息量的计算，例如如果在信息轴（Information Axis）下选择“样本量（Sample Size）”，所需的信息量将自动计算 Meta 分析所需的病例数。

信息量值的计算是自动基于所定义的界值对应的最大Ⅰ类错误，但需要在“把握度（Power）”框中输入设定的最大Ⅱ类错误/最小把握度（1-Ⅱ类错误）。

当 Meta 分析存在异质性时，有两种方法校正所需要的信息量。第一种是基于所选的随机效应模型方差和固定效应模型方差的估计比率。勾选“基于模型方差（Model

Variance Based)”执行。但如果选择固定效应模型,校正因子将总等于 1,也就是实际上并没有进行校正。

第二种方法是对异质性进行估计。当 Meta 分析纳入的试验数量不足以进行可靠的估计校正因子时,可校正所需信息量以便得到先验最大或合理的预期异质性。勾选“用户定义(User Defined)”,在左侧输入栏输入最大预期的异质性。此处异质性指试验间而非试验内的变异占 Meta 分析总方差的百分比。

对于二分类结局指标的 Meta 分析,设置预期的事件率和干预效应,在“相对危险度减低率(Relative risk reduction)”,“干预组事件发生率(Incidence in Intervention Group)”和“对照组事件发生率(Incidence in Control Group)”三个输入栏中任意两个内填入相应的数值即可。如果纳入的部分试验被归为低风险偏倚研究,则可以将这些试验的合并 Meta 分析值估计为预期的相对危险减低(anticipated relative risk reduction),勾选选择“基于低偏倚(Low-bias Based)”选项即可。

对于连续型变量的 Meta 分析,设置预期的均差和变异,需在均差和变异两个输入栏内输入相应的数值。如果纳入的部分试验为低风险偏倚的试验,可使用合并的 Meta 分析估计这些试验的预期均差和变异,同样选择“基于低偏倚(Low-bias Based)”选项。也可以选择使用合并纳入试验的估计值作为预期的变异(无论偏倚风险如何)。要使用所有的试验,勾选“根据经验的(Empirical)”选项。

当添加 α- 消耗界值后,需要明确 Meta 分析已经进行的显著性检验。单击已添加的 Meta 分析,其中包含的原始研究出现在清单右侧中期分析试图(interim looks)校正显著性检验,勾选某个试验意为第 1 个试验至所勾选试验已进行 Meta 分析(图 14-22)。

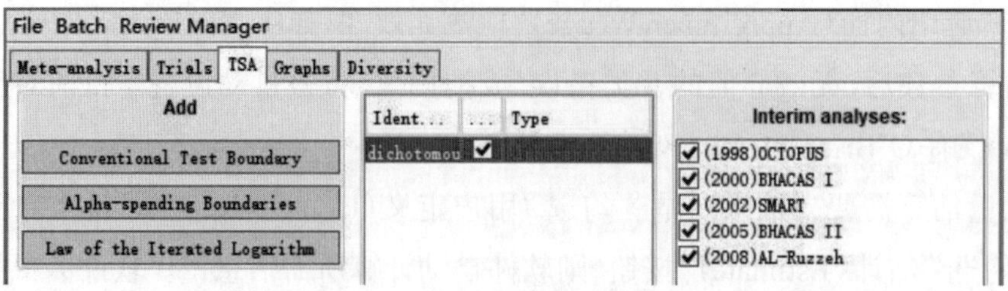

图 14-22　中期分析试验选择

(3) 迭代对数法则惩罚 Z 曲线:迭代对数法则选项可以对 Z 曲线进行惩罚,运行校正的显著性检验。当单击重对数律法(Law of Iterated Logarithm)按钮,会出现如图 14-23 的窗口,其中 λ 为惩罚参数。当结局被定义为正性结局指标而负性结局指标时,上限和下限的功能将会颠倒。

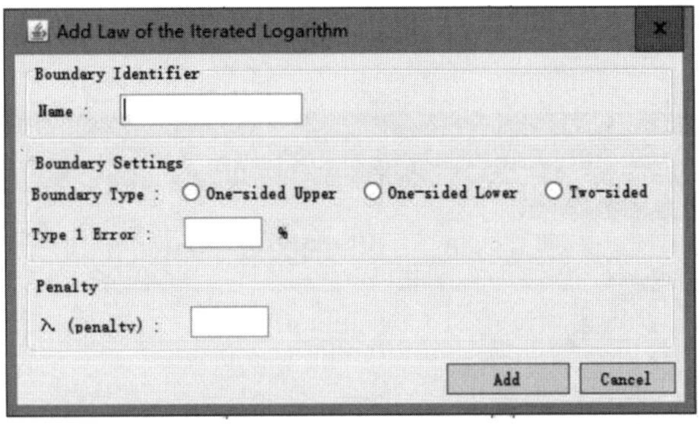

图 14-23　当单击迭代对数法则按钮时出现迭代对数法则惩罚设置窗口

2. 显著性检验的运算　在 TSA 界面 Edit(编辑)区域下的 Calculations(运算)区域中单击“Perform calculations(进行运算)”按钮。

在两个中期分析中增加相对小的信息时,α- 消耗边界的数值计算(极小的尾概率的数值积分)可能会发生错误。例如,如果需要的信息大小是 20 000 例患者,中期分析增加一个 40 名患者的试验,则仅增加计算信息部分的 0.2%。为避免计算错误,TSA 的程序会自动移除这个中期分析。这种情况发生时,在 TSA 程序中间会自动弹出窗口显示中期分析已经被忽略,但这些试验的数据仍然存在于 TSA Meta 分析及累计的 Z 值中。

如果已经添加了至少一个显著性检验并且不希望对所有这些进行运算,则可以选择忽略显著性检验,勾选希望忽略的显著性检验相应方框即可(图 14-24)。

Identifier	Ignore	Type
dichotomous test	☑	
interated test (LIL)	☐	Law of Iterated Logarithm
Conventional test (CON)	☐	Conventional

图 14-24　忽略一个显著性检验的例子[忽略“Conventional 2-sided(传统双面)”]

(五) TSA 图示选项

TSA 程序的图允许显示 Z- 曲线和构造的显著性检验有关证据(即,病例累积数、事件或统计信息)的强度。TSA 程序提供了一些图形编辑选项以方便制作科研论文所需的图形,点击图形(Graphs)选项卡进入界面。

窗口左侧是测试和边界布局区域(Tests and boundaries Layout),设置图形布局,以及两个打印选项(“打印当前图形”和“生成 TSA 报告”)。这些区域的右侧,则会显示 Z- 曲线和构造的显著性检验图形。

在测试和边界布局区域中,有一些图形编辑选项,这些选项允许更改 Z- 曲线的呈现和构造的显著性检验(边界)。构造的显著性检验和 Z- 曲线将被列在白色区域,见

图 14-25。选择列表中的检验(曲线)可进行编辑。

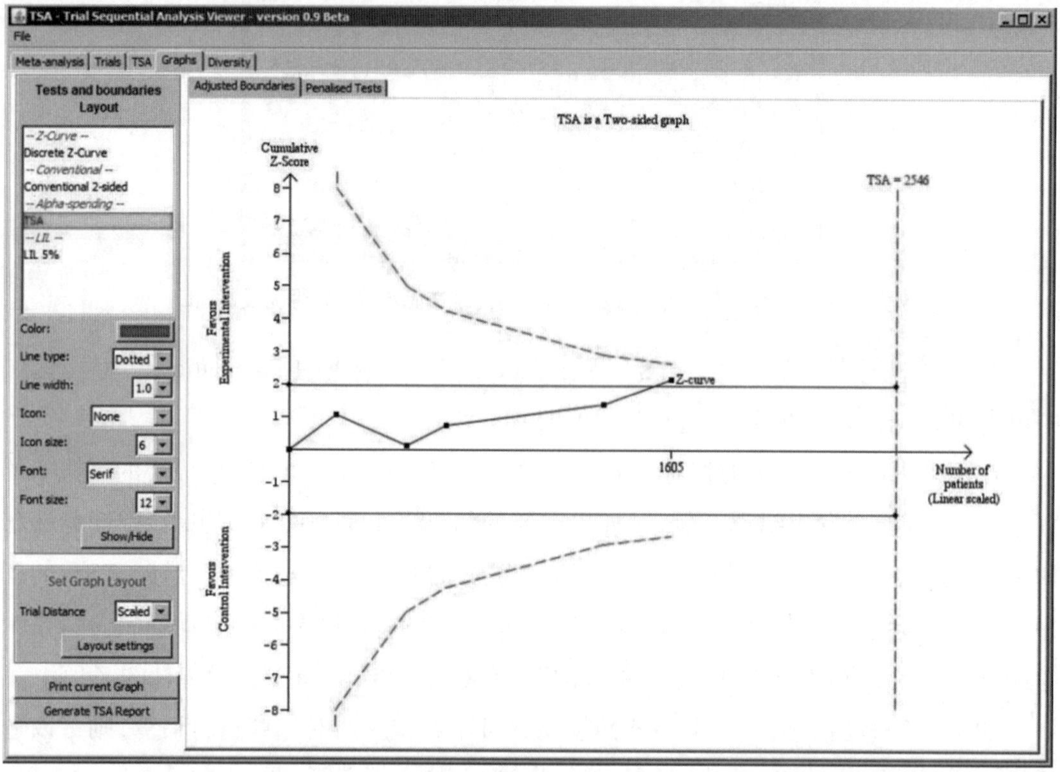

图 14-25　图形窗口

在信息轴上,边界间的距离和 Z- 曲线间的距离通常用信息的相对增加来显示。TSA 程序会按比例缩小的方式显示这些距离。

如需选择这种布局格式,在“Set Graph Layout(设置图形布局)”区域的下拉框中单击“Trial Distance(试验距离)”,然后选择“Equal(等距)”。

基于 α- 消耗函数校正的显著性检验校正的是 Z 曲线的界值。而基于迭代对数法校正的显著性检验结果则必须结合单个试验的显著性检验结果才可进行合理解释。因此,将这两种结果在一张图中显示是没有意义的。TSA 程序为基于 α- 消耗函数校正的显著性检验,和基于迭代对数法则校正的显著性检验提供了不同的图表。查看 α- 消耗函数校正的显著性检验图示,选择图表上方的 Adjusted Boundaries(校正界值)选项卡;查看迭代对数法则校正的显著性检验图示,则选择图表上方的 Penalised Tests(惩罚检验)选项卡。

(六) 探索试验间的差异性

TSA 程序还提供一种通过 3 个随机效应模型(DL、SL 和 BT),探索差异性估计及权重比较的选项。这些选项具体可见 Diversity（差异性）选项卡。

单击 Diversity 选项卡后，屏幕将会如图 14-26 所示。屏幕上方显示试验及其显著性检验结果、权重、权重百分比；屏幕左下角显示的是 3 个随机效应模型各自的 I^2 异质性估计值及其相应校正异质性 $1/(1-I^2)$、D^2 异质性估计值及其相应校正异质性 $1/(1-D^2)$，与试验间方差估计值（τ^2）。而异质性估计值仅显示于 DL 模型中。值得注意的是，DL 与 BT 模型中试验间方差估计值是相同的。在右下角中，有一个选项可以选择全部数据显示的小数位数。单击下拉窗口，即可选择小数位数。

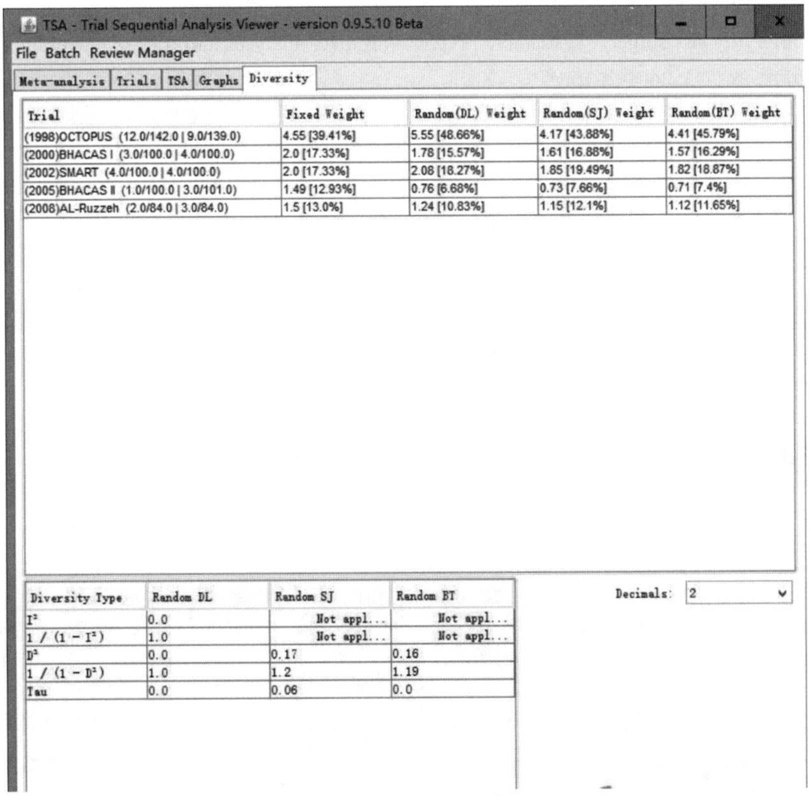

图 14-26　差异性选项卡

本章内容主要根据基于丹麦哥本哈根临床研究试验中心（Copenhagen Trial Unit）研发的试验序贯分析（the trial sequential analysis software，TSA）软件配套的工作者手册（User manual for Trial Sequential Analysis）部分内容编写。手册的原作者为：Kristian Thorlund，Janus Engstrøm，Jørn Wetterslev，Jesper Brok，Georgina Imberger，and Christian Gluud。

（韩　梅　刘建平）

参考文献

[1] Thorlund K, Devereaux PJ, Wetterslev J et al. Can trial sequential monitoring boundaries reduce spurious inferences from meta-analyses ? [J]. International Journal of Epidemiology, 2009, 38: 276-286.

[2] Trikalinos TA, Churchill R, Ferri M, et al. Effect sizes in cumulative meta-analyses of mental health randomized trials evolved over time [J]. Journal of Clinical Epidemiology, 2004, 57 (11): 1124-1130.

[3] Ioannidis J, Lau J. Evolution of treatment effects over time: empirical insight from recursive cumulative metaanalyses [J]. Proc Natl Acad Sci U S A, 2001, 98 (3): 831-836.

[4] Federov V, Jones B. The design of multicentre trials [J]. Statistical Methods in Medical Research, 2005, 14 (3): 205-248.

[5] Moller CH, Penninga L, Wetterslev J, et al. Clinical outcomes in randomized trials of off-vs. on-pump coronary artery bypass surgery: systematic review with meta-analyses and trial sequential analyses [J]. Eur Heart J, 2008, 29 (21): 2601-2616.

第十五章

推荐分级的评估、制订与评价在系统评价中的应用实例解析

推荐分级的评估、制订与评价(grading of recommendations, assessment, development and evaluations, GRADE)是当前证据质量和推荐强度分级最常用的国际标准之一,适用于临床实践指南、系统评价和卫生技术评估。GRADE 是基于不同研究类型证据体具有不同的起始证据等级,再进行升降级,考虑了研究设计的论证强度、可行性、优缺点,尤其是内部偏倚,以及证据向决策转化的成本、可行性等因素。在系统评价中应用 GRADE 时可以在结论部分明确注明证据质量级别,并在结果总结表和证据概要表里面明确列出升降级的原因,有助于系统评价的使用者准确理解和正确应用证据。

第一节 概　　述

一、基本概念

(一) 证据及其相关概念的演进

1. 证据及其相关概念　证据是循证医学不可或缺的基础,遵循证据是循证医学的核心。2000 年,循证医学领域的开创者 David Sackett 和其他学者,将临床证据描述为“以患者为中心的临床研究(包括防治措施、诊断、病因、预后、经济学研究与评价等方面)所获得的数据和结论”,即证据是通过研究得出的结论。随后,循证医学的创始人 Gordon Guyatt 等人进一步将证据解释为“任何经验性的观察都可以成为潜在的证据,

不论这些观察是经过系统收集还是非系统收集"。2005年,加拿大卫生服务研究基金资助的1项研究用系统评价的方法对证据进行了定义,即"证据是最接近事实本身的一种信息,其形式取决于具体情况,高质量、方法恰当的研究结果是最佳证据。由于研究常常不充分、自相矛盾或不可用,其他种类的信息就成为研究的必要补充或替代"。上述关于证据的定义各有特点,虽然很好地揭示了证据的本质,但部分内容不够简明,在实际应用和操作方面有所欠缺。

我国学者从证据内涵入手,根据"属"加"种差"的方法进行定义。该方法既突出术语学特点,又符合名词定义规范。据此,证据被定义为经过系统评价后的(种差)信息(属)。

该定义具有以下特点:①动态,强调当前最佳,不断更新(即系统评价的原理)。证据绝非一成不变,时代不同,环境不同,证据的内容和质量也不同,必须用发展的观点看待证据。②全面,相比之前的证据,"系统评价"既是一种对问题整个发展过程的纵向的评价,也是一个横向的评价(基于问题的全面评价)。③指导性强,有助于用户明确区分信息与证据,即针对用户关注的问题是否做了系统评价。

鉴于全球尚未形成对证据的统一定义,故以上所举例证均具有探索性和不确定性,期待未来出现更完善、客观和可操作的证据定义。

2. 证据的分类　不同人群对证据的需求不同,对同一证据的解读也存在差异。证据分类的主要目的是更好地推广和使用证据,分类的基本原则是确保各类证据间互不交叠。鉴于目前国内外尚无公认、统一的分类方法,本处将阐述两种基于综合证据方法和使用证据的不同人群的分类方式。

(1)按综合证据的方法分类:针对特定问题,尽可能广泛全面地收集有关该问题的全部原始研究,而后经过严格评价、综合、分析、总结后所得出的结论,是对众多原始研究再处理后得到的证据。证据综合是对某个主题的所有可获取的证据进行均衡且全面的批判性评估的重要方式。合理地使用综合证据对包括医疗保健专业人员、政策制定者和公众、患者及其护理人员在内的所有利益相关者都很重要。基于综合证据的合理使用,决策者、医疗保健机构、临床医生、研究人员和公众就能对于健康和医疗保健做出更明智的决定。综合证据的方法可分为3大类,即系统评价(systematic review,SR)/Meta分析,卫生技术评估(health technology assessment,HTA)和实践指南(practice guideline)。其中,系统评价是一种通过综合整理符合预先规定的纳入标准的证据,以回答特定的研究问题的方法。该方法旨在通过使用预先计划过的明确的、系统的方案来减少偏移,从而促进临床循证决策。三者的共同点为:①均基于原始研究,对其进行系统检索、严格评价和综合分析;②均可使用GRADE进行分级;③均可作为决策的最佳依据。三者的主要不同点为：卫生技术评估相对于系统评价，除有效性外，更注重对卫生相关技术安全性、经济学性和社会适用性的评价，纳入更宽，会基于评价结果做出推荐意见，多数可被卫生政策直接采纳。系统评价则更注重对文献的质量评价，有严格的纳入排除标准，只进行证据质量分级，不作出推荐。指南则是基于系统评价和卫生技术评估的结果，以推荐意见为主，并对临床实践具有指导和规范意义。

(2)按使用证据的对象分类：从使用者视角出发，可将证据分为政策制定者、研究人员、卫生保健提供者与普通用户四种类型(表 15-1)。

表 15-1　从使用者角度的证据分类

	政策制定者	研究人员	卫生保健提供者	普通用户
代表人群	政府官员、机构负责人、团体领袖等	基础医学、临床、教学研究者等	临床医生、护士、医学技术人员等	普通民众，包括患病人群和健康人群
证据呈现形式	法律、法规、报告或数据库	文献或数据库	指南、摘要、手册或数据库	电视、广播、网络、报纸等大众媒体或数据库
证据特点	简明概括、条理清晰	详尽细致、全面系统	方便快捷、针对性强	形象生动、通俗易懂
证据要素	关注宏观层面，侧重国计民生，解决复杂重大问题	关注中观层面，侧重科学探索，解决研究问题	关注中观层面，侧重实际应用，解决专业问题	关注微观层面，侧重个人保健，解决自身问题
资源举例	Health Systems Evidence 数据库	Cochrane Library 数据库	DynaMed 数据库	PubMed Health 数据库

3. 证据质量与推荐强度的发展　2010 年，前牛津大学循证医学中心主任 Paul Glasziou 教授和 Cochrane 协作网创建人 Iain Chalmers 在一项研究中发现，全世界每年仅 RCT 就发表 27 000 余个，系统评价 4 000 余个。据统计，到 2021 年，正式发表的系统评价数量已增加到了 45 000 多篇，其他观察性研究、动物研究和体外研究的数量则更为庞大。对于医务人员和决策者而言，想要在有限的时间内高效地判断这些研究的好坏，遴选出高质量证据，将其转化为推荐意见进而促进循证实践，那么一套科学、系统和实用的分级工具必不可少。另一方面，现有临床实践指南所采用的证据质量和推荐强度的分级标准和依据各不相同。临床医生想要快速理解和应用这些推荐意见，需要全面了解当前各种分级标准的现状。过去 40 年间，有超过 50 个机构和组织就如何对证据质量和推荐强度进行分级展开了积极的探索与尝试，本小节将对主要的分级组织、标准和方法予以简要介绍。

证据质量与推荐强度分级方法的发展主要经历了三个阶段。第一阶段，由医学工作者创造性地提出证据分级的理念，首次明确研究证据优于专家经验，不仅成为医学工作者决策的重要依据，也成为后来诞生的循证医学的基本理念之一。这一阶段的主要代表为加拿大定期体检特别工作组（Canadian Task Force on the Periodic Health Examination，CTFPHE）的标准（表 15-2），单纯基于试验设计考虑，以随机对照试验为最高质量证据，其优点在于简洁明了，操作性强，但存在的主要问题在于分级依据过于简易，仅用于防治领域，且结果可能并不客观准确。第二阶段，在研究设计的基础上考虑了精确性和一致性，以系统评价 /Meta 分析作为最高级别的证据，主要代表有英国牛津大学循证医学中心（Oxford Center for Evidence-based Medicine，OCEBM）推出的 OCEBM 标准（表 15-3）。此外，该标准在证据分级的基础上引入了分类概念，涉及治疗、预防、病因、危害、预后、诊断、经济学分析等七个方面，更具针对性和适应性，曾一度成为循证医学教学和循证临床实践中公认的经典标准，也是循证教科书和循证指南使用最为广泛的标准之一，但由于其级数较多（大小共 10 级），简单将证据质量和推荐强度直接对应（高质量证据对应强推荐，低质量证据对应弱推荐），且未充分考虑研究的间接性和发表性偏倚，以及观察性研究的升级等因素，所以在实际应用中仍然存在问题。2001 年，美国纽约州立大学医学中心推出“证据金字塔”（图 15-1），标志着证据质量与推荐强度分级方法进入第三阶段。证据金字塔形象直观，且首次将动物研究和体外研究纳入证据分级系统，拓展了证据范畴，但仍存在过于简洁的不足。针对当前证据分级与推荐意见的局限，包括世界卫生组织在内的 19 个国家和国际组织 60 多名循证医学专家、指南制订专家、医务工作者和期刊编辑等，于 2000 年共同创建了 GRADE 工作组，旨在循证制定出一套国际统一的证据质量分级和推荐强度系统。该系统于 2004 年正式推出。由于其更加科学合理、过程透明、适用性强，目前包括 WHO 和 Cochrane 网在内的 100 多个国际组织、协会和学会已经采纳 GRADE 标准，成为证据与推荐分级发展史上的里程碑事件。

表 15-2 1979 年 CTFPHE 分级标准

证据级别	定义
Ⅰ	至少一项设计良好的随机对照试验
Ⅱ-1	设计良好的队列或病例对照研究，尤其是来自多个中心或多个研究团队的研究
Ⅱ-2	在时间、地点上可比的对照研究；或效果显著的非对照研究
Ⅲ	基于临床研究、描述性研究或专家委员会的报告，或权威专家的意见

续表

推荐强度	定义
A	在定期体检中，考虑检查该疾病的推荐意见有充分的证据支持
B	在定期体检中，考虑检查该疾病的推荐意见有一定的证据支持
C	在定期体检中，考虑检查该疾病的推荐意见缺乏证据支持
D	在定期体检中，不考虑检查该疾病的推荐意见有一定的证据支持
E	在定期体检中，不考虑检查该疾病的推荐意见有充分的证据支持

表 15-3 2001 年牛津大学证据分级与推荐意见强度分级标准（以评估治疗效果证据为例）

推荐强度	证据级别	防治
A	1a	RCTs 的系统评价
	1b	结果置信区间小的 RCT
	1c	显示“全或无效应”的任何证据
B	2a	队列研究的系统评价
	2b	单个的队列研究（包括低质量的 RCT，如失访率>20% 者）
	2c	基于患者结局的研究
B	3a	病例对照研究的系统评价
	3b	单个病例对照研究
C	4	病例系列报告、低质量队列研究和低质量病例对照研究
D	5	专家意见（即无临床研究支持的仅依据基础研究或临床经验的推测）

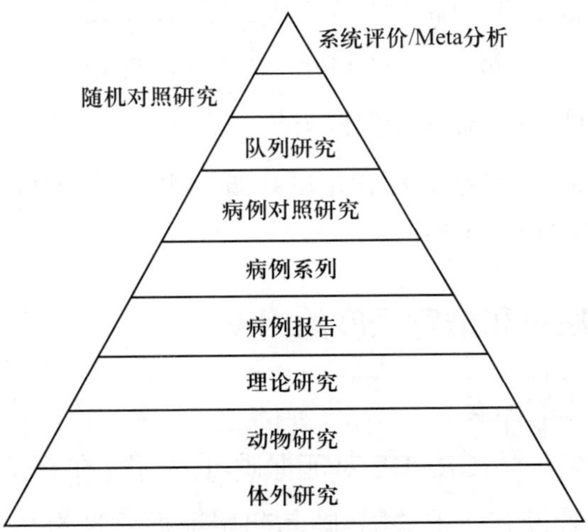

图 15-1 证据金字塔

(二) GRADE 的基本概念与特点

1. GRADE 的基本概念 GRADE 系统是循证医学的最新进展，是当前证据质量和推荐强度分级的国际标准之一，适用于临床实践指南、系统评价和卫生技术评估。GRADE 方法首次明确阐述了证据质量和推荐强度的定义，即证据质量是指对观察值的真实性有多大把握，推荐强度指南使用者遵守推荐意见对目标人群产生的利弊程度有多大把握。其中“利”包括降低发病率和病死率，提高生活质量和减少资源消耗等，“弊”包括增加发病率和病死率、降低生活质量或增加资源消耗等。证据质量分为高、中、低、极低四个等级，推荐强度分为强、弱两个等级，具体描述见表 15-4。

表 15-4 证据质量与推荐强度分级

证据质量分级	具体描述
高(A)	非常有把握观察值接近真实值
中(B)	对观察值有中等把握：观察值有可能接近真实值，但也有可能差别很大
低(C)	对观察值的把握有限：观察值可能与真实值有很大差别
极低(D)	对观察值几乎没有把握：观察值与真实值可能有极大差别
推荐强度分级	**具体描述**
强(1)	明确显示干预措施利大于弊或弊大于利
弱(2)	利弊不确定或无论质量高低的证据均显示利弊相当

2. GRADE 的特点与优势 该标准的特点和优势是：①由一个具有广泛代表性的国际指南制订小组制订；②明确界定了证据质量和推荐强度及其区别；③明确指出对证据质量的评估是对报告了重要临床结局指标的证据体的评估，而非对一个系统评价或临床试验的评估；④对不同级别证据的升级与降级有明确、统一的标准；⑤从证据到推荐的过程全部公开透明；⑥明确承认偏好与价值观在推荐中的作用；⑦就推荐意见的强弱，分别从临床医生、患者、政策制定者角度作了明确、实用的诠释；⑧适用于制作系统评价、卫生技术评估及医学实践指南。

二、影响证据质量和推荐强度的因素

(一) 影响证据质量的因素

与此前的分级系统一样，GRADE 对证据质量的判断始于研究设计。一般情况下，随机对照试验类证据若没有严重缺陷，则其起始证据质量为高(即 A 级)，但存在五个因素可降低其质量。观察性研究类证据若没有突出优势，则其起始证据质量为低（即C级），但存在三个因素可升高其质量（表15-5）。

表15-5　影响证据质量的因素

可能降低随机对照试验证据质量的因素及其解释	
偏倚风险	未正确随机分组；未进行分配方案的隐藏；未实施盲法（特别是当结局指标为主观性指标，其评估易受主观影响时）；研究对象失访过多，未进行意向性分析；选择性报告结果（尤其是仅报告观察到的阳性结果）；发现有疗效后研究提前终止
不一致性	如不同研究间存在大相径庭的结果，又没有合理地解释原因，可能意味着其疗效在不同情况下确实存在差异。差异可能源于人群（如药物在重症患者中的疗效可能更显著）、干预措施（如较高药物剂量的效果更显著），或结局指标（如随时间推移疗效减小）的不同。当结果存在不一致性而研究者未能意识到并给出合理解释时，需降低证据质量
间接性	间接性可分两类：一是比较两种干预措施的疗效时，没有单独的研究直接比较二者的随机对照试验，但可能存在每种干预与安慰剂比较的多个随机对照试验，这些试验可用于进行二者之间疗效的间接比较，但提供的证据质量比单独的研究直接比较的随机对照试验要低。二是研究中所报告的人群、干预措施、对照措施、预期结局等与实际应用时存在重要差异
不精确性	当研究纳入的患者和观察事件相对较少而导致置信区间较宽时，需降低其证据质量
发表偏倚	如果很多研究（通常是小的、阴性结果的研究）未能公开，未纳入这些研究时，证据质量亦会减弱。极端的情况是当公开的证据仅局限于少数试验，而这些试验全部是企业赞助的，此时发表偏倚存在的可能性很大
降级标准：以上五个因素中任意一个因素，可根据其存在问题的严重程度，将证据质量降1级（严重）或2级（非常严重）。证据质量最多可被降级为极低，但注意不应该重复降级，譬如，如果分析发现不一致性是由于存在偏倚风险（如缺乏盲法或分配隐藏）所导致时，则在不一致性这一因素上不再因此而降级。	
可能提高观察性研究证据质量的因素及其解释	
大效应量	当方法学严谨的观察性研究显示疗效显著或非常显著且结果高度一致时，可提高其证据质量
存在剂量-效应关系	当干预的剂量和产生的效应大小之间有明显关联时，即存在剂量-效应关系时，可提高其证据质量
负偏倚	当影响观察性研究的偏倚不是夸大，而可能是低估效果时，可提高其证据质量
升级标准：以上三个因素中任意一个因素，可根据其大小或强度，将证据质量升1级（如相对危险度>2）或2级（如相对危险度>5）。证据质量可升级到高质量（A级）	

（二）影响推荐强度的因素

对于推荐强度，GRADE突破了之前将证据质量和推荐强度直接对应的局限，进一步提出，除了证据质量，资源利用和患者偏好与价值观等证据以外的因素也会影响推荐的强度，并将推荐强度的级别减少为两级。对于不同的决策者，推荐强度也有不同的含义。强推荐意味着，对于患者而言，几乎所有的患者都应该接受所推荐的方案，并且如果患者不接受，需要有明确的理由；对于临床医生，他们应该对几乎所有患者推荐该方案，若不这样做，也需要有合理的解释；对于政策制定者，强推荐的方案通常会直接被纳入政策制定中。而弱推荐则表明，对于患者，虽然多数可能会采纳推荐的方案，但仍有一些患者可能因为个人偏好和价值观的不同而不选择该方案；临床医生需要认识到每位患者都有适合自己的选择，并帮助他们根据自己的偏好和价值观做出决定；对于政策制定者来说，在制定政策时需要进行广泛的讨论，并吸纳众多利益相关者的参与。利弊平衡、证据质量、资源利用和患者偏好与价值观等主要因素对推荐强度及方向的影响的说明及示例可见表15-6。

表15-6　影响推荐强度和方向的主要因素

因素（领域）	说明	示例	
		强推荐	弱推荐
考虑利弊平衡 ● 对有利或不利结局效应量的最佳估计 ● 结局效应量的最佳估计	● 利弊间的差别越大，越适合作出强推荐 ● 净效益越小，其确定性越低，越适合作出弱推荐	许多高质量的随机对照试验表明，吸入性类固醇对哮喘有益	胸膜固定术治疗气胸的研究证据目前仅见于病例系列报告，尚未见队列研究或随机试验等更高级别证据发表
证据质量对于干预在重要结局上的效应量的把握（各结局的整体证据水平）	证据质量越高，越适合作出强推荐	心肌梗死后阿司匹林降低了死亡率，同时毒性和成本也降至最低	有卒中风险的房颤患者中，采用抗凝药物（阿司匹林）进行预防性治疗，虽然会减少卒中的发生（益处），但会增加出血风险（不利）
价值观与偏好	价值观和意愿差异越大，或价值观和偏好不确定性越大，越适合作出弱推荐	几乎所有年轻的淋巴瘤患者对于延长化疗的寿命总是比避免治疗毒性有更高的偏好	部分年老的淋巴瘤患者对于延长化疗的寿命比避免治疗毒性有更高的偏好，而另一些则不是
资源利用	干预措施的成本越高（即消耗的资源越多），越不适合作出强资源利用推荐	短暂性脑缺血发作的患者中，相对于不进行预防性干预而言，采用阿司匹林进行卒中预防的成本较低	短暂性脑缺血发作的患者中，氯吡格雷和双嘧达莫联合阿司匹林相比单用阿司匹林预防卒中的费用较高

三、应用的必要性

GRADE 方法主要用于对系统评价进行分级，一是帮助作者对自己撰写的系统评价进行分级，二是协助研究人员对已有的系统评价所纳入的证据进行分级。此外，GRADE 系统的其他应用方向还包括分析导致低质量证据降级的主要原因、探讨对描述性系统评价和只纳入单个随机对照试验的系统评价进行分级的方法，以及比较在面临同样等级证据时是否采用一致和规范的表达方式等。

本节以在系统评价中应用 GRADE 方法为例，说明为什么需要 GRADE 分级。

系统评价的目的之一是通过全面检索和严格评价尽可能减少随机误差和系统误差，为决策者提供参考依据。然而系统评价制作者一般只对纳入的原始研究进行质量评价，而不会对系统评价报告的临床结局指标的质量进行评估，故下结论时可能存在偏颇和误导。

譬如，某篇随机对照试验的系统评价的临床问题是：对于季节性流感患者，中成药物 A 在降低病死率方面是否优于安慰剂？作者共纳入 10 项符合标准的随机对照试验，每项研究在随机序列号的产生、分配方案的隐藏、盲法报告方面均充分且符合规范，也无失访，作者从临床角度判断，可以用 Meta 分析的方法合并这些研究的结果，合并后发现差异有统计学意义。只根据这些信息，研究者很可能得出“高质量随机对照试验的 Meta 分析结果显示，中成药物 A 治疗流感能够有效降低病死率”的结论，读者也很可能直接会将该结论应用于临床实践。

但如果进一步考察，还会有以下因素可能严重影响结论的可信性：①纳入的 10 个随机对照试验的效应大小和方向如果存在不同程度的差异，则提示研究间存在不一致性，如果这种不一致性不能得到合理解释，那么对研究结论的信心可能会因此降低；②如果 10 个研究的样本量都较小，合并效应的置信区间较宽，则对结论的信心可能会因为精确性不高而降低；③如果 10 个研究全部或多数是由药厂资助的，且结果均为阳性，则对结论的信心会因为可能的发表偏倚（甚至利益冲突）而降低；④间接性方面，如果儿科医生拟基于此系统评价结果指导儿童用药，但 10 个随机对照试验纳入的人群均为 18~65 岁的成人患者，则对结论外推的信心可能会因人群的不同而降低。综上所述，如果在系统评价中没有使用 GRADE 分级，则会导致：①遗漏其他偏倚，②无法给出总的证据质量级别，③不同的读者对结果和结论的理解会大相径庭。表 15-7 举例说明了对一个随机对照试验系统评价进行 GRADE 分级的细节。

表 15-7 中成药物 A 治疗流感随机对照试验系统评价的 GRADE 分级表举例

结局指标及其重要性	偏倚风险	不一致性	间接性	不精确性	发表性偏倚	证据质量
结局指标 1:病死率(至关重要)	无	无	无	无	无	高
结局指标 2:ICU 患者收治率(至关重要)	严重①	无	无	无	无	中
结局指标 3:症状改善率(重要)	严重①	严重②	无	无	无	低
结局指标 4:轻微胃肠道反应(不太重要)	严重①	严重②	无	严重③	无	极低
备注:患者——流感患者;干预措施——某中成药物 A;对照措施——安慰剂。①随机序列号的产生错误;②不一致性较大,I^2 值为 75%;③经计算总样本不够,置信区间太宽						

为进一步阐述 GRADE 分级在系统评价中应用的必要性,本文摘录了某杂志发表的部分未采用 GRADE 分级的系统评价,对其进行 GRADE 分级,并就结论进行解读(表 15-8)。

表 15-8 未使用 GRADE 分级的系统评价结论的呈现及可能存在的偏倚

研究目的	研究 1:比较吗替麦考酚酯与环磷酰胺治疗狼疮性肾炎效果	研究 2:比较多种消化酶制剂治疗消化不良的效果	研究 3:比较多巴胺与去甲肾上腺素治疗感染性休克的效果	研究 4:比较舒芬太尼与芬太尼用于术后硬膜外自控镇痛的效果	研究 5:太极拳锻炼对老年人平衡功能和预防跌倒的效果
摘要中的结论	吗替麦考酚酯治疗狼疮性肾炎患者(Ⅲ型、Ⅳ型、Ⅴ型)在缓解疾病上优于环磷酰胺,但腹泻发生率高于环磷酰胺	各种消化酶制剂均可有效治疗各种原因引起的消化不良;与安慰剂或空白对照组的间接对照结果显示,米曲菌胰酶片的疗效优于其他消化酶制剂	与多巴胺相比,去甲肾上腺素能显著降低感染性休克患者住院期间死亡率,降低心律失常事件的发生率,其疗效及安全性均优于多巴胺	与芬太尼相比,舒芬太尼用于术后 PCEA 时镇痛镇静效果更好,药物用量更少,患者术后不良反应发生率更低,临床应用更安全	太极拳锻炼可降低老年人跌倒的发生,提高平衡功能
可能存在的偏倚	1. 多数研究随机方法描述不清楚,分配方案不清楚,未采用盲法(研究 1~4); 2. 多数结局指标的总样本量太小,精确性存在严重问题(研究 1~5); 3. 部分研究存在间接性比较的问题(研究 5); 4. 部分系统评价结果异质性明显,提示研究间存在较大差异(研究 1 和 3); 5. 部分系统评价存在发表性偏倚的可能性(研究 2)				
GRADE 分级	低	低	低	低	低
解读	低质量证据,意味着当前的研究对治疗的效果估计信心不足,即真实疗效可能与估计疗效有很大差别。以上 5 篇系统评价得出的有效性结论,在未来很可能被更改或完全推翻				

研究显示，由于时间有限和全文获取困难等原因，临床医生通常会仅依据摘要中的结论指导实践，而类似以上系统评价的摘要结论极易造成误导。深入分析这些系统评价全文可以发现，它们均未综合考虑所有的降级因素，尽管文末提到“受纳入研究数量和研究质量的限制，还需要开展更多高质量的多中心随机双盲对照试验进一步验证”之类的说法，但对临床医生全面理解该系统评价提供的证据的可信程度仍然非常有限。然而，如果在结论部分明确注明证据质量低或极低，并在结果总结表和证据概要表里面明确列出升降级的原因，则将有助于系统评价的使用者准确理解和正确应用有关证据。

第二节　中医药系统评价中证据质量分级现状

中医药历史悠久，是我国独特的卫生资源，在经济社会发展中发挥着重要作用。与现代医学相比，中医具有“整体观”和“辨证论治”的理论特点，现代医学的理论体系和方法论并不完全适用于中医药学的临床评价。

目前，国际范围内普遍认同证据评价是建立临床推荐意见的根本，而证据评价标准则是指南方法学研究的关键部分。迄今为止，国内中医药及循证医学研究者已经陆续提出多种中医药证据的分级体系，有的专门针对中医特色证据，有的则与现代医学证据相结合进行探讨。综合来看，大部分中医证据质量与推荐意见分级体系研究者希望充分重视古籍文献及专家经验对证据质量和推荐意见分级的重要性。具体详见表15-9。众多证据分级体系因不同的适用范围或情境，存在一定的局限性，尤其是那些只针对某一类特定文献或某种证据特征的分级标准。这也是部分证据分级体系不能普遍适用的原因。

从指南制订的角度来看，不主张混用多个证据分级标准，主要因为分级标准在开发和制订过程中应保持系统性和整体性，如果将一个完整的分级标准割裂开来，或与其他标准结合，可能会破坏原有标准的内部逻辑。GRADE分级方法是基于不同研究类型证据体具有不同的起始证据等级，再进行升降级，考虑了研究设计的论证强度、可行性、优缺点，尤其是内部偏倚，以及证据向决策转化的成本、可行性等因素，这是其他分级标准不完全具备的。

表 15-9 中医药系统评价分级体系基本特征

纳入研究	研究领域	具体领域	制订组织	制订方法学	证据分级体系类型	证据最高等级涵盖内容	推荐意见类型*	最高等级推荐意见的标准	证据向推荐意见转化需考虑的因素
刘建平 2007	中医	针灸、中药	北京中医药大学循证医学中心	—	Ⅰa、Ⅰb、Ⅱa、Ⅱb、Ⅲa、Ⅲb、Ⅳ、Ⅴ	由 RCT、队列研究、病例-对照研究、病例系列研究中至少 2 种不同类型的研究构成的证据体，且不同研究结果的效应一致	推荐使用、有选择性推荐、建议不要使用、禁止使用	有充分的证据支持其疗效，应当使用（基于Ⅰ级证据）	方法学多样性、不同研究间结果的一致性、研究结果效应的方向；证据的级别、方法学质量、统计学的精确度、效应大小，证据的临床相关程度
郭旭 2008	中医	针灸	中国中医科学院广安门医院	文献调研、头脑风暴、Delphi 法、问卷讨论、深度访谈	Ⅰa、Ⅰb、Ⅱ、Ⅲ、Ⅳ	高质量 RCT 的 Meta 分析	A、B、C	符合两者之一可评定为 A 级推荐强度：①针对同一针灸治疗方案的一系列Ⅰa级证据；②1 个或针对同一针灸治疗方案的 A 级 RCT 证据 + 该针灸治疗方案一系列低偏倚的Ⅱ、Ⅲ级证据或名老中医经验集或古代文献记载	证据评级、文献质量评估
马伯英 2009	中医	针灸、中药	英国杏林医学研究生院	—	第一、二、三、四、五级	干预性研究的金标准，即严格设计的 RCT 所做出的结果并经过统计学处理	—	—	—
李敬华 2009	中医	中药	中国中医科学院中医药信息研究所	分层证据评分法、方剂树形分析算法	Ⅰa、Ⅰb、Ⅰc、Ⅰd、Ⅱ、Ⅲ	辨证论治的 RCT，设计及完成质量良好	—	—	方剂树形分析算法、树状结构图、证据质量、临床专家论证

续表

纳入研究	研究领域	具体领域	制订组织	制订方法学	证据分级体系类型	证据最高等级涵盖内容	推荐意见类型*	最高等级推荐意见的标准	证据向推荐意见转化需考虑的因素
任玉兰 2010	中医	针灸	成都中医药大学图书馆	文献分析、专家访谈、共识会议	Ⅰa、Ⅰb、Ⅰc、Ⅱ、Ⅲ、Ⅳ	符合二者之一：①高质量古籍载录证据 + 高质量 RCT；②高质量专家经验证据 + 高质量 RCT	Ⅰa、Ⅰb、Ⅰc、Ⅱ、Ⅲ、Ⅳ	符合二者之一：①高质量古籍载录证据 + 高质量 RCT；②高质量专家经验证据 + 高质量 RCT	针灸临床证据水平现状、针灸理论和实践、针灸临床个体化和经验性等特色
王阶 2010	中医	针灸、中药	中国中医科学院广安门医院	文献分析、专家共识	Ⅰa、Ⅰb、Ⅱa、Ⅱb、Ⅲ、Ⅳ	目前仍在使用的四大经典医籍、国家标准及行业制订标准、多个 RCT 的系统评价	—	—	证据评价、证据分级、证据评分
熊俊 2012	中医	针灸	江西中医药大学附属医院、广州中医药大学	文献检索	A、B、C、D、E	收集所有 RCT 所做出的 Meta 分析和系统评价的结果、大样本多中心 RCT	Ⅰ、Ⅱ、Ⅲ	有效、无效或有害——需要至少 1 项 A 级证据或至少 2 项 B 级证据支持	证据质量、主要结局，结局一致性
汪受传 2013	中医	针灸、中药	南京中医药大学中医药标准化研究中心	专家问卷共识会议	Ⅰ、Ⅱ、Ⅲ、Ⅳ、Ⅴ	大样本随机研究，结果清晰，假阳性或假阴性的错误很低	A、B、C、D、E	至少有 2 项Ⅰ级研究结果支持	国际通用的指南制订方法、中医学特色和研究主题文献资料的特点
李慧 2016	中医/中西医	针灸、中药	广州中医药大学第二附属医院	—	高、中、低、极低（GRADE）	—	强推荐、弱推荐、没有明确推荐意见	绝大多数患者采纳推荐方案时若未推荐，应给予说明；多数临床医生选择接受该方案推荐；该推荐方案在大多数情况下会被政策制定者采纳	利弊权衡、证据质量、患者偏好和价值观、成本（资源分配）

续表

纳入研究	研究领域	具体领域	制订组织	制订方法学	证据分级体系类型	证据最高等级涵盖内容	推荐意见类型*	最高等级推荐意见的标准	证据向推荐意见转化需考虑的因素
衷敬柏 2016	中医	中医古籍	中国中医科学院西苑医院	—	Ⅰa、Ⅰb、Ⅱ、Ⅲa、Ⅲb、Ⅳa、Ⅳb	《黄帝内经》《伤寒杂病论》《黄帝八十一难经》等东汉及之前的著述支持	A、B、C、D	全部4类或1类证据加2~4类证据的2类或3类，具有一致结论，今后研究不可能形成否定性证据	证据评级（研究证据与经典传承证据分别评级）
廖星 2017	中医	中药	中国中医科学院中医临床基础医学研究所	—	Ⅰ、Ⅱ、Ⅲ、Ⅳ、Ⅴ	当长期、大样本、前瞻性的注册登记医院集中监测研究结果和来自国家药品不良反应中心SRS数据的结果一致时	—	—	—
吕中茜 2018	中医	针灸	天津中医药大学标准化研究所	分层证据评分法	一级、二级、三级、四级	经典著作；官修、政府颁发医籍、国医大师经验	—	—	—
钱静华 2018	中医	中医古籍	浙江中医药大学附属嘉兴中医院	文献检索、专家共识	一级、二级、三级、四级	经典著作；官修、政府颁发	—	—	—
陈薇 2019	中医	针灸、中药	北京中医药大学循证医学中心	—	Ⅰ、Ⅱ、Ⅲ、Ⅳ、Ⅴ	RCT、基于RCT的系统评价、N-of-1试验系统评价、队列研究、队列研究的系统评价	—	—	—
张磊 2019	中医	针灸、中药	中国中医科学院中医药信息研究所	文献分析、Delphi法、专家问卷	高质量证据、中质量证据、低质量证据	35分及以上	—	—	—

续表

纳入研究	研究领域	具体领域	制订组织	制订方法学	证据分级体系类型	证据最高等级涵盖内容	推荐意见类型*	最高等级推荐意见的标准	证据向推荐意见转化需考虑的因素
李承羽 2020	中医	针灸、中药、中成药、中医外治法	北京中医药大学东直门医院	文献研究、专家共识	—	—	强推荐、弱推荐、不推荐、不确定	综合考虑影响因素后，大多数专家认为该干预措施利远远大于弊，强推荐使用	临床研究证据、古代文献证据、临床效益与风险、卫生经济学、临床可行性、临床可接受性、患者意愿
陈薇 2021	中医	针灸、中药、中成药	北京中医药大学循证医学中心	—	Ⅰa、Ⅰb、Ⅰc、Ⅱa、Ⅱb、Ⅲ、Ⅳ、Ⅴ	前瞻性同群组队列研究、前瞻性不同群组队列研究、双向性队列研究	—	—	—
姚钰宁 2021	中医	中医古籍	北京中医药大学东直门医院	调查问卷、专家论证	Ⅰ、Ⅱ、Ⅲ级证据	中医古籍证据评分 7(含)~10 分(含)	强推荐、弱推荐、不推荐、无法做出推荐	中医古籍证据评分 7(含)~10 分(含)，证据级别为Ⅱ级证据	—

注：–：未报告；RCT：随机对照试验；*：推荐意见类型中的字母或符号是原分级标准中的标识方式。

一、应用现状

系统评价是运用减少偏倚的策略，严格评价和综合针对某一具体问题的所有相关研究。Meta 分析可能但不一定是这个过程的一部分。传统综述研究普遍质量低下，基本没有使用科学的方法去甄别、评价和综合信息，故也无法充分为读者提供有价值的信息，而系统评价则对研究进行全面系统的回顾并进行了严格的评价，以弥补传统综述的不足。高质量的系统评价是目前级别最高的证据之一，作为支持临床指南制订的重要证据类型。系统评价对中医药现代化、国际化，寻求循证医学证据，具有深远意义。

由于其标准化、系统化、证据的可靠性、实用性和持续更新的特点，Cochrane Library 系统评价数据库成为循证医学制定临床方案和诊疗指南的主要证据来源。研究显示，Cochrane 中医药系统评价并没有广泛地采用 GRADE 分级方法，证据的质量也普遍较低。2020 年之前的 Cochrane 中医药系统评价中，仅 38.05% 采用了 GRADE 分级，其中低和极低证据占 84.1%，详见图 15-2。5 个降级因素中，因为研究的局限性和不精确性降级占比最多，详见图 15-3。

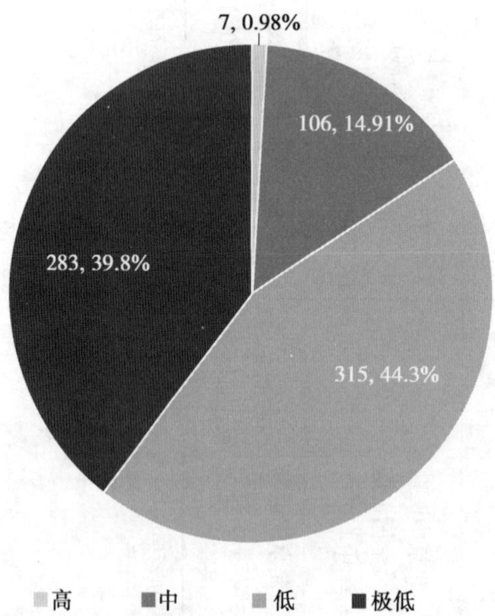

图 15-2　中医药 Cochrane 系统评价 GRADE 分级不同级别证据占比情况

中文发表的中医药系统评价方面，本节以“中医”“中药”“中医药”“系统评价”“Meta 分析”“GRADE”等作为检索词，系统检索中文数据库（知网、万方、SinoMed），纳入在期刊发表的采用 GRADE 证据质量分级标准的中医药相关系统评价。检索日期为

2012 年 1 月 1 日至 2022 年 12 月 31 日。排除摘要及无法下载和获取的系统评价，最终纳入了 200 部在摘要中提及应用了 GRADE 分级标准的系统评价文章。

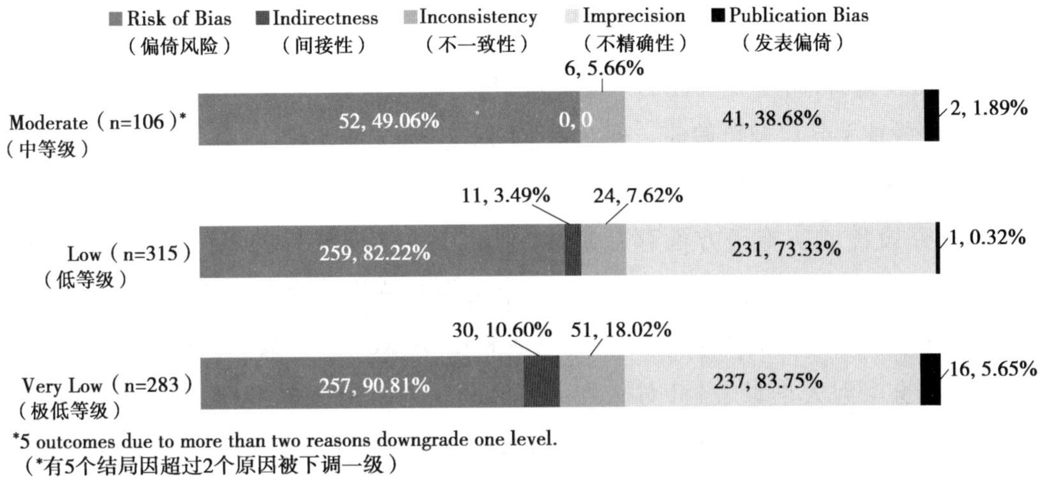

图 15-3　中医药系统评价中 GRADE 降级最常见的原因及比例

在发表年份方面，2021 年发表的采用 GRADE 证据质量分级标准的系统评价数量最多，2022 年次之，由图 15-4 可知，发文数量大体呈逐年上升趋势，但相较每年发表的全部系统评价的数量来讲还是凤毛麟角。在发表期刊方面，有 16 部发表在《中国中药杂志》上，数量最多，另外，有 12 部发表在《中国循证医学杂志》上。截至 2023 年 6 月，在被引情况方面，2012 年发表在《中国实验方剂学杂志》的《半夏泻心汤及其加减方治疗溃疡性结肠炎疗效和安全性的系统评价》被引次数最多，达 108 次。

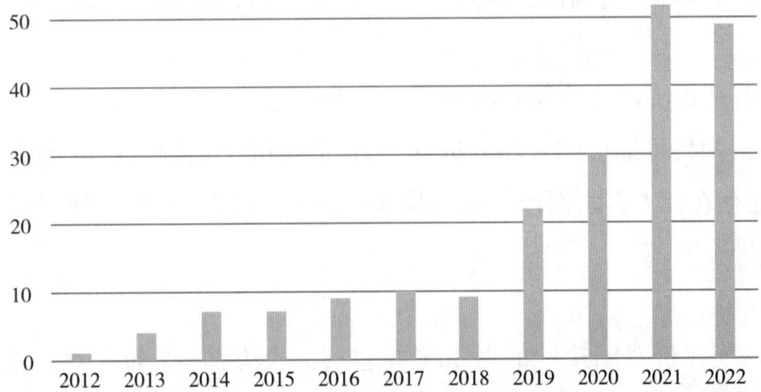

图 15-4　中文杂志近 10 年采用 GRADE 证据质量分级标准的中医药系统评价分布情况

二、应用方法

GRADE 应用于中医药系统评价和干预性系统评价的原理基本一致。对于随机对照试验的系统评价，我们需要考虑五个降级因素，即：偏倚风险、不一致性、间接性、不精确性以及发表偏倚；对于观察性的系统评价，我们需要考虑三个升级因素，即大效应量、存在剂量 - 效应关系以及负偏倚。现对每个因素进行详细阐述。

（一）偏倚风险

若研究设计或实施等方面存在缺陷，则会产生错误结果的风险。GRADE 在中医药系统评价中应用的第一步就是对每一个结局的偏倚风险进行评估。对于中医药的系统评价，常见的偏倚风险评估工具包括 RoB 或 RoB 2 工具（针对 RCT 的系统评价）、纽卡斯尔 - 渥太华量表（针对队列研究和病例对照研究的系统评价）和 JBI 工具（既可以评价 RCT 的系统评价，也可以评价观察性研究的系统评价）。对每个结局指标纳入的系统评价进行偏倚风险评估后，需要综合判断是否降级，一般来说，整体偏倚风险较高则需要降级，根据严重程度可以考虑降低 1~2 级，整体偏倚风险较低则考虑不进行降级。

（二）不一致性

不一致性通常通过考虑置信区间的重叠程度、各个纳入研究效应量的大小和方向、异质性检验的 P 值和 I^2 值（描述在效应评估中是异质性引起的百分率变化而非抽样误差）。在探索了所有可能解释异质性的假说之后，若各纳入研究结果间的异质性仍不可解释，GRADE 分级方法则建议进行降级。如异质性可从纳入研究的人群、干预措施、比较措施或纳入研究偏倚风险等不同方面解释，则 Meta 分析应该提供或实施恰当的亚组分析。如果纳入研究间偏倚风险差异可解释不一致性，则建议仅纳入低偏倚风险的研究。

目前，中医药系统评价的异质性相对西医系统评价可能较高，主要原因是中医药系统评价进行合并时，可能会纳入不同证候、辨证方法的干预进行定量合成，此时可能会因为干预措施存在较大差别而产生较大异质性，如果异质性不可解释，则需要考虑进行降级。

（三）间接性

中医药系统评价对间接性的考量主要包括五个方面：①研究对象或疾病的间接性：主要是中医药系统评价纳入的人群和预期设定的人群之间的匹配程度；②干预措施的间接性：主要考量的是中医药干预措施的剂量、剂型、测量方法等与设定的干预措施之间的差异，比如研究者计划开展华蟾素注射液治疗肝癌的系统评价和 Meta 分析，但其纳入了华蟾素胶囊治疗的 RCT，这可能造成最终合并结果与计划研究之间的差异；③对照措施的间接性：和干预措施的间接性类似；④结局指标的间接性：中医药系统评价可能根据纳入的研究选择不同的结局指标，如果纳入研究的结局指标和此前设置的指标差异较大，则可能存在间接性；⑤间接比较，主要在中医药网状 Meta 分析中考虑。

（四）不精确性

与基于西医临床试验系统评价证据体精确性评价的标准相似，中医药系统评价对证据体的精确性评估也主要从以下两个方面考虑：①样本是否达到最优信息样本量（optimal information size，OIS）；②置信区间的宽窄程度。中医药系统评价可基于 OIS 和置信区间宽窄判断是否因不精确性降级。如果结果所基于的研究样本量少或事件发生率低，则会导致其置信区间变宽，此时需要考虑降级。

（五）发表偏倚

发表偏倚普遍存在。研究显示，约 36.6% 的系统评价和 Meta 分析得出了阳性结论，62.5% 的研究未得出相关结论。当中医药系统评价存在发表偏倚时，即使纳入的研究偏倚风险较低，我们对于该系统评价综合结果的信心也会降低。对发表偏倚的评估，除了可以借鉴运用漏斗图、Egger's 检验、Begg's 检验等多种统计方法对发表偏倚进行评估外，如出现以下问题，也可高度怀疑发表偏倚的可能性：①当纳入的研究多数为小样本研究，且结果均为阳性；②纳入的研究结果均为阳性，且均接受了药厂的资助却没有准确恰当的利益冲突声明；③检索策略不全面，存在漏检的可能性；④同一研究的不同发表形式（如期刊论文、书籍相关章节、毕业论文等）、撰写的内容和重点方面存在明显区别；⑤研究结果是以系统评价团队无法翻译的语言撰写；⑥现有研究显示研究资助方、期刊编辑或其他资助方在其结果的呈现形式、类型等方面起到明显的主导作用。当存在严重的发表偏倚时，需要考虑降级。

（六）升级因素

在 GRADE 系统中，观察性研究的起始证据级别为低质量，然而在某些情况下，证据质量从低升级为中（甚至可能高）是合理的。对于中医药系统评价，如果纳入的是观察性研究，其起始质量为低，如果要提高其证据质量，必须首先从降低证据质量的角度全面考虑所有相关因素，特别要考虑证据体存在的偏倚风险、不精确性、不一致性、间接性及发表偏倚降级的要素。只有在这些方面没有存在严重问题的少数情况下，才会考虑到提高证据质量。提高证据质量的因素主要包括三个，分别是大效应量、存在剂量-效应关系以及负偏倚，但这些因素在中医药系统评价中出现得相对较少，此处不再进行详细阐述。

三、注意事项

在中医药系统评价中应用 GRADE 分级时，需注意以下几点：

(一) GRADE 有可能只对一个研究进行质量分级

GRADE 分级是对证据体（evidence body）的分级，这一证据体应当通过系统评价的方式获取，而非针对单个临床研究进行分级。需要强调并注意的是，当且仅当系统评价中仅纳入一个研究的情况下，才可对该研究使用 GRADE 分级，此时被分级的目标依然是证据体，只是该证据体恰好呈现为单一研究的形式。另外，若该项研究报告了多个不同的结局指标，那么证据质量分级应针对不同结局指标分别进行，此时，在降级的五个因素里面，除不一致性不适用外（因为只有一个研究），其他四个降级因素均适用。本条目同样适用于在中医药系统评价中应用 GRADE 分级。

(二) 随机对照试验和观察性研究的升降级有所差异

对随机对照试验，应重点考虑降级，一般情况下不考虑升级。因为若设计有缺陷，则应当降级，若设计无缺陷，其起始证据质量为高，本身就是最高级别，无需升级。对于观察性研究，在无降级因素存在的情况下，若有符合条件的升级因素，方可考虑升级。需要注意的是，在中医药领域，许多疗法缺乏严格的随机对照试验，可能存在更多的观察性研究和其他类型的证据，这些证据在 GRADE 系统中的初始质量评级通常较低。

(三) 分级条目权重问题的考虑

对于使用 GRADE 分级的人员，较为关心的问题是不同分级条目间，同一分级条目内，以及不同研究间对升降级权重的影响。GRADE 工作组目前未对不同条目间的权重做出规定。

在同一条目内，我们以“偏倚风险”这条降级因素为例，其主要包括以下方面：盲法、随机方法、分配隐藏、试验早期终止和其他偏倚等。分级人员可能会关心，是随机方法对最终结局的影响大还是分配隐藏？或是其他？尽管 GRADE 工作组尚未对这些因素的权重做出规定，但有研究报道，盲法对夸大疗效的影响最大。这提示分级人员，如果报道了该结局指标的若干个研究均未采用盲法，尤其是当该结局指标为主观性指标时（例如疼痛评分、症状改善程度、中医证候疗效、生活质量等，这类结局指标在中医药领域尤为常见），相对于一些其他因素，可能对其考虑降级的程度更大。但是，在某些情况下，如针灸学研究中，盲法的实施相对较为困难，此时盲法的缺失可不作为主要降级因素，需要具体问题具体分析。

另外，仍以偏倚风险这条降级因素中的分配隐藏为例，对于同一结局指标，有 5 个研究均予以报道，但彼此之间不一致时，应该如何取舍？如第 1、3 个研究实施得很好，第 2、4 个研究实施错误，第 5 个研究未报告，假设无其他偏倚风险，此时是否应该降级？ GRADE 工作组当前的解释是看这 5 个研究对结局指标的影响程度。假设分配隐藏实施很好的第 1、3 个研究样本量很大，而其他几个研究样本量都很小，则可不考虑降级，反之亦然，若分配隐藏错误的研究权重很大，其他几个研究对结果的影响很小，则需降级。

（四）升降级级数无需严格量化

对中医药系统评价采用 GRADE 进行评级，无论是升级还是降级，都不必拘泥于量化指标。例如，尽管 GRADE 规定有非常严重的偏倚风险可降低两级，有非常严重的不精确性可降低两级，存在以上两方面缺陷的证据，理论上可能会被降到“极低”以下，但从实际操作来看，最终的证据级别需要整体考虑 5 个降级因素后综合给出，因此，最终的证据级别可能是“低”而非“极低”。对于观察性研究升级也是一样，3 个升级因素，每个因素最高能使证据等级升高 2 级，理想情况下 3 个因素都满足，最高可升 6 级，但 GRADE 中规定观察性研究初始的级别为“低”，最多经过 2 级就可以升到“高”，所以应综合考虑所有因素，并充分说明升降级的原因。

（五）可能影响 GRADE 分级结果的因素

GRADE 既可用来对作者自己撰写的系统评价进行分级，也可以为他人撰写的系统评价进行分级。如果存在以下两个潜在因素，可能会造成分级结果出现巨大差异：①系统评价本身质量的低下，包括检索的不全面，纳入与排除标准不合理，无意义的合并以及系统评价制作者的利益冲突均可能会影响 GRADE 分级结果。以有缺陷的检索为例，未检索灰色文献或限定了文种的系统评价，其遗漏的研究很可能会直接作用于升降级的各个因素，甚至会逆转分级的结果以及总的证据质量。因此，在应用 GRADE 之前，分级人员应该对系统评价制作的报告质量和方法学质量予以评估，如果其有明显缺陷，则应放弃分级，否则分级结果将会产生严重误导。②分级人员之间的不一致性也可能是导致 GRADE 分级结果受影响的因素之一。对于中医药系统评价的 GRADE 分级评估，理想的情况是由中医药专家和 GRADE 方法学专家共同完成。对于相同的结局指标，不同的评级人员可能会得出不同的评级结果。为了减少差异，一个可能的解决办法是在分级前对评级人员进行统一培训，并就升降级因素的理解达成共识。在证据概要表和结果总结表中，应详细记录这些共识，以确保评级结果的一致性，同时还能体现 GRADE 分级系统化、结构化、透明化和清晰明确的特点。

四、挑战与机遇

中国是全球唯一一个在初级、二级和三级诊疗体系上中西医并行的国家，相关数据显示，设置中医临床科室的二级以上公立综合医院占比达到86.75%。中医药不仅能够解决众多临床问题，还在防治重大疾病和应对突发公共事件上作出了重要贡献。近年来，国家不断出台推进中医药发展的政策，《中医药发展战略规划纲要（2016—2030年）》中指出，要重点开展中医临床诊疗指南、技术操作规范和疗效评价标准的制定、推广和应用工作。

2020年，北京中医药大学国际循证中医药研究院、北京GRADE中心成立，该机构也是全球中医药领域唯一一个GRADE中心。北京GRADE中心的成立是中医药领域的一个里程碑事件，它标志着中医药的循证研究进入了一个新的发展阶段，它可以帮助中医药领域的研究者和临床医生掌握并应用GRADE方法，从而提高研究的质量和临床决策的科学性；通过推广GRADE方法，可以促进中医药的国际交流与合作，进而提升中医药在国际学术界的地位和影响力。

与此同时，GRADE方法应用于中医药领域分级时，仍然有一定的局限性。比如，在分级时如何考虑中医药古籍的证据分级、如何纳入知名老专家的经验等方面，目前还没有合理且公认的处理方案。另外，在中医药领域，由于干预措施错综复杂，影响证据质量的因素可能更多、更复杂。因此，有必要厘清相关影响因素，为中医药领域分级人员提供更详尽和实用的分级系统。一方面，不仅有助于临床决策者及时有效利用研究证据，另一方面，还有利于科研人员探索新规律，推动转化医学的发展，从而更好地造福于中国乃至世界人民。

第三节　应用实例

一、背景

本文以Cochrane数据库中的“Wendan decoction（Traditional Chinese medicine）for schizophrenia”一文为例，展示GRADE在中医药系统评价中的应用。

精神分裂症是一种严重的精神障碍，其临床特征主要表现为幻觉、妄想、沟通障碍、情感迟钝等，多发病于青壮年，会影响到约0.30%~0.66%的人，所致伤残调整寿命年（disability adjusted life year，DALYs）占疾病总负担的1.1%。精神分裂症可以通过药物、心理治疗、社会干预和/或电休克疗法来治疗，但治疗费用昂贵，会给个人、家庭和社会造成沉重负担。使用抗精神病药物可以部分缓解患者的症状，被认为是治疗精神分裂症的主要选择，但这类药物的副作用包括嗜睡、疲劳、失眠、恶心、紧张、口干、运动障碍、体重增加和视力模糊，副作用严重者甚至需要停止服药。

中医治疗精神障碍类疾病历史悠久，手段多样，中药、针灸、艾灸和情绪疗法均被广泛应用。温胆汤是治疗精神分裂症样症状的经典中药方剂之一，其常见组方为半夏(6g)，竹茹(6g)、陈皮(9g)、枳实(6g)、茯苓(4.5g)、生姜(5片)、大枣(1片)、甘草(3g)，组方中的中药及其剂量可随证加减(温胆汤加减方)。

中医认为，“痰蒙清窍，气机逆乱”是导致精神障碍的主要原因，且与胆、胃相关。温胆汤能理气化痰，清胆和胃。既往研究表明，温胆汤不仅对精神分裂症有效，与抗精神病药物联合应用时，还能减少不良事件的发生。但近年来又有新的相关临床研究不断涌现，需要及时依据最新证据，使用GRADE判断证据体质量，对既往的系统评价进行更新。

二、解读

(一) 方法

1. 研究类型　随机对照试验。对于描述为“双盲”的研究，若其随机方法被隐藏，研究者会进行敏感性分析。

2. 研究对象　被诊断为患有精神分裂症或精神分裂症样疾病(包括精神分裂症样障碍、分裂情感性障碍和妄想性障碍)的成年人。

3. 干预措施　共分为四类，分别是温胆汤及其加减方；安慰剂或空白对照；抗精神病药物；其他治疗方法，包括①温胆汤 vs 安慰剂或空白对照；②温胆汤 vs 抗精神病药物；③温胆汤 vs 其他治疗；④温胆汤标准方 vs 温胆汤加减方；⑤常规剂型的温胆汤 vs 其他剂型的温胆汤。其中，温胆汤加减方是指遵循中医理论规律改变中药特定配伍和/或剂量的标准方及其加减方，如黄连温胆汤、十味温胆汤等。由一位经验丰富的中医医生(即本系统评价作者)对每项研究的处方进行核对，以确定它们是否属于温胆汤加减方。对于使用了温胆汤但未详细描述具体治疗方法的研究，作者将其纳入但评定为了低质量。此外，对于使用温胆汤作为非典型抗精神病药物的辅助药物，而非那些单独使用温胆汤的研究，作者也进行了纳入。温胆汤的常规剂型为汤剂，其他剂型包括但不限于粉末，药丸和片剂。抗精神病药物由制药公司生产，不限定任何化合物成分、剂量、给药方式或途径。

4. 预期结局指标

(1) 主要结局指标：包括短期整体状态(指短期临床症状重要变化)、短期精神状态(短期变化)、短期不良反应。

(2)次要结局指标：包括整体状态(包括中期或长期临床症状重要变化、整体状态的平均得分或变化、复发等)、精神状态(中长期变化等)、中长期不良反应(死亡、心血管系统、胃肠道系统等任何实验室异常和其他不良反应)、行为、社会功能、生活质量、治疗方式接受程度、经济效用、西药使用等。

对于上述的结局指标，研究者使用了包括阳性与阴性精神症状评定量表(positive and negative syndrome scale，PANSS)、简明精神病评定量表(brief psychiatric rating scale，BPRS)等在内的量表进行量化。将变化 50% 设置为节点，将连续性变量转化为二分类变量进行研究。

5. 研究结果总结表　研究者使用 GRADE 分级方法对研究结果进行解读，并使用 GRADEpro 软件导入 RevMan 5 中的数据，并创建研究结果总结表。总结表中汇总了研究证据的质量、干预措施的效应量以及主要和次要结局指标的数据，用于形成研究结论和建议。

6. 检索方法　研究者检索了 Cochrane 精神分裂症组的试验登记平台(截止时间 2016 年 2 月)，该登记册基于 CINAHL、BIOSIS、AMED、Embase、PubMed、MEDLINE、PsycINFO、中国生物医学数据库(SinoMed、CNKI、维普、万方)和临床试验登记平台的定期搜索。不限制发表语言、日期、文档类型或发布状态。研究者还参考了已发表过的既往研究的参考文献，并联系了相关作者以求获取更多信息。

7. 数据收集和分析　两位研究者独立背对背提取数据，若出现分歧则互相讨论后解决。对于二分类变量，研究者计算了基于意向治疗的风险比(RR)和 95% 置信区间(CI)。对于连续性变量，研究者估算了组间的均数差(MD)及其 95% CI。研究者采用了随机效应模型进行数据分析。

(二) 结果与讨论

(1)文献筛选结果：研究者共计纳入了 15 项温胆汤治疗精神分裂症的随机对照研究，包含 1 437 名受试者。

(2)纳入研究的偏倚风险：研究的实施偏倚风险较高，但总体而言，选择偏倚、失访偏倚和报告偏倚的风险较低或不清楚。

(3)研究结果：研究数据显示，与安慰剂 / 空白对照组相比，使用温胆汤能改善参与者的短期整体状态(1 项 RCT，n=72，RR 0.53，95% CI 0.39~0.73，低质量证据)。

当温胆汤与氯丙嗪、利培酮等抗精神病药物相比较时，在短期总体状态(2 项 RCT，n=140，RR 1.18，95% CI 0.98~1.43，中等质量证据)和短期精神状态(2 项 RCT，n=140，MD 0.84，95% CI −4.17~5.84，低质量证据)方面均无差异。然而，与其他治疗方式相比，温胆汤与发生锥体外系反应数量减少相关(2 项 RCT，n=140，RR 0.02，95% CI

0.00~0.15，中等质量证据）。对应的 GRADE 证据总结表详见表 15-10。

温胆汤常常被用作抗精神病药物的附加干预措施。当温胆汤联合抗精神病药物与抗精神病药物单独比较时，联合组患者的整体状态（短期结果，6 项 RCT，n=684，RR 0.60，95% CI 0.50~0.72，证据质量中等）和精神状态（短期终点 PANSS 数值：5 项 RCT，n=580，MD −11.64，95% CI −13.33~−9.94，低质量证据）更好，锥体外症候群（2 项 RCT，n=308，RR 0.46，95% CI 0.30~0.70，证据质量中等）的人数更少，利培酮（1 项 RCT，n=107，MD −0.70，95% CI −0.87~−0.53，低质量证据）的平均使用量减少。但是，使用温胆汤联合抗精神病药物对代谢体重（1 项 RCT，n=108，RR 0.50，95% CI 0.20~1.24，低质量证据）的增加没有影响。

当使用温胆汤联合低剂量抗精神病药物与单独使用正常剂量抗精神病药物进行比较时，联合使用组再次表现出患者的短期整体状态（7 项 RCT，n=522，RR 0.69，95% CI 0.51~0.93，中等质量证据）、精神状态（总终点 PANSS 数值：41 项 RCT，n=250，MD −9.53，95% CI −17.82~1.24，低质量证据）获益，且锥体外症候群（3 项 RCT，n=280，RR 0.29，95% CI 0.16~0.51，中等质量证据）发生数量更少。该部分 GRADE 证据总结表可参见研究原文。

在所有的比较中，研究者没有发现关于直接报告生活质量、医院服务使用和经济状况的结果的数据。

表 15-10 单用温胆汤治疗精神分裂症组的证据总结表

<table>
<tr><td colspan="10">温胆汤 vs 不治疗 / 安慰剂治疗精神分裂症</td></tr>
<tr><td rowspan="2">结局指标</td><td colspan="6">质量评价</td><td rowspan="2">样本量（纳入研究数量）</td><td rowspan="2">相对效应（95% CI）</td><td rowspan="2">证据质量</td></tr>
<tr><td>偏倚风险</td><td>不一致性</td><td>间接性</td><td>不精确性</td><td>发表偏倚</td><td>升级因素</td></tr>
<tr><td>短期整体状态：定义为 PANSS 评分减少<50%</td><td>严重</td><td>严重</td><td>不严重</td><td>不严重</td><td>不严重</td><td>/</td><td>72（1 项研究）</td><td>RR 0.53（0.39-0.73）</td><td>低①②</td></tr>
<tr><td colspan="10">温胆汤 vs 抗精神病药物治疗精神分裂症</td></tr>
<tr><td rowspan="2">结局指标</td><td colspan="6">质量评价</td><td rowspan="2">样本量（纳入研究数量）</td><td rowspan="2">相对效应（95% CI）</td><td rowspan="2">证据质量</td></tr>
<tr><td>偏倚风险</td><td>不一致性</td><td>间接性</td><td>不精确性</td><td>发表偏倚</td><td>升级因素</td></tr>
<tr><td>短期整体状态：定义为 PANSS 评分减少<50%</td><td>严重</td><td>不严重</td><td>不严重</td><td>不严重</td><td>不严重</td><td>/</td><td>140（2 项研究）</td><td>RR 1.18（0.98-1.43）</td><td>中③</td></tr>
</table>

续表

短期精神状态：平均总终点PANSS评分	严重	不严重	严重	不严重	不严重	/	140（2项研究）	/	低③④
短期不良反应：运动障碍-副锥体症状	严重	不严重	不严重	不严重	不严重	/	140（2项研究）	RR 0.02（0.00-0.15）	中③

注：

①随机分配的细节没有提供，降一级。

②只有一个小型试验报告了数据，降一级。

③均没有随机化和盲法的细节，降一级。

④没有可用的二分类变量以评估精神状态，降一级。

（4）研究结论：有限的证据表明，与使用安慰剂或空白对照组相比，使用温胆汤可能在短期具有一些积极的整体的抗精神病作用。然而，当温胆汤与其他抗精神病药物比较时，其并没有表现出更多在对整体状态或精神状态治疗效果方面的优势，但使用温胆汤确实能够减少不良反应的发生。当温胆汤与抗精神病药物联用时，对整体状态和精神状态均有积极影响，且不良反应较少。然而，现有收集到的证据质量均不高，未来需要开展设计更优良的大型研究，来全面且公正地评估温胆汤对于精神分裂症患者的影响。

三、启示

本案例对温胆汤治疗精神分裂症的随机对照试验进行了系统评价，并采用了GRADE分级方法从偏倚风险、不一致性、间接性、不精确性、发表偏倚等方面对证据体进行了质量评价，为临床应用提供了重要的参考信息。

通过系统评价的方式，能够较为系统且全面地获得针对某一研究领域的证据体，而使用GRADE分级，能够规范透明地对纳入的证据体进行质量评价，从而明确相关研究方向的证据质量，进而为决策者提供更为全面的参考依据，更好地将系统评价的结果进行传播和应用，充分展示中医药的临床特色与优势，推动中医药在世界范围内的应用。另一方面，某领域证据质量的偏低，也能启发研究人员在相关领域开展更多高质量的研究，这也为中医药研究人员指明了前进的方向。

（陈耀龙）

参考文献

[1] 李慧, 陈耀龙, 谢秀丽, 等. 中医 (中西医结合) 临床实践指南制修订方法——证据质量分级 [J]. 中华中医药杂志, 2016, 31 (7): 2652-2656.

[2] 陈耀龙, 姚亮, 杜亮, 等. GRADE 在诊断准确性试验系统评价中应用的原理、方法、挑战及发展趋势 [J]. 中国循证医学杂志, 2014, 14 (11): 1402-1406.

[3] 陈耀龙, 姚亮, Susan Norris, 等. GRADE 在系统评价中应用的必要性及注意事项 [J]. 中国循证医学杂志, 2013, 13 (12): 1401-1404.

[4] 陈耀龙, 李幼平, 杜亮, 等. 医学研究中证据分级和推荐强度的演进 [J]. 中国循证医学杂志, 2008 (2): 127-133.

第十六章

不同证据综合方法的选择路径

目前证据综合方法种类众多，相关应用研究数量激增，然而不同方法之间容易混淆，方法的误用与滥用问题也愈发凸显，选择不恰当的方法会降低证据综合的质量与可信度，因此亟需规范证据综合方法选择的指导框架。本章参考已有的工具、理论与模型，构建了证据综合方法选择路径，建立了系统化的决策流程。结合研究主题，主要从定性与定量研究证据全面综合评价进行考量，绘制了 18 种证据综合方法的选择路径，为研究者选择适宜证据综合方法提供参考。

第一节　证据综合方法的发展概况

证据综合（evidence synthesis）通过规范方法整合现有研究，阐明知识缺口以支撑决策。信息时代海量证据催生多元综合方法，但方法间相似性易致混淆，造成重复低效产出。为此亟需方法学指导，突破传统综述局限（如非系统性缺陷），确保证据真实可靠。近 30 年证据综合方法及应用发展迅猛，系统评价作为重要的系统性证据综合方法之一，自 20 世纪 80 年代被 Archie Cochrane 首次正式提出后，推动了证据综合的跨越发展。但随着信息证据多元化，单一系统评价难以满足需求，快速评价、范围综述等新方法不断涌现。1997 年 Best 等描述快速证据综合方法用于卫生技术评估，2008 年快速综述概念正式提出；2000 年系统评价再评价概念被提出；2005 年 Arksey 提出范围综述概念；2014 年 Elliott 提出动态系统评价概念。目前，证据综合研究处于高速发展状态，以医学领域为例，2019 年 PubMed 中 SR 发表数量相比 2010 年和 2000 年都有大幅增长。证据综合方法及应用的发展推动了相关组织和杂志的出现，如 1993 年 Cochrane 协作网成立，之后 Campbell 协作网等组织相继建立，还有 *Research Synthesis Methods* 等杂志的创办。同时，证据综合方法的评价工具也在不断完善，如 PRISMA 声明、AMSTAR 工具等，以及 EQUATOR 网站对诸多证据综合方法报告规范的整理收录。此外，对“证据综合”的定义和诠释也在不断发展和完善。

第二节　医学领域代表性的证据综合方法

通过检索医学领域有关总结证据综合方法现状的文章，参考国内外研究者遴选的具有代表性的证据综合方法，整理了医学领域中 18 种代表性的证据综合方法，见表 16-1。

表 16-1　医学领域代表性的证据综合方法

证据综合方法	其他术语	特征	优缺点
系统评价（systematic review）	系统综述	针对特定主题，系统检索所有相关研究，按照纳入排除标准进行筛选，客观评价，科学分析纳入的研究，得出综合可靠的结论	优点：提供全面、严谨的证据综合；研究主题更加聚焦；结果可信度高； 缺点：耗时较长，耗费资源；研究广度相对局限；需要专业知识
范围综述（scoping review）	概况性评价、概况性综述、范围审查	对现有研究文献涉及的范围进行初步评估。旨在明确关键概念、证据类型，寻找研究空白，为未来的研究重点提供指导	优点：快速识别研究领域内的主要研究概念、成果和趋势，适合新兴领域； 缺点：通常无方法学质量评价，其结果易存在偏倚
快速综述（rapid review）	快速评价	通过简化检索策略等方式缩短系统评价制作流程，在限定的短时间内快速为决策者提供信息支持	优点：制作周期较短，可用于紧急 / 快速决策； 缺点：方法学上的严谨性可能降低，结果可靠性减弱
证据图谱（evidence map/ mapping review/ systematic map）	证据地图、证据图	系统收集相关研究领域的现有证据，进行综合分析、科学评价，整合凝练、简明直观地呈现其研究现状、存在问题、发展方向和证据差距，呈现相关研究领域的全貌	优点：呈现某研究领域内证据整体情况，有助于识别研究空白； 缺点：通常综合分析与质量评价不够深入，结论可靠性相对较差
荟萃分析（meta-analysis）	元分析、Meta 分析	通过检索与某一特定问题相关的多个研究，在统计上合并定量研究结果以提供综合结果效应的技术	优点：通过统计方法合并多个研究结果，提供更精确的效应估计值； 缺点：需要足够相似的研究，不适用于异质性高的数据

续表

证据综合方法	其他术语	特征	优缺点
网状荟萃分析(network meta-analysis)	混合治疗比较Meta分析、多处理比较Meta分析	将传统直接/头对头比较和间接比较同时合并起来进行Meta分析,构成了一个网的形状,比较包含3种及以上干预/诊疗措施的相互关系	优点:允许比较三个或以上的干预措施; 缺点:统计较为复杂,不适用于异质性高的数据
系统评价再评价(overviews/review of reviews)	伞形评价	通过全面收集拟解决问题的多个相关系统评价进行综合研究的方法	优点:总结现有系统评价的发现,提供更为集中的高质量证据综合; 缺点:结论可靠性受纳入系统评价的质量影响
动态系统评价(living systematic review)	/	通过持续、主动监测证据并不断定期更新,在获得相关研究新证据时纳入相关新证据,保证系统评价的时效性	优点:持续更新,保持信息的时效性; 缺点:需要持续的资源和投入,可能难以维持
混合方法研究系统评价(mixed methods systematic reviews)	混合方法研究系统综述	针对某一具体问题进行全面检索后纳入两种及以上研究方法类型(如定性、定量和/或混合方法研究),并对其进行严格质量评价、分析和全面整合后,得出混合型结论	优点:整合定量和定性研究,以最大限度了解某一主题文献,提供全面的视角; 缺点:需要不同的方法学知识,综合分析过程存在一定难度
元民族志(meta-ethnography)	元人种志、元人种学、Meta民族志	用以整合和解释不同民族志研究中的发现。通过系统分析对比结构相同的相关原始研究的核心概念,综合已有研究结果,得出一般化结论,以预测未来在相似条件的情形下可能出现的结果,产生新的知识、理解、发现的解释性方法	优点:不局限于既定框架,可产生新的理论框架模型; 缺点:高度依赖研究者的解释,可能较为主观
元研究(meta-study)	元理论	针对某一具体学术领域的研究活动本身进行的再研究,关注研究设计过程、方法、理论基础以及结果的分析和反思,通过对研究数据集的每一个组成部分提出问题,归纳出与之相关的理论主张	优点:分析研究设计、方法和结果,提供深入洞见; 缺点:研究领域具有较为成熟的发展基础,需要研究者对该领域具有深入了解和专业分析能力
前沿综述(state-of-the-art review)	最新技术综述	综合某一研究主题或领域的最新研究进展,倾向于解决更当前的问题,可提供前沿视角,指出进一步研究方向	优点:提供领域内最新和最前沿的知识技术; 缺点:可能过于关注当前趋势,忽略既往研究
批判性综述(critical review)	批判性评价	在研究广泛的文献基础上对其质量进行批判性评估。超越单纯的描述,包括分析程度和概念创新,通常会产生假设或模型	优点:评估研究的质量和方法,提供建设性的意见反馈 缺点:可能受限于研究者的主观判断

续表

证据综合方法	其他术语	特征	优缺点
现实主义评论（realist review/synthesis）	现实主义综述、现实主义综合	在现实主义哲学视角下，探讨因果机制及其如何被社会情境塑造和制约，旨在理解复杂干预措施在不同情境下的作用机制	优点：解释为什么干预在某些情况下有效，在其他情况下无效； 缺点：需要对现实主义评估框架有深入理解
扎根理论（grounded theory）	/	一种定性研究方法，旨在从经验资料的基础上迭代建立理论。通过系统收集和分析数据，按照严格的步骤不断迭代深入，对数据进行反复分析与解释，以建立更高层次的理论方法	优点：从经验数据中建构新的概念和理论，而非仅对其进行描述； 缺点：结构和步骤复杂，需要专业经验
框架综合（framework synthesis）	框架分析	旨在从不同研究中提取、比较和整合概念和主题，形成理论框架。使用预先建立的框架作为数据提取和分析的模板。对现有框架未充分解释的数据进行归纳分析，以创建填充修订框架的主题	优点：整合和转换研究结果，形成概念框架 缺点：需要高度的组织和综合能力，根据背景材料和团队讨论形成预先框架
主题综合（thematic synthesis/analysis）	主题分析	通过在数据集中搜索、识别、分析和报告重复信息，选择代码以构建主题的方法	优点：灵活性强，适用于多种理论框架，可分析大量信息； 缺点：可能过度简化复杂的定性数据
叙述性综述（narrative review/synthesis）	叙述性综合	用于总结论述文献的常规综述，特别是与系统评价相比	优点：灵活，易于进行，适合探索性问题； 缺点：缺乏标准化方法，受主观影响较大

在具体应用中，这些证据综合方法可以单独使用，也可联合使用，例如系统评价通常结合 Meta 分析进行定量研究，快速综述方法也可与其他方法并用，如快速概况性综述、快速系统评价再评价等。与此同时，系统评价作为经典的证据综合方法，主要关注于干预措施的有效性和安全性，近年来也发展衍生出诸多分支，例如为确定某种疾病患病率和 / 或发病率的流行病学研究系统评价（systematic review of epidemiology studies），为总结诊断准确性证据进而比较诊断测试性能的诊断性系统评价（diagnostic systematic review）。在实际应用中，可根据研究主题与具体需求进行证据综合方法的选择。例如，Kiarash Riazi 等开展了全球非酒精性脂肪性肝病患病率和发病率的系统评价。Zhang 等为探讨针灸治疗癌症患者失眠有效性和安全性而进行的系统评价和 Meta 分析。Lasa 等开展了生物制剂和小分子药物对中重度溃疡性结肠炎患者有效性和安全性的网状 Meta 分析。Truong 等开展了概况性综述研究用于分析运动相关膝关节损伤后恢复阶段的心理、社会和背景因素情况。戴泽琦等对耳鼻喉科口服中成药的临床证据进行

了概况性综述。Poland 等在 2022 年猴痘疫情大规模暴发时期,为应对猴痘疫情蔓延,开展了疫苗预防猴痘的快速综述。Gao 等综合中医药治疗糖尿病肾病的临床证据,开展了证据图谱。Karlsson 等针对运动疗法对急性腰痛患者的有效性进行了系统评价再评价。

Moffat 等进行了一项混合方法研究系统评价,探讨了实践中招募随机对照试验参与者的相关影响因素。Luiking 等以元民族志综合探讨了有关移民者的医疗卫生保健经历。McHugh 等开展了一项加拿大土著青年参加体育和娱乐活动经历的定性研究的元研究。Taqueti 等针对冠状动脉微血管疾病的致病机制和治疗选择开展了前沿综述。Rew 等对用于跨性别和性别多元化青年的青春期阻断剂进行了批判性综述。Ellis 等开展了孤独症成人患者孤独症健康护照(autism health passports,AHPs)的现实主义评论。Andrews 等进行了一项扎根理论研究探讨护士自我照护和自我关怀的情况。Carton 等开展了框架综合探讨了新生儿监护病房(neonatal care unit,NCU)入院对照料者与婴儿关系的影响。Reid 等针对接受血液透析的患者经历,开展了一项主题综合。Aragon 等通过叙述性综述探讨了间歇性禁食模式对体重和身体健康的影响。

第三节　证据综合方法的分类

目前,证据综合方法丰富繁杂,其分类方法也存在多样性,尚无统一的分类方法。不同的组织和研究者采取的分类方法不尽相同,常见的分类方法有以下四种:

1. JBI 分类　澳大利亚循证卫生保健研究中心乔安娜布里格斯研究所(Joanna Briggs Institute,JBI)2005 年提出了 JBI 循证卫生保健模式,将“证据综合”概括为理论、方法学和系统评价三部分,但此三者并非并列关系,理论和方法学是系统评价的支撑内容。2019 年更新后的 JBI 模式将证据综合概括归纳为系统评价、证据总结(evidence summary)以及临床实践指南(clinical practice guideline)三部分。其中,系统评价是证据综合领域的关键方法,它不仅包含定量和定性研究,还涵盖了干预性、诊断性、经济性等不同类型的研究,以及系统评价再评价等。证据总结的形式则更加宽泛,可以是小规模证据摘要或快速评价。临床实践指南在证据综合的基础上包括了医疗实践可行性、适宜性等方面的考量,此二者弥补了系统评价针对特定问题进行证据综合的局限性。

2. 根据证据是否进行转化分类　证据综合是将已有研究证据进行合并汇总,根据证据是否进行转化分为单纯合成证据与转化研究证据两类。单纯合成证据即二次研究证据，是指研究者对原始研究证据中的数据信息进行合并、分析（如系统评价、Meta 分析），也包括对系统评价 /Meta 分析的再评价和分析（如系统评价再评价）。转化研究证据则是在对原始研究和二次研究证据进行合成的基础上，将合成的证据综合转化为可供证据使用者作为决策依据的证据信息，例如证据图、概况性综述、卫生技术评估、临床实践指南等。

3. 根据纳入研究的数据类型分类　根据纳入研究的数据类型，可将证据综合方法分为定性、定量和混合方法三类。其中，定性综合方法包括元民族志、元研究、扎根理论和主题综合等，关注定性研究以及理论的挖掘、延伸和合成。定量综合方法致力于对量化数据的合并分析，包括 Meta 分析和最佳证据综合（best evidence synthesis）等。混合综合方法兼顾定性与定量两种研究数据类型，主要包括框架综合、系统评价、批判性解释综合（critical interpretive synthesis）等。

4. 根据证据综合目的分类　根据证据综合的目的，可将证据综合方法分为描述性、检验性、扩展性和批判性四类。这四类方法可以单独使用，亦可混合使用。其中，描述性证据综合方法旨在对特定研究问题、主题相关文献证据的描述总结，包括叙述性综述（narrative review）、文本叙述综合（textual narrative synthesis）、元叙述（meta-narrative）以及概况性综述等。检验性证据综合方法聚焦于回答研究问题或验证特定假设，包括现实主义评论、Meta 分析、贝叶斯 Meta 分析 bayesian meta-analysis）等。扩展性证据综合方法主要关注于在已有证据基础上构建新的理论，包括元民族志、元阐释（meta-interpretation）、元研究、框架综合和主题综合等。批判性证据综合方法则是将一组证据与既定的标准进行比较，主要包括批判性综述等。

第四节　Right Review——证据综合方法的选择工具

面对诸多的证据综合方法，如何选择适宜和恰当的方法开展证据综合研究成为研究者面临的挑战。Krystle Among 等开发设计了 “Right Review” 来尝试解决证据综合方法的选择问题。“Right Review” 是一种基于网络的证据综合方法选择工具，用户通过回答一系列设置的问题，该工具可以推荐适合其研究问题的证据综合方法。

该工具包括输入和输出面板、推理引擎和知识库。输入面板分为定量和定性综合两个入口，点击进入后分别会显示几组具体问题与预设选项（表 16-2），用户根据计划进行的证据综合勾选适当答案，进行选择时可参考解释和工具指南 / 提示以获得指导，勾选完成后点击提交。输出面板显示工具生成的证据综合方法推荐，以及该证据综合方法相关的实施和报告规范，以及具体示例。推理引擎由知识库提供信息，知识库将用户的响应与证据综合方法属性进行匹配，以生成建议。知识库由工具的问答、方法定义、解释阐述文件、关键实施和报告规范、术语表和方法示例六部分组成。对于定性研究，开发者设计了十组问答来选择 15 种证据综合方法，包括框架综合、主题综合、元民族志等；对于定量研究，则通过五组问答来选择 26 种证据综合方法，包括干预措施的有效性和 / 或安全性的快速评价、诊断研究的系统评价、系统评价再评价、概况性综述等。

表 16-2 "Right Review"具体问题及预设选项

序号 类别	具体问题	预设选项
定性研究		
1	您的研究问题是否为普通常见的，还是新发 / 紧急出现的？	a. 普通常见 b. 新发 / 紧急
2	谁是您的主要受众？（选择所有适用项）	a. 决策者（例如，政策制定者、卫生部门或社会发展部） b. 从业者（例如，医疗保健提供者、教育工作者和管理人员） c. 研究人员和学者（例如，药物和疫苗开发者、计算机科学家） d. 研究委托人（例如，政府机构、非政府组织） e. 特定人群（例如，患者、家庭、护理者、利益相关者）和公众（例如，老年人、运动员、城市或农村社区的普通民众）
3	您计划如何通过综述为现有知识作出贡献？（选择所有适用项）	a. 综合 b. 采用新视角 c. 理论构建 d. 理论验证 e. 识别研究空白 f. 提供研究议程
4	可能纳入的文章是否已经包含充足的有关理论的详细信息，以用于您计划开展的综述？	a. 是 b. 否
5	可能纳入的文章是否包含足够的细节来支持理解研究背景？	a. 是 b. 否
6	您计划使用哪种抽样方法？	a. 全面覆盖所有符合条件的研究 b. 有目的的抽样
7	您计划综合审查多少项研究？	a. 少数研究 b. 大量研究
8	您的综述是否会受任何时间或资源限制？	a. 是 b. 否

续表

序号 类别	具体问题	预设选项
9	您的审查团队是否包含有知识综合经验的成员？	a. 是 b. 否
10	您的审查团队是否包含有定性研究的专家？	a. 是 b. 否
定量研究		
1	您的目标或目的是什么？	a. 评估干预措施的有效性和 / 或安全性 b. 评估疾病负担、货币成本或干预的成本效益 c. 评估疾病或健康状况的流行病学 d. 评估疾病或健康状况的预后 e. 评估诊断测试的精确性和准确性 f. 识别 / 澄清概念、定义、现有研究和研究空白
2	如果您的综述是关于干预或诊断测试的，有多少个？	a. 2 个 b. 2 个以上 c. 不适用
3	您将使用哪种类型的证据？	a. 仅系统评价 b. 仅原始研究 c. 两者都有
4	您将进行什么类型的分析？	a. 仅描述性分析 b. 仅定量综合 c. 两者都有
5	您是否有时间和 / 或成本限制来完成该综述？	a. 是 b. 否

在“Right Review”工具应用中，如果选择了“定量”选项，页面跳转显示定量综合的 5 个问题及相关选项，用户每个问题只能选择 1 个答案，若有问题适合多个答案，则需为每种答案重新应用该工具选择，得出相应的推荐结果。在选择过程中，如果对该问题或选项有疑问，可单击该问题与选项后面蓝白相间的问号标志查看相关解释，之后单击解释框“close”选项回到原选择页面。应用示例：如果问题 1 目标选择 1f（识别 / 澄清概念、定义、现有研究和研究空白）；问题 2 选择 2b 大于等于两种干预措施或诊断测试；问题 3 选择 3c 将使用系统评价与原始研究；问题 4 选择 4a（仅描述性分析）；问题 5 选择 5b 不存在时间、成本限制。5 个问题选择完成后，点击“submit”提交，页面会自动跳转，生成建议的方法。依据上述示例选择的答案，该工具的推理引擎使用预先设计的决策树匹配推荐的方法为概况性综述。

如果选择了“定性”选项，页面则跳转显示定性综合的 10 个问题及相关选项，用户在每组问答中可勾选一个或多个答案。推理引擎使用评分方案来衡量用户的回答与不同证据综合方法属性之间的匹配程度。单选问题在完全匹配时计 1 分，在不匹配时计 0 分。多选问题中选项则被分配部分分数，例如在问题 2 中，用户最多可以选择五个答案。框架综合方法在问题 2 中预设三个答案，叙述综合方法则预设包含五个。如果用户只选择了两个预设的答案，则将获得 2/3 的框架综合分数和 2/5 的叙述性综合分数，分母代表匹配响应预设答案的最大数量。推荐匹配得分最高的方法，总分与最高分相差 0.5 以内的其他方法也会显示在输出面板。

"Right Review" 共计收录了 41 种证据综合方法，提供了一个简单且用户友好的设计，为研究者选择证据综合方法给予了便利、有效的参考途径，但方法间重叠度较高，像较为常用的证据图谱和动态系统评价等方法未被收录。同时该工具根据用户答案，直接生成推荐结果，对证据综合方法的选择过程介绍不够详细，所以仍存在一定缺憾。Pandor 等通过德尔菲法建立的 SelecTing Approaches for Rapid Reviews（STARR）决策工具可指导用户对证据综合过程及内容进行合理简化，确保在允许时间内完成快速综述 / 评价，并获取最切实相关的证据综合信息。然而，STARR 决策工具仅针对快速评价工具。除了开发证据综合方法的选择工具，国际上也有一些学者凝练了不同证据综合方法之间的关键鉴别因素，以供方法的选择。例如，Booth 等人依据不同的定性证据综合方法，制订了 RETREAT 框架，提炼决定方法选择的七个因素，为研究者选择定性证据综合方法提供参考。Pullin 等强调了证据综合方法的定性或定量形式，以及在某些情况下可以是混合形式，并总结呈现了部分方法的优缺点。Cook 等概述了用于生态环境领域的不同证据综合方法，并建立了决策树工具，涵盖叙述性综述、投票计数方法、快速综述、因果标准分析等方法。然而，这些理论、模型方法以及选择工具均存在一定的片面性，纳入的证据综合方法不具代表性，且大多缺少直观的选择路径。

第五节　证据综合方法选择路径的构建

鉴于以上证据综合方法选择工具和模型的局限性，参考已有的工具、理论、模型，本书研究团队构建了医学领域具有代表性且较为常用的证据综合方法的选择路径，以期辅助研究者选择合适的证据综合方法，为医学研究和临床实践提供更为高效、准确的证据支持。

1. 明确研究主题 / 问题　开展证据综合之前，首先要明确研究主题 / 问题。在医学领域，证据综合的研究主题集中在经验式 / 定性综合（experiential/qualitative reviews）、

干预措施的有效性 / 安全性、诊断测试的准确性、预后研究综合、流行病学研究（患病率 / 发病率、病因和 / 或风险）、经济学评价和专家意见 / 政策审查等方面。证据综合可以选择一个或多个主题，目前研究最多的是干预措施相关的证据综合。

2. 证据综合方法选择路径　在明确研究主题，了解一定的证据综合方法之后，应对研究主题进行初步检索，考量已经发表的研究证据，结合研究需求与现实条件，选择适宜的方法。参考 Tobias 等制定的 "deciding whether a systematic review of your hypothesis is warranted" ——是否进行系统评价的决策图，本书团队扩大了应用范围并调整了部分选项设置，并设置了明确的发表时间限制，绘制了证据综合工作开展决策流程图。如图 16-1 所示，检索研究主题 / 问题相关的证据，若近 1~2 年存在已发表的高质量证据综合研究，如无重大改进则不考虑同命题方法类型的证据综合，可选择其他证据综合方法或者更换研究主题。若未见高质量证据综合研究或发表时间超过 3 年，则可通过判断有无新证据 / 重大改进、能否推进该领域发展，选择是否进行该研究主题的证据综合工作。

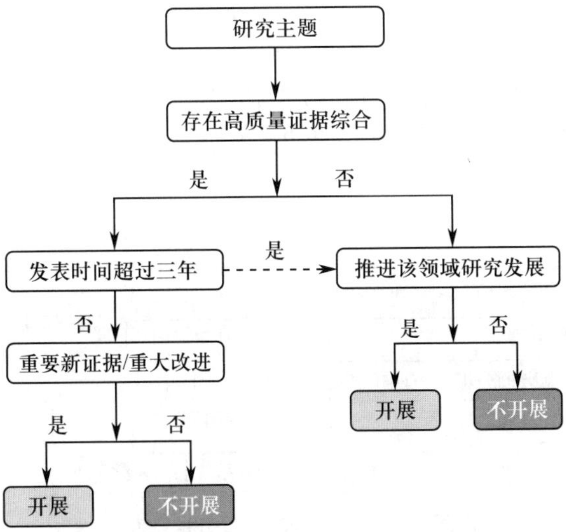

图 16-1　证据综合工作开展决策流程

证据综合方法选择路径（图 16-2）的绘制借鉴康奈尔大学图书馆的 "Review Methodology Decision Tree" 综述方法学决策树设计，调整增设了决策问题，并添加了证据图谱、动态系统评价、元民族志等 12 种证据综合方法，基本涵盖了医学领域中常用的证据综合手段。在决策问题的调整上，部分参考了 "Right Review" 的问题设置。

在选择具体的证据方法时，基于研究主题，从经验性综合、全面综合以识别研究空白、仅综合系统评价和全面综合并客观评价四个方面进行考量。经验性综合主要是关于经验、体验等定性研究的综合，以及对理论、概念、框架的探索；全面综合以识别研究空白的证据综合方法更加注重研究广度，全面综合并客观评价则注重综合评价的深入分析；仅综合系统评价是对二次研究的综合分析。在这四个方面的基础上又设置了细分的决策问题，使用者可通过对决策问题的判断，根据该项答案的指引流程进行证据综合方法的选择。

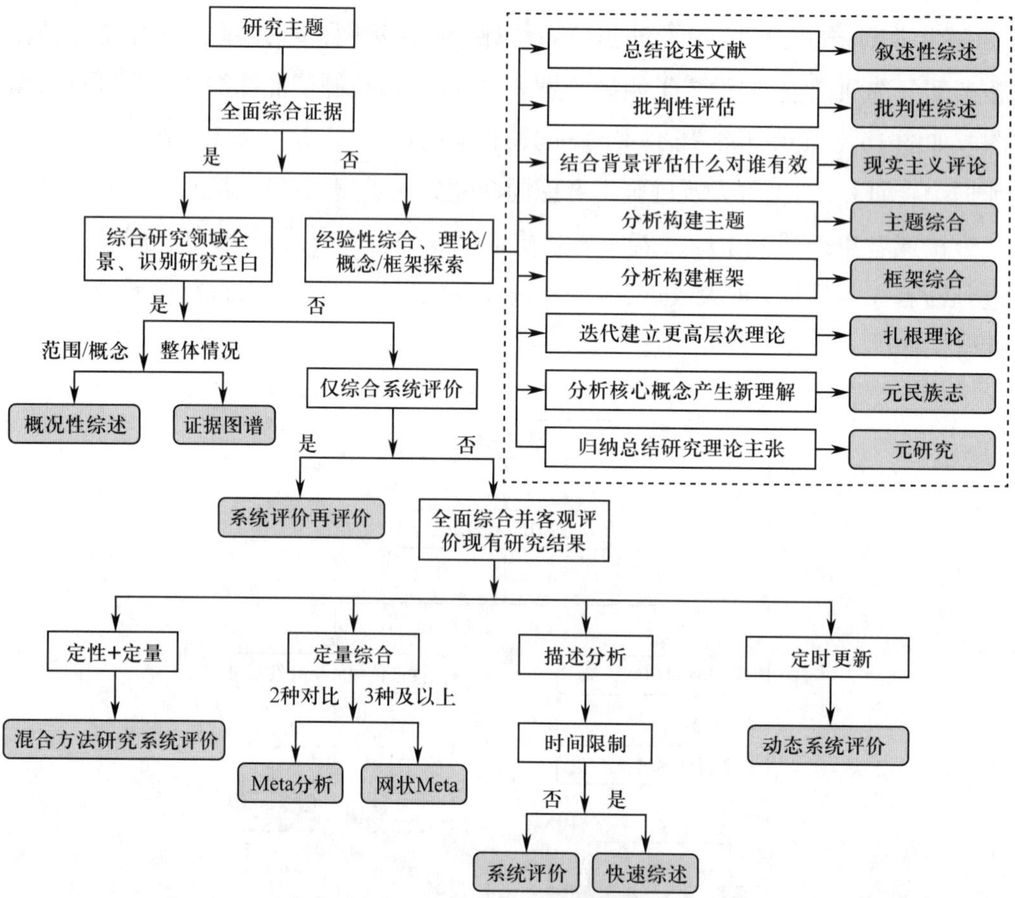

图16-2　证据综合方法选择路径

具体而言，定性研究证据综合主要包括现实主义评论、扎根理论、元民族志等，聚焦于理论、概念、框架、背景环境、人文因素的研究，侧重于理解人类行为、经验和社会现象的深层次意义。对此类医学研究的证据综合可帮助了解病人、患者家属及医护人员等不同群体的健康需求与观点，探索医疗过程中不同人群的偏好、信仰及其造成医疗实践过程中的有利 / 阻碍因素，有助于提高干预的成功率和可持续性。例如，梁立波等运用扎根理论方法，经过三级编码，分析构建了防御性医疗“医患关系—制度体系—社会环境”的影响作用机制模型。Luiking 等调研移民者的医疗卫生保健体验，运用元民族志的证据综合方法深入研究，确定了五个关键影响因素，有助于促进医疗卫生组织和卫生保健中心为移民患者提供以人为本的照护。此外，传统文献综述，例如叙述性综述，对研究领域文献进行汇总论述，形式灵活，易于进行，适合探索性问题，但缺乏标准化的方法，受个人主观性影响较大。

若开展证据综合是为了全面综合现有研究、识别研究领域空白，强调全面性呈现，则可根据侧重点的不同进行选择。如果侧重于初步评估现有研究文献涉及的范围，旨在明确关键概念、定义、证据类型，寻找研究空白，则可根据是否有时间限制，选择开展概况性综述或快速概况性综述。例如，徐思敏等采用概况性综述的方法对国内外医疗机构药物遴选相关方法和工具的目前发展情况进行汇总分析。如果侧重于简明直观地呈现其研究现状、存在问题、发展方向和证据差距，展示某研究领域的整体全貌，则可选择证据图谱方法。杨克虎等通过证据图谱的方法系统识别、呈现了运动干预抑郁症患者的相关研究。

若证据综合目的是全面综合并客观评价现有研究结果，则可根据描述分析、定量综合，定性定量研究综合、是否定时更新来判断。当时间充裕时，描述分析可选择系统评价，时间限制时则选用快速综述。例如，Poland 等在猴痘疫情大规模蔓延时期，迅速开展了疫苗预防猴痘的快速综述，为紧急预防干预提供证据支持。系统评价根据研究内容的不同，可选择进行开展干预措施的系统评价、诊断研究的系统评价、流行病学研究的系统评价等诸多类型的系统评价。当证据综合需要进行定量综合时，根据干预 / 诊断等的比较个数，结合相应的 Meta 分析或网状 Meta 分析。当需要综合定性研究与定量研究时，则选用混合方法研究综述（mixed studies/methods review）方法进行证据综合，混合方法研究综述主要以混合方法研究系统评价为主（mixed methods systematic reviews，MMSRs）。例如 Pimsen 等运用 MMSRs 的方法，分析医疗卫生保健提供者对乳腺癌幸存者提供性健康护理的经验。如果定时更新纳入新的研究证据，可选择开展动态系统评价。对于系统评价的再评价，可根据时间限制来进行方法选择。

图 16-2 中，除了定量综合部分，经验性综合与全面性综合等部分的方法选择路径基本适用于整个医学领域所有方面。定量综合通常与系统评价同时进行，若存在时间限制，也可开展包含定量综合的快速综述。以系统评价为例，诊断研究与干预性研究证据综合选择路径基本一致，均可进行系统评价 /Meta 分析或网状 Meta 分析；流行病学研究和预后研究证据综合与干预性研究类似，但此二者的证据综合方法一般不包含网状 Meta 分析。卫生经济学评价研究方面通常不进行 Meta 分析，但可以开展系统评价。系统评价可以简化进行快速系统评价，其他方法如概况性综述、系统评价再评价等均可

以结合实际需要进行快速化。图 16-2 绘制的证据综合方法选择路径仅为初步线索框架，具体应用还需结合实际需求考量，而且在实际运用中，可以多种综合方法联合使用，例如 Ferguson 等为探讨可穿戴活动追踪器增加身体活动和改善健康有效性，开展了系统评价再评价和 Meta 分析。

整体来看，确定研究主题后先进行初步检索，如果检索出大量研究证据，一般可以先开展概况性综述或者证据图谱，熟悉该研究领域的基本全貌和研究空白，然后根据细化的问题选择性开展更深入的系统评价分析。如果检索发现该领域已经存在诸多系统评价研究，则可考虑对现有的系统评价进行综合评价。如果研究主题为定性方向，则根据研究中关于理论、概念、框架模型的侧重点选择相应的证据综合方法，进一步挖掘探索。以已经发表的几个研究进行举例。有研究的目的是全面梳理总结口服中成药治疗成人功能性消化不良的临床研究现况、发掘用药规律及存在问题，根据以上选择路径，可识别该研究需要对现有研究进行全面综合，在其基础上识别研究空白，而且偏重研究的广度和范围，因此该研究可选择概况性综述。另有研究的目的是全面综合并客观评价中医临床预测模型研究的方法学质量，该研究仅进行描述性分析，不需要进行定量分析与定时更新，因此选择不包含 Meta 分析的系统评价。还有一研究相较于全面综合证据，研究目的更侧重于经验性综合，旨在综合对群体行走体验和感知的定性研究，以发展对群体行走体验的新概念理解，则应选择元民族志的证据综合方法。

当前，随着医学领域研究证据的快速增长和医疗数据的不断累积，如何高效地整合和分析庞杂的数据资源，为临床实践提供准确、及时的证据支持，已成为一个迫切需要解决的问题。为了应对这一挑战，一系列证据综合方法应运而生，然而证据综合方法的涌现也带来了方法决策的困难，如何选择适宜的证据综合方法成为新的挑战。本章简要论述了证据综合方法的发展概况及其分类，介绍了证据综合方法选择工具“Right Review”，并基于医学领域代表性的证据综合方法，初步建立了证据综合方法选择路径。不过文中绘制的路径仅为线索框架，选择过程展示得还不够全面，有待未来研究进一步完善。

此外，现今证据综合方法中存在术语不统一、定义不清晰的问题，例如在国际上“证据图谱”被表述“evidence map”“mapping review”和“systematic map”等。不同学者、机构对于系统评价再评价、“overview”的理解与界定也存在着一定的分歧。国际上发布了一系列方法学指导手册及实施、报告规范，但仍有部分证据综合方法尚无相应指导规范。这些因素在一定程度上也造成了证据综合方法选择的阻碍。因此，亟须多方研究者共同努力，规范统一证据综合方法术语及界定，制定并遵循实施、报告规范,发展完善证据综合方法选择路径,为选择适宜综合方法,形成高质量综合证据提供技术支持。

（廖 星　王文雅）

参考文献

[1] Gough D, Davies P, Jamtvedt G, et al. Evidence Synthesis International (ESI): Position Statement [J]. Syst Rev, 2020, 9 (1): 155.

[2] Grant MJ, Booth A. A typology of reviews: an analysis of 14 review types and associated methodologies [J]. Health Information & Libraries Journal, 2009, 26 (2): 91-108.

[3] Zachary M, Danielle P, Timothy HB, et al. The Pandora's Box of Evidence Synthesis and the case for a living Evidence Synthesis Taxonomy [J]. BMJ Evidence-Based Medicine, 2023, 28 (3): 148.

[4] 王浙, 吴才志, 赖鸿皓, 等. 证据合成领域下的综述类型 [J]. 医学新知, 2024, 34 (2): 191-205.

[5] Jordan Z, Lockwood C, Munn Z, et al. The updated Joanna Briggs Institute Model of Evidence-Based Healthcare [J]. Int J Evid Based Healthc, 2019, 17 (1): 58-71.

[6] 田金徽. 证据生态系统中证据合成与转化研究方法进展与挑战 [J]. 中国药物评价, 2022, 39 (1): 1-10.

[7] Amog K, Pham B, Courvoisier M, et al. The web-based "Right Review" tool asks reviewers simple questions to suggest methods from 41 knowledge synthesis methods [J]. Journal of Clinical Epidemiology, 2022, 147: 42-51.

[8] Pandor A, Kaltenthaler E, Martyn-St James M, et al. Delphi consensus reached to produce a decision tool for SelecTing Approaches for Rapid Reviews (STARR)[J]. Journal of clinical epidemiology, 2019, 114: 22-29.

附录一

系统评价常用术语及名称中英文对照

中文	英文全称	英文简称
循证医学	evidence based medicine	EBM
随机对照试验	randomized controlled trial	RCT
范围综述报告的 PRISMA 扩展版清单	PRISMA extension for scoping reviews	PRISMA-ScR
系统评价 /Meta 分析报告规范	the preferred reporting items for systematic reviews and meta-analyses	PRISMA
定性研究	qualitative research	QR
卫生技术评估	health technology assessment	HTA
提高生物医学研究的质量和透明度	enhancing the quality and transparency of health research	EQUATOR
美国国立卫生研究院	National Institute of Health	NIH
系统评价 / 系统综述	systematic review	SR
Cochrane 协作网	Cochrane Collaboration	CC
Cochrane 图书馆	Cochrane Library	CL
Cochrane 随机对照试验偏倚风险评价工具	Cochrane collaboration's tool for aAssessing risk of bias in randomized trial	RoB
网络荟萃分析 / 网状 Meta 分析	network meta analysis	NMA
快速评价 / 快速综述	rapid review	RR
系统评价再评价	overviews of systematic reviews	OoSRs
Cochrane 多种干预措施比较方法学组	Cochrane comparing multiple interventions methods group	CMIMG
Overview 优先报告工具	preferred reporting items for overviews of systematic reviews including harms checklist	PRIO-harms
Overview 摘要的优先报告工具	preferred reporting items for OoSRs abstracts	PRIO for abstracts

续表

中文	英文全称	英文简称
证据推荐分级的评估、制订与评价系统	grades of recommendation, assessment, development and evaluation	GRADE
动态系统评价	living systematic review	LSR
试验序贯分析	trial sequential analysis	TSA
序贯 Meta 分析	sequential meta-analysis	SMA
临床流行病学杂志	Journal of Clinical Epidemiology	JCE
英国医学杂志	British Medical Journal	BMJ
澳大利亚循证卫生保健研究中心乔安娜布里格斯研究所	Joanna Briggs Institute	JBI
无 Meta 分析的系统评价	synthesis without meta-analysis	SWiM
定性研究综述	qualitative evidence synthesis	QES
主题分析 / 主题合成方法	thematic synthesis	TS
世界卫生组织	World Health Organization	WHO
SPIDER 模型	sample, phenomenon of interest, design, evaluation, research type	SPIDER
SPICE 模型	setting, perspective, intervention or phenomenon of interest, comparison, evaluation	SPICE
定性研究综述结果可信度评价工具	GRADE confidence in the evidence from reviews of qualitative research	GRADE CEROual
混合方法研究	mixed methods research	MMR
混合方法研究系统评价	mixed methods systematic reviews	MMSR
贝叶斯法	bayesian approach	BA
聚敛式方法	convergent approach	CA
序列法	sequential approach	SA
混合方法研究评估工具	mixed methods appraisal tool	MMAT
定性证据综合	qualitative evidence synthesis	QES
基于文本和专家意见的系统评价	the systematic review of text and opinion	SrTO
JBI 叙事、意见、文本评估和综述工具	JBI narrative, opinion, text assessment and review instrument	NOTARI
纽卡斯尔 - 渥太华量表	Newcastle-Ottawa scale	NOS
美国卫生保健质量和研究机构	Agency for Healthcare Research and Quality	AHRQ
累积排序概率图下面积	surface under the cumulative ranking	SUCRA

续表

中文	英文全称	英文简称
网状 Meta 分析报告规范	PRISMA extension statement for network meta-analysis	PRISMA-NMA
英国国家卫生医疗质量标准署	National Institute for Health and Care Excellence	NICE
国际药物经济学及结果研究协会	International Society for Pharacoeconomics and Outcomes Research	ISPOR
发表偏倚	publication bias	PB
多水平网状 Meta 回归	multi-level network meta-regression	MI-NMR
分子流行病学	molecular epidemiology	ME
STREGA 声明	strengthening the reporting of genetic association studies	STREGA
中医药领域动物实验系统评价报告规范	PRISMA extension for animal experimental in the field of traditional Chinese medicine	PRISMA-ATCM
SYRCLE 动物实验风险评估工具	SYRCLE′s risk of bias tool for animal studies	SYRCLE′s RoB tool
最优信息样本量	optimal information size	OIS

附录二

系统评价常用数据库

机构 / 平台	网址
英国国家健康与临床卓越研究所（NICE）	www.nice.org.uk
澳大利亚循证卫生研究保健中心乔安娜布里格斯研究所（Joanna Briggs Institute）	https：//jbi.global/
牛津循证医学中心	www.cebm.jr2.ox.ac.uk
ACP Journal Club	www.acpjc.org
Cochrane 协作网	www.cochrane.org
Cochrane 图书馆	www.cochranelibrary.com
Cochrane 临床试验数据库（CENTRAL）	www.cochranelibrary.com/central
系统评价方案国际注册平台（PROSPERO）	www.crd.york.ac.uk/
Campbell 协作网	www.campbellcollaboration.org
EQUATOR 网	www.equator-network.org
RevMan	www.revman.cochrane.org
UpToDate	www.uptodate.com
Clinical Evidence	http：//www.clinicalevidence.com
DynaMed	http：//www.dynamed.com
Essential Evidence Plus	https：//www.essentialevidenceplus.com/
Evidence-Based Medicine	http：//ebm.bmj.com
GRADE Working Group	http：//www.gradeworkinggroup.org
Map of Medicine	http：//www.mapofmedicine.com
LSRs and LSR Protocols on Cochrane Library	https//community.cochrane.org/review-production/production-resources/living-systematic-reviews
古今医案云平台	https：//www.yiankb.com
国医典藏中医古籍数据库	https：//gydc.cintem.com
谷歌学术	https：//scholar.google.com
PubMed	https：//pubmed.ncbi.nlm.nih.gov/

续表

机构 / 平台	网址
Embase	https：//www.embase.com/
Web of Science	http：//webofscience.com/
中国知网数据库	https：//www.cnki.net/
万方数字化期刊全文数据库	http：//www.wanfangdata.com.cn
维普中文科技期刊数据库	http：//www.cqvip.com
中国生物医学文献数据库	http：//www.sinomed.ac.cn/